CASOS CLÍNICOS
EM PEDIATRIA

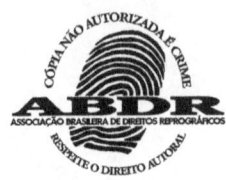

C341   Casos clínicos em pediatria / Eugene C. Toy... [et al.] ; tradução: Celeste Inthy , Lucia Campos Pellanda ; revisão técnica: Lucia Campos Pellanda. – 4. ed. – Porto Alegre : AMGH, 2014.
xvi, 479 p. ; 23 cm.

ISBN 978-85-8055-242-3

1. Medicina. 2. Pediatria – Casos clínicos. I. Toy, Eugene C.

CDU 616-053.2

Catalogação na publicação: Ana Paula M. Magnus – CRB 10/2052

4ª Edição

CASOS CLÍNICOS
EM PEDIATRIA

**TOY • YETMAN • HORMANN • McNEESE
LAHOTI • SANDERS • GELTEMEYER**

Tradução:
Celeste Inthy
Lucia Campos Pellanda

Revisão técnica:
Lucia Campos Pellanda
Médica cardiologista pediátrica do Instituto de Cardiologia do Rio Grande do Sul.
Professora adjunta da Universidade Federal de Ciências da Saúde de Porto Alegre.
Coordenadora do Programa de Pós-graduação em Ciências da Saúde: Cardiologia
da Fundação Universitária de Cardiologia do Rio Grande do Sul (FUC/RS).
Editora associada da área de Epidemiologia dos Arquivos
Brasileiros de Cardiologia e da Revista da Associação Médica Brasileira.
Doutora em Cardiologia pela FUC/RS.

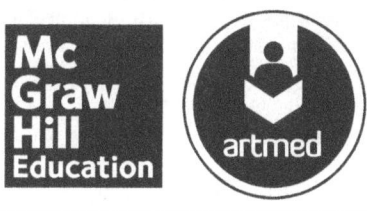

AMGH Editora Ltda.

2014

Obra originalmente publicada sob o título *Case Files Pediatrics*, 4th Edition
ISBN 0071766987 / 9780071766982
Original edition copyright ©2012, The McGraw-Hill Companies, Inc., New York, New York 10020.
All rights reserved
Portuguese language translation edition copyright ©2014, AMGH Editora Ltda., a division of Grupo A Educação S.A.
All rights reserved.

Gerente editorial: *Letícia Bispo de Lima*

Colaboraram nesta edição

Editora: *Caroline Vieira*
Assistente editorial: *Mirela Favaretto*
Arte sobre capa original: *Márcio Monticelli*
Leitura final: *Rejane Barcelos Hansen*
Editoração: *Armazém Digital Editoração Eletrônica – Roberto Carlos Moreira Vieira*

Nota

A medicina é uma ciência em constante evolução. À medida que novas pesquisas e a experiência clínica ampliam o nosso conhecimento, são necessárias modificações no tratamento e na farmacoterapia. Os autores desta obra consultaram as fontes consideradas confiáveis, em um esforço para oferecer informações completas e, geralmente, de acordo com os padrões aceitos à época da publicação. Entretanto, tendo em vista a possibilidade de falha humana ou de alterações nas ciências médicas, os leitores devem confirmar estas informações com outras fontes. Por exemplo, e em particular, os leitores são aconselhados a conferir a bula de qualquer medicamento que pretendam administrar, para se certificar de que a informação contida neste livro está correta e de que não houve alteração na dose recomendada nem nas contraindicações para o seu uso. Essa recomendação é particularmente importante em relação a medicamentos novos ou raramente usados.

Reservados todos os direitos de publicação, em língua portuguesa, à
AMGH EDITORA LTDA., uma parceria entre GRUPO A EDUCAÇÃO S.A.
e MCGRAW-HILL EDUCATION
Av. Jerônimo de Ornelas, 670 – Santana
90040-340 – Porto Alegre – RS
Fone: (51) 3027-7000 – Fax: (51) 3027-7070

É proibida a duplicação ou reprodução deste volume, no todo ou em parte, sob quaisquer formas ou por quaisquer meios (eletrônico, mecânico, gravação, fotocópia, distribuição na Web e outros), sem permissão expressa da Editora.

Unidade São Paulo
Av. Embaixador Macedo Soares, 10.735 – Pavilhão 5 –
Cond. Espace Center – Vila Anastácio
05095-035 – São Paulo – SP
Fone: (11) 3665-1100 – Fax: (11) 3667-1333

SAC 0800 703-3444

IMPRESSO NO BRASIL
PRINTED IN BRAZIL
Impresso sob demanda na Meta Brasil a pedido de Grupo A Educação.

AUTORES

Eugene C. Toy, MD
Vice Chair of Academic Affairs and Residency Program Director
Department of Obstetrics and Gynecology
The Methodist Hospital – Houston
Houston, Texas
The John S. Dunn, Senior Academic Chair of Ob/Gyn
St Joseph Medical Center
Houston, Texas
Clerkship Director, Clinical Professor
Department of Obstetrics and Gynecology
The University of Texas – Houston Medical School
Houston, Texas

Robert J. Yetman, MD
Professor of Pediatrics
Director, Division of Community and General Pediatrics
Department of Pediatrics
University of Texas – Houston Medical School
Houston, Texas

Mark D. Hormann, MD
Associate Professor of Pediatrics
Director, Pediatrics Clerkship
Division of Community and General Pediatrics
Department of Pediatrics
University of Texas – Houston Medical School
Houston, Texas

Margaret C. McNeese, MD
Professor of Pediatrics
Associate Dean for Admissions and Student Affairs
Division of Community and General Pediatrics
Department of Pediatrics
University of Texas – Houston Medical School
Houston, Texas

Sheela L. Lahoti, MD
Associate Professor of Pediatrics
Assistant Dean for Admissions and Student Affairs
Department of Pediatrics, Division of Community and General Pediatrics
University of Texas – Houston Medical School
Houston, Texas

Mark Jason Sanders, MD
Assistant Professor of Pediatrics
Division of Community and General Pediatrics
Department of Pediatrics
University of Texas – Houston Medical School
Houston, Texas

Abby M. Geltemeyer, MD
Assistant Professor of Pediatrics
Division of Community and General Pediatrics
Department of Pediatrics
University of Texas – Houston Medical School
Houston, Texas

DEDICATÓRIA

Ao meu sogro, J. Yen (Tommy) Ligh, cujo gênio inventivo e senso de humor são contagiantes, e em memória de Lillie Woo Ligh, minha sogra, cuja graça e beleza continuam a brilhar.

Eugene C. Toy

AGRADECIMENTOS

As ideias para esta série foram inspiradas por Philbert Yao e Chuck Rospidal, dois talentosos e comprometidos estudantes que já se formaram em medicina. Trabalhar com os excelentes pediatras da University of Texas Medical School, em Houston, foi uma alegria. Tenho um grande débito com minha editora, Catherine Johnson, cuja competência, experiência e visão ajudaram esta série a tomar forma. Prezo a crença da McGraw-Hill no conceito do ensino por meio de casos clínicos e gostaria de agradecer especialmente a Catherine Saggese por sua capacidade na produção, a Cindy Yoo por sua orientação editorial e a Ridhi Mathur por suas excelentes habilidades de produção.

Na University of Texas Medical School, em Houston, agradecemos ao Dr. Giuseppe N. Colasurdo, presidente da University of Texas Health Sciences Center, por seu apoio e dedicação ao ensino médico. Sem meus queridos colegas, Drs. Konrad Harms, Priti Schachel e Gizelle Brooks-Carter, este livro não poderia ter sido escrito. No Methodist Hospital, agradeço aos Drs. Marc Boom, Judy Paukert e Alan Kaplan. Debbie Chambers, uma excelente administradora, foi fundamental para o nosso sucesso no Methodist. Acima de tudo, agradeço à minha adorável esposa, Terri, e aos nossos quatro maravilhosos filhos, Andy, Michael, Allison e Christina, pela paciência e compreensão.

Eugene C. Toy

PREFÁCIO

Agradecemos todas as observações e sugestões vindas de vários estudantes de medicina ao longo dos últimos três anos. Sua receptividade foi um encorajamento incrível, em especial à luz do breve tempo de existência da série *Casos Clínicos*. Nesta 4ª edição de *Casos clínicos em pediatria*, o formato básico do livro foi mantido. As melhorias aconteceram principalmente na atualização de muitas seções. Os novos casos incluem doença falciforme, sangramento retal, artrite idiopática juvenil, sífilis primária, pitiríase rosácea e catarata congênita. Revisamos também os quadros clínicos com a intenção de aprimorá-los; entretanto, consideramos que a apresentação baseada na "vida real" de experiências clínicas verdadeiras é precisa e instrutiva. As questões de múltipla escolha foram cuidadosamente revisadas e reescritas para assegurar que auxiliem na efetiva testagem do conhecimento. Com a 4ª edição, esperamos que o leitor continue a gostar de aprender como diagnosticar e tratar os pacientes por meio dos casos clínicos simulados. Certamente é um privilégio sermos professores de tantos alunos, e assim apresentamos humildemente esta edição.

Os Autores

SUMÁRIO

SEÇÃO I
Como abordar problemas clínicos 1

1. Abordagem ao paciente 2
2. Abordagem à solução do problema clínico 9
3. Abordagem pela leitura 11

SEÇÃO II
Casos clínicos 15

SEÇÃO III
Lista de casos 459

Lista pelo número do caso 461
Lista por distúrbio (em ordem alfabética) 462

Índice 465

INTRODUÇÃO

Dominar o conhecimento em um campo como a pediatria é uma tarefa difícil, e mais difícil ainda é mergulhar nesse conhecimento, pesquisando e filtrando dados clínicos e laboratoriais, desenvolvendo um diagnóstico diferencial e, finalmente, elaborando um plano racional de tratamento. Na aquisição dessas habilidades, com frequência, o estudante aprende melhor na situação à beira do leito, guiado e instruído por um professor experiente e orientado para a leitura autodirigida e diligente. Sem dúvida, não há substituto para o aprendizado à beira do leito. No entanto, as situações clínicas em geral não englobam todo o espectro da especialidade. Talvez a melhor alternativa sejam casos cuidadosamente escolhidos e trabalhados para estimular a abordagem clínica e o processo de tomada de decisão. Na tentativa de atingir esse objetivo, elaboramos uma coleção de vinhetas clínicas para o ensino da abordagem diagnóstica ou terapêutica relevante na pediatria. Entretanto, o mais importante é que as explicações dos casos enfatizam o mecanismo e os princípios básicos, em vez de meramente elaborar perguntas e respostas.

Este livro está organizado de forma a ser versátil: ele não só permite que o estudante "apressado" vá rapidamente aos casos clínicos e verifique as respostas correspondentes, mas também que o estudante ávido por explicações que estimulem o pensamento crítico as obtenha. As respostas estão organizadas em nível de complexidade crescente: um resumo dos pontos pertinentes, as respostas simples, uma análise do caso, uma abordagem, um teste de compreensão ao final, para reforço e ênfase, e uma lista de referências para leitura adicional. As vinhetas clínicas são colocadas propositalmente de modo aleatório para simular a maneira pela qual os pacientes realmente se apresentam ao médico. Uma lista de casos é incluída na Seção III para auxiliar o estudante que deseja testar seu conhecimento em uma certa área ou rever um assunto, incluindo definições básicas. Finalmente, e de forma intencional, não usamos o formato de questões com múltipla escolha nos cenários de casos, porque pistas (ou distrações) não estão disponíveis no mundo real. Entretanto, várias questões abrangentes de múltipla escolha estão incluídas no final de cada discussão de caso para reforçar os conceitos ou introduzir tópicos relacionados.

COMO OBTER O MÁXIMO DESTE LIVRO

Cada caso é elaborado com perguntas abertas para simular o encontro com um paciente. Às vezes, não só a queixa do paciente diverge da questão mais preocupante da consulta, mas também são dadas informações que não fazem parte da queixa principal. As respostas estão organizadas em quatro tópicos:

Tópico I

1. **Resumo:** Os aspectos relevantes do caso são identificados, filtrando as informações não pertinentes. Os estudantes deverão elaborar o resumo do caso antes de consultar as respostas. A comparação da resposta com o resumo ajudará a melhorar sua habilidade de focar nos dados importantes e a descartar corretamente as informações não relevantes – uma habilidade fundamental na resolução de problemas clínicos.
2. Uma **Resposta objetiva** é fornecida para cada questão aberta.
3. A **Análise do caso** é composta de duas partes:
    a) **Objetivos do caso:** Uma lista de dois ou três princípios mais importantes, que são cruciais para o manejo médico do paciente. Novamente, os estudantes são desafiados a formular hipóteses sobre os objetivos do caso a partir da sua revisão inicial do caso clínico, o que ajuda a aguçar suas habilidades médicas e analíticas.
    b) **Considerações:** Uma discussão dos pontos relevantes e uma breve abordagem ao paciente específico.

Tópico II

A abordagem do processo patológico consiste em duas partes:
   a) **Definição:** Terminologia pertinente ao processo patológico.
   b) **Abordagem clínica:** Discussão da abordagem do problema clínico em geral, incluindo quadros, figuras e algoritmos.

Tópico III

Questões de compreensão: Cada caso apresenta várias questões de múltipla escolha e respostas, que reforçam o material ou introduzem novos conceitos relacionados. As questões sobre o material que não consta no texto têm explicações nas respostas.

Tópico IV

Dicas clínicas: Vários pontos clinicamente importantes são reiterados como um resumo final do texto. Isso permite uma revisão rápida, por exemplo, antes de uma prova.

SEÇÃO I

Como abordar problemas clínicos

1. Abordagem ao paciente
2. Abordagem à solução do problema clínico
3. Abordagem pela leitura

1. Abordagem ao paciente

A aplicação do conteúdo de um livro-texto ou de um artigo científico na situação clínica talvez seja o maior desafio na medicina. A retenção de informações é difícil; é crucial organizar os fatos e lembrar-se de uma grande quantidade de dados para a correlação precisa com o problema do paciente. O objetivo deste texto é facilitar esse processo. O primeiro passo é a coleta de informações, ou seja, estabelecer uma base de dados. Consiste em obter a anamnese (fazer perguntas), realizar exame físico e solicitar exames laboratoriais e de imagem selecionados.

A anamnese representa o método isolado mais importante para estabelecer o diagnóstico. Dependendo da idade da criança, a informação pode ser obtida apenas dos pais, dos pais e da criança, ou apenas do adolescente. O estudante deverá estar atento para não ser induzido pelo diagnóstico de outro médico ou de um membro da família. Uma afirmação como "Joãozinho tem pneumonia e precisa de antibióticos" pode ou não estar correta; um médico perspicaz também considerará outras possibilidades, como infecção do trato respiratório superior, aspiração de corpo estranho, brancoespasmo ou até fibrose cística. Nunca é demais salientar a importância da arte de buscar informações de uma maneira sensível, sem influência de julgamento de valores e completa.

HISTÓRIA

1. **Informações básicas:**
    a. **Idade, gênero e etnia** são importantes, porque algumas doenças da infância ocorrem com maior regularidade em algumas determinadas faixas etárias, com maior frequência em um dos gêneros ou, mais comumente, em algum determinado grupo étnico. Por exemplo, a anorexia nervosa é mais comum em adolescentes brancas, e as complicações da anemia falciforme são mais comuns em crianças afro-americanas de ambos os gêneros.
2. **Queixa principal**: Em geral, é a resposta do paciente ou de um membro da família para a pergunta: "Por que motivo veio à consulta médica hoje?".
3. **História da doença atual:** O início, a duração e a intensidade da queixa principal, bem como os sintomas associados, os fatores de exacerbação/alívio e as tentativas de terapia anteriores deverão ser registrados. Para as crianças, e em especial para os adolescentes, deve ser considerada a possibilidade de a verdadeira motivação para a consulta estar oculta; **é comum o adolescente ter questões sobre a sexualidade quando de nenhuma forma a razão citada para a visita médica está relacionada a esse assunto**. Tanto os achados positivos (defecação copiosa e de odor fétido) e os achados negativos (sem sangue ou muco) são relevantes.
4. **História pregressa:**
    a. **Gravidez e parto:** A idade da mãe, o número de gestações, o tipo de parto e a idade gestacional do lactente costumam fornecer pistas sobre a etiologia

das condições pediátricas. Por exemplo, lactente grande, nascido a termo por cesariana que desenvolve um aumento na frequência respiratória e com presença de infiltrado na radiografia de tórax tem maior probabilidade de apresentar uma **taquipneia transitória de recém-nascido** do que um lactente nascido por via vaginal na 28ª semana de gestação com sintomas similares. Da mesma forma, deverá ser obtida uma história do uso de substâncias (incluindo fármacos vendidos sem prescrição, medicamentos prescritos e substâncias ilícitas) ou de infecções durante a gestação.
  b. **História neonatal:** Quaisquer problemas identificados no período neonatal, como icterícia grave, infecções, dificuldades de alimentação e hospitalização prolongada, deverão ser revisados, em especial para os pacientes pediátricos menores em quem os vestígios desses problemas ainda podem estar presentes.
  c. **História cirúrgica:** Quando, onde e a razão da cirurgia realizada deverão ser explorados. As complicações deverão ser registradas.
  d. **História médica pregressa:** As doenças menores (como infecções das vias aéreas ocasionais) podem ser recapituladas rapidamente, as doenças mais graves (como diabetes melito) deverão ser pesquisadas em detalhes. A idade na época do diagnóstico, os tratamentos prescritos e a resposta às terapias podem ser revisadas. Em geral, o número e a natureza das hospitalizações e as complicações são importantes. Por exemplo, um paciente diabético com frequentes hospitalizações por cetoacidose pode indicar falta de orientação da família ou questões psicossociais subjacentes que complicam a terapia. Uma criança com uma história de acidentes graves e frequentes deverá chamar a atenção do médico para possíveis maus-tratos à criança.
  e. **História do desenvolvimento:** Para as crianças em idade pré-escolar, algumas perguntas sobre **a linguagem e o controle das habilidades motoras finas/ amplas e aspectos psicossociais** fornecerão boas indicações a respeito do desenvolvimento. Para as crianças em idade escolar, conhecer as áreas consideradas pontos fortes e fracos é de grande auxílio.
5. **Alergias:** As reações aos medicamentos deverão ser registradas, incluindo a intensidade e a relação temporal com a administração dos medicamentos.
6. **Imunizações:** As datas das doses de vacinas iniciais e de reforço deverão ser registradas, de preferência revisando a carteira de vacinação. Se a criança está na escola, pode-se presumir que o esquema vacinal está sendo cumprido de acordo com a lei sobre a imunização enquanto a carteira de vacinação* está sendo solicitada.
7. **Medicamentos:** Os medicamentos atuais, suas dosagens, vias de administração, frequência e duração devem ser registrados. Os remédios prescritos e os medicamentos vendidos sem prescrição, incluindo os produtos fitoterápicos e similares, também são relevantes.

---

* N. de R.T. No Brasil, os calendários vacinais para a criança e o adolescente podem ser encontrados na página do Ministério da Saúde (http://portal.saude.gov.br/portal/saude/area.cfm?id_area=1448) e na página da Sociedade Brasileira de Imunizações (www.sbim.org.br) ou da Sociedade Brasileira de Pediatria (www.sbp.com.br).

8. **História sexual do adolescente:** Devem ser investigados detalhes dos hábitos sexuais do adolescente, uso de contraceptivos, história de gestações prévias e doenças sexualmente transmissíveis (DSTs).

> **DICA CLÍNICA**
>
> ▶ O adolescente deve ser tratado com sensibilidade e respeito, devendo ser preservada a confidencialidade para promover o ambiente ideal para os cuidados médicos.

9. **História familiar:** Em razão de muitas doenças serem hereditárias, a idade e as condições de saúde dos irmãos, dos pais, dos avós e de outros membros da família podem fornecer pistas diagnósticas importantes. Por exemplo, uma criança obesa com uma história familiar de diabetes iniciada em idade adulta apresenta um alto risco para o desenvolvimento de diabetes; recomenda-se a intervenção precoce.
10. **História social:** As condições de moradia, situação econômica, tipo de seguro de saúde e filiação religiosa podem fornecer pistas importantes nos casos de diagnósticos complexos ou sugerir importantes informações a respeito da possível aceitação das opções terapêuticas por parte da família.
11. **Revisão de sistemas:** Algumas perguntas sobre os principais sistemas orgânicos asseguram que nenhum problema passe despercebido e que sejam obtidos elementos cruciais da história clínica, relacionados ou não à queixa principal.

EXAME FÍSICO

1. **Aspecto geral:** Estado nutricional adequado *versus* desnutrido; evidência de toxemia, incluindo letargia (definida como contato visual insatisfatório ou ausente e recusa de interação com o meio ambiente), sinais de perfusão insatisfatória, hipo ou hiperventilação e cianose; ou estigmas sindrômicos (como Down e Turner).
2. **Pele:** Nas crianças menores, é importante verificar a cor da pele em busca de evidência de palidez, pletora, icterícia ou cianose. As anormalidades, como hemangiomas capilares (p. ex., "mordidas de cegonha" no recém-nascido), nevos pigmentados, manchas café com leite (p. ex., "manchas mongólicas"), eritema tóxico ou melanose pustular, podem ser identificadas. Em crianças maiores, máculas, pápulas, vesículas, pústulas, vergões e petéquias ou púrpura deverão ser observadas; evidências de escoriações, formação de crosta, descamação, hiperpigmentação, ulceração, formação de cicatrizes ou atrofia também deverão ser identificadas.
3. **Sinais vitais:** Temperatura, pressão sanguínea (em geral, inicia-se a aferição rotineira com 3 anos), frequência cardíaca e respiratória, altura, peso e perímetro cefálico (medido até os 3 anos). As medidas são registradas e comparadas com tabelas de valores normais para a idade.
4. **Exame da cabeça, olhos, orelhas, nariz, boca e garganta:**
    a. **Cabeça:** No recém-nascido deve ser observado o tamanho das fontanelas e a presença de cavalgamento de suturas, *caput succedaneum* (edema ou hematoma superficial que cruza as linhas de suturas, em geral localizado sobre o

topo da cabeça) ou céfalo-hematoma (hematoma que não cruza as linhas de suturas). Nas crianças maiores, observam-se as dimensões e a forma da cabeça e as anormalidades, como edemas, depressões ou qualidade/distribuição anormal do cabelo.

b. **Olhos:** Nos bebês, devem ser observadas as anormalidades no tamanho, no formato e na posição das órbitas, a cor da esclerótica (esclera azul, p. ex., pode indicar osteogênese imperfeita), hemorragias ou anormalidades da conjuntiva, ou a presença de defeitos na íris (como coloboma de íris). A acuidade visual deve ser determinada nas crianças maiores.

c. **Orelhas:** Em todas as crianças as anormalidades no tamanho, no formato e na implantação do pavilhão auricular podem fornecer pistas diagnósticas importantes. A membrana timpânica é de difícil acesso nos recém-nascidos, mas sua integridade deve sempre ser avaliada em crianças maiores. Além disso, deve-se registrar, para todas as crianças, o tipo e as características das secreções do canal auditivo.

d. **Nariz:** O tamanho, o formato e a posição do nariz (em relação à face e à boca) podem fornecer pistas diagnósticas para várias síndromes, por exemplo o nariz pequeno na síndrome de Down. É imperativo observar as narinas, em especial no recém-nascido por causa da sua dependência da patência nasal para respirar. As anormalidades da ponte ou do septo nasal, a integridade da mucosa e a presença de corpos estranhos deverão ser registradas. Um exantema em forma de asa de borboleta ao redor do nariz pode estar associado ao lúpus eritematoso sistêmico (LES), e a prega transversal na porção anterior do nariz, a uma rinite alérgica.

e. **Boca e garganta:** O tamanho, o formato e a posição da boca e dos lábios em relação às outras estruturas faciais deverão ser avaliados. Nos lactentes, as anormalidades comuns encontradas na boca incluem fissura no palato (síndrome da fenda palatina), pérolas de Epstein (pápulas esbranquiçadas localizadas no centro do palato) e freio lingual curto ("língua presa"). Deve-se observar, em todas as crianças, o tamanho, o formato e a posição da língua e da úvula. O número e a qualidade dos dentes devem ser avaliados em relação à idade da criança, e a mucosa oral e a faríngea deverão ser examinadas em relação à cor, a exantemas e a exsudatos, além do tamanho e da simetria das tonsilas.

5. **Pescoço:** Em geral, o pescoço nos lactentes é curto e muitas vezes difícil de examinar. Entretanto, o tamanho, a mobilidade e a presença de posição preferencial do pescoço podem ser avaliados em todas as crianças. A amplitude do movimento pode ser avaliada com movimentos suaves. A simetria dos músculos, da glândula tireoide, das veias e das artérias é importante. Uma massa anormal, como cisto do ducto tireoglosso (linha média acima do nível da tireoide) ou cisto branquial (ao longo do músculo esternomastóideo), ou achados raros, como dobra de pele (pescoço alado) na síndrome de Turner, podem ser identificados.

6. **Tórax:** O exame geral do tórax deverá incluir uma avaliação do tamanho e do formato das estruturas, além da identificação de anormalidades óbvias (como mamilo supranumerário) e da movimentação do tórax com a respiração. **A fre-**

quência respiratória varia de acordo com a idade, de 40 a 60 mpm nos neonatos a 12 a 14 mpm nas crianças entre 1 e 3 anos de idade. **O grau de desconforto respiratório pode ser estratificado de acordo com o nível de gravidade quando a criança evolui de retrações subcostais para retrações intercostais, seguidas por retrações supraclaviculares e, depois, para retrações supraesternais.** A palpação do tórax deverá confirmar a integridade das costelas e das clavículas e a presença de qualquer edema ou de reação dolorosa nas articulações. A percussão em crianças maiores pode revelar anormalidades, em especial se houver assimetria. O tórax deverá ser auscultado quanto ao murmúrio vesicular, ressonância vocal, frêmitos, roncos, sibilos e crepitações. Nas meninas adolescentes, deverão ser avaliadas a simetria no desenvolvimento das mamas e a presença de massas ou secreção mamilar.

7. **Cardiovascular:** O precórdio deverá ser observado em relação a movimentos anormais. O tórax deverá ser palpado para localização e avaliação das características do impulso cardíaco e para determinar se existe presença de frêmito. A presença e a qualidade da primeira e da segunda bulhas cardíacas (B_1 e B_2), incluindo desdobramento e sua variação com as fases do ciclo respiratório, deverão ser registradas, juntamente com a presença de desdobramento com a respiração (p. ex., varizes). Sopros, cliques, estalidos, atrito pericárdico e anormalidades na frequência (que varia de acordo com a idade) ou no ritmo deverão ser identificados. A perfusão periférica, os pulsos e a coloração deverão ser avaliados.

8. **Exame abdominal:** O abdome deverá ser inspecionado para determinar se está plano ou abaulado e avaliar a presença de massas, lesões (p. ex., varizes), pulsações visíveis. Em geral, nas crianças maiores, o abdome é plano, mas nos recém-nascidos um abdome muito plano aliado ao sofrimento respiratório pode indicar a existência de hérnia diafragmática. A cicatriz umbilical, em especial nos neonatos, deverá ser inspecionada para avaliar a possível presença de defeitos, drenagem de secreções ou massas; é normal a presença de uma pequena hérnia umbilical. Os recém-nascidos costumam apresentar uma veia e duas artérias umbilicais. **Nos neonatos, a palpação do abdome pode revelar uma borda do fígado 2 cm abaixo da margem do gradil costal, uma ponta do baço e, aplicando uma pressão profunda, os rins.** Nas crianças maiores, essas estruturas não costumam ser palpáveis, exceto em situações patológicas. Dependendo da anamnese, a presença de outras massas deve gerar a suspeita de alguma condição. Ruídos intestinais costumam ser auscultados em todo o abdome, exceto na presença de alguma patologia. Nas meninas adolescentes, o abdome inferior deverá ser palpado para avaliar possível aumento uterino (gravidez).

9. **Genitália:** É importante a inspeção do pênis, testículos e bolsa escrotal quanto às dimensões e ao formato. A posição da abertura uretral deverá ser avaliada. Em geral, nas meninas recém-nascidas os grandes lábios são grandes e cobrem completamente os pequenos lábios, e a genitália costuma ser bastante pigmentada e edemaciada, com um clitóris especialmente proeminente. Uma secreção branca costuma estar presente nos primeiros dias de vida, algumas vezes acompanhada por um líquido sanguinolento também. Nas crianças entre 1 e 3 anos de idade o

exame da genitália pode ser difícil. Manter a criança com as pernas em posição semelhante a uma rã e posicioná-la no colo da mãe (ou em uma mesa de exame) permite uma inspeção bem-sucedida da genitália externa. Nas meninas maiores, a posição genupeitoral possibilita uma excelente visão da genitália externa. Nas meninas após o período neonatal, os pequenos lábios são menores comparados com a genitália externa restante, e a mucosa vaginal é vermelha e fina. O hímen que está junto ao introito também deverá ser examinado. As anormalidades do hímen, como imperfuração ou bandas, secreção vaginal, corpos estranhos e aderências labiais, podem ser observadas. Um exame com espéculo deverá ser realizado nas meninas adolescentes com atividade sexual. O estadiamento de Tanner para o desenvolvimento puberal deverá ser determinado para meninos e meninas. Possíveis hérnias inguinais devem ser identificadas e a normalidade do ânus deverá ser confirmada.

10. **Extremidades:** Em todas as crianças as dimensões, o formato e a simetria das extremidades deverão ser avaliadas, assim como a força muscular, as articulações (amplitude de movimentos, calor, sensibilidade à palpação e hiperemia) e a marcha normal para a idade. Para os lactentes, é de grande importância o reconhecimento de quadris deslocados, já que poderá haver o desenvolvimento de anormalidades ao longo da vida. Para os adolescentes, a identificação de escoliose é importante para evitar as complicações debilitantes dessa condição. Os atletas precisam ser avaliados em relação à integridade das articulações, em especial aquelas que serão exigidas nas atividades esportivas.

11. **Neurológico:** A avaliação neurológica da criança maior é similar àquela do adulto. O primeiro passo é a determinação do nível de consciência e da orientação. A seguir, um exame criterioso dos nervos cranianos, do sistema motor (incluindo força, tônus, coordenação e movimentos involuntários), dos sistemas sensórios motores superficial e profundo e dos reflexos tendinosos profundos. **Nos lactentes mais jovens, pode ser constatada uma variedade de reflexos primitivos normais (de Moro, de extensão protetiva ou de paraquedas, de sucção, de preensão palmar e plantar), mas é importante certificar-se de que esses reflexos desapareceram na idade apropriada.**

AVALIAÇÃO LABORATORIAL

A American Academy of Pediatrics (AAP) recomenda que alguns exames laboratoriais sejam realizados nos pacientes pediátricos. Esses exames variam de acordo com a idade da criança e os fatores de risco.

1. **Rastreamento metabólico neonatal** é realizado em todos os Estados norte-americanos, em geral após 24 horas do nascimento, mas os exames específicos são feitos de acordo com as determinações de cada Estado. As condições que costumam ser rastreadas incluem hipotireoidismo, fenilcetonúria, galactosemia, tipo de hemoglobina e hiperplasia suprarrenal. Outras condições que podem ser pesquisadas incluem doença da urina do xarope de bordo (leucinose), homocistinúria, deficiência de biotinidase, fibrose cística, tirosinemia e toxoplasmose.

Alguns Estados requerem que os neonatos sejam submetidos a uma segunda avaliação após sete dias do nascimento.*

2. **Dosagem dos níveis de hemoglobina ou de hematócritos** é recomendada para os lactentes que apresentam alto risco (em especial os prematuros e aqueles com baixo peso ao nascimento), entre os 9 e os 12 meses de idade, e anualmente em todas as meninas adolescentes que já menstruam.
3. **Exame de urina** é recomendado para crianças entre os 9 e os 12 meses e aos 5 anos de idade, e anualmente o exame de urina por fita reagente para pesquisa de leucócitos nos adolescentes sexualmente ativos.
4. **Dosagem de chumbo** é realizada especialmente nas localidades de alto risco, nas crianças entre os 9 e os 12 meses de idade e novamente aos 2 anos de idade.
5. **Rastreamento para colesterol** é realizado nos pacientes de alto risco (com história familiar positiva) acima dos 24 meses de idade.
6. **Rastreamento para doenças sexualmente transmissíveis** é realizado anualmente em todos os pacientes sexualmente ativos.

Outros exames específicos são realizados de acordo com a idade da criança, os fatores de risco, a queixa principal e as condições incluídas no diagnóstico diferencial.

EXAMES DE IMAGEM

1. As **radiografias simples** oferecem a vantagem de ser um exame de baixo custo e de proporcionar a visão geral da anatomia. Infelizmente, às vezes, detalhes sutis dos órgãos não são revelados, o que requer outros estudos radiográficos. Os usos comuns dessa modalidade incluem radiografias simples dos ossos para avaliação de fraturas, do tórax para diagnóstico de pneumonia e do abdome para identificar a presença de íleo.
2. A **ultrassonografia** é uma modalidade de relativamente baixo custo que requer pouca ou nenhuma sedação e não apresenta riscos de radiação. Ela oferece uma boa visão dos órgãos e dos detalhes da anatomia, mas é dependente do operador. Nem todos os órgãos são acessíveis à ultrassonografia. Os exames mais comuns são: transfontanelar para diagnóstico de hemorragia intraventricular no lactente prematuro (HIV), do abdome para investigação de condições como estenose pilórica e dos rins para avaliar anormalidades estruturais.
3. A **tomografia computadorizada** (TC) fornece bons detalhes do órgão e da anatomia, é um procedimento rápido, mas muito dispendioso, podendo requerer contraste e envolvendo radiação. Algumas crianças precisam de sedação para conclusão do procedimento. Esse exame é frequentemente realizado no abdome ou na cabeça das vítimas de trauma.
4. A **ressonância magnética** (RM) é dispendiosa, mas não envolve radiação. Em virtude de ser um procedimento demorado, a sedação costuma ser empregada

---

* N. de R.T. No Brasil, o teste de imagem neonatal (teste do pezinho) é obrigatório em todo o território nacional. O exame realizado pelo Sistema Único de Saúde inclui hipotireoidismo, fenilcetonúria, hemoglobinopatias e fibrose cística (Portaria MS/6M nº 322 de 06/06/2001). Outros serviços realizam o teste expandido, incluindo técnicas como a espectrometria de massas.

nas crianças pequenas, e às vezes há necessidade do uso de contraste. Ela possibilita excelente definição tissular em mútiplos planos e imagens anatômicas e funcionais de alta qualidade. Em geral, é utilizada quando existe necessidade de detalhes do encéfalo nos pacientes com convulsões ou com retardo no desenvolvimento, ou para obtenção de detalhes teciduais de uma massa localizada em qualquer local do corpo.
5. **Mecidina nuclear** (**cintilografia**) é moderadamente dispendiosa e invasiva. Ela fornece informações funcionais (em geral de um órgão específico), mas os detalhes anatômicos são limitados. Envolve o uso de radiação. Costuma ser empregada na obtenção de imagens dos ossos para detecção de infecção e dos rins para avaliação funcional.

2. Abordagem à solução do problema clínico

Em geral, há **quatro etapas** na resolução sistemática de problemas clínicos:

1. Estabelecimento do diagnóstico
2. Determinação da gravidade da doença
3. Prescrição do tratamento com base no estadiamento da doença
4. Acompanhamento da resposta do paciente ao tratamento

ESTABELECIMENTO DO DIAGNÓSTICO

O diagnóstico é estabelecido com uma pesquisa cuidadosa dos dados disponíveis, com análise baseada nos fatores de risco presentes e na consideração de uma lista de possibilidades (o diagnóstico diferencial). O processo inclui conhecer que elementos das informações são mais relevantes e quais podem ser descartados. A experiência e o conhecimento adquirido por meio da leitura podem ajudar o médico a agrupar os dados mais importantes. **Um bom médico também sabe como fazer as mesmas perguntas de várias maneiras diferentes, usando terminologias diferentes**, porque, às vezes, os pacientes negam terem sido tratados para asma, mas afirmam terem sido hospitalizados por sibilos ou "chiados". Um diagnóstico pode ser estabelecido pela reconsideração sistemática de cada causa possível e pela leitura a respeito de cada doença. As características da doença do paciente são comparadas com cada uma dessas possibilidades e colocadas na posição mais alta da lista, como uma etiologia potencial, ou na parte de baixo por causa da frequência da doença, da apresentação do paciente ou de outras pistas. Os fatores de risco do paciente podem influenciar a probabilidade de um diagnóstico. Em geral, uma longa lista de diagnósticos possíveis pode ser reduzida a 2 ou 3 suspeitas principais, com base nos exames-chaves laboratoriais ou de imagem. Por exemplo, um adolescente que se apresenta com febre como queixa principal pode ter um diagnóstico diferencial extenso reduzido a pouquíssimas possibilidades quando a história revela um tio que mora na mesma residência e apresenta tosse, perda de peso e sudorese noturna, e o exame físico revela uma frequência respiratória aumentada, linfadenopatia e estertores auscultados no lobo pulmonar inferior direito. Nesse caso, a probabilidade é de que o paciente seja portador de tuberculose.

DETERMINAÇÃO DA GRAVIDADE DA DOENÇA

O próximo passo é a caracterização da gravidade do processo patológico. Na asma, isso é feito essencialmente com base nos parâmetros divulgados pelo National Heart, Lung, and Blood Institute (NHLBI). As categorias da asma variam de intermitente leve (menos grave) a persistente severa (mais grave). Na presença de algumas condições, como sífilis, o estágio depende da duração e da extensão da infecção e segue a história natural da infecção (isto é, sífilis primária, secundária ou terciária).

ESCOLHA DO TRATAMENTO COM BASE NO ESTADIAMENTO DA DOENÇA

Muitas doenças são estratificadas conforme a gravidade, porque o prognóstico e o tratamento quase sempre se baseiam na gravidade. Se o prognóstico e o tratamento não foram afetados pelo estágio da doença, não há motivo para classificá-la como moderada ou grave. Como exemplo, a asma intermitente leve apresenta menos perigo do que a asma persistente severa (em particular se o paciente precisou ser intubado por causa da asma no passado). Portanto, com asma intermitente leve, o tratamento seria intermitente com β-agonista com ação de curta duração enquanto se observa qualquer evolução na doença para categorias mais graves. Por outro lado, um paciente com asma persistente severa, em geral, requer medicamentos β-agonistas com ação de curta duração, bem como β-agonistas com ação prolongada, esteroides inalatórios e, potencialmente, esteroides orais.

A infecção faríngea por estreptococos β-hemolítico do Grupo A está associada a complicações, incluindo glomerulonefrite pós-estreptocócica e febre reumática. A presença de estreptococo β-hemolítico do Grupo A confere um aumento do risco de problemas, mas nem o prognóstico nem o tratamento são afetados por uma maior ou menor quantidade do estreptococo β-hemolítico do Grupo A. Por isso, **o estudante deverá abordar uma nova doença aprendendo sobre seus mecanismos, sua apresentação clínica, como é feito o seu estadiamento e de como o tratamento varia conforme o estágio.**

ACOMPANHAMENTO DA RESPOSTA AO TRATAMENTO

O passo final na abordagem da doença é acompanhar a resposta do paciente ao tratamento. Qualquer que seja a **"medida" da resposta, ela deverá ser registrada e monitorada.** Algumas respostas são clínicas, como alteração no nível da dor, da temperatura ou do exame pulmonar. É óbvio que o estudante deve desenvolver sua habilidade de obter os dados de modo não tendencioso e padronizado. Outros pacientes podem ser acompanhados por exames de imagem, como a tomografia computadorizada (TC) de linfonodos retroperitoneais em paciente que recebe quimioterapia para neuroblastoma, ou por um marcador, como o de contagem de plaquetas em paciente recuperando-se da síndrome de Kawasaki. Na sífilis, pode ser pelo controle mensal do título de reagente plasmático rápido (RPR) para teste de anticorpo treponêmico não específico. O estudante deve saber o que fazer se o marcador mensurado não responder conforme o esperado. O próximo passo deverá ser continuar o tratamento por mais algum tempo, repetir os exames antes solicitados ou acompanhar com outro exame mais específico?

3. Abordagem pela leitura

A abordagem à leitura orientada pelo problema clínico deve ser diferente da clássica pesquisa "sistemática" sobre uma entidade patológica em particular. É raro os pacientes chegarem ao provedor de serviços de saúde com um diagnóstico claro; assim, o estudante deve se tornar um perito na aplicação das informações dos livros-textos no contexto clínico. Além disso, retêm-se mais informações quando se lê com um objetivo. A experiência ensina que a leitura deve ser feita com o objetivo de responder a perguntas específicas. Há várias questões fundamentais que facilitam o pensamento clínico. São elas:

1. Qual é o diagnóstico mais provável?
2. Qual deverá ser o próximo passo?
3. Qual é o mecanismo mais provável desse processo?
4. Quais são os fatores de risco dessa condição?
5. Quais são as complicações associadas ao processo patológico?
6. Qual é o melhor tratamento?

QUAL É O DIAGNÓSTICO MAIS PROVÁVEL?

O método de estabelecimento do diagnóstico foi discutido acima. Essa é uma tarefa difícil para o estudante de medicina; no entanto, esse é o problema fundamental com que os médicos irão se defrontar pelo resto de suas carreiras. Uma maneira de atacar esse problema é desenvolver abordagens padronizadas aos problemas clínicos comuns. É de utilidade memorizar as causas mais comuns dos vários quadros clínicos, por exemplo, "a causa mais comum de um desconforto respiratório discreto em um lactente nascido a termo, por cesariana, é a retenção de líquido amniótico (taquipneia transitória de recém-nascido)".

O quadro clínico deverá transmitir alguma coisa como:

"Um lactente com 3 horas de vida apresenta uma frequência respiratória discretamente elevada e leves retrações subcostais. O lactente é a termo, grande para a idade gestacional e nasceu por cesariana indicada por parto cesáreo prévio. A gestação foi tranquila. Qual é o diagnóstico mais provável?

Sem qualquer outra informação, o estudante observaria que esse bebê apresenta desconforto respiratório. Usando a informação da "causa mais comum", o estudante deveria supor o diagnóstico como uma taquipneia transitória de recém-nascido. Se a idade gestacional de "termo" mudar para "pré-termo de 30 semanas de gestação", uma frase poderá ser adicionada, por exemplo:

"A mãe não recebeu corticoides profiláticos antes do parto."

Agora, o estudante usaria "a causa mais comum do desconforto respiratório em uma criança pré-termo, cuja mãe não recebeu corticoide no pré-natal", que é da deficiência em surfactante (síndrome do desconforto respiratório).

QUAL DEVERÁ SER O PRÓXIMO PASSO?

Essa questão é mais difícil do que determinar o diagnóstico mais provável, porque pode haver insuficiência de informações para estabelecer o diagnóstico, e o próximo passo será obter mais informação diagnóstica. Outra possibilidade é que o diagnóstico já esteja definido, sendo o próximo passo estadiar a doença. Por fim, o próximo passo poderá ser o tratamento. Por isso, a partir dos dados clínicos, deve-se julgar em que ponto do caminho o clínico se encontra:

> Fazer um diagnóstico → Estadiar a doença →
> Tratar com base no estágio → Acompanhar a resposta

Em geral, o estudante está acostumado a reproduzir as mesmas informações que alguém escreveu sobre uma determinada doença, mas não tem a perícia para dar o próximo passo. Essa habilidade é mais bem aprendida à beira do leito, em um ambiente encorajador, com liberdade para fazer hipóteses e com avaliação construtiva. Na avaliação de uma criança hospitalizada, o estudante deverá passar pelo seguinte processo de pensamento:

1. Com base nas informações que possuo, creio que João Pedro da Silva (uma criança de 3 meses de idade, com secreção nasal positiva para vírus sincicial respiratório) tem bronquiolite.
2. Não creio que seja uma doença grave (como necessidade significativa de oxigênio, retrações graves ou retenção de dióxido de carbono na gasometria). Uma radiografia do tórax não revela consolidação lobar (creio que isso é importante porque uma consolidação lobar sugeriria uma etiologia bacteriana).
3. Consequentemente, o tratamento é a aplicação de oxigênio suplementar e líquidos por via intravenosa, conforme a necessidade.
4. Pretendo acompanhar o tratamento com avaliação do estado respiratório de João Pedro (observarei a saturação de oxigênio e o grau das retrações), sua temperatura e sua capacidade de manter sua hidratação via oral, sem líquidos intravenosos. Além disso, se nos próximos dias ele não melhorar ou se piorar, creio que precisarei repetir a radiografia do tórax para avaliar se ele está desenvolvendo uma pneumonia.

Em um paciente similar, quando o quadro clínico não é tão claro, talvez o próximo passo seja o diagnóstico real, como hemoculturas para determinar se existe bacteriemia. Algumas vezes, essa informação é provada pela máxima "o padrão-ouro para o diagnóstico e o tratamento de uma infecção bacteriana é a cultura".

Algumas vezes o próximo passo é terapêutico.

QUAL É O MECANISMO MAIS PROVÁVEL DESSE PROCESSO?

Essa questão vai além do estabelecimento do diagnóstico e também exige que o estudante entenda o mecanismo subjacente do processo. Por exemplo, um quadro clínico pode descrever uma criança de 5 anos de idade com púrpura de Henoch-Schönlein (HSP), que desenvolve dor abdominal e apresenta resultado positivo para sangue oculto nas fezes 1 semana após o diagnóstico. Primeiro, o estudante deve reconhecer a associação entre exame positivo para sangue oculto nas fezes e a púrpura de Henoch-Schönlein, que ocorre em 50% dos pacientes. O estudante deve entender que o edema e a lesão à vasculatura do trato gastrintestinal (GI) podem causar sangramento associado à dor abdominal em cólica, às vezes evoluindo para intussescepção. Portanto, o mecanismo da dor e do sangramento é a vasculite, causando aumento dos nódulos linfáticos mesentéricos, edema intestinal e hemorragia para o lúmen dentro do intestino. Outras respostas que o estudante poderia considerar, embora não tão prováveis, incluem apendicite, gastrenterite bacteriana ou volvo.

O estudante é aconselhado a aprender os mecanismos de cada doença e não apenas a memorizar uma constelação de sintomas. Em outras palavras, não apenas memorizar o quadro clássico de púrpura de Henoch-Schönlein (exantema típico, dor abdominal e artrite), mas também compreender que a vasculite de pequenos vasos é o mecanismo da lesão. A vasculite causa edema, principalmente nas superfícies extensoras, e precede a púrpura palpável. Essa vasculite é responsável não apenas pelo edema nas articulações (em especial nas áreas como joelhos e tornozelos), causando artrite, que é observada em quase dois terços dos pacientes, mas também pela lesão à vasculatura do trato GI, levando à dor abdominal intermitente em cólicas, podendo se manifestar como exame positivo para sangue oculto nas fezes ou mesmo intussuscepção.

QUAIS SÃO OS FATORES DE RISCO DESSA CONDIÇÃO?

Compreender os fatores de risco ajuda a estabelecer o diagnóstico e a interpretar os resultados dos exames. Por exemplo, compreender a análise dos fatores de risco pode ajudar a tratar uma criança de 1 ano de idade com anemia descoberta no rastreamento de rotina. Se a criança não apresentar fatores de risco para intoxicação por chumbo ou para talassemia, o médico poderá tratar com suplemento de ferro, porque a probabilidade de condição patológica grave é menor. Por outro lado, se a mesma criança de 1 ano de idade fosse um recém-imigrante de uma área endêmica, morasse em uma casa antiga com a pintura descascando, tivesse um pai que trabalhasse em uma fábrica de baterias e fizesse as refeições em vasilhas de barro, o médico diagnosticaria intoxicação por chumbo até que se provasse o contrário. O médico pode solicitar a dosagem do nível sérico de chumbo, um hemograma completo com diferencial (com pesquisa de pontilhado basofílico) e avaliar por completo a criança para retardo no desenvolvimento. Assim, o número de fatores de risco ajuda a categorizar a probabilidade de uma doença.

QUAIS SÃO AS COMPLICAÇÕES ASSOCIADAS AO PROCESSO PATOLÓGICO?

O médico deve conhecer as complicações de uma doença de forma que possa monitorar o paciente. Algumas vezes o estudante precisa fazer um diagnóstico a partir de indícios clínicos; nesse caso, ele aplica seu conhecimento sobre as sequelas do processo patológico. Por exemplo, uma criança diagnosticada com febre alta, exantema, linfadenopatia e alterações orais e da conjuntiva é diagnosticada com a síndrome de Kawasaki. As complicações dessa condição incluem artrite, vasculite das artérias médias, hidropsia da vesícula biliar, uretrite e meningite asséptica. O conhecimento dos tipos de complicações também ajuda o médico a avaliar o paciente. Por exemplo, uma complicação com risco de vida na síndrome de Kawasaki é o aneurisma em artérias coronárias e a trombose. **O quadro clínico na fase subaguda é descamação,** trombocitose e desenvolvimento de aneurismas das artérias coronárias com um alto risco de morte súbita. A terapia apropriada é imunoglobulina intravenosa na fase aguda e altas doses de ácido acetilsalicílico assim que possível, após o estabelecimento do diagnóstico. O desconhecimento do risco de aneurisma coronário e da terapia adequada para trombose pode levar o paciente ao óbito. Os estudantes aplicam esse conhecimento quando veem um paciente com a síndrome de Kawasaki durante a visita clínica e monitoram o surgimento de sopros cardíacos, sinais de trombocitose, miocardite e desenvolvimento de aneurismas coronarianos. O médico transmite para a equipe a orientação de observar o paciente para qualquer um desses sinais ou sintomas para que a terapia adequada possa ser considerada.

QUAL É O MELHOR TRATAMENTO?

Talvez essa seja a questão mais difícil, não apenas porque o médico precisa fazer o diagnóstico correto e avaliar a gravidade da doença, mas também porque deve avaliar a situação para realizar a intervenção apropriada. Para o estudante, saber as doses exatas não é tão importante quanto conhecer a melhor medicação, a via de administração e as possíveis complicações. É importante que ele seja capaz de verbalizar o diagnóstico e as razões do tratamento. Um erro comum é o estudante "saltar para um tratamento" como um "palpite aleatório" e consequentemente receber um retorno tipo "certo ou errado". Na verdade, o palpite pode estar correto, mas pelo motivo errado; ao contrário, a resposta pode ser muito razoável, com apenas um pequeno erro no raciocínio. Em vez disso, o estudante deve verbalizar os passos de modo que possa ter retorno sobre qualquer ponto do raciocínio.

Por exemplo, se a pergunta for "Qual é o melhor tratamento para uma adolescente de 15 anos de idade, sexualmente ativa, com acne cística grave?" A maneira incorreta de responder é dizer "Accutane", sem pensar. Em vez disso, o estudante deve raciocinar da seguinte forma:

"Acne cística grave pode ser tratada de várias maneiras. Os efeitos colaterais dos medicamentos devem ser considerados em uma adolescente sexualmente ativa, que estatisticamente corre o risco de uma gravidez. O Accutane causa defeitos congênitos graves e é totalmente contraindicado na gravidez. Por isso, o melhor tratamento para essa adolescente seria uma combinação de antibióticos orais com medicamentos tópicos, o que representa uma chance muito menor de efeitos colaterais devastadores".

REFERÊNCIAS

Athreya BH, Pearlman SA, Zitelli B. *Pediatric Physical Diagnosis*. 2nd ed. Kent, UK: Anshan Publishers; 2010.

Barness LA. *Manual of Pediatric Physical Diagnosis*. 7th ed. New York, NY: Lippincott Williams & Wilkins; 1998.

Barness LA. Pediatric history and physical examination. In: McMillan JA, DeAngelis CD, Feigin RD, eds. *Oski's Pediatrics: Principles and Practice*. 4th ed. Philadelphia, PA: Lippincott Williams & Wilkins; 2006: 39-51.

Blickman JG, Parker BR, Barnes PD. *Pediatric Radiology: The Requisites*. 3rd ed. Philadelphia, PA: Mosby Publishers; 2009.

SEÇÃO II

Casos clínicos

CASO 1

A mãe leva sua filha de 12 meses ao seu consultório para uma consulta de puericultura. Você imediatamente observa que a criança é pequena para a idade cronológica. Seu peso está abaixo do percentil 5 na curva padronizada de crescimento (percentil 50 para 8 meses de idade), o comprimento está no percentil 25 e o perímetro cefálico no percentil 50. Os sinais vitais e o exame físico estão normais.

▶ Qual é o próximo passo no tratamento dessa paciente?
▶ Qual é o diagnóstico mais provável?
▶ Qual é o próximo passo na avaliação?

RESPOSTAS PARA O CASO 1
Retardo do crescimento e do desenvolvimento

Resumo: Uma menina de 12 meses de idade apresenta baixo ganho ponderal, mas o exame físico não sugere uma etiologia.

- **Próximo passo:** Obter mais informações, incluindo história do parto, história médica pregressa, familiar, social e do desenvolvimento. É de especial importância a história nutricional.
- **Diagnóstico mais provável:** Retardo do crescimento (FTT), provavelmente de etiologia não orgânica.
- **Próximo passo na avaliação:** Exames laboratoriais para rastreamento inicial de possíveis causas orgânicas do retardo do crescimento, aconselhamento dietético e visitas frequentes ao consultório para avaliação do ganho ponderal.

ANÁLISE

Objetivos

1. Distinguir os indícios históricos importantes da anamnese para o reconhecimento de um retardo do crescimento orgânico e não orgânico.
2. Compreender a utilização adequada de exames laboratoriais em uma criança saudável sob os demais aspectos, com retardo do crescimento.
3. Determinar o tratamento e o acompanhamento clínico de uma criança com retardo do crescimento não orgânico.

Considerações

O padrão de crescimento dessa paciente (ganho de peso insuficiente, retardo modesto no comprimento potencial, com o perímetro cefálico tendo sido poupado) sugere retardo do crescimento de provável causa não orgânica, pois o exame físico está normal. O diagnóstico de retardo do crescimento não orgânico é estabelecido depois da exclusão de etiologias orgânicas e da garantia de uma dieta nutricionalmente apropriada e recursos ambientais suficientes para promover a retomada do crescimento, em geral com recuperação completa. Manobras diagnósticas terapêuticas dirigidas às causas orgânicas são apropriados quando sugeridas pela história (prematuridade, infecção materna) ou pelo exame físico (esplenomegalia, retardo significativo no desenvolvimento). Embora o retardo do crescimento orgânico e não orgânico possam se manifestar simultaneamente, as tentativas de diferenciar as duas formas são importantes, porque a avaliação, o tratamento e o acompanhamento podem ser muito diferentes.

Nota: Se o mesmo médico acompanhasse essa paciente desde o nascimento ou tivesse os registros anteriores de outros médicos, o retardo de crescimento e sua potencial etiologia poderiam ter sido detectados mais precocemente, o que permitiria uma intervenção mais rápida. Por exemplo, pacientes com ingestão calórica insuficiente, em geral, não ganham peso, mas mantêm o crescimento em termos de comprimento e perímetro cefálico. Se a nutrição insuficiente persistir, o comprimento é afetado e, em seguida, o perímetro cefálico.

ABORDAGEM AO
Retardo do crescimento e do desenvolvimento

DEFINIÇÕES

RETARDO DO CRESCIMENTO E DO DESENVOLVIMENTO (FTT, do inglês *failure to thrive*): Um sinal físico, não um diagnóstico final. Suspeita-se dessa condição quando o crescimento da criança está abaixo do percentil 3 ou 5, em uma criança com menos de 6 meses de idade que não ganha peso durante 2 ou 3 meses, ou em uma criança que apresenta queda de 2 ou mais percentis em um curto espaço de tempo. Em geral, o retardo de crescimento é observado nas crianças com menos de 5 anos de idade, cujo crescimento físico é significativamente menor em relação a outras crianças da mesma idade.

RETARDO DO CRESCIMENTO NÃO ORGÂNICO (PSICOSSOCIAL): Crescimento deficiente sem uma etiologia clínica conhecida, que costuma estar relacionado à pobreza ou à interação cuidador-criança desfavorável. O retardo do crescimento não orgânico constitui um terço da metade dos casos de retardo do crescimento identificados nos centros terciários e quase todos os casos identificados nos centros primários de atendimento pediátrico.

RETARDO DO CRESCIMENTO ORGÂNICO: Crescimento deficiente causado por uma condição médica subjacente, como doença intestinal inflamatória, doença renal ou cardiopatias congênitas.

ABORDAGEM CLÍNICA

Os objetivos da história, do exame físico e dos exames laboratoriais são o de determinar se

1. o cuidador da criança está oferecendo calorias suficientes;
2. a criança está consumindo calorias suficientes;
3. a criança é capaz de utilizar as calorias para o seu crescimento. A identificação da causa do problema ajuda no estabelecimento do tratamento.

Diagnóstico

A história e o exame físico são as ferramentas mais importantes na avaliação do retardo do crescimento. A história nutricional pode oferecer indícios importantes para a identificação de uma etiologia. O tipo de leite (materno ou industrializado), a frequência e a qualidade da alimentação, os intervalos, os vômitos e as fezes deverão ser registrados. O leite usado (comercial ou fórmula láctea preparada em casa) e o processo de preparo (para certificação da diluição apropriada) deverão ser revistos (adicionar muita água no preparado resulta em nutrição inadequada). Quantidade e tipo dos sucos e dos alimentos sólidos deverão ser registrados na avaliação das crianças maiores. As aversões significativas a alimentos poderão sugerir problema gástrico como resultado de uma má-absorção. Um diário de duas semanas da alimentação (a mãe anota todos os alimentos oferecidos e aceitos pela criança) e de quaisquer sintomas associados, como suores, asfixia, cianose, dificuldade de sucção, etc, pode ser de utilidade.

A história da gestação e do período neonatal imediato pode revelar infecção materna, depressão, uso de drogas, crescimento intrauterino retardado, prematuridade ou outras condições neonatais crônicas. Quando a criança suspeita de ter retardo do crescimento pertence a uma família cujas membros são geneticamente baixos ou com uma história de crescimento lento (retardo constitucional), em geral, as crianças afetadas são normais e não requerem avaliação minuciosa. Por outro lado, uma história familiar de doença hereditária associada ao déficit de crescimento (fibrose cística) deverá ser avaliada de forma mais completa. Pela grande frequência do retardo do crescimento não orgânico estar associado à pobreza, a história social é sempre útil. As condições de vida da criança, incluindo cuidadores primários e secundários, tipo de habitação, situação financeira e profissional do cuidador, suporte social da família e estresses não usuais (como abuso conjugal) deverão ser registrados. Durante a coleta dos dados da anamnese, o médico pode observar as interações não usuais entre a criança e o cuidador.

Todos os sistemas orgânicos do corpo abrigam potencialmente uma causa orgânica para o retardo do crescimento (Quadro 1.1). **O estado de desenvolvimento neuropsicomotor (pode estar retardado nas causas orgânicas e não orgânicas) precisa ser avaliado.** A criança com retardo do crescimento não orgânico pode apresentar ausência de cabelos na região occipital por ficar deitada na cama, além de não alcançar o marco apropriado do desenvolvimento pela falta de estímulo parental; pode ser indiferente ao seu ambiente; pode evitar o contato visual, o sorriso ou a vocalização e pode não responder bem às tentativas maternas de confortá-la. As crianças com certos tipos de retardo do crescimento orgânico (acidose tubular renal) e a maioria das crianças com retardo do crescimento não orgânico recuperam adequadamente os marcos do desenvolvimento com a instituição da terapia correta. Durante o exame físico (em especial nas crianças menores), o médico pode observar a amamentação, o que pode dar indícios da interação mãe-criança ou indícios de problemas físicos (paralisia cerebral, dificuldades orais motoras ou de deglutição ou fenda palatina).

A história ou o exame físico sugestivo de retardo do crescimento orgânico direcionam a avaliação laboratorial e radiológica. Na maioria dos casos, os resultados do rastreamento neonatal (teste do pezinho) são críticos. Uma criança com caso de fibrose cística na família requer teste para cloreto no suor ou exame genético, especial-

QUADRO 1.1 • Causas principais de ganho inadequado de peso

Ingestão calórica inadequada
- Perda do apetite: depressão, doença crônica
- Dificuldades de ingestão: distúrbios da alimentação, distúrbios neurológicos (paralisia cerebral), anomalias craniofaciais, síndromes genéticas, fístula traqueoesofágica
- Indisponibilidade de alimentos: negligência, alimento inadequado para a idade, quantidade insuficiente de alimentos

Potencial de crescimento alterado
- Lesão pré-natal, anomalias cromossômicas, distúrbios endócrinos

Perda calórica
- Vômitos: distúrbios no trato intestinal, drogas, toxinas, doenças do SNC
- Absorção deficiente: doença GI (atresia biliar, doença celíaca), doença intestinal inflamatória, infecções, toxinas
- Perdas renais: diabetes, acidose tubular renal

Aumento das necessidades calóricas
- Aumento do metabolismo: cardiopatia congênita, pneumopatia crônica, neoplasias, infecção crônica, hipertireoidismo
- Uso inadequado de calorias: distúrbios metabólicos, acidose tubular renal

SNC, sistema nervoso central; GI, gastrintestinal.

---

mente se esse teste não houver sido incluído no rastreamento neonatal. Uma criança com um sopro sistólico, rude e de forte intensidade e pulsos amplos faz jus a uma radiografia de tórax, eletrocardiografia e talvez ecocardiografia, além de uma consulta com cardiologista. A maioria das crianças com retardo do crescimento apresenta pouco ou nenhum sinal ou sintoma. Por isso, os exames laboratoriais costumam ser limitados a poucos exames: hemograma completo, dosagem de chumbo (em especial para pacientes de classes sociais mais desfavorecidas ou morando em cidades com alta prevalência de intoxicação por chumbo), testes de função tireoidiana e hepática, exame de urina e urocultura e dosagem de eletrólitos séricos (incluindo cálcio, ureia e creatinina). O teste intradermo-reação para tuberculose (reação de Mantoux) e o teste para anticorpos HIV também são indicados. Anormalidades nos exames de rastreamento são pesquisadas mais extensivamente.

Tratamento e acompanhamento

O tratamento e o acompanhamento do retardo do crescimento orgânico são específicos para a doença. Os pacientes com retardo do crescimento não orgânico são tratados com aumento na ingestão dietética, acompanhamento rigoroso e atenção às questões psicossociais.

Lactentes saudáveis no primeiro ano de vida requerem aproximadamente 120 kcal/kg/dia de nutrição e depois cerca de 100 kcal/kg/dia; as crianças com retardo do crescimento requerem um adicional de 50 a 100% para garantir um

ganho no crescimento. A rotina no horário da refeição é importante. Os membros da família devem fazer as refeições juntos em um ambiente sem recreação (sem televisão!), com duração média entre 20 e 30 minutos. Os alimentos sólidos são oferecidos antes dos líquidos; as crianças não devem ser forçadas a comer. Bebidas de baixo teor calórico, sucos e água devem ser restritos, ao passo que alimentos com alto teor calórico adequados à idade (leite integral, queijo, frutas secas, pasta de amendoim) são encorajados. Fórmulas contendo mais do que o padrão de 20 cal/30 mL podem ser necessárias para crianças menores, assim como suplementos de alto teor calórico (como PediaSures ou Ensurer) para crianças maiores. O acompanhamento médico frequente, no consultório ou no domicílio, é recomendado para assegurar que o ganho ponderal está sendo adequado. Em alguns casos, é necessária a hospitalização de uma criança com retardo do crescimento; frequentemente, elas ganham peso com rapidez, confirmando o diagnóstico de retardo do crescimento não orgânico.

O sucesso do tratamento do retardo do crescimento não orgânico requer não apenas a ingestão de mais calorias, mas também atenção para com as questões psicossociais. Às vezes há necessidade de encaminhamento para o serviço social de apoio à criança e de distribuição de alimentos.* A ajuda de profissionais da saúde para treinamento, prevenção ao uso abusivo de substâncias e aos maus-tratos, educação/apoio aos pais e psicoterapia está disponível em programas comunitários. As crianças maiores e seus familiares podem se beneficiar dos programas de intervenção precoce na infância.

Existem vários programas governamentais para ampliação do acesso e qualificação da educação infantil da Secretaria de Educação, bem como de iniciativa privada, como Solidariedade França-Brasil e da Fundação Abrinq pelos Direitos da Criança e do Adolescente, entre outros.

Algumas crianças apresentam retardo do crescimento de causa orgânica e não orgânica. Por exemplo, um lactente prematuro, portador de necessidades especiais com retardo do crescimento orgânico, apresenta maior risco para retardo do crescimento não orgânico potencializado pelas questões psicossociais, como a pouca interação familiar devido à hospitalização prolongada. Nesses casos, o tratamento das causas orgânicas é ajustado para conter as tentativas de impedir o retardo do crescimento não orgânico.

QUESTÕES DE COMPREENSÃO

1.1 Um menino de 6 meses de idade é levado ao seu consultório pelos pais. Ao exame físico, é constatado que ele está simetricamente abaixo do percentil 5 para comprimento, peso e perímetro cefálico nas curvas de crescimento utilizadas rotineiramente. Nasceu com 30 semanas de gestação e pesava 1 kg. A gravidez

---

* N. de R.T. No Brasil, existem vários programas sociais de nutrição de iniciativa governamental e privada, como Programas Sociais de Combate à Fome e de Educação Nutricional da Fiocruz, do Banco de Leite Humano do Governo Federal e da ONG Banco de Alimentos, entre outros.

foi planejada, o período pré-natal transcorreu sem intercorrências, até que um acidente automobilístico precipitou o trabalho de parto. A criança foi ventilada e permaneceu na unidade de terapia intensiva (UTI) por três dias, evoluiu bem, sem problemas residuais de ordem respiratória, intestinal ou do sistema nervoso central. Recebeu alta hospitalar com oito semanas de vida. Qual das afirmativas a seguir é a melhor explicação para o pequeno tamanho da criança?

A. Anormalidade cromossômica.
B. Desnutrição proteicocalórica.
C. Crescimento normal para lactente prematuro.
D. Má-absorção secundária à síndrome do intestino curto.
E. Hipotireoidismo congênito.

1.2 Uma criança de 13 meses de idade apresenta percentil 25 para peso, percentil 10 para comprimento e percentil abaixo de 5 para perímetro cefálico. Nasceu a termo. Ao nascimento, a inspeção revelou pequeno tamanho de crânio. Apresentava retardo de desenvolvimento e foi submetida à cirurgia de catarata logo após o nascimento. Atualmente, recebe fenobarbital para controle das convulsões. Qual das afirmativas a seguir é a melhor explicação para o pequeno tamanho da criança?

A. Infecção congênita por citomegalovírus (CMV).
B. Síndrome de Down.
C. Doença de depósito de glicogênio do tipo II (glicogenose).
D. Hipotireoidismo congênito.
E. Craniofariongioma.

1.3 Um menino de 2 anos de idade apresenta peso, comprimento e perímetro cefálico um pouco abaixo do percentil 50, mas nos últimos seis meses caiu para um percentil um pouco abaixo do 25 para peso. A gestação foi normal, seu desenvolvimento é adequado para a idade e a família relata não apresentar problemas psicossociais. A mãe conta que agora ele tem "manias" para comer (só quer macarrão com queijo em todas as refeições), mas ela insiste para que ele coma alimentos variados. As refeições são marcadas por muita frustração para todos os membros da família. Seu exame físico é normal. Qual das afirmativas a seguir descreve o próximo passo mais adequado para o tratamento?

A. Teste para cloreto no suor.
B. Exame oftalmológico para pesquisa de hemorragia retiniana.
C. Aconselhamento à família a respeito do estágio normal de desenvolvimento da criança.
D. Exame de fezes para pesquisa de parasitos.
E. Ressonância magnética (RM) cerebral.

1.4 Uma menina de 4 meses de idade apresenta falha no ganho de peso. Seu peso atual está abaixo do percentil 5, o comprimento em torno do percentil 10 e o perímetro cefálico no percentil 50. A gravidez planejada resultou em um parto normal vaginal espontâneo; a mãe e a criança receberam alta hospitalar 48 horas após o parto. A nutrição é feita com leite materno e mamadeira; a quantidade parece ser suficiente. A menina não apresenta qualquer doença. O exame físico é normal, exceto pelo tamanho pequeno da criança. O rastreamento laboratorial mostra que a hemoglobina e o hematócrito são 11 mg/dL e 33%, respectivamente, com uma contagem plaquetária de 198.000/mm³. Os níveis de eletrólitos séricos são 140 para sódio, 105 para cloreto, 3,5 para potássio, 17 para bicarbonato, 30 para ureia e 0,3 para creatinina. Os exames para função hepática estão normais. O exame de urina revela pH = 8 com cilindros epiteliais ocasionais, mas sem leucócito, bactéria, proteína, cetonas ou substâncias redutoras. Qual das afirmativas a seguir é a melhor terapia para essa criança?

A. Transfusão de concentrados de hemácias (CH).
B. Infusão intravenosa (IV) de cloreto de potássio.
C. Teste para cloreto no suor.
D. Determinação do hormônio do crescimento.
E. Suplementação oral com bicarbonato.

RESPOSTAS

1.1 **C.** O peso esperado para a idade deve ser corrigido para o lactente pré-termo. Da mesma forma, o crescimento das crianças portadoras da síndrome de Down ou de Turner também é diferenciado. Por isso, o uso de uma curva de crescimento apropriada é essencial. Para a criança em questão, o ganho de peso deverá acompanhar ou exceder aquele dos lactentes a termo. Quando os parâmetros desse prematuro forem assinalados no gráfico adequado do crescimento de prematuros, será revelado um crescimento normal.

1.2 **A.** O retardo no desenvolvimento, o crescimento intrauterino retardado (incluindo microcefalia), cataratas, convulsões, hepatoesplenomegalia, icterícia neonatal prolongada e púrpura ao nascimento são consistentes com citomegalovírus (CMV) congênito ou infecção por toxoplasmose. As calcificações cerebrais na infecção por CMV são tradicionalmente encontradas em um padrão periventricular; na toxoplasmose, elas estão distribuídas por todo o córtex.

1.3 **C.** Entre os 18 e os 30 meses de idade, as crianças costumam ter "manias para comer". A taxa de crescimento pode estacionar em um platô e o período pode ser difícil para os familiares. Em geral, funciona muito bem o conselho para que os pais permaneçam calmos ao oferecerem a alimentação adequada, para que evitem a "alimentação forçada" e oferecer petiscos e lanchinhos entre as refeições. É necessário um acompanhamento rigoroso.

1.4 **E.** A paciente apresenta evidência de acidose tubular renal (provavelmente tubular distal), uma causa bem-descrita de retardo do crescimento. Após confirmação dos achados, a suplementação oral de bicarbonato deverá corrigir o nível elevado de cloreto, os níveis baixos de bicarbonato e de potássio (mas a suplementação de potássio poderá ser necessária) e o déficit no crescimento.

DICAS CLÍNICAS

- Nos Estados Unidos, o retardo do crescimento psicossocial é mais comum do que o retardo do crescimento orgânico; em geral, aquele está associado à pobreza ou à interação pais--criança desfavorável.
- Os exames laboratoriais de rastreamento de baixo custo, o aconselhamento dietético e a observância constante das alterações no peso são adequados como primeiros passos para a maioria dos lactentes aparentemente saudáveis com retardo do crescimento.*
- O retardo do crescimento orgânico pode estar associado a anormalidades em qualquer sistema orgânico. Os indícios da história, do exame físico e dos exames laboratoriais de rastreamento ajudam na identificação dos sistemas orgânicos afetados.
- Até um terço dos pacientes com retardo do crescimento psicossocial apresenta retardo do desenvolvimento, bem como problemas sociais e emocionais.
- Os pacientes com acidose tubular renal, uma causa comum do retardo do crescimento orgânico, podem ser portadores de defeitos nos túbulos renais proximais (tipo 2), causados pela reabsorção deficiente do bicarbonato, ou de defeitos nos túbulos renais distais (tipo 1), causados pela secreção deficiente de íons de hidrogênio. O tipo 4 também é um problema tubular renal distal associado à amoniagênese renal deficiente.

REFERÊNCIAS

Bunik M, Brayden RM, Fox D. Ambulatory & office pediatrics. In: Hay WW, Levin MJ, Sondheimer JM, Deterding RR. *Current Diagnosis & Treatment: Pediatrics*. 20th ed. New York, NY: McGraw-Hill; 2011:238-239.

Chiang ML, Hill LL. Renal tubular acidosis. In: McMillan JA, Feigin RD, DeAngelis CD, Jones MD, eds. *Oski's Pediatrics: Principles and Practice*. 4th ed. Philadelphia, PA: Lippincott Williams & Wilkins; 2006:1886-1892.

Chiesa A, Sirotnak AP. Child abuse & neglect. In: Hay WW, Levin MJ, Sondheimer JM, Deterding RR. *Current Diagnosis & Treatment: Pediatrics*. 20th ed. New York, NY: McGraw-Hill; 2011:216-217.

Kirkland RT. Failure to thrive. In: McMillan JA, Feigin RD, DeAngelis CD, Jones MD, eds. *Oski's Pediatrics: Principles and Practice*. 4th ed. Philadelphia, PA: Lippincott Williams & Wilkins; 2006: 900-906.

Lum GM. Kidney & urinary tract. In: Hay WW, Levin MJ, Sondheimer JM, Deterding RR. *Current Diagnosis & Treatment: Pediatrics*. 20th ed. New York, NY: McGraw-Hill; 2011:690-692.

McLean HS, Price DT. Failure to thrive. In: Kleigman RM, Stanton BF, St. Geme JW, Schor NF, Behrman RE, eds. *Nelson Textbook of Pediatrics*. 19th ed. Philadelphia, PA: WB Saunders; 2011:1147-1149.

McLeod R. Toxoplasmosis *(Toxoplasma gondii)*. In: Kleigman RM, Stanton BF, St. Geme JW, Schor NF, Behrman RE, eds. *Nelson Textbook of Pediatrics*. 19th ed. Philadelphia, PA: WB Saunders; 2011:1208-1216.

---

* N. de R.T. No Brasil, quanto aos níveis de desnutrição energético-proteica e crônica, no período de 1996 a 2006, os déficits de peso para a idade diminuíram de 5,9 para 1,7%; os déficits de altura para a idade, de 10,5 para 7% (Ministério da Saúde – Relatório dos Objetivos do Milênio – 2010).

Noel RJ. Approach to the infant and child with feeding difficulty. In: Rudolph CD, Rudolph AM, Lister G, First LR, Gershon AA, eds. *Rudolph's Pediatrics*. 22nd ed. New York, NY: McGraw-Hill; 2011:117-123.

Raszka WV. Neonatal toxoplasmosis. In: McMillan JA, Feigin RD, DeAngelis CD, Jones MD, eds. *Oski's Pediatrics: Principles and Practice*. 4th ed. Philadelphia, PA: Lippincott Williams & Wilkins; 2006:530-532.

Sanchez PJ, Siegel JD. Cytomegalovirus. In: McMillan JA, Feigin RD, DeAngelis CD, Jones MD eds. *Oski's Pediatrics: Principles and Practice*. 4th ed. Philadelphia, PA: Lippincott Williams & Wilkins;2006:511-516.

Shaw JS, Palfrey JS. Health maintenance issues. In: Rudolph CD, Rudolph AM, Lister G, First LR, Gershon AA, eds. *Rudolph's Pediatrics*. 22nd ed. New York, NY: McGraw-Hill; 2011:27-34.

Sreedharan R, Avner ED. Renal tubular acidosis. In: Kleigman RM, Stanton BF, St. Geme JW, Schor NF, Behrman RE, eds. *Nelson Textbook of Pediatrics*. 19th ed. Philadelphia, PA: WB Saunders; 2011:1808-1811.

Stagno S. Cytomegalovirus. In: Kleigman RM, Stanton BF, St. Geme JW, Schor NF, Behrman RE, eds. *Nelson Textbook of Pediatrics*. 19th ed. Philadelphia, PA: WB Saunders; 2011:1115-1117.

CASO 2

Um adolescente saudável de 16 anos chega ao seu consultório acompanhado dos pais, que estão preocupados com uma história de vários meses de comportamento instável por parte do rapaz. Às vezes ele parece ter muito mais energia, fica de ótimo humor e apresenta uma alta autoestima, de forma pouco comum. Durante esses episódios ele tem dificuldade de concentrar-se, lembrar coisas e frequentamente apresenta cefaleia. Em outras ocasiões ele parece estar em seu estado usual. Ele costumava ser um bom aluno, mas as suas notas caíram este ano. Na noite passada, parecia vermelho e agitado, com pupilas dilatadas e queixou-se de que "pessoas estavam lhe perseguindo". Os pais relatam com certa relutância que o filho foi preso por furto há duas semanas. Você sabe que ele é saudável sob os demais aspectos. Hoje, ele tem aparência normal.

▶ Qual é o diagnóstico mais provável?
▶ Qual é o próximo passo na avaliação?
▶ Qual é a avaliação e a terapia a longo prazo?

RESPOSTAS PARA O CASO 2
Abuso de substâncias por adolescente

Resumo: Adolescente de 16 anos de idade, previamente hígido, com alterações recentes no comportamento e declínio no rendimento escolar.

- **Diagnóstico mais provável:** Uso abusivo de drogas (provavelmente MDMA – metilenodioximetanfetamina [*ecstasy*], ou possivelmente cocaína ou anfetaminas).
- **Próximos passos na avaliação:** História, exame clínico, rastreamento para drogas na urina e para outras consequências comuns associadas ao abuso de drogas (doenças sexualmente transmissíveis [DSTs], hepatite).
- **Avaliação e terapia a longo prazo:** Abordagem tripla: (1) programa de desintoxicação, (2) acompanhamento clínico com sistemas de apoio psicossocial adequados para o estágio do desenvolvimento e (3) possível assistência por longo prazo de um profissional experiente no tratamento do uso abusivo de substâncias.

ANÁLISE
Objetivos

1. Aprender sobre o padrão comportamental dos adolescentes que abusam do uso de drogas.
2. Conhecer os sinais e sintomas das substâncias de abuso mais comumente utilizadas por adolescentes.
3. Compreender a abordagem geral à terapia de um adolescente que apresenta abuso de drogas.

Considerações

Uma possibilidade rara seria a de um tumor cerebral, que poderia explicar o surgimento de novas alterações comportamentais em um adolescente. **No entanto, de um modo geral, o surgimento de um comportamento desafiador, o desenvolvimento de depressão ou euforia, ou declínio nas notas escolares em um adolescente costumam estar associados ao uso abusivo de substâncias.** Também deve ser considerada uma história psiquiátrica não diagnosticada previamente (mania ou transtorno bipolar). A anamnese completa e o exame físico (em especial o neurológico e o psicológico) e os exames laboratoriais ajudarão a esclarecer a situação. As informações podem vir do paciente, da sua família ou de outras pessoas próximas (professores, treinadores e amigos). O questionamento direto do adolescente sem a presença dos pais sobre uso abusivo de substâncias é apropriado durante as consultas médicas de rotina ou quando sinais e sintomas são sugestivos desse uso.

ABORDAGEM AO
Abuso de substâncias por adolescente

DEFINIÇÕES

USO ABUSIVO DE SUBSTÂNCIAS: O uso de álcool ou outro tipo de droga levando a prejuízo funcional ou ao sofrimento, causando fracasso na escola ou nas obrigações do trabalho, danos físicos, problemas legais relacionados ao abuso ou uso contínuo das substâncias, independentemente das consequências sociais ou interpessoais resultantes dos efeitos da droga.

DEPENDÊNCIA DE SUBSTÂNCIAS: Uso de álcool e outras drogas, causando perda do controle com uso continuado (tolerância requerendo doses progressivamente mais elevadas ou com a síndrome da abstinência com a retirada), compulsão para obter e usar a droga e uso continuado apesar das consequências negativas persistentes ou recorrentes.

ABORDAGEM CLÍNICA

Experimentar bebida alcoólica e outras drogas é comum entre os adolescentes; alguns profissionais consideram essa experimentação "normal". Outros afirmam que deve ser evitada porque o uso abusivo de substâncias, em geral, é a causa de morbidade e de mortalidade entre adolescentes (homicídio, suicídio e lesões não intencionais). Em todos os casos, o provedor de saúde é responsável por discutir fatos a respeito do álcool e outras drogas na tentativa de reduzir o risco de danos para o adolescente e identificar aqueles que precisam de intervenção.

Entre as crianças com risco de uso de drogas estão aquelas com problemas comportamentais significativos, com dificuldades na aprendizagem e famílias disfuncionais. Cigarros e álcool são as drogas mais utilizadas; maconha é a droga ilícita mais consumida. Alguns adolescentes abusam dos produtos domésticos comuns (inalação de cola e aerossol); outros abusam de medicamentos dos irmãos ou da irmã (metilfenidato, que costuma ser inalado com cocaína).

A American Academy of Pediatrics (AAP) recomenda que os pediatras perguntem sobre uso de álcool e outras drogas durante o exame de saúde anual do adolescente ou quando ele apresenta evidências de uso abusivo de substâncias. As perguntas diretas podem identificar o uso de álcool ou outras drogas e seus efeitos sobre o rendimento escolar, as relações familiares e as interações com os amigos. Sendo identificado qualquer problema, recomenda-se uma entrevista para determinar o grau de uso da droga (experimentação, uso abusivo ou dependência).

Informações úteis da anamnese que apontam para o uso abusivo de drogas englobam alterações comportamentais significativas em casa ou no emprego, fra-

casso escolar ou envolvimento com a lei. Um aumento na incidência de **lesões intencionais ou acidentais** pode estar relacionado ao uso de álcool ou de outra droga. Os comportamentos de risco (trocar sexo por drogas, dirigir sem habilitação) podem ser particularmente graves, podendo sugerir problemas mais sérios com drogas. Em geral, os usuários de álcool ou de outras drogas estão normais ao exame físico, em especial se o uso não foi recente. Raramente, podem-se encontrar marcas de agulhas e lesões na mucosa nasal.

Um adolescente que tenha usado álcool ou outra droga recentemente pode apresentar uma variedade de características clínicas (Quadro 2.1). O rastreamento toxicológico na urina pode ser de ajuda na avaliação do adolescente que

1. apresenta sintomas psiquiátricos;
2. apresenta sinais e sintomas normalmente atribuídos a drogas ou álcool;
3. envolveu-se em acidente grave;
4. faz parte de um programa de recuperação monitorada. **É de máxima importância tentar obter a permissão do adolescente e assegurar a confidencialidade.**

O tratamento de problemas agudos que ameaçam a vida relacionados ao uso de álcool ou de outras drogas segue o ABC dos cuidados de emergência: manejar as vias **A**éreas, controlar a respiração (*Breathing*) e avaliar a **C**irculação. A seguir, o tratamento é direcionado para o agente ofensor (se conhecido). Depois da estabilização do paciente, é delineado um plano de tratamento. Para alguns pacientes, programas de internação que interrompem o uso da droga servem para direcionar o tratamento para a modalidade de acompanhamento ambulatorial contínuo. Para outros pacientes, um programa de terapia intensiva ambulatorial pode ser iniciado com o objetivo de ajudá-los a desenvolver um estilo de vida livre das drogas. O grau de conhecimento necessário para atender um adolescente nessas condições do princípio ao fim costuma estar além do escopo de avaliação do pediatra geral. A otimização do desfecho para esse problema crônico se dá com o envolvimento de profissionais em saúde qualificados e em um contexto adequado à fase de desenvolvimento do paciente. No entanto, os provedores de cuidados primários podem auxiliar as famílias a encontrarem recursos comunitários adequados.

QUADRO 2.1 • Características clínicas do abuso de substâncias

Agente	Sinais e sintomas	Duração da detectabilidade da droga
Álcool	Euforia, embriaguez, prejuízo da memória recente, loquacidade, vasodilatação e, com alcoolemia sérica elevada, depressão respiratória	7-10 h (sangue) ou 10-13 h (urina)
Maconha	Alienação e euforia, prejuízo da memória recente, distorção da percepção de tempo, desempenho insatisfatório nas atividades que exigem concentração (como dirigir) e perda da capacidade de julgamento	3-10 dias para usuários ocasionais ou até 2 meses para usuários crônicos
Cocaína	Euforia, aumento da atividade motora, redução da fadiga, pupilas dilatadas, taquicardia, hipertensão e hipertermia; às vezes associados à ideação paranoica; achados físicos podem incluir alterações na mucosa nasal	2-4 dias
Metanfetamina e metilenodioximetanfetamina (ecstasy)	Euforia, aumento da libido, aumento da energia psíquica e emocional, náuseas, bruxismo, taquicardia, visão borrada, trismo, ansiedade, ataques de pânico e psicose	2 dias
Opioides, incluindo heroína, morfina e codeína	Euforia, redução da sensação de dor, miose, hipotermia, vasodilatação e possível depressão respiratória; achados físicos podem incluir marcas de agulhas sobre as veias	2 dias
Fenciclidina (PCP)	Euforia, nistagmo, ataxia e labilidade emocional; alucinações afetando a imagem corporal, o que pode resultar em reações de pânico, desorientação, hipersalivação e linguagem abusiva	8 dias
Barbitúricos	Sedação, miose, hipotensão, bradicardia, hipotermia, hiporreflexia, e depressão respiratória e do sistema nervoso central	1 dia para agentes de curta duração; 2-3 semanas para agentes de ação prolongada

QUESTÕES DE COMPREENSÃO

2.1 Adolescente de 14 anos de idade com sintomas de ataxia. Foi levado para a emergência do hospital local em estado eufórico, emocionalmente instável e um pouco desorientado. Ao exame físico, ele apresenta nistagmo e hipersalivação. Chama a atenção de várias pessoas seu linguajar inadequado. Qual dos agentes a seguir é o responsável mais provável por essa condição?
   A. Álcool.
   B. Anfetaminas.
   C. Barbitúricos.
   D. Cocaína.
   E. Fenciclidina (PCP).

2.2 Jovem de 16 anos de idade é levada pelos pais para uma consulta de revisão. O exame físico parece normal. Como parte dos cuidados de rotina, você solicita um exame de urina. O pai, de modo particular, pede-lhe que sob sigilo também solicite um teste de rastreamento toxicológico na urina. Qual das atitudes a seguir é a mais indicada?
   A. Explorar as razões da solicitação com os pais e a adolescente e realizar o rastreamento toxicológico com a permissão da jovem, se a história justificar.
   B. Realizar o rastreamento toxicológico conforme solicitado, mas solicitar aos pais e à menina que retornem ao consultório para receber os resultados.
   C. Realizar o rastreamento conforme solicitado.
   D. Encaminhar a adolescente a um psiquiatra para avaliação adicional.
   E. Dizer aos pais para trazer a filha de volta ao consultório para realizar o rastreamento quando ela estiver exibindo sinais ou sintomas como euforia ou ataxia.

2.3 Adolescente previamente hígido, apresenta história de três meses de cefaleias progressivamente mais intensas, visão borrada e alterações na personalidade. Em ocasião anterior, ele admitiu ter experimentado maconha há mais de um ano. O exame físico demonstra um jovem saudável de 17 anos de idade, de aparência atlética, com redução na amplitude de movimentação extraocular e redução de acuidade visual do olho esquerdo. Qual será o melhor próximo passo no tratamento desse rapaz?
   A. Paracetamol e encaminhamento a um oftalmologista.
   B. Mensuração da glicose.
   C. Exame de neuroimagem.
   D. Teste terapêutico com mitilsergida para enxaqueca.
   E. Teste de rastreamento toxicológico na urina.

2.4 Menina de 11 anos de idade com tonturas, dilatação pupilar, náuseas, febre, taquicardia e rubor facial. Ela afirma "ver" sons e "ouvir" cores. Qual dos agentes a seguir é provavelmente responsável por esse quadro?
  A. Álcool.
  B. Anfetaminas.
  C. *Ecstasy*.
  D. Dietilamida ácido lisérgico (LSD).
  E. PCP (Fenciclidina).

RESPOSTAS

2.1 **E**. A PCP está associada à hiperatividade, a alucinações, à linguagem abusiva e a nistagmo.
2.2 **A**. A autorização da adolescente deverá ser obtida antes do rastreamento toxicológico. A realização do exame "em segredo", nessa situação, destrói a relação médico-paciente.
2.3 **C**. Independentemente da experiência anterior com drogas, seus sintomas e os achados físicos atuais revelam que o uso de droga é a etiologia menos provável. Justifica-se uma avaliação para possível tumor cerebral.
2.4 **D**. O LSD está associado a sintomas que iniciam de 30 a 60 minutos após a ingestão, com pico em 2 a 4 horas depois, e que desaparecem em 10 a 12 horas, incluindo ideação ilusória, distorção corporal e paranoia. As *bad trips** fazem com que o usuário fique aterrorizado ou em pânico; em geral, o tratamento consiste em assegurar que o usuário fique em um ambiente controlado e seguro.

DICAS CLÍNICAS

▶ Cigarros e álcool são as drogas mais usadas na adolescência.
▶ A maconha é a droga ilícita de maior consumo entre os adolescentes.
▶ Comportamentos associados ao uso abusivo de substâncias incluem tráfico de drogas, prostituição, roubo, sexo sem proteção, acidentes automobilísticos e violência física.
▶ Entre as crianças com risco de uso de drogas estão aquelas com problemas comportamentais significativos, com dificuldades na aprendizagem e famílias disfuncionais.

---

* N. de R.T. *Bad trips* = viagens ruins – gíria usada para representar as sensações fisiológicas e psicológicas desagradáveis provocadas pelo uso de substâncias psicoativas.

REFERÊNCIAS

Crewe SN, Marcell AV. Substance use and abuse. In: Rudolph CD, Rudolph AM, Lister G, First LR, Gershon AA, eds. *Rudolph's Pediatrics*. 22nd ed. New York, NY: McGraw-Hill; 2011:278-282.

Heyman RB. Adolescent substance abuse and other high-risk behaviors. In: McMillan JA, Feigin RD, DeAngelis CD, Jones MD, eds. *Oski's Pediatrics: Principles and Practice*. 4th ed. Philadelphia, PA: Lippincott Williams & Wilkins; 2006:579-584.

Kaul P. Adolescent substance abuse. In: Hay WW, Levin MJ, Sondheimer JM, Deterding RR. *Current Diagnosis & Treatment: Pediatrics*. 20th ed. New York, NY: McGraw-Hill; 2011:145-158.

Kulig JW. The Role of the pediatrician in prevention, identification, and management of substance abuse. *Pediatrics*. 2005:115; 816-821.

Stager MM. Substance abuse. In: Kleigman RM, Stanton BF, St. Geme JW, Schor NF, Behrman RE, eds. *Nelson Textbook of Pediatrics*. 19th ed. Philadelphia, PA: WB Saunders; 2011:671-685.

CASO 3

Uma mulher de 36 anos de idade com acompanhamento pré-natal irregular dá à luz uma menina de 3.900 g. A lactente apresenta hipotonia, fissuras palpebrais oblíquas, pregas epicânticas, pele redundante na nuca, clinodactilia de quinto dedo e braquidactilia e prega palmar transversa única.

▶ Qual é o diagnóstico mais provável?
▶ Qual é o próximo passo na avaliação?

RESPOSTAS PARA O CASO 3
Síndrome de Down

Resumo: Uma recém-nascida com características dismórficas filha de mãe em idade avançada.

- **Diagnóstico mais provável**: Síndrome de Down (trissomia do cromossomo 21).
- **Próximo passo na avaliação**: Avaliação cromossômica da lactente para confirmar o diagnóstico, avaliação para outras características da síndrome, aconselhamento genético e apoio à família.

ANÁLISE
Objetivos

1. Conhecer as características físicas e os problemas associados à síndrome de Down (SD) e a outras trissomias comuns.
2. Avaliar uma criança portadora de características dismórficas compatíveis com a SD.
3. Identificar o aconselhamento e o suporte indicados a uma família com uma criança portadora de necessidades especiais.

Considerações

Essa recém-nascida apresenta muitas características da SD; a confirmação do diagnóstico é feita pelo exame cromossômico. Depois da identificação de uma criança com possível SD, o clínico tenta identificar características de risco potencial de vida, incluindo anomalias cardíacas ou gastrintestinais (GI). Uma avaliação completa do ambiente psicossocial da família é necessária; essas crianças podem exigir grande esforço físico, emocional e financeiro.

Nota: Essa mulher com idade avançada realizou acompanhamento pré-natal limitado, mas apresentava alto risco para complicações na gestação. O cuidado pré-natal adequado incluiria um rastreamento com teste triplo entre a 15ª e a 20ª semana de gestação, ou uma ultrassonografia genética o que poderia ter demonstrado um padrão sugestivo de SD. A partir desse achado, uma investigação adicional (amniocentese para realização de cariótipo) poderia ter sido recomendada.

ABORDAGEM À
Criança dismórfica

DEFINIÇÕES

IDADE MATERNA AVANÇADA: A incidência de SD aumenta a cada ano a partir dos 35 anos de idade. Nessa idade a incidência é de 1:378 recém-nascidos vivos, aumentando para 1:106 aos 40 anos e para 1:11 aos 49 anos.

BRAQUIDACTILIA: Encurtamento excessivo dos ossos longos das mãos e dos pés resultando em uma aparência quadrada.

CLINODACTILIA: Encurvamento de um dos dedos (na SD ocorre o encurvamento da falange média de quinto dedo em direção ao quarto dedo).

CRIANÇA DISMÓRFICA: Criança com problemas generalizados de crescimento ou de formação da estrutura corporal. Essas crianças podem portar uma *síndrome* (constelação de características de uma causa comum; p. ex., características da SD causadas pelo material de um cromossomo 21 extra); uma *associação* (duas ou mais características de causa desconhecida ocorrendo juntas com mais frequência do que o esperado; p. ex., **VATER** [problema **v**ertebral, anomalia **a**nal, problemas na **t**raqueia, anormalidade **e**sofágica e anormalidade no **r**ádio ou renal]) ou uma *sequência* (um único defeito que leva a anormalidades subsequentes, como na doença de Potter, em que a insuficiência renal no lactente causa redução na produção de urina, oligodrâmnio e deformidades por constricção uterina; as características faciais comuns incluem hipertelorismo, pregas epicânticas, epicanto proeminente, ponte nasal achatada, micrognatia mandibular e orelhas grandes com deficiência de cartilagem e de implantação baixa).

TESTE TRIPLO: Determinação da α-fetoproteína (AFT), da gonadotrofina coriônica humana (hCG, do inglês *human chorionic gonadotropin*) e dos níveis de inibina A e estriol no soro materno, em geral efetuada entre a 15ª e a 20ª semana de gestação. Esses exames rastreiam uma série de problemas genéticos. Quase 75% dos bebês com SD e 80 a 90% dos bebês com defeitos no túbulo neural podem ser identificados por esses exames.

ABORDAGEM CLÍNICA

A primeira avaliação do recém-nascido acontece na sala de parto, onde são realizadas as tentativas para uma transição bem-sucedida do bebê, de um ambiente intrauterino para um extrauterino; ela segue primariamente o **ABC** da medicina – manejar as vias **a**éreas, controlar a respiração (**b**reathing) e avaliar a **c**irculação. Após o atendimento inicial, o lactente é avaliado para pequisa de possíveis anormalidades, incluindo aquelas que passam se encaixar em padrões como o da SD.

A história e o acompanhamento pré-natal fornecem dados importantes na avaliação da criança dismórfica. A idade dos pais (maior anormalidade cromossômica quanto maior a idade materna e, às vezes, a idade paterna), o grau de movimentação fetal, a exposição materna a drogas ou a teratogênios, a história familiar de dismorfia e os resultados dos exames pré-natais, incluindo teste triplo e testes vilocoriônico ou corioamniônico, são informações valiosas. Por exemplo, uma mãe de mais idade com uma AFP baixa no seu teste triplo apresenta um risco mais alto de gerar uma criança com SD.

O exame físico é crítico para o diagnóstico de uma criança dismórfica. Na SD, um padrão característico pode levar a um diagnóstico presumível; mais de 90% dessas crianças apresentam achados característicos, como fissuras palpebrais oblíquas, manchas de Brushfield (branca ou cinza na periferia da íris), perfil facial achatado, orelhas pequenas e redondas, pele redundante na nuca, hipertelorismo mamário, displasia pélvica, hiperflexibilidade nas articulações, clinodactilia do quinto dedo, prega palmar transversa única (prega simiesca), hipotonia e reflexo de Moro débil. Outras características incluem braquicefalia (encurtamento desproporcional da cabeça), pregas epicânticas, braquidactilia, grande espaçamento entre o primeiro e o segundo dedo do pé e estatura baixa.

Nos recém-nascidos com suspeita de SD, no mínimo duas condições potencialmente ameaçadoras à vida devem ser investigadas. **Quase 50% dos lactentes com SD apresentam defeitos cardíacos – em geral, um defeito do septo átrio ventricular (60%)**, comunicação intraventricular (CIV, 32%) e tetralogia de Fallot (6%). Em geral, estão indicadas a consultoria de um cardiologista e a realização de ecocardiografia. **Quase 12% dos lactentes com SD apresentam atresia intestinal (em geral duodenal)**; alguns têm uma história de polidrâmnio durante a gestação e todos têm algum grau de hipotonia, o que às vezes provoca transtornos alimentares pela lentidão na alimentação. Quando um lactente com presumível SD desenvolver vômitos persistentes após a alimentação (especialmente biliosos), é provável que um estudo radiológico do trato GI superior revele a presença característica do padrão de **"dupla bolha"**, para a qual se recomenda a intervenção cirúrgica.

A confirmação do diagnóstico de SD é feita pela análise cromossômica. A presença de um cromossomo 21 extra completo (não disjunção, isto é, falha de segregação durante a meiose) ocorre em quase 95% dos casos. Dois por cento dos casos são causados por translocações (quebra e remoção de um grande segmento de DNA de um cromossomo que se liga a outro cromossomo diferente) e 3% são mosaicismo (mais de um tipo de célula em uma mesma pessoa; em geral descritos como um percentual de células anormais). Os progenitores de uma criança com SD causada por translocação devem ser avaliados para pesquisa de aberrações cromossômicas; o risco de recorrência pode chegar a 100% em alguns casos.

Outras condições neonatais associadas à SD incluem déficit auditivo, estrabismo, catarata, nistagmo e hipotireoidismo congênito. A audição é avaliada aos 3 meses de vida. Um oftalmologista examina os olhos aos 6 meses de idade e a função tireoidiana é avaliada como parte da rotina do programa de rastreamento em recém-

-nascido. As consequências da SD a longo prazo incluem obesidade, maior risco de leucemia, hipotireoidismo adquirido, instabilidade atlantoaxial (coluna cervical) e maior risco para a doença de Alzheimer em idade precoce. Todas as crianças portadoras da SD apresentam retardo mental, mas os quocientes de inteligência variam amplamente (mosaicismo pode exibir inteligência quase normal).

"Cuidados de rotina" têm um significado especial nas crianças com SD. Além do cuidado de rotina com base nas diretrizes da American Academy of Pediatrics (AAP) para a supervisão da saúde que se aplica a todas as crianças, a AAP publicou orientações específicas para a SD (www.aap.org). A avaliação médica inclui rastreamentos objetivos periódicos para tireoide, audição e visão. Igualmente importante no tratamento bem-sucedido da SD é a intervenção psicossocial adequada. Moradia ou ambiente apropriados, educação e treinamento vocacional podem melhorar o nível funcional da criança com SD, facilitando sua transição para a vida adulta. Faz parte das atribuições do pediatra providenciar apoio pessoal à família, ajudando com o encaminhamento a programas de assistência médica e financeira e a programas de benefício social.

QUESTÕES DE COMPREENSÃO

3.1 Lactente pequeno para a idade gestacional, filho de mãe com 35 anos de idade. Ele apresenta orelhas malformadas e de implantação baixa, microcefalia, pés em mata-borrão (com plantas arqueadas), hérnias inguinais, fenda labial e palatina e micrognatia. A análise cromossômica provavelmente irá revelar qual das seguintes condições?
A. Síndrome de Down (trissomia do 21).
B. Síndrome de Edwards (trissomia do 18).
C. Síndrome de Holt-Oram.
D. Síndrome de Patau (trissomia do 13).
E. Síndrome de Turner.

3.2 Recém-nascida com 15 dias de vida é levada ao serviço de emergência por desconforto respiratório. Um exame rápido sugere cianose discreta, hepatoesplenomegalia e achados consistentes com a SD. O exame cardíaco revela hipofonese de primeira bulha, uma segunda bulha amplamente desdobrada, um sopro mesodiastólico de baixa intensidade na borda esternal esquerda inferior e um sopro holossistólico apical na área mitral. Qual das opções a seguir pode ser revelada no ecocardiograma?
A. Defeito do septo atrioventricular completo (DSAV).
B. Síndrome da hipoplasia do ventrículo esquerdo.
C. Drenagem venosa anômala total.
D. Transposição das grandes artérias.
E. Atresia tricúspide.

3.3 Recém-nascida pequena para a idade gestacional e dismórfica apresenta microcefalia e fronte inclinada, aplasia da cútis (ausência de parte da pele e do cabelo)

do escalpo, polidactilia, microftalmia e onfalocele. Qual das opções a seguir representa o diagnóstico mais provável?
A. Síndrome de Down (trissomia do 21).
B. Síndrome de Edwards (trissomia do 18).
C. Síndrome de Holt-Oram.
D. Síndrome de Patau (trissomia do 13).
E. Síndrome de Turner.

3.4 Pais de um menino de 8 anos portador de SD chegam para a revisão médica anual de rotina. Ele quer participar de esportes, inclusive das paraolimpíadas. Até que outras avaliações sejam concluídas, qual das opções a seguir seria sua sugestão de esporte seguro?
A. Mergulho.
B. Futebol.
C. Tênis.
D. Ginástica olímpica.
E. Luta livre.

RESPOSTAS

3.1 **B.** A criança tem trissomia do 18. Outras características compreendem mãos cerradas com sobreposição de dedos, fendas palpebrais pequenas, o occipital proeminente, esterno curto e defeitos cardíacos (defeito no septo atrial [DSA], ducto arterioso patente [PDA, do inglês *patent ductus arteriosus*] ou coarctação da aorta).

3.2 **A.** Embora a CIV seja comum na SD, a lesão mais característica é o defeito de coxim endocárdico (ou defeito no canal atrioventricular [AV]). A cianose discreta ocorre por causa da mistura do sangue não oxigenado com o oxigenado. No canal DSAV, uma série de defeitos envolvendo o septo atrial, o septo ventricular e uma ou ambas as válvulas AV pode ser observada. O DSAV completo inclui CIA e CIV e uma válvula AV comum. O DSAV parcial inclui defeitos no septo atrial e orifícios das válvulas mitral e tricúspide separados.

3.3 **D.** A aparência da aplasia de cútis e polidactilia sugerem trissomia do cromossomo 13. Outras características comuns incluem holoprosencefalia (falha no desenvolvimento do prosencéfalo), fenda labial ou palatina, polidactilia pós-axial, dedos fletidos e sobrepostos, coloboma e cardiopatias (CIV, CIA, PCA, dextrocardia).

3.4 **C.** Até que as radiografias laterais cervicais em flexão/extensão confirmem a presença de anatomia normal, praticar esportes de contato e outras atividades que podem resultar em flexão forçada do pescoço deverão ser evitados.

DICAS CLÍNICAS

▶ A síndrome de Down é a anormalidade cromossômica autossômica mais comum nos recém-nascidos vivos, aumentando a incidência com o avanço da idade materna.
▶ As características mais comuns da síndrome de Down neonatal são hipotonia com reflexo de Moro débil, face achatada, fendas palpebrais oblíquas, hiperflexibilidade nas articulações e excesso de pele na parte posterior do pescoço.
▶ Os problemas comuns associados à síndrome de Down incluem cardiopatias e atresia duodenal.
▶ Características comuns da trissomia do 18 (síndrome de Edwards) incluem choro fraco, artéria umbilical única, micrognatia com boca pequena e palato com arco elevado, mão cerrada com sobreposição de dedo indicador sobre o terceiro dedo, prega simiesca, pés em mata-borrão (plantas arqueadas), pelve pequena e esterno curto.
▶ Características comuns da trissomia do 13 (síndrome de Patau) incluem microcefalia e fronte inclinada, surdez, aplasia de cútis do escalpo, microftalmia, coloboma, cardiopatia (em especial comunicação interventricular), onfalocele, artéria umbilical única e hipersensibilidade a medicamentoss contendo atropina e pilocarpina.

REFERÊNCIAS

American Academy of Pediatrics. Health supervision for children with Down syndrome. *Pediatrics*. 2001:107; 442-449.

Bacino CA, Lee B. Cytogenetics. In: Kleigman RM, Stanton BF, St. Geme JW, Schor NF Behrman RE, eds. *Nelson Textbook of Pediatrics*. 19th ed. Philadelphia, PA: WB Saunders; 2011:394-415.

Bernstein D. Atrioventricular septal defects (ostium primum and atrioventricular canal or endocardial cushion defects). In: Kleigman RM, Stanton BF, St. Geme JW, Schor NF, Behrman RE, eds. *Nelson Textbook of Pediatrics*. 19th ed. Philadelphia, PA: WB Saunders; 2011:1554-1556.

Carey JC. Chromosome disorders. In: Rudolph CD, Rudolph AM, Lister G, First LR, Gershon AA, eds. *Rudolph's Pediatrics*. 22nd ed. New York, NY: McGraw-Hill; 2011:691-697.

Lewanda AF, Boyadjiev SA, Jabs EW. Dysmorphology: genetic syndromes and associations. In: McMillan JA, Feigin RD, DeAngelis CD, Jones MD, eds. *Oski's Pediatrics: Principles and Practice*. 4th ed. Philadelphia, PA: Lippincott Williams & Wilkins; 2006:2629-2630.

South ST, Carey JC. Human cytogenetics. In: Rudolph CD, Rudolph AM, Lister G, First LR, Gershon AA, eds. *Rudolph's Pediatrics*. 22nd ed. New York, NY: McGraw-Hill; 2011:688-691.

Sponseller PD. Cervical spine. In: McMillan JA, Feigin RD, DeAngelis CD, Jones MD, eds. *Oski's Pediatrics: Principles and Practice*. 4th ed. Philadelphia, PA: Lippincott Williams & Wilkins; 2006:2491.

Tsai AC-H, Manchester DK, Elias ER. Genetics & dysmorphology. In: Hay WW, Levin MJ, Sondheimer JM, Deterding RR. *Current Diagnosis & Treatment: Pediatrics*. 20th ed. New York, NY: McGraw-Hill; 2011:1037-1038.

Vick GW, Bezoild LI. Defects of the atrial septum, including the atrioventricular canal. In: McMillan JA, Feigin RD, DeAngelis CD, Jones MD, eds. *Oski's Pediatrics: Principles and Practice*. 4th ed. Philadelphia, PA: Lippincott Williams & Wilkins; 2006:1565-1574.

CASO 4

Um menino de 8 anos apresenta-se ao pediatra com uma história de "revestimento esbranquiçado" na boca há três dias. Ele nega sentir dor de garganta, não apresenta sintomas de infecção do trato respiratório superior, desconforto gastrintestinal (GI), alteração no apetite ou febre. Suas imunizações estão em dia, não tem história médica anterior significativa e está se desenvolvendo normalmente de acordo com relato da mãe. Entretanto, seu peso caiu do percentil 25 para o percentil 5 e foi hospitalizado em três ocasiões no ano anterior com pneumonia ou desidratação. Sua história familiar é relevante apenas para infecção por hepatite C materna relacionada ao uso pretérito de droga injetável (IV). Ao presente exame, o paciente está afebril, mas seu exame físico revela gengivite grave, linfadenopatia axilar bilateral e cervical, exsudatos na mucosa oral e hepatomegalia.

▶ Qual é o diagnóstico mais provável?
▶ Qual é o próximo passo na avaliação?

RESPOSTAS PARA O CASO 4
Imunodeficiência

Resumo: Criança com linfadenopatia, visceromegalia, perda de peso, infecção recorrente e lesões orais consistentes com candidíase.

- **Diagnóstico mais provável:** Imunodeficiência.
- **Próximo passo na avaliação:** Coletar outros dados, inclusive história do parto, detalhes das hospitalizações, história alimentar e história de infecção recorrente ou atípica do paciente ou sua família. Considerar teste para o vírus da imunodeficiência humana tipo 1 (HIV, do inglês *human immunodeficiency virus*) e solicitar hemograma completo (CBC, do inglês *complete blood count*), além de um rastreamento metabólico completo para avaliar as contagens celulares, função orgânica e estado nutricional.

ANÁLISE

Objetivos

1. Diferenciar imunodeficiência primária da secundária.
2. Conhecer algumas etiologias da imunodeficiência pediátrica.
3. Identificar e tratar a doença HIV pediátrica.

Considerações

Infecções recorrentes nesse paciente apresentando lesões orais, perda de peso e linfadenopatia são referentes à disfunção do sistema imune. Ele pode ter uma imunodeficiência primária, devido a um defeito hereditário, ou uma imunodeficiência adquirida (secundária), relacionada à infecção por HIV, neoplasia, desnutrição ou outro distúrbio. A história materna de uso de droga IV faz da infecção por HIV pediátrica uma forte probabilidade, provavelmente devido à transmissão vertical. As histórias adicionais do paciente e da família e os exames laboratoriais seletivos iniciais ajudarão no diagnóstico e no direcionamento do tratamento.

ABORDAGEM À
Criança com imunodeficiência

DEFINIÇÕES

TESTE DE REAÇÃO EM CADEIA DA POLIMERASE (PCR, do inglês *polymerase chain reaction*) PARA HIV: Principal teste para diagnóstico de HIV em crianças com menos de 18 meses de idade; detecta DNA do HIV em leucócitos; sensibilidade e especificidade maiores de 95%; descarta definitivamente o HIV na presença de dois testes negativos após 1 mês de idade, desde que os outros testes imunológicos sejam negativos.

TESTE DE ANTICORPOS ANTI-HIV ELISA: Rastreamento por enzimaimunoensaio (Elisa) para imunoglobulina G HIV-1 (IgG); em princípio, detectável de duas semanas a seis meses a partir da exposição; sensitividade e especificidade acima de 99%; taxa de falso-positivo menor que 5:100.000 testes; os resultados falso-negativos podem ocorrer após imunização ou doença hepática, doença autoimune ou síndrome de imunodeficiência adquirida avançada (Aids, do inglês *acquired immunodeficiency syndrome*).

WESTERN BLOT: Visualização direta de anticorpos para as proteínas do vírion; pode ser usado para confirmar o teste de anticorpos; os resultados podem ser inconclusivos, o que exige a repetição do teste.

CONTAGEM DE CD4 (LINFÓCITOS-T *HELPER*): Essencial para a imunidade humoral (células-B) e celular (células-T); ligam-se aos antígenos apresentados pelas células-B, induzindo a produção de anticorpos, e aos antígenos apresentados pelos fagócitos, induzindo a liberação de linfocina; disfuncional na infecção por HIV.

ABORDAGEM CLÍNICA

A avaliação de pacientes com infecção recorrente ou atípica inicia com a anamnese completa e a revisão dos sistemas. Os pediatras deverão indagar sobre a história perinatal, crescimento e desenvolvimento e história médica pregressa. A **imunossupressão** é sugerida pela **falha de ganho de peso** ou por **infecções atípicas** ou **difíceis de erradicar** (otite recorrente refratária a múltiplos antimicrobianos). A história familiar inclui aspectos da saúde parental (perda de peso inexplicada, retardo do crescimento ou retardo do desenvolvimento de irmãos) e de infecção recorrente ou atípica nos familiares de primeiro grau. O exame físico focado deverá ser realizado para identificar sinais consistentes com imunossupressão (desnutrição grave, linfadenopatia generalizada e visceromegalia).

A **imunodeficiência primária** (alterações sindrômicas) é devida a um defeito genético, tanto hereditário quanto de mutação do gene; a maioria é humoral na origem ou caracterizada por disfunção humoral e celular (imunodeficiência combinada grave). Outras imunodeficiências primárias englobam deficiência fagocítica celular (doença granulomatosa crônica devido a defeito dos macrófagos) e deficiência complementar (doença autoimune ou infecção bacteriana grave por deficiência em C2). Os pacientes com imunodeficiência secundária têm função imune normal ao nascimento, mas depois desenvolvem doença ou anormalidade metabólica que afeta a produção ou a função imune celular. Entre as condições adversas que afetam o estado imune do paciente estão a infecção por HIV, o diabetes melito, a desnutrição, a doença hepática, a doença autoimune (esclerodema), o envelhecimento e o estresse.

O HIV é uma epidemia global com mais de 30 milhões de pessoas possivelmente infectadas em todo o mundo. O intercurso sexual desprotegido e o compartilhar de agulhas no uso de drogas IV são formas conhecidas de transmissão. Antes da metade da década de 1980, a transfusão de sangue também era um fator de risco. Na população **pediátrica**, em geral **o HIV é adquirido por transmissão vertical**. Quase 80% dos casos pediátricos envolvem transferência intraparto, mas o HIV também pode ser adquirido por secreções infectadas no parto e pelo leite materno. É importante conhecer o estado do HIV da gestante, de forma que a terapia antirretroviral possa ser administrada durante a gravidez para reduzir a replicação viral e diminuir o potencial de transferência para o neonato. Uma mãe infectada tem 25% de chance de transmitir o vírus para seu filho se a terapia antirretroviral não for aplicada durante a gravidez. A **zidovudina**, quando iniciada na mãe durante o segundo trimestre e administrada no bebê até a idade de 6 semanas, reduz o risco de transmissão de HIV para menos de 10%.

A infecção por HIV provoca uma **disfunção das células CD4**, resultando no comprometimento geral do sistema imune e na infecção eventual oportunista. Quase 75% dos pacientes pediátricos que adquirem HIV por via vertical seguem um curso similar ao dos adultos, com um longo período de inatividade da doença; em geral, um paciente permanece assintomático por uma década ou mais até que a contagem de CD4 caia para um nível crítico. Os pacientes restantes progridem rapidamente durante os primeiros meses de vida. Por isso, a determinação precoce do estado materno para HIV e as medidas para reduzir a transmissão são críticas (evitando o leite materno, testagem agressiva apropriado de HIV neonatal, terapia antirretroviral precoce).

A verificação da infecção por HIV é feita no paciente com mais de 18 meses de vida pelo teste de anticorpos anti-HIV Elisa e subsequente Western Blot para confirmação. Em razão da transferência placentária dos anticorpos maternos, o **diagnóstico em pacientes mais jovens é feito pelo teste DNA PCR para HIV**. Dois exames são realizados em ocasiões diferentes para confirmar o diagnóstico. Subsequentemente, a atividade RNA-HIV, a contagem de CD4 e os achados clínicos são usados para determinar a gravidade da doença. A classificação do estado HIV dos Centers for Disease Control and Prevention (CDC) se baseia na presença e na severidade dos sinais ou sintomas e no grau de imunossupressão. Por exemplo, a pneumonia por *Pneumocystis jiroveci (carinii)* (PCP), uma infecção oportunista positiva para Aids, é classificada como uma doença "grave" (categoria C). O grau da imunossupressão se baseia na contagem CD4 ajustada para a idade. Para um paciente nesse caso, uma contagem CD4 normal seria superior ou igual a 500, ou 25%. A supressão grave é simbolizada por uma contagem CD4 inferior a 200, ou 15%.

Os neonatos filhos de mães positivas para HIV são testados ao nascimento e em intervalos determinados até aproximadamente os 6 meses de idade. Tradicionalmente, os neonatos expostos recebem seis semanas de terapia antirretroviral na forma de zidovudina, iniciando nas primeiras horas de vida. A **profilaxia da PCP** na forma de **trimetoprima (TMP)/sulfametoxazol (SMX)** inicia com seis semanas de vida para lactentes positivos para HIV. Os níveis de CD4 são verificados a cada três meses no paciente que se torna positivo para HIV. A atividade RNA-HIV é acompanhada e costuma estar correlacionada com a progressão da doença; a atividade RNA de mais de 100.000 cópias/mL estão associadas à progressão avançada e ao óbito precoce.

O tratamento dos pacientes positivos para HIV deve iniciar precocemente para reduzir a replicação viral antes que ocorra a mutação e a resistência antirretroviral. As **três classes mais importantes de antirretrovirais são os inibidores da transcriptase reversa análogos de nucleosídeos** (didanosina, stavudina e zidovudina), inibidores da transcriptase reversa análogos de não nucleosídeos e **inibidores da protease** (indinavir, nelfinavir). A terapia retroviral combinada em crianças leva a uma redução acentuada da mortalidade infantil. Os efeitos adversos comuns incluem cefaleia, vômitos, dor abdominal e diarreia. Osteopenia e exantema por medicamento também podem acontecer. As outras anormalidades possíveis são anemia, neutropenia, transaminase elevada, hiperglicemia e hiperlipidemia.

A recomendação da atual terapia antirretroviral pediátrica consiste em três fármacos: dois inibidores da transcriptase reversa análogos de nucleosídeos e um inibidor da protease. O regime de tratamento deve ser modificado quando houver manifestações de toxicidade ou progressão da doença. O tratamento do HIV requer uma abordagem multidisciplinar com intervenções de nutricionistas, assistentes sociais e especialistas em HIV pediátrico e em saúde mental. Além do monitoramento periódico da atividade viral e profilaxia contra infecções oportunistas, o monitoramento frequente do crescimento, do desenvolvimento e da saúde emocional é importante no tratamento da doença pediátrica por HIV. As imunizações deverão ser mantidas atualizadas, com todas as vacinas administradas de acordo com a tabela pediátrica recomendada, em geral, excluindo as vacinas *in vivo*, como a tríplice sarampo-catapora-rubéola (MMR, do inglês *measles, mumps, rubella*) e a varicela em crianças infectadas pelo HIV sintomáticas, com uma contagem de CD4 menor de 15%.

QUESTÕES DE COMPREENSÃO

4.1 Uma adolescente de 15 anos de idade apresenta-se com uma história de um mês de frequência urinária sem disúria e queixa de início recente de um exantema embaixo de ambas as mamas. Ela ganhou peso ao longo do último ano e queixa-se de fadiga com frequência. Está afebril, com um peso acima do percentil 99 e apresenta um exantema eritematoso, macular, embaixo de ambas as mamas caracterizados por lesões satélite. O exame de urina é significativo para glicosúria 2+, mas não para piúria. Qual das opções a seguir é o passo seguinte mais adequado em sua avaliação diagnóstica?

A. Nível de RNA-HIV.
B. Hemoglobina A1C.
C. Contagem de células CD4.
D. IgG para vírus herpes simples.
E. Hormônio tireoestimulante (TSH, do inglês *thyroid-stimulating hormone*).

4.2 Uma mãe relata que seu filho de 6 semanas de vida ainda não apresentou a queda do coto umbilical. Sua atividade e ingesta estão normais; não há história de doenças ou febre. O parto foi a termo sem problemas. Seu exame clínico demonstra um cordão sem evidências de queda, além de uma ulceração superficial na região ocipital, sem secreção ou edema adjacente. A mãe declara que a "ferida", causada por uma punção no escalpo, está cicatrizando muito lentamente desde o nascimento e foi considerada não significativa na consulta de rotina duas semanas após o nascimento. Qual das opções a seguir é consistente com o diagnóstico provável dessa criança?

A. Defeito da resposta humoral.
B. Glicoproteínas de leucócitos funcionais.
C. Neutrofilia importante.
D. Cicatrização normal.
E. Formação de abscesso purulento.

4.3 Uma menina de 6 meses de idade é examinada depois de uma consulta no serviço de emergência em virtude de inapetência, vômitos e diarreia aquosa durante os últimos três dias. Ela foi diagnosticada ontem com infecção intestinal viral e recebeu líquidos IV. Hoje, ela está melhor, com aumento da ingesta e resolução dos vômitos e da diarreia. O pai está preocupado com as aftas da criança desde o nascimento apesar dos múltiplos cursos de um antifúngico oral, e por ela ter sido hospitalizada por duas vezes com pneumonia durante os últimos quatro meses. Seu peso caiu do percentil 50 aos quatro meses de vida para o atual percentil 5. O bebê não apresenta achados consistentes com desidratação, mas aparenta ter alguma debilidade muscular nas extremidades. Seu exame físico é significativo para exsudatos da mucosa bucal e sons intestinais hiperativos. Os sinais vitais e os demais aspectos do exame físico estão normais. Você suspeita de imunodeficiência combinada grave (IDCG). Qual das opções a seguir é consistente com o diagnóstico?

A. Herança autossômica dominante.
B. Linfocitose persistente.
C. Defeito da imunidade celular.
D. Resposta imune normal à vacina.
E. Sem terapia curativa.

4.4 Você é chamado com urgência para examinar um recém-nascido a termo com duas horas de vida, que apresenta instabilidade térmica, dificuldade de alimentação e suspeita de convulsão. Ele apresenta fascies sindrômica (olhos muito separados, nariz proeminente e mandíbula pequena), fenda palatina e sopro holossistólico. A radiografia de tórax revela coração em formato de bota e aparente ausência do timo. Qual das opções a seguir é mais consistente com o diagnóstico provável da criança?

A. Hipercalcemia.
B. Duplicação cromossômica.
C. Hiperplasia de paratireoides.
D. Hipofosfatemia.
E. Aplasia tímica.

RESPOSTAS

4.1 **B.** A adolescente obesa desse caso tem achados compatíveis com diabetes melito. Uma hemoglobina A1C (hemoglobina glicosilada) elevada é uma boa ferramenta diagnóstica para o diabetes. A candidíase cutânea dessa paciente é uma provável indicação de imunossupressão secundária relacionada à hiperglicemia. No diabetes, a hiperglicemia promove a disfunção dos neutrófilos, e a insuficiência circulatória contribui para a quimiotaxia dos neutrófilos ineficaz durante a infecção. Existe a possibilidade de infecção por HIV e é razoável realizar o teste, mas esse quadro é mais consistente com hiperglicemia.

4.2 **C.** Você suspeita que a deficiência de adesão leucocitária (LAD, do inglês *leukocyte adhesion deficiency*) seja a etiologia do problema dessa criança. LAD é um distúrbio hereditário de quimiotaxia e adesão leucocitária caracterizada por infecções recorrentes sinopulmonares, orofaríngeanas e cutâneas, essas últimas com cicatrização retardada. A neutrofilia é comum com contagem de leucócitos acima de 50.000 células/mm^3. *Staphylococcus*, *Enterobacteriaceae* e *Candida* podem causar infecções graves e com potencial risco de morte. A higiene rigorosa da pele e oral é importante; os antimicrobianos de amplo espectro e o desbridamento cirúrgico devem ser considerados precocemente na presença de infecção.

4.3 **C.** A Imunodeficiência combinada grave (IDCG) é um distúrbio da imunidade humoral e celular autossômico recessivo ou ligado ao cromossomo X. As imunoglobulinas séricas e as células-T costumam ficar em número muito reduzido ou ausentes. A disgênese tímica também é observada. As infecções recorrentes cutâneas, gastrintestinais ou pulmonares ocorrem com organismos oportunistas, como citomegalovírus (CMV) e PCP. É comum o óbito ocorrer entre os primeiros 12 e 24 meses de vida, exceto se houver transplante de medula óssea.

4.4 **E.** A criança dessa questão tem características típicas da síndrome de DiGeorge, que é causada por uma microdeleção do cromossoma 22q11. Essa imunodeficiência sindrômica é caracterizada pela menor produção de células-T e infecção recorrente. Achados físicos incluem fascies características e defeitos congênitos velocardiofaciais, como a comunicação interventricular e a tetralogia de Fallot. A disgenesia de timo ou de paratireoides pode ocorrer, acompanhadas de hipocalcemia e convulsões. Retardo do desenvolvimento e da fala são comuns nos pacientes maiores.

> **DICAS CLÍNICAS**
>
> ▶ A imunodeficiência primária é um distúrbio hereditário caracterizado por reduções da imunidade e infecções graves e recorrentes no início da vida.
> ▶ Uma série de doenças pode provocar imunodeficiência secundária; neoplasias, desnutrição, doença hepática e infecção por HIV são conhecidas por influenciarem adversamente tanto a imunidade humoral quanto a celular.
> ▶ A probabilidade de doença HIV pediátrica pode ser reduzida pela testagem e pelo tratamento apropriados de mulheres gestantes e pela profilaxia antirretroviral cuidadosa no neonato exposto. Os pacientes expostos deverão ser acompanhados de perto pelos pediatras com apoio de uma equipe multidisciplinar para o tratamento da doença ativa.

REFERÊNCIAS

American Academy of Pediatrics. Human immunodeficiency virus infection. In: Pickering LK, ed. *2009 Red Book: Report of the Committee on Infectious Diseases*. 28th ed. Elk Grove Village, IL: American Academy of Pediatrics; 2009:380-400.

Borkowsky W. Acquired immunodeficiency syndrome and human immunodeficiency virus. In: Katz SL, Hotez PJ, Gerson AA, eds. *Krugman's Infectious Diseases of Children*. 11th ed. Philadelphia, PA: Mosby; 2004:1-26.

Buckley RH. Evaluation of suspected immunodeficiency. In: Kliegman RM, Stanton BF, St. Geme JW, Schor NF, Behrman RE, eds. *Nelson Textbook of Pediatrics*. 19th ed. Philadelphia, PA: WB Saunders; 2011:715-722.

Church JA. Human immunodeficiency virus infection. In: Osborn LM, DeWitt TG, First LR, Zenel JA, eds. *Pediatrics*. 1st ed. Philadelphia, PA: Elsevier-Mosby; 2005:1132-1139.

Yogev R, Chadwick EG. Acquired immunodeficiency syndrome (human immunodeficiency virus). In: Kliegman RM, Stanton BF, St. Geme JW, Schor NF, Behrman RE, eds. *Nelson Textbook of Pediatrics*. 19th ed. Philadelphia, PA: WB Saunders; 2011:1157-1177.

CASO 5

Um garoto de 13 anos chega ao consultório para uma consulta de puericultura. Sua mãe relata que ele parece muito mais imaturo e inseguro do que seu filho mais velho quando na mesma idade. Seu rendimento escolar está abaixo da média, e este ano ele passou a receber aulas de reforço de gramática. No exame físico você percebe que ele está no percentil 95 de altura para a idade, suas extremidades são mais longas do que o esperado, e ele mostra-se constrangido por causa da ginecomastia. Está em estágio 1 do desenvolvimento sexual de Tanner e apresenta gônadas pequenas.

▶ Qual é o diagnóstico mais provável?
▶ Qual é o melhor exame diagnóstico para essa condição?

RESPOSTAS PARA O CASO 5
Síndrome de Klinefelter

Resumo: Menino de 13 anos, alto, imaturo e inseguro, com hipogonadismo, membros longos e retardo do desenvolvimento.

- **Diagnóstico mais provável**: Síndrome de Klinefelter, uma síndrome de trissomia por não disjunção, afetando 1 em cada 600 a 800 lactentes do sexo masculino.
- **Melhor exame diagnóstico**: Análise cromossômica.

ANÁLISE

Objetivos

1. Conhecer os sinais e sintomas da síndrome de Klinefelter.
2. Avaliar as várias causas da deficiência intelectual infantil.
3. Conhecer os sinais e os sintomas das síndromes que envolvem ausência ou duplicidade de cromossomos.

Considerações

A mãe desse adolescente identificou seu desenvolvimento e comportamento como diferentes dos outros filhos. Recentemente, a escola apontou a necessidade de reforço na educação, em especial com aulas de gramática. Uma anamnese completa (inclusive abordando o rendimento escolar e os problemas comportamentais) e o exame físico podem fornecer informações diagnósticas. A etiologia da condição desse adolescente tem um impacto em seus futuros relacionamentos psicossociais, na terapia clínica futura e nas decisões de planejamento familiar dos seus pais.

ABORDAGEM À
Síndrome de Klinefelter

DEFINIÇÕES

SÍNDROME DE KLINEFELTER: Uma síndrome específica associada a problemas comportamentais (imaturidade, insegurança), retardo do desenvolvimento (fala, linguagem, QI baixo) e achados físicos (ginecomastia, hipogonadismo, membros longos) causados por um cromossomo X extra em meninos e homens.

DEFICIÊNCIA INTELECTUAL: Uma importante dificuldade clínica e social dos parâmetros de inteligência e do comportamento adaptativo, diagnosticada antes dos 18 anos de idade.

ABORDAGEM CLÍNICA

As causas da deficiência intelectual incluem **disjunção pré-conceptual e embriônica inicial** (teratogênios, anormalidades cromossômicas, disfunção placentária, malformações no sistema nervoso central [SNC]; **danos cerebrais fetais** (infecções, toxinas, problemas placentários); **dificuldades perinatais** (prematuridade, distúrbio metabólico, infecções); **danos cerebrais pós-natais** (infecções, trauma, distúrbios metabólicos, toxinas, desnutrição); **dificuldades familiares pós-natais** e outras causas diversas (condições socioeconômicas desfavoráveis, interação cuidador-criança inadequada, doença mental parental). A categoria de "etiologia desconhecida" abrange crianças com deficiência intelectual que não se enquadram nas categorias anteriores.

A história de uma criança com possível deficiência intelectual engloba avaliação das suas habilidades psicossociais e revisão dos seus boletins escolares. O diagnóstico final pode requerer um teste formal para determinar se o QI está alguns pontos abaixo do estabelecido, por exemplo 80. A determinação da realização do teste formal deverá ser baseada nos achados do exame físico, na história do desenvolvimento e no histórico escolar, além das preocupações da família e dos professores. Em geral, os meninos com a síndrome de Klinefelter apresentam retardo do desenvolvimento, principalmente nas áreas cognitivas e verbais, apresentando um desempenho inferior na leitura, na fala e na matemática; o QI total pode ser normal, mas o QI verbal costuma ser um pouco inferior. Nas variantes com múltiplos cromossomos X, a incidência e a gravidade da deficiência intelectual aumentam. **É comum os meninos com a síndrome de Klinefelter não serem identificados até a puberdade por causa da sutileza dos achados físicos. O diagnóstico deverá ser considerado para todos os meninos (independentemente da idade) que foram identificados como tendo deficiência intelectual ou problemas psicossociais, escolares ou de adaptação.**

Os achados físicos a serem considerados nos pacientes com deficiência intelectual não específica incluem tamanho ocipital, cor ou distribuição incomum do cabelo, olhos separados, orelhas ou nariz malformados e anormalidades no tamanho das mandíbulas, no formato da boca ou na altura do palato. Mãos e pés podem apresentar encurtamento de metacarpo ou metatarso, dedos sobrepostos ou supranumerários e sulcos anormais nas unhas. A pele pode ter manchas do tipo café com leite ou nevos despigmentados, e a genitália pode ser de tamanho anormal ou ambígua. Os pacientes com deficiência intelectual causado pela síndrome de Klinefelter costumam ser altos, magros e com extremidades longas (Fig. 5.1). Seus testículos e, às vezes, o pênis são pequenos para a idade, mas esses achados podem não ser aparentes até a puberdade. Como os adultos, os meninos com a síndrome de Klinefelter desenvolvem ginecomastia, pelos faciais esparsos e azoospermia. A incidência de câncer de mama (bem como alguns cânceres hematológicos) é elevada nessa síndrome.

Os exames laboratoriais de uma criança com deficiência intelectual se baseiam nos achados clínicos e nos marcos do desenvolvimento. Uma análise cromossômica costuma ser incluída na avaliação de uma criança com deficiência intelectual; para a

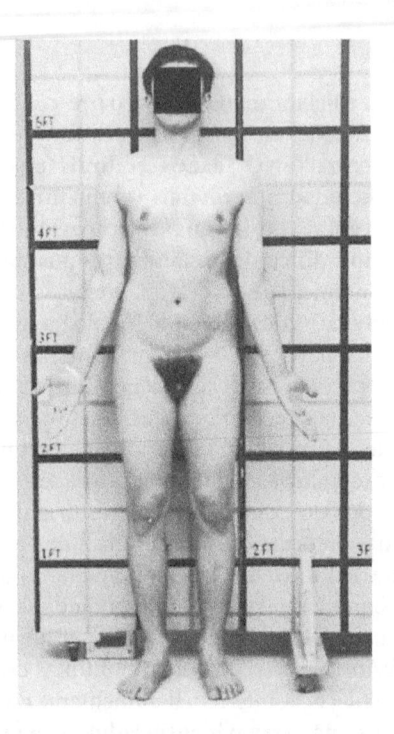

Figura 5.1 Síndrome de Klinefelter (XXY) em um homem de 20 anos. Observar a razão relativamente aumentada entre segmentos corporais inferior/superior, ginecomastia, pênis pequeno e paucidade de pelos corporais, com padrão feminino de pelos pubianos. (Reproduzida, com permissão, de Gardner DG, Shoback D. Greenspan's Basic & Clinical Endocrinology, 9th ed., New York: McGraw-Hill, 2011. Figure 12.7.)

síndrome de Klinefelter, essa análise demonstrará um material extra de cromossomo X. Outros exames séricos podem ser realizados: aminoácidos e ácidos orgânicos na urina e séricos, níveis séricos de vários compostos, incluindo amônia, chumbo, zinco e cobre, e sorologia para infecções congênitas. A avaliação radiológica pode englobar tomografia computadorizada (TC) do crânio, ressonância magnética (RM) ou eletrencefalografia.

O tratamento das crianças com deficiência intelectual abrange serviços de educação especializada, intervenções precoces na infância, serviços sociais, treinamento vocacional e intervenções psiquiátricas. Outras intervenções para crianças com etiologias específicas subjacentes podem ser modificação na dieta, aconselhamento genético ou revisão do curso natural da doença com a família.

QUESTÕES DE COMPREENSÃO

5.1 Um menor institucionalizado por problemas com a polícia após exame físico minucioso apresenta acne nodular cística grave, *pectus excavatum* discreto, dentes grandes, glabela proeminente e face e dedos relativamente longos. Sua família diz que ele tem coordenação motora fina deficiente (p. ex., para caligrafia), um temperamento explosivo e um QI normal-baixo.
Qual é o diagnóstico mais provável?
A. Síndrome do X frágil.
B. Síndrome de Klinefelter (XXY).
C. Síndrome de Turner (XO).
D. Síndrome XXX.
E. Sexo masculino, XYY.

5.2 Um adolescente alto de 14 anos de idade não exibe sinais de puberdade. Sua mãe relata que ele apresentou retardo no desenvolvimento da fala, e seu rendimento escolar foi sempre inferior ao dos irmãos. É tímido, e os seus professores relatam que sua atividade é imatura. O exame físico revela desenvolvimento de mamas e membros longos, com uma redução na proporção do segmento superior/inferior. Ele tem testículos e pênis pequenos. Qual é o diagnóstico mais provável?
A. Síndrome do X frágil.
B. Síndrome de Klinefelter (XXY).
C. Síndrome de Turner (XO).
D. Síndrome XXX.
E. Sexo masculino, XYY.

5.3 Uma adolescente de 15 anos de idade com amenorreia primária está abaixo do percentil 5 para altura. Ela é hipertensa, apresenta linha posterior de implantação dos cabelos baixa, orelhas proeminentes de implantação baixa e pescoço com pele redundante na nuca (pescoço alado). Qual é o diagnóstico mais provável?
A. Síndrome do X frágil.
B. Síndrome de Klinefelter (XXY).
C. Síndrome de Turner (XO).
D. Síndrome XXX.
E. Sexo masculino, XYY.

5.4 Um menino de 7 anos com deficiência intelectual nasceu de parto domiciliar na 26ª semana de gestação; sua mãe estava com 28 anos de idade e não recebeu acompanhamento pré-natal. É provável que uma avaliação sugira que sua deficiência intelectual esteja relacionada a:

A. Tumor cerebral.
B. Aberração cromossômica.
C. Complicações da gravidez.
D. Infecção congênita por citomegalovírus.
E. Níveis séricos de chumbo elevados.

RESPOSTAS

5.1 **E.** Em geral, os homens afetados por XYY têm temperamento explosivo. Outros achados podem ser orelhas compridas e assimétricas, aumento do comprimento *versus* largura das mãos, pés e crânio, e *pectus excavatum* discreto. Na idade de 5 a 6 anos, eles tendem a ser mais altos do que os outros meninos da mesma idade e começam a manifestar comportamento agressivo ou desafiador.

5.2 **B.** Na síndrome de Klinefelter, a reposição de testosterona permite um desenvolvimento masculino do adolescente mais normal, embora a azoospermia seja a regra; a incidência de câncer de mama aproxima-se daquela das mulheres.

5.3 **C.** A síndrome de Turner inclui também hipertelorismo mamário e tórax largo; cúbitos valgos (aumento do ângulo de curvatura dos braços); edema nas mãos e nos pés no período neonatal; cardiopatia congênita (coarctação de aorta ou válvula aórtica bicúspide); rim em ferradura; encurtamento do quarto metacarpo e do quarto metatarso; hipotireoidismo e hipoacusia. O desenvolvimento mental costuma ser normal.

5.4 **C.** A prematuridade, em especial quando antes da 28ª semana de gestação, está associada a complicações (p. ex., hemorragia intraventricular) que podem resultar em retardo no desenvolvimento e QI baixo.

DICAS CLÍNICAS

▶ Homens com a síndrome de Klinefelter (XXY) apresentam deficiência intelectual discreta, perfil eunucoide, ginecomastia, braços e pernas longas e hipogonadismo.

▶ Homens com XYY apresentam comportamento explosivo (em geral antissocial), fraqueza muscular com prejuízo no controle motor fino, crescimento acelerado na fase mediana da infância, dentes grandes, glabela proeminente e orelhas assimétricas, além de acne grave na puberdade.

▶ Meninas com a síndrome de Turner (45, XO) apresentam estatura baixa, amenorreia, pele redundante na nuca, linha posterior de implantação de cabelos baixa, tórax largo com mamilos amplamente afastados, cúbitos valgos e coarctação de aorta. A hipertensão é comum, possivelmente devido às anormalidades renais (rim em ferradura).

▶ A síndrome do X frágil, a forma mais comum da deficiência intelectual hereditária, é observada primariamente nos meninos e pode ser diagnosticada nos pacientes com deficiência intelectual (em especial nos meninos) que apresentam macrocefalia, face longa, arco palatal elevado, orelhas grandes e macro-orquidismo após a puberdade.

REFERÊNCIAS

Accardo PJ, Accardo JA, Capute AJ. Mental retardation. In: McMillan JA, Feigin RD, DeAngelis CD, Jones MD, eds. *Oski's Pediatrics: Principles and Practice*. 4th ed. Philadelphia, PA: Lippincott Williams & Wilkins; 2006:608-614.

Ali O, Donohoue PA. Hypofunction of the testes. In: Kleigman RM, Stanton BF, St. Geme JW, Schor NF, Behrman RE, eds. *Nelson Textbook of Pediatrics*. 19th ed. Philadelphia, PA: WB Saunders; 2011:1943-1951.

American Academy of Pediatrics: Committee on Genetics. Health supervision for children with fragile X syndrome. *Pediatrics*. 2011:127; 994-1006.

Bacino CA, Lee B. Cytogenetics. In: Kleigman RM, Stanton BF, St. Geme JW, Schor NF, Behrman RE, eds. *Nelson Textbook of Pediatrics*. 19th ed. Philadelphia, PA: WB Saunders; 2011:394-415.

Carey JC. Chromosome disorders. In: Rudolph CD, Rudolph AM, Lister G, First LR, Gershon AA, eds. *Rudolph's Pediatrics*. 22nd ed. New York, NY: McGraw-Hill; 2011:691-697.

Goldson E, Reynolds A. Child development & behavior. In: Hay WW, Levin MJ, Sondheimer JM, Deterding RR. *Current Diagnosis & Treatment: Pediatrics*. 20th ed. New York, NY: McGraw-Hill; 2011:64-103.

Lewanda AF, Boyadjiev SA, Jaabs EW. Dysmorphology: genetic syndromes and associations. In: McMillan JA, Feigin RD, DeAngelis CD, Jones MD, eds. *Oski's Pediatrics: Principles and Practice*. 4th ed. Philadelphia, PA: Lippincott Williams & Wilkins; 2006:2629-2670.

Shapiro BK, Batshaw ML. Intellectual disability. In: Kleigman RM, Stanton BF, St. Geme JW, Schor NF, Behrman RE, eds. *Nelson Textbook of Pediatrics*. 19th ed. Philadelphia, PA: WB Saunders; 2011:122-129.

South ST Carey JC. Human cytogenetics. In: Rudolph CD, Rudolph AM, Lister G, First LR, Gershon AA, eds. *Rudolph's Pediatrics*. 22nd ed. New York, NY: McGraw-Hill; 2011:688-691.

Tsai AC-H, Manchester DK, Elias ER. Genetics & dysmorphology. In: Hay WW, Levin MJ, Sondheimer JM, Deterding RR. *Current Diagnosis & Treatment: Pediatrics*. 20th ed. New York, NY: McGraw-Hill; 2011:1038-1039.

CASO 6

Um lactente de 6 meses chega ao consultório para um exame de puericultura. Há pouco tempo sua família mudou-se da Turquia para os Estados Unidos. As histórias médica e familiar não são significativas, exceto pelo fato de que ele se alimenta apenas com leite de cabra. Ao exame clínico, o bebê apresenta-se aparentemente saudável.

- Que problema hematológico tem maior probabilidade de desenvolvimento?
- Que preocupações não hematológicas são consideradas em um lactente que se alimenta de leite de cabra?

RESPOSTAS PARA O CASO 6
Anemia megaloblástica

Resumo: Criança com 6 meses alimenta-se apenas com leite de cabra.

- **Complicações prováveis**: Anemia megaloblástica devido à deficiência em ácido fólico ou em vitamina B_{12}.
- **Outras considerações**: Brucelose, no caso de o leite não ser pasteurizado.

ANÁLISE

Objetivos

1. Reconhecer os benefícios do aleitamento materno.
2. Conhecer os suplementos nutricionais recomendados para as mães que amamentam.
3. Compreender as necessidades especiais dos lactentes e das crianças de 1 a 3 anos de idade que se alimentam de leite de cabra ou com dietas vegetarianas.
4. Avaliar as síndromes clínicas resultantes do excesso e da deficiência em vitaminas.

Considerações

Existe uma variedade de regimes alimentares para lactentes e crianças pequenas – leite materno, leite de cabra, outros tipos de leite e alimentos industrializados e artesanais. Os pediatras podem orientar os pais em relação aos benefícios e aos riscos potenciais das várias opções dietéticas.

ABORDAGEM À
Nutrição do lactente

DEFINIÇÕES

LACTOVEGETARIANA: Dieta livre de produtos de origem animal, porém incluindo o leite.

OMNÍVORA: Dieta que contém produtos de origem animal e vegetal.

OVOVEGETARIANA: Dieta livre de produtos de origem animal, porém incluindo ovos.

VEGANO: Dieta vegetariana livre de qualquer produto de origem animal.

ABORDAGEM CLÍNICA

Nos Estados Unidos, as fórmulas lácteas, contendo leite de cabra, destinadas aos lactentes são de difícil acesso, mas elas estão disponíveis em vários outros países. O leite de cabra possui níveis mais baixos de sódio, entretanto mais altos de potássio, de cloreto, de ácido linoleico e de ácido araquidônico do que o leite de vaca. Contém baixo teor de vitamina D, de ferro, de ácido fólico e de vitamina B_{12}, e os lactentes que recebem o **leite de cabra** como fonte de nutrição primária também devem receber **ácido fólico** e **vitamina B_{12}** (para evitar a anemia megaloblástica), além de ferro (para evitar a anemia ferropriva). O **leite de cabra** deve ser fervido antes da ingestão, porque as cabras são particularmente suscetíveis à **brucelose**.

O leite materno é considerado o alimento ideal para o lactente humano, porque contém todos os nutrientes (com a possível exceção de vitamina D e de fluoreto); os níveis de ferro são baixos, mas a biodisponibilidade desse elemento é muito alta, não requerendo suplementação até os 4 a 6 meses de idade. Adicionalmente, possui propriedades antimicrobianas e oferece vantagens psicológicas às mães e aos lactentes. Nos países em desenvolvimento, ele está associado a uma menor mortalidade e morbidade infantil, não apenas por reduzir a diarreia associada à água contaminada usada nas preparações, mas também por conter **altas concentrações de imunoglobulina A (IgA)**, que reduz a adesão de vírus e bactérias à parede intestinal, e macrófagos, que inibem o crescimento da *Escherichia coli*. As **desvantagens** incluem potencial transmissão do **HIV** (e outros vírus), ocasional **exacerbação da icterícia**, devido ao aumento dos níveis de bilirrubina não conjugada (resolvida de 12 a 24 horas com a interrupção da ingestão de leite materno) e à sua associação aos **baixos níveis de vitamina K**, o que contribui para a doença hemorrágica no recém-nascido (evitada pela administração da vitamina K ao nascimento).

A fórmula láctea pode ser utilizada em substituição ao leite materno por uma série de razões. Os fabricantes de alimentos lácteos formulados esforçam-se por fornecer produtos similares ao leite humano. As taxas de crescimento dos lactentes alimentados com formulados à base de leite de vaca são similares àquelas dos lactentes alimentados com leite materno. O aprimoramento dos procedimentos de esterilização e refrigeração, nos países desenvolvidos e em desenvolvimento, reduz alguns percentuais nas estatísticas de infecções gastrintestinais (GI) observadas com as dietas formuladas.

Os produtos alimentícios formulados estão disponíveis para lactentes com necessidades especiais. Os lactentes com fenilcetonúria precisam de produtos com baixo teor de fenilalanina, e aqueles incapazes de digerir proteína requerem nitrogênio na forma de misturas de aminoácidos.

As dietas veganas oferecem todos os nutrientes necessários, quando uma variedade de vegetais é selecionada. Algumas evidências sugerem que as dietas vegetarianas com alto teor de fibras levam a um tempo menor de trânsito gastrintestinal, resultando na redução dos níveis séricos de colesterol, em menos casos de diverticulite e em menor incidência de apendicite. As mães vegetarianas que amamentam recebem vitamina B_{12} para evitar o desenvolvimento de acidemia metilmalônica no lactente (um distúrbio no metabolismo dos aminoácidos envolvendo um defeito na conversão da coenzima metilmalonil-A [CoA] para succinil-CoA); os pacientes podem apresentar falha no desenvolvimento, convulsões, encefalopatia, acidente vascular encefálico ou outras manifestações neurológicas. As crianças de 1 a 3 anos sob regime de dieta vegetariana devem receber suplementação de vitamina B_{12} e, devido ao alto teor de fibras e tempo rápido de trânsito gastrintestinal, também devem receber minerais que podem sofrer depleção.

Deficiência e excesso de vitaminas podem resultar em uma variedade de síndromes clínicas. Embora raras, essas síndromes podem ser evitadas com a nutrição apropriada (Quadro 6.1).

QUADRO 6.1 • Efeitos da deficiência ou de excesso de vitaminas e minerais

	Deficiência	Excesso
Vitamina A	Cegueira noturna, xeroftalmia, ceratomalácia, conjuntivite, crescimento deficiente, resistência reduzida a infecções, desenvolvimento anormal do esmalte dos dentes	Aumento da pressão intracraniana (PIC), anorexia, carotenemia, hiperostose (dor e tumefação dos ossos longos), alopecia, hepatomegalia, crescimento deficiente
Vitamina D	Raquitismo (com níveis séricos elevados de fosfatase surgindo antes das deformidades ósseas), osteomalacia, tetania infantil	Hipercalcemia, azotemia, crescimento deficiente, náuseas e vômitos, diarreia, calcinose de vários tecidos, inclusive rins, coração, brônquios, estômago
Vitamina E	Anemia hemolítica no prematuro	Desconhecido
Ácido ascórbico (vitamina C)	Escorbuto e cicatrização deficiente de ferimentos	Predisposição à formação de cálculos renais
Tiamina (vitamina B_1)	Beribéri (neurite, edema, insuficiência cardíaca), rouquidão, anorexia, agitação, afonia	Desconhecido
Riboflavina (vitamina B_2)	Fotofobia, queilose, glossite, vascularização da córnea, crescimento deficiente	Desconhecido
Niacina	Pelagra (demência, dermatite, diarreia)	Ácido nicotínico causa ruborização, pruridos
Piridoxina (vitamina B_6)	Nos lactentes: irritabilidade, convulsões, anemia; em pacientes maiores (em uso de isoniazida – INH, do inglês *isonicotinylhydrazine*): dermatite, glossite, queilose, neurite periférica	Neuropatia sensorial

(Continua)

QUADRO 6.1 • Efeitos da deficiência ou de excesso de vitaminas e minerais (continuação)		
	Deficiência	**Excesso**
Folato	Anemia megaloblástica, glossite, úlceras da faringe, imunidade celular deficiente	Em geral, nenhuma, embora níveis extremamente altos possam causar distúrbios estomacais, distúrbios do sono, reações cutâneas e convulses.
Cobalamina (vitamina B_{12})	Anemia perniciosa, deterioração neurológica, acidemia metilmalônica	Desconhecido
Ácido pantotênico	Raramente depressão, hipotensão, fraqueza muscular, dor abdominal	Desconhecido
Biotina	Dermatite, seborreia, anorexia, dor muscular, palidez, alopecia	Desconhecido
Vitamina K	Manifestações hemorrágicas	Fórmulas hidrossolúveis podem causar hiperbilirrubinemia

QUESTÕES DE COMPREENSÃO

6.1 Um lactente de 2 dias de vida apresenta significativo sangramento nasal e retal. A gravidez não apresentou complicações; o parto foi domiciliar, realizado por uma parteira. Seus índices Apgar foram 9 em 1 minuto e 9 aos 5 minutos. Ele aceita bem o aleitamento materno e não precisou de consulta médica desde que nasceu. A deficiência de qual das vitaminas a seguir explicaria sua condição?

   A. Vitamina A.
   B. Vitamina B_1.
   C. Vitamina C.
   D. Vitamina D.
   E. Vitamina K.

6.2 Um lactente de 6 meses de idade apresenta dificuldade em ganhar peso. Seus pais já mudaram por três vezes a dieta láctea formulada, sem sucesso. Seu exame clínico revela uma criança pálida, magra, com pouca gordura subcutânea e fontanela anterior abaulada. Os resultados dos exames laboratoriais são significativos para anemia hemolítica e tempo de sangria prolongado. Qual será o próximo passo?

   A. Coletar urina para avaliação de pH e eletrólitos.
   B. Aferir os níveis séricos do fator IX de coagulação.
   C. Aferir a imunoglobulina sérica.
   D. Obter uma concentração de cloreto no suor.
   E. Realizar eletroforese da hemoglobina.

6.3 Um lactente recebe cuidados insatisfatórios e rotina inadequada e até os 6 meses de idade alimentava-se exclusivamente de leite materno, passando para o leite integral, alimentação-padrão da família. Os exames laboratoriais de rastreamento, aos 9 meses, revelam 8 mg/dL e 25% para hemoglobina e hematócrito, respectivamente; nível de chumbo abaixo de 2 μg/dL. Duas semanas depois foi realizado um hemograma completo que revelou 7,8 mg/dL para hemoglobina e 25% para hematócrito, o volume corpuscular médio (MCV, do inglês *mean corpuscular volume*) foi de 62%, a contagem plaquetária de 750.000/mm^3 e a contagem de reticulócitos de 1%. Qual das opções a seguir deverá ser o próximo passo no tratamento dessa criança?

A. Solicitar uma eletroforese da hemoglobina.
B. Realizar aspiração da medula óssea.
C. Iniciar uma suplementação de ferro.
D. Encaminhar para um hematologista pediátrico.
E. Iniciar uma fórmula láctea baseada em soja.

6.4 Um bebê com 3 semanas de vida é internado por retardo do crescimento e desenvolvimento, diarreia e aspecto septicêmico. Ele responde bem quando recebe líquidos intravenosos, mas quando iniciou a rotina da dieta formulada fortificada com ferro, seus sintomas retornaram. É sábado e o laboratório da rede pública de saúde não está disponível. Com qual das opções a seguir você deverá iniciar a alimentação?

A. Fórmula láctea com aminoácidos.
B. Fórmula láctea com baixo teor de fenilalanina.
C. Fórmula láctea rotineira com baixo teor de ferro.
D. Fórmula láctea com baixo teor de isoleucina, leucina e valina.
E. Fórmula láctea à base de soja.

RESPOSTAS

6.1 **E.** Os recém-nascidos apresentam uma relativa deficiência em vitamina K, em especial aqueles que se alimentam de leite materno; a maioria deles recebe vitamina K ao nascimento para evitar as complicações provenientes do sangramento relacionado à deficiência de vitamina K.

6.2 **D.** O paciente aparenta retardo do crescimento, com deficiências de vitamina K (problemas hemorrágicos), vitamina A (fontanela abaulada) e vitamina E (anemia hemolítica). A fibrose cística (associada à absorção deficiente da vitamina) explicaria essa condição.

6.3 **C.** O mais provável é que o bebê em questão não tenha recebido suplemento de ferro (ou vitamina D) nos primeiros 6 meses de vida, tendo sido alimentado exclusivamente com leite materno e introduzido no leite integral (baixo teor de ferro) e alimentação-padrão da família (sem suplemento de ferro como costumam ser os alimentos de bebês com pouco tempo de vida). Todos os dados laboratoriais são consistentes com anemia por deficiência de ferro; a suplementação de ferro nessa criança com uma resultante resposta rápida de eritrócitos é tanto um diagnóstico quanto uma terapia. A falha da criança em responder à terapia com ferro gera a necessidade de avaliação adicional.

6.4 **E.** Esse paciente parece apresentar galactosemia; causada por deficiência em uridiltransferase, e a condição resulta em características de icterícia, hepatoesplenomegalia, vômitos, hipoglicemia, convulsões, letargia, irritabilidade, alimentação deficiente e retardo do crescimento, aminoacidúria, deficiência hepática, retardo mental e um aumento no risco de sepse por *E. coli*. As crianças com galactosemia são tratadas com fórmula livre de lactose. Os preparados com baixo teor de fenilalanina são para os lactentes com fenilcetonúria; os preparados com baixo teor em ferro causam apenas anemia ferropriva; os preparados com baixo teor de isoleucina, leucina e valina são benéficos para os pacientes com doença da urina de xarope de bordo (MSUD, do inglês *maple syrup urine disease*); e os preparados com base em aminoácidos são excelentes para as crianças com síndromes de má-absorção.

DICAS CLÍNICAS

▶ A alimentação com leite materno está associada a menores índices de mortalidade e morbidade infantil (em especial nos países em desenvolvimento), na maioria das vezes por causa da redução dos patógenos entéricos e da diarreia associados à água contaminada usada no preparo da dieta formulada.
▶ O leite materno fornece todos os nutrientes necessários para o crescimento do lactente com a possível exceção da vitamina D e do fluoreto, que costumam ser suplementados.
▶ A mãe vegana que amamenta deverá suplementar a dieta de seu bebê recém-nascido ou lactente até 3 anos com vitamina B_{12} para evitar a acidemia metilmalônica, além de minerais elementares.

REFERÊNCIAS

American Academy of Pediatrics. Section on breastfeeding. Breastfeeding and the use of human milk. *Pediatrics*. 2005:115; 496-506.

Baker RD, Greer FR. Diagnosis and prevention of iron deficiency and iron-deficiency anemia in infants and young children (0-3 years of age). *Pediatrics*. 2010:126; 1040-1050.

Egan M. Cystic fibrosis. In: Kleigman RM, Stanton BF, St. Geme JW, Schor NF, Behrman RE, eds. *Nelson Textbook of Pediatrics*. 19th ed. Philadelphia, PA: WB Saunders; 2011:1481-1497.

Federico MJ, Kerby GS, Deterding RR, et al. Cystic fibrosis. In: Hay WW, Levin MJ, Sondheimer JM, Deterding RR. *Current Diagnosis & Treatment: Pediatrics*. 20th ed. New York, NY: McGraw-Hill; 2011:501-502.

Finberg L. Feeding the healthy child. In: McMillan JA, Feigin RD, DeAngelis CD, Jones MD, eds. *Oski's Pediatrics: Principles and Practice*. 4th ed. Philadelphia, PA: Lippincott Williams & Wilkins; 2006:109-118.

Greenbaum LA. Rickets and hypervitaminosis D. In: Kleigman RM, Stanton BF, St. Geme JW, Schnor NF, Behrman RE, eds. *Nelson Textbook of Pediatrics*. 19th ed. Philadelphia, PA: WB Saunders; 2011:200-209.

Greenbaum LA. Vitamin E deficiency. In: Kleigman RM, Stanton BF, St. Geme JW, Schnor NF, Behrman RE, eds. *Nelson Textbook of Pediatrics*. 19th ed. Philadelphia, PA: WB Saunders; 2011:209-211.

Kirby M. Infant formula and complementary foods. In: Rudolph CD, Rudolph AM, Lister G, First LR, Gershon AA, eds. *Rudolph's Pediatrics*. 22nd ed. New York, NY: McGraw-Hill; 2011:99-105.

Kishnani PS, Chen Y-T. Defects in galactose metabolism. In: Kleigman RM, Stanton BF, St. Geme JW, Schnor NF, Behrman RE, eds. *Nelson Textbook of Pediatrics*. 19th ed. Philadelphia, PA: WB Saunders; 2011:502-503.

Krebs NF, Primak LE, Haemer M. Normal childhood nutrition & its disorders. In: Hay WW, Levin MJ, Sondheimer JM, Deterding RR. *Current Diagnosis & Treatment: Pediatrics*. 20th ed. New York, NY: McGraw-Hill; 2011:277-278.

Lerner NB, Sills R. Iron-deficiency anemia. In: Kleigman RM, Stanton BF, St. Geme JW, Schor NF, Behrman RE, eds. *Nelson Textbook of Pediatrics*. 19th ed. Philadelphia, PA: WB Saunders; 2011:1655-1658.

Martin PL. Nutritional anemias. In: McMillan JA, Feigin RD, DeAngelis CD, Jones MD, eds. *Oski's Pediatrics: Principles and Practice*. 4th ed. Philadelphia, PA: Lippincott Williams & Wilkins; 2006:1692-1696.

Orenstein DM. Cystic fibrosis. In: Rudolph CD, Rudolph AM, Lister G, First LR, Gershon AA, eds. *Rudolph's Pediatrics*. 22nd ed. New York, NY: McGraw-Hill; 2011:1977-1986.

Rosenstein BJ. Cystic fibrosis. In: McMillan JA, Feigin RD, DeAngelis CD, Jones MD, eds. *Oski's Pediatrics: Principles and Practice*. 4th ed. Philadelphia, PA: Lippincott Williams & Wilkins; 2006:1425-1438.

Sachdev HPS, Shah D. Vitamin B complex deficiency and excess. In: Kleigman RM, Stanton BF, St. Geme JW, Schor NF, Behrman RE, eds. *Nelson Textbook of Pediatrics*. 19th ed. Philadelphia, PA: WB Saunders; 2011:191-198.

Shah D, Sachdev HPS. Vitamin C (ascorbic acid). In: Kleigman RM, Stanton BF, St. Geme JW, Schor NF, Behrman RE, eds. *Nelson Textbook of Pediatrics*. 19th ed. Philadelphia, PA: WB Saunders; 2011:198-200.

Stettler N, Bhatia J, Parish A, Stallings V. The feeding of healthy infants, children, and adolescents. In: Kleigman RM, Stanton BF, St. Geme JW, Schor NF, Behrman RE, eds. *Nelson Textbook of Pediatrics*. 19th ed. Philadelphia, PA: WB Saunders; 2011:160-170.

Suchy FJ. Disorders of carbohydrate metabolism. In: Rudolph CD, Rudolph AM, Lister G, First LR, Gershon AA, eds. *Rudolph's Pediatrics*. 22nd ed. New York, NY: McGraw-Hill; 2011:1503-1504.

Wappner RS. Disorders of carbohydrate metabolism. In: McMillan JA, Feigin RD, DeAngelis CD, Jones MD, eds. *Oski's Pediatrics: Principles and Practice*. 4th ed. Philadelphia, PA: Lippincott Williams & Wilkins; 2006:2181-2192.

Zile M. Vitamin A deficiencies and excess. In: Kleigman RM, Stanton BF, St. Geme JW, Schor NF, Behrman RE, eds. *Nelson Textbook of Pediatrics*. 19th ed. Philadelphia, PA: WB Saunders; 2011:188-191.

CASO 7

Uma criança de 8 meses apresenta uma história de 24 horas de choro à movimentação da sua perna direita. Ela tem um edema na parte medial da coxa direita, onde recebeu vacina no dia anterior. Não tem febre nem alteração no apetite e só parece incomodada à movimentação do membro inferior direito (MID). A criança submeteu-se a um procedimento de Kasai, para atresia biliar sem sucesso, e aguarda um transplante de fígado. A radiografia do MID demonstra uma fratura medial em "vara verde" (intertrocantérica) e deficiência na mineralização.

▸ Qual é o mecanismo para essa condição?
▸ Quais são os melhores exames para diagnosticar essa condição?

RESPOSTAS PARA O CASO 7
Raquitismo

Resumo: Uma criança de 8 meses com uma condição médica crônica, incluindo atresia biliar, deficiência na mineralização óssea e uma fratura.

- **Mecanismo**: Absorção deficiente da vitamina D (entre outras vitaminas lipossolúveis) devido à falta de secreção intestinal dos sais biliares, resultando em raquitismo.
- **Melhores exames diagnósticos**: Níveis séricos 25-OHD, cálcio, fósforo e fosfatase alcalina. As radiografias demonstram deficiência na mineralização óssea.

ANÁLISE

Objetivos

1. Familiarizar-se com a apresentação clínica do raquitismo.
2. Compreender a patofisiologia das formas do raquitismo nutricional e não nutricional.
3. Identificar algumas das outras causas de fraturas na infância.

Considerações

Essa criança apresenta atresia biliar e foi submetida a um procedimento de Kasai sem sucesso. Distúrbios metabólicos são esperados durante a espera do transplante de fígado. Recomenda-se revisão dos seus medicamentos e adesão ao tratamento. Por causa da natureza frágil dos seus ossos, o MID sofreu fratura durante a imunização.

ABORDAGEM À
Criança com possível raquitismo

DEFINIÇÕES

ATRESIA BILIAR: Condição congênita que afeta quase 1:16.000 nativivos, em que os ductos hepáticos estão bloqueados e fibróticos, resultando na redução do fluxo biliar hepático para o intestino.

GENO VALGO: Joelhos em "tesoura" ou "x" (desvio dos joelhos para dentro).

GENO VARO: Pernas "arqueadas" ("pernas de *cowboy*") (desvio dos joelhos para fora).

PROCEDIMENTO DE KASAI: Um procedimento cirúrgico em que uma alça do intestino é usada para formar um ducto que permita a drenagem de bile do fígado dos pacientes com atresia biliar.

RAQUITISMO: Deficiência na mineralização do osso em crescimento ou do tecido osteoide.

ABORDAGEM CLÍNICA

Uma paciente com **insuficiência hepática** tem **baixa secreção de sais biliares**, resultando na **absorção deficiente de vitaminas lipossolúveis**, incluindo a **vitamina D**. A **absorção deficiente da vitamina D** causa nível sérico baixo de 25-OHD, às vezes **níveis séricos reduzidos de cálcio, fosfatase alcalina sérica acentuadamente elevada, deficiência na mineralização óssea** e um aumento no risco de **fraturas**. As crianças com insuficiência hepática e ascite são tratadas com diuréticos de alça, que costumam causar excreção de cálcio na urina. O tratamento, objetivando a restauração da mineralização óssea normal, consiste em altas doses de vitamina D e suplementação de cálcio.

O **raquitismo nutricional**, resultante da **ingestão inadequada de vitamina D** ou da falta de exposição à luz solar (Fig. 7.1), é raro nas crianças saudáveis dos países industrializados. Às vezes, é observado nos lactentes de pele escura que não recebem suplementação de vitamina D, ou em lactentes que se alimentam de leite materno sem exposição à luz solar. As causas mais comuns do raquitismo são insuficiência hepática ou renal e uma variedade de anormalidades bioquímicas no metabolismo do cálcio ou do fósforo (Quadro 7.1).

A **forma mais comum de raquitismo não nutricional é a hipofosfatemia genética primária** (doença dominante ligada ao cromossomo X) em que a reabsorção do fosfato é deficiente, e a conversão da 25-hidroxivitamina D (25-OHD) para 1,25-di-hidroxivitamina D (1,25-$[OH]_2$D) nos túbulos renais proximais é anormal. Isso resulta em baixos níveis séricos de 1,25-OH$_2$D, baixo-normal para cálcio, moderadamente baixo para fosfato e elevado para fosfatase alcalina. Adicionalmente, há hiperfosfatúria sem nenhuma evidência para hiperparatireoidismo. As crianças em idade de caminhar apresentam discreta deformidade em arco dos membros inferiores (em comparação com o arco angular do raquitismo por deficiência de cálcio), uma marcha anserina, geno varo, geno valgo, coxa vara e estatura baixa. Em geral, não são observados outros achados de raquitismo por deficiência de cálcio (miopatia, rosário raquítico, *pectus excavatum*, tetania). A hipofosfatemia genética pode causar deformidades na dentina intraglobular, enquanto o raquitismo por deficiência de cálcio causa defeitos no esmalte dos dentes. Alterações radiológicas incluem aparência trabecular grosseira dos ossos e alargamento, friabilidade e formação em cálice das metáfises proximal e distal da tíbia, distal do fêmur, do radio e da ulna.

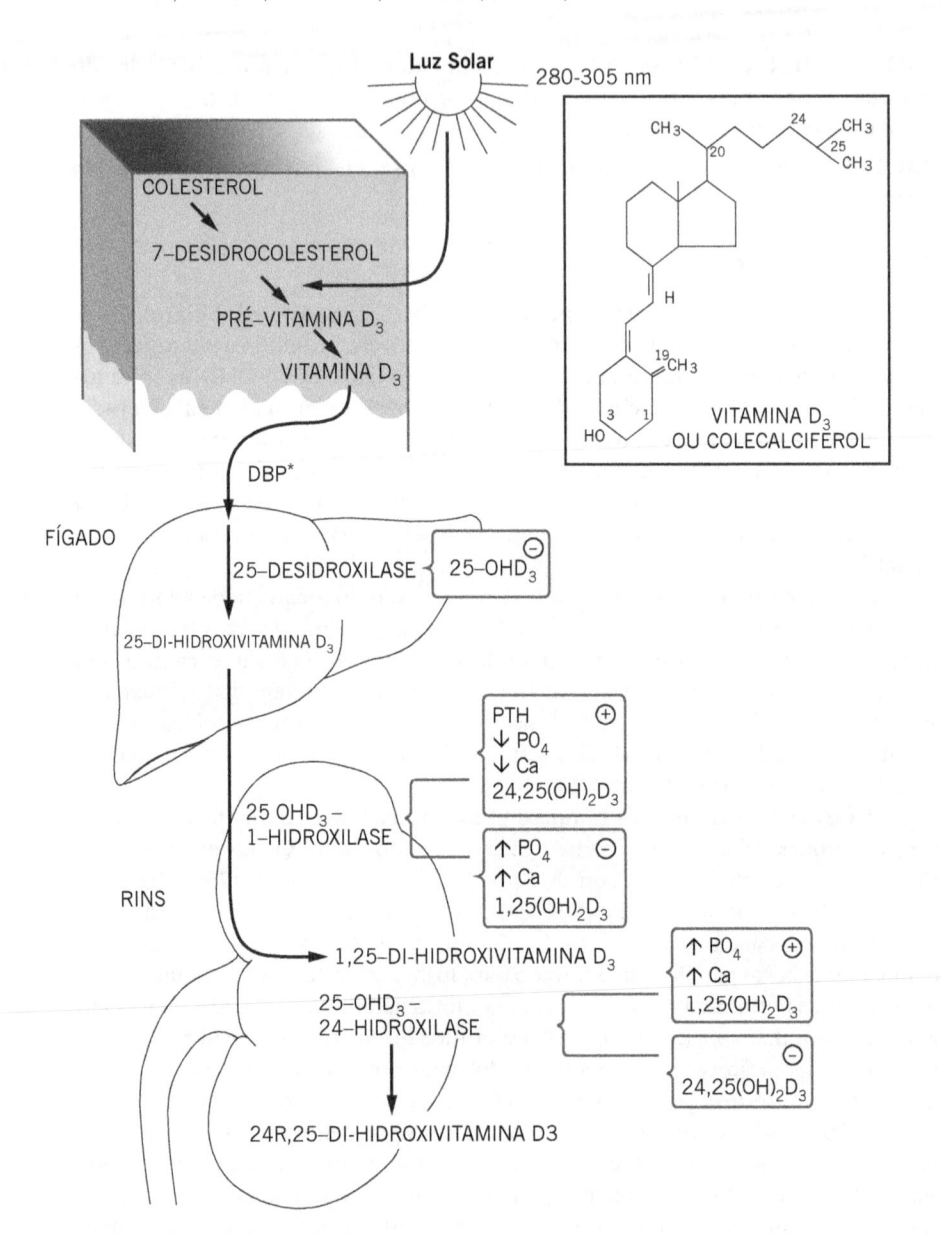

Figura 7.1 Metabolismo da vitamina D.

---

* N. de T. DBP – "vitamina D *Binding Protein*", a proteína transportadora de vitamina D.

QUADRO 7.1 • Causas comuns do metabolismo anormal do cálcio e do fósforo

	Cálcio sérico	Fósforo	Fosfatase alcalina sérica	Aminoácidos na urina	Comentários
Deficiência de cálcio com hiperparatireoidismo secundário [deficiência em vitamina D ou 25(OH)D sem estimulação da produção de 1,25(OH)$_2$D]					
Deficiência de vitamina D (exposição insuficiente à luz solar; dieta deficiente em vitamina D, congênita)	N ou ↓	↓	↑	↑	Rara, exceto nos lactentes de pele escura sem suplementação de vitamina D ou em lactentes em aleitamento materno exclusivo sem exposição à luz solar
Absorção deficiente da vitamina D	N ou ↓	↓	↑	↑	Como na doença celíaca, fibrose cística ou esteatorreia
Doença hepática	N ou ↓	↓	↑	↑	Ver discussão do caso
Medicamentos anticonvulsivantes	N ou ↓	↓	↑	↑	Em geral, fenobarbital e fenitoína; pacientes apresentam níveis reduzidos de 25(OH)D, possivelmente como resultado do aumento da atividade do citocromo P450; o tratamento é com vitamina D$_2$ e dieta adequada de cálcio
Osteodistrofia renal	N ou ↓	↑	↑	Variável	Hipofosfatúria resulta em hipocalcemia que, por sua vez, estimula a secreção da paratireoide, aumentando a renovação óssea. Além disso, a redução na conversão da 25(OH)D para 1,25(OH)$_2$D ocorre à medida que a lesão progride
Dependente de vitamina D tipo I	↓	N ou ↓	↑	↑	Autossômica recessiva; acredita-se ser uma redução na atividade da 25(OH)D1, α-hidroxilase; responde a doses maciças de vitamina D$_2$ ou à dose baixa de 1,25(OH)$_2$D
Deficiência em fosfato sem hiperparatireoidismo secundário					
Hipofosfatemia genética primária	N	↓	↑	N	Doença dominante ligada ao cromossomo X; forma mais comum do raquitismo não nutricional (ver o texto)

(continua)

QUADRO 7.1 • Causas comuns do metabolismo anormal do cálcio e do fósforo (continuação)

	Cálcio sérico	Fósforo	Fosfatase alcalina sérica	Aminoácidos na urina	Comentários
Síndrome de Fanconi	N	↓	↑	↑	Inclui cistinose, tirosinose, síndrome de Lowe e formas adquiridas. Cistinose e tirosinose são autossômicas recessivas, a síndrome de Lowe está ligada ao cromossomo X e é recessiva
Acidose tubular renal, tipo II (proximal)	N	↓	↑	N	Bicarbonatúria, hipercalcemia, hipercalciúria, hipofosfatemia e fosfatúria são comuns. O raquitismo pode resultar da dissolução do bicarbonato de cálcio dos ossos na tentativa de isolar o efeito da retenção dos íons de hidrogênio observada nessa condição
Hipofosfatemia oncogênica	N	↓	↑	Em geral N	Causada pela produção tumoral do gene regulador do fosfato (PEX), o que resulta em fosfatúria e conversão deficiente de 25(OH)D em 1,25(OH)$_2$D. Em geral, os tumores são difíceis de serem identificados, mas são encontrados nos pequenos ossos das mãos e dos pés, no revestimento abdominal, na cavidade nasal e na faringe. A resolução ocorre após a remoção do tumor
Deficiência em fosfato ou absorção deficiente	N	↓	↑	N	Causada pela hiperalimentação parenteral ou ingestão insuficiente de fosfato
Resistência dos órgãos-alvo à 1,25(OH)$_2$D$_3$					
Dependente de vitamina D tipo II	N	↓	→ ou N	↑	Autossômica recessiva; níveis séricos muito altos de 1,25(OH)$_2$D; pode ser resultante do distúrbio na ligação do receptor 1,25(OH)$_2$D

QUESTÕES DE COMPREENSÃO

7.1 Uma criança de 14 meses de idade apresenta membros inferiores em arco, marcha anserina, geno varo e está no percentil 5 para a altura. Os exames laboratoriais revelam níveis de cálcio sérico normal-baixo, de fosfato sérico moderadamente baixo e de fosfatase alcalina elevados, além de hiperfosfatúria e níveis normais de hormônios da paratireoide. Qual das opções a seguir representa o melhor diagnóstico?
   A. Síndrome de Fanconi.
   B. Hipofosfatemia genética primária.
   C. Absorção deficiente da vitamina D.
   D. Absorção deficiente de fosfato.
   E. Osteodistrofia renal.

7.2 Um bebê afro-americano de 8 meses é levado pela mãe ao serviço de emergência com queixa de redução nos movimentos do braço esquerdo. O parto foi normal e a termo, não apresenta problemas médicos e estava em boa saúde quando sua mãe deixou-o naquele dia na creche. As radiografias do braço mostram fratura em espiral do úmero esquerdo. Você deve:
   A. Internar a criança e notificar o conselho tutelar.
   B. Obter os níveis séricos da 1,25-OH_2D.
   C. Solicitar a dosagem dos níveis séricos da fosfatase alcalina.
   D. Obter fezes para análise de vitaminas lipossolúveis.
   E. Enviar amostra para análise cromossômica, para pesquisa de osteogênese imperfeita.

7.3 Com qual das opções a seguir a dieta para uma criança de 3 anos com fibrose cística deverá ser suplementada?
   A. Ácido fólico.
   B. Sódio.
   C. Vitamina C.
   D. Vitamina B_{12}.
   E. Vitamina D.

7.4 Uma menina de 5 anos é relativamente baixa para sua idade cronológica e apresenta uma discreta deformidade em arco dos membros inferiores. Sua história médica é significativa apenas para episódio convulsivo que está sendo bem controlado. Os níveis séricos de cálcio, fósforo e fosfatase alcalina e concentração de aminoácidos na urina são normais. A idade óssea revela mineralização anormal na porção distal do rádio e da ulna. Qual das opções a seguir representa o melhor diagnóstico?
   A. Fibrose cística.
   B. Síndrome de Fanconi.
   C. Hipofosfatemia genética primária.
   D. Raquitismo associado ao uso de medicamentos anticonvulsivantes.
   E. Displasia metafiseal de Schmid.

RESPOSTAS

7.1 **B.** Deformidade em arco dos membros inferiores; níveis baixo-normal para cálcio e fosfato e normais para hormônio da paratireoide sugerem hipofosfatemia genética primária.

7.2 **A.** Uma fratura em espiral de úmero é suspeita, mas não diagnóstica, de maus-tratos. Outros exames laboratoriais são necessários; o próximo passo para o tratamento dessa criança será propiciar um ambiente seguro até que outros dados estejam disponíveis.

7.3 **E.** Além da terapia de reposição da enzima pancreática, recomenda-se a suplementação com vitaminas lipossolúveis (A, D, E e K), muitas vezes ferro e, às vezes, zinco.

7.4 **E.** Todas as síndromes de raquitismo apresentam níveis elevados de fosfatase alcalina. A displasia metafiseal de Schmid, uma condição autossômica dominante, apresenta-se de forma similar com estatura baixa, deformidade dos membros inferiores e marcha anserina. As radiografias mostram mineralização irregular dos ossos longos. Bioquimicamente, as pacientes com disostose metafiseal tipo Schmid apresentam níveis séricos normais de cálcio, fósforo e da atividade fosfatase alcalina, além de níveis normais de aminoácidos na urina.

DICAS CLÍNICAS

▶ O raquitismo nutricional (dieta deficiente em vitamina D ou insuficiente exposição à luz solar) é raro nas crianças saudáveis dos países industrializados. Em geral, condições clínicas (insuficiência hepática ou renal) ou as anormalidades no metabolismo do cálcio e do fósforo são as responsáveis nesses casos.

▶ Hipofosfatemia primária (doença dominante ligada ao cromossomo X) é a causa mais comum de raquitismo não nutricional; observa-se deficiência na reabsorção do fosfato e anormalidade na conversão da 25-hidroxivitamina D (25-OHD) para 1,25-di-hidroxivitamina D (1,25-$[OH]_2$D) nos túbulos renais proximais. Os achados incluem níveis séricos: normal-baixo para cálcio, moderadamente baixo para fosfato e elevado para fosfatase alcalina, além de níveis séricos baixos para 1,25-OH_2D, hiperfosfatúria na ausência de hiperparatireoidismo.

REFERÊNCIAS

Brewer ED. Pan-proximal tubular dysfunction (Fanconi syndrome). In: McMillan JA, Feigin RD, DeAngelis CD, Jones MD, eds. *Oski's Pediatrics: Principles and Practice*. 4th ed. Philadelphia, PA: Lippincott Williams & Wilkins; 2006:1892-1897.

Chesney RW. Metabolic bone disease. In: Kleigman RM, Stanton BF, St. Geme JW, Schor NF, Behrman RE, eds. *Nelson Textbook of Pediatrics*. 19th ed. Philadelphia, PA: WB Saunders; 2011:2446-2447.

Chiang ML. Disorders of renal phosphate transport. In: McMillan JA, Feigin RD, DeAngelis CD, Jones MD, eds. *Oski's Pediatrics: Principles and Practice*. 4th ed. Philadelphia, PA: Lippincott Williams & Wilkins; 2006:1898-1901.

Egan M. Cystic fibrosis. In: Kleigman RM, Stanton BF, St. Geme JW, Schor NF, Behrman RE, eds. *Nelson Textbook of Pediatrics*. 19th ed. Philadelphia, PA: WB Saunders; 2011:1481-1497.

Federico MJ, Kerby GS, Deterding RR, et al. Cystic fibrosis. In: Hay WW, Levin MJ, Sondheimer JM, Deterding RR. *Current Diagnosis & Treatment: Pediatrics*. 20th ed. New York, NY: McGraw-Hill; 2011:501-502.

Geary DF. Chronic kidney disease. In: Rudolph CD, Rudolph AM, Lister G, First LR, Gershon AA, eds. *Rudolph's Pediatrics*. 22nd ed. New York, NY: McGraw-Hill; 2011:1749-1755.

Greenbaum LA. Rickets and hypervitaminosis D. In: Kleigman RM, Stanton BF, St. Geme JW, Schor NF, Behrman RE, eds. *Nelson Textbook of Pediatrics*. 19th ed. Philadelphia, PA: WB Saunders; 2011:200-209.

Hill LL, Chiang ML. Renal tubular acidosis. In: McMillan JA, Feigin RD, DeAngelis CD, Jones MD, eds. *Oski's Pediatrics: Principles and Practice*. 4th ed. Philadelphia, PA: Lippincott Williams & Wilkins; 2006:1886-1892.

Kohaut EC. Chronic renal failure. In: McMillan JA, Feigin RD, DeAngelis CD, Jones MD, eds. *Oski's Pediatrics: Principles and Practice*. 4th ed. Philadelphia, PA: Lippincott Williams & Wilkins; 2006:1841-1844.

Lum GM. Chronic renal failure. In: Hay WW, Levin MJ, Sondheimer JM, Deterding RR. *Current Diagnosis & Treatment: Pediatrics*. 20th ed. New York, NY: McGraw-Hill; 2011:686-688.

Orenstein DM. Cystic fibrosis. In: Rudolph CD, Rudolph AM, Lister G, First LR, Gershon AA, eds. *Rudolph's Pediatrics*. 22nd ed. New York, NY: McGraw-Hill; 2011:1977-1986.

Porter CC, Avner ED. Toxic nephropathies-renal failure. In: Kleigman RM, Stanton BF, St. Geme JW, Schor NF, Behrman RE, eds. *Nelson Textbook of Pediatrics*. 19th ed. Philadelphia, PA: WB Saunders; 2011:1816-1818.

Root AW. Rickets and osteomalacia. In: Rudolph CD, Rudolph AM, Lister G, First LR, Gershon AA, eds. *Rudolph's Pediatrics*. 22nd ed. New York, NY: McGraw-Hill; 2011:2097-2101.

Rosenstein BJ. Cystic fibrosis. In: McMillan JA, Feigin RD, DeAngelis CD, Jones MD, eds. *Oski's Pediatrics: Principles and Practice*. 4th ed. Philadelphia, PA: Lippincott Williams & Wilkins; 2006:1425-1438.

Sokol RJ, Narkewicz MR. Biliary atresia. In: Hay WW, Levin MJ, Sondheimer JM, Deterding RR. *Current Diagnosis & Treatment: Pediatrics*. 20th ed. New York, NY: McGraw-Hill; 2011:639-640.

Zeitler PS, Travers SH, Nadeau K, et al. Disorders of calcium & phosphorus metabolism. In: Hay WW, Levin MJ, Sondheimer JM, Deterding RR. *Current Diagnosis & Treatment: Pediatrics*. 20th ed. New York, NY: McGraw-Hill; 2011:959-963.

CASO 8

Uma família relata que seu filho de 5 anos vem apresentando um estado de confusão progressiva há algumas horas. No serviço de emergência seus sinais vitais foram aferidos e demonstram frequência cardíaca de 180 bpm, pressão arterial de 80/50 mmHg, temperatura de 36,1°C e respirações lentas e profundas. Seu enchimento capilar é de 5 segundos, e apresenta redução do turgor cutâneo com formação de prega cutânea, bem como estado mental alterado. Sua mãe conta que ele perdeu vários quilos de peso corporal durante as últimas semanas, apresenta fadiga progressiva há vários dias e ela está preocupada porque há 2 ou 3 dias o menino tem apresentado sede, poliúria diurna e enurese noturna.

- Qual é o diagnóstico mais provável?
- Qual é a melhor terapia?

RESPOSTAS PARA O CASO 8
Cetoacidose diabética

Resumo: Menino de 5 anos com perda de peso, polidipsia e poliúria apresenta-se com desidratação e respiração de Kussmaul.

- **Diagnóstico mais provável**: Cetoacidose diabética (CAD).
- **Melhor terapia**: Reidratação com líquidos, insulina e monitoramento rigoroso do nível sérico da glicose e da acidemia.

ANÁLISE
Objetivos

1. Compreender a apresentação de pacientes com CAD.
2. Identificar as estratégias de tratamento inicial no controle da CAD.
3. Familiarizar-se com as armadilhas comuns no tratamento da CAD.

Considerações

Esse paciente está *in extremis*. Apresenta taquicardia, hipotensão e retardo no enchimento capilar com redução do turgor cutâneo. Deve-se aplicar o ABC da reanimação cardiopulmonar. Ele está confuso, mas não obnubilado; é provável que não precise de controle das vias **a**éreas nem de regulação da respiração (*breathing*). Seu exame clínico sugere, no mínimo, 10% de desidratação; seu estado **c**irculatório é marginal e necessita de restauração rápida do volume. Sua história e exame físico sugerem diabetes; o exame de glicemia capilar (da ponta do dedo) confirma o diagnóstico. A terapia para CAD consiste em (1) reposição agressiva do volume, (2) controle da glicose com insulina e (3) correção das anormalidades metabólicas.

ABORDAGEM À
Cetoacidose diabética

DEFINIÇÕES

CETOACIDOSE: Condição resultante da deficiência na disponibilidade de insulina disponível, levando à oxidação e metabolismo dos lipídeos no lugar do metabolismo da glicose. A ausência de insulina resulta na liberação de ácidos graxos livres (FFA, do inglês *free fat acid*) do tecido adiposo e na falta de regulação da oxidação hepática dos FFA e cetogênese.

DIABETES TIPO I: Conhecida por uma variedade de denominações, é causada pela deficiência grave em insulina endógena e pela necessidade de insulina exógena para evitar a cetoacidose.

DIABETES TIPO II: Conhecida por uma variedade de denominações, em geral, consiste em resistência à insulina no nível tecidual (embora a insulina exógena seja, com frequência, necessária) e raramente leva à cetoacidose.

RESPIRAÇÃO DE KUSSMAUL: Respirações profundas e rápidas, associadas à acidose.

ABORDAGEM CLÍNICA

Pacientes com CAD representam uma emergência clínica. Esses pacientes podem necessitar de intubação, mas, em geral, essa situação é observada mais adiante no curso da doença. As crianças costumam apresentar sinais e sintomas de desidratação e acidose graves. **A anamnese costuma ser positiva para poliúria, polidipsia, náuseas e vômitos e queixas abdominais. Hipotermia, hipotensão, respirações de Kussmaul e hálito cetônico são comuns.** Uma vez que esses sinais e sintomas podem não ser específicos, principalmente em crianças menores, é necessário um alto índice de suspeita para fazer o diagnóstico.

Os dados laboratoriais revelam **glicemia elevada** (400-800 mg/dL), **acidose metabólica** (com hiato aniônico, isto é, excesso na produção de ânion endógeno, assim como o ácido láctico) e **hipercetonemia.** Em geral, os níveis séricos de eletrólitos demonstram hiponatremia e potássio normal ou discretamente elevado (apesar da depleção intracelular do potássio potencialmente grave). Os níveis sanguíneos elevados de ureia e creatinina são comuns, refletindo a desidratação. A contagem de leucócitos costuma ser elevada, em especial se uma infecção bacteriana concomitante estiver exacerbando o quadro.

O tratamento da CAD inclui expansão inicial do volume vascular (em geral com soro fisiológico) seguida de correção da hiperglicemia e da hipercetonemia. Geralmente, são necessárias infusões de líquidos intravenosos (IVs) em bolo, até obter estabilização do soro fisiológico, da frequência cardíaca e da pressão arterial, sendo depois iniciada uma infusão mais lenta (em geral uma solução salina com ou sem glicose) para recompor as perdas líquidas e para garantir que o fluxo urinário adequado seja iniciado. **Potássio é adicionado ao líquido IV depois que a excreção urinária** é restabelecida, para compensar a depleção do potássio corporal total do paciente (tratamento da hiperglicemia e da acidose direciona o potássio para dentro da célula, sendo a hipocalemia uma complicação evitável com potencial risco de morte). A infusão contínua de insulina em uma taxa de infusão de aproximadamente 0,1 U/kg/h também é iniciada (um bolo de 0,1 U/kg costuma ser administrado inicialmente), com ajuste da taxa de infusão IV com base nos resultados das glicemias medidas de hora em hora. A glicose é adicionada ao líquido IV, quando o nível sérico de glicose cai para aproximadamente 250 ou 300 mg/dL, e os ajustes adicionais nas taxas de infusão da insulina são feitos com base nas glicemias. O **nível baixo do pH plasmático e elevado da cetona sérica sofrerão correção significativa nas primeiras 8 a 10 horas**, mas o nível sérico do bicarbonato pode permanecer baixo por 24 horas ou mais. A melhora da CAD é caracterizada pela redução da necessidade de insulina

IV e pela resolução da cetonúria; nessa fase, o paciente pode passar a receber alimentação via oral, e a insulina é convertida de IV para administração subcutânea.

Várias armadilhas devem ser evitadas durante o tratamento da CAD. Em geral, líquidos intravenosos com insulina e melhora dos níveis da acidose estão associados à queda nos níveis séricos de potássio; a adição de potássio ao líquido IV costuma ser indicada para evitar a hipocalemia grave. A infusão de bicarbonato é quase sempre evitada, exceto em situações extremas, porque ela pode (1) precipitar a hipocalemia, (2) desviar a curva de dissociação do oxigênio para a esquerda, diminuindo a liberação de oxigênio para os tecidos, (3) supercorrigir a acidose e (4) resultar na piora da acidose cerebral durante a correção do pH plasmático (devido à transferência para o cérebro do CO_2 gerado pela infusão do bicarbonato em meio ácido). Em alguns casos pode ocorrer edema cerebral (etiologia desconhecida) manifestando-se como cefaleia, alterações na personalidade, vômitos e reflexos reduzidos. O seu tratamento consiste na redução do líquido IV, na administração de manitol IV e na hiperventilação. **Os episódios de CAD (em especial nos diabéticos diagnosticados) podem ser precipitados por uma infecção bacteriana.** É necessária uma avaliação para as fontes da infecção, com a instituição de antibióticos (se apropriado).

QUESTÕES DE COMPREENSÃO

8.1 Uma adolescente de 14 anos veio de outro estado, onde foi monitorada por sete anos com uma história de diabetes melito insulinodependente. Hoje a hemoglobina A_{1C} medida em seu serviço é de 14,9%. Qual das opções a seguir espelha o que esse exame laboratorial indica?

A. Seu controle da glicemia é precário.
B. Ela não é portadora de diabetes melito insulinodependente.
C. Ela está na fase de "lua de mel" do seu diabetes.
D. Ela possui uma infecção subjacente.
E. Ela demonstra o fenômeno de Somogyi.

8.2 Seis meses depois de ser diagnosticado com o que parecia ser diabetes insulinodependente, o menino de 5 anos deste caso apresenta significativa redução na sua necessidade de insulina. Qual das opções a seguir é a explicação mais provável?

A. Seu diagnóstico de diabetes insulinodependente foi incorreto.
B. Ele possui uma infecção crônica que agora está sob controle.
C. Ele aderiu tão bem à dieta para diabetes, que diminuiu sua necessidade de insulina.
D. Ele demonstra o fenômeno de Somogyi.
E. Ele entrou na fase de "lua de mel" do seu diabetes.

8.3 Uma adolescente de 15 anos apresenta dor abdominal, vômitos e letargia há três dias. No exame físico, não há anormalidades no tórax e orofaringe, mas ao exame abdominal observa-se dor no quadrante inferior direito. O exame retal é duvidoso em relação à presença de dor, mas o exame da pelve revela dor à

mobilização da cervice. Os dados laboratoriais incluem contagem de leucócitos de 18.000/mm³, glicemia 145 mg/dL e nível de bicarbonato sérico de 21 mEq/dL. O exame de urina demonstra 1+ leucócitos, 1+ glicose e 1+ cetonas. Qual das opções a seguir representa o diagnóstico mais provável?
A. Apendicite.
B. Cetoacidose diabética (CAD).
C. Gastrenterite.
D. Doença inflamatória pélvica (DIP).
E. Pneumonia do lobo inferior direito.

8.4 Uma adolescente de 16 anos de idade tem enurese, polaciúria, secreção vaginal branca e um exantema escuro no pescoço. Ela está acima do percentil 95 de peso para a idade. O nível de glicemia é de 250 mg/dL, o exame de urina é positivo para 2+ glicose, mas negativo sob os demais aspectos. Qual das opções representa o melhor diagnóstico?
A. Vaginite química.
B. Cervicite por clamídia.
C. Psoríase.
D. Diabetes tipo II.
E. Infecção do trato urinário (ITU).

RESPOSTAS

8.1 **A.** O mais provável é que a paciente apresente controle inadequado do diabetes. Em geral, a hemoglobina A_{1C} é utilizada no acompanhamento do controle glicêmico e reflete a glicemia média durante os últimos 2 ou 3 meses. A meta de hemoglocina A_{1C} para a maioria dos diabéticos é de 6 a 9%. Níveis acima de 12% sugerem controle insatisfatório, e níveis de 9 a 12% representam controle moderado.* No fenômeno de Somogyi, o paciente tem episódios hipoglicêmicos noturnos, manifestados como terror noturno, cefaleia ou sudorese matinal e, poucas horas depois, apresenta hiperglicemia, cetonúria e glicosúria. Os hormônios contrarreguladores, em resposta à hipoglicemia, causam a hiperglicemia.

8.2 **E.** Até 75% dos diabéticos recém-diagnosticados apresentam redução progressiva das necessidades diárias de insulina nos meses que se seguem ao diagnóstico; alguns pacientes temporariamente não necessitam de nenhuma insulina. O período de "lua de mel" costuma levar alguns meses, seguido do retorno da necessidade de insulina. Os pacientes são alertados para o fato de que o período "lua de mel" não representa a cura da doença e que eles devem se preparar para o retorno da necessidade de insulina.

---

* N. de R.T. A Sociedade Brasileira de Diabetes estabeleceu como meta < 6,5% para definir o bom controle glicêmico.

8.3 **D.** É provável que a paciente tenha DIP. A glicosúria é uma resposta de estresse à infecção e não representa problemas no metabolismo da glicose. Todas as opções de resposta podem causar dor abdominal. Apesar de o diabetes melito ser um diagnóstico diferencial, a CAD costuma se apresentar com cetoacidose (níveis séricos de bicarbonato significativamente reduzidos) e níveis séricos de glicose elevados.

8.4 **D.** A descrição de uma adolescente obesa com vaginite por *Candida* (causadora da secreção vaginal) e *acantose nigricans* (exantema escuro no pescoço) é consistente com diabetes tipo II. Essa condição é mais comum em crianças com excesso de peso, em especial aquelas com uma história familiar dessa condição.

DICAS CLÍNICAS

▶ A CAD é uma emergência médica que pode se apresentar com sinais não específicos de desidratação, poliúria, náuseas, vômitos e queixas abdominais. Hipotermia, hipotensão, respirações de Kussmaul e hálito cetônico também são observados. É necessário um alto índice de suspeita para que o diagnóstico seja estabelecido, em especial nas crianças pequenas.
▶ O edema cerebral é uma complicação com potencial ameaça à vida no tratamento da CAD, apresentando-se com cefaleia, alterações na personalidade, vômitos e reflexos reduzidos.
▶ O distúrbio eletrolítico é comum na cetoacidose diabética. A hipocalemia pode ocorrer durante o tratamento se não forem providenciadas fontes apropriadas de reposição. Em geral, a administração de bicarbonato deve ser evitada, exceto em situações extremas por uma série de razões fisiológicas.

REFERÊNCIAS

Alemzadeh R, Ali O. Diabetes mellitus. In: Kleigman RM, Stanton BF, St. Geme JW, Schor NF, Behrman RE, eds. *Nelson Textbook of Pediatrics*. 19th ed. Philadelphia, PA: WB Saunders; 2011:1068-1997.

Chase HP, Eisenbarth GS. Diabetes mellitus. In: Hay WW, Levin MJ, Sondheimer JM, Deterding RR. *Current Diagnosis & Treatment: Pediatrics*. 20th ed. New York, NY: McGraw-Hill; 2011:984-991.

Cooke DW. Type 2 diabetes mellitus. In: McMillan JA, Feigin RD, DeAngelis CD, Jones MD, eds. *Oski's Pediatrics: Principles and Practice*. 4th ed. Philadelphia, PA: Lippincott Williams & Wilkins; 2006:2115-2122.

Plotnick LP. Type 1 (insulin-dependent) diabetes mellitus. In: McMillan JA, Feigin RD, DeAngelis CD, Jones MD, eds. *Oski's Pediatrics: Principles and Practice*. 4th ed. Philadelphia, PA: Lippincott Williams & Wilkins; 2006:2103-2115.

Rosenbloom AL. Diabetes mellitus. In: Rudolph CD, Rudolph AM, Lister G, First LR, Gershon AA, eds. *Rudolph's Pediatrics*. 22nd ed. New York, NY: McGraw-Hill; 2011:2104-2125.

CASO 9

Uma criança de 8 anos chega ao serviço de emergência com queixa de fraqueza do lado direito do corpo. Essa criança é um dos seus pacientes bem-conhecidos portadores de doença falciforme, tendo sido acompanhada desde o nascimento pelo serviço de saúde no qual você trabalha. A história da criança é relativamente benigna, com apenas duas hospitalizações prévias, uma aos 6 meses de idade por febre e outra aos 12 meses por dor e edema no punho esquerdo.

▶ Qual é o próximo passo no cuidado desse paciente?
▶ Que estratégias podem ser empregadas a longo prazo para prevenir a recorrência?

RESPOSTAS PARA O CASO 9

Doença falciforme com provável acidente vascular encefálico (AVE)

Resumo: Criança saudável de 8 anos, com diagnóstico conhecido de doença falciforme, apresentando fraqueza de início agudo.

- **Próximo passo**: Realize a internação hospitalar (provavelmente na Unidade de Terapia Intensiva) e providencie uma exsanguineotransfusão parcial ou transfusão simples para reduzir a quantidade de células falciformes circulantes, reduzindo assim as chances de piora do dano neurológico.
- **Estratégia a longo prazo**: A chance de essa criança apresentar um segundo AVE nos próximos dois anos é de 70 a 80%. Assim, a terapia de transfusão crônica é indicada para reduzir o risco de tais eventos neurológicos.

ANÁLISE
Objetivos

1. Familiarizar-se com os objetivos da consulta rotineira de puericultura (ou supervisão da saúde) da criança saudável, portadora de doença falciforme.
2. Conhecer as complicações e as estratégias terapêuticas comuns para a criança portadora de doença falciforme.

Considerações

O cuidado para essa criança saudável em geral não representa complicações maiores. Para as crianças com necessidades especiais, como a doença falciforme ou a síndrome de Down ou a anemia falciforme, seguem-se as orientações específicas das diretrizes clínicas. Para as crianças com múltiplos déficits, como aquelas resultantes de extrema prematuridade, não há orientações específicas, e os médicos adaptam as orientações para o cuidado da criança saudável de acordo com cada caso.

ABORDAGEM À

Doença falciforme

ABORDAGEM CLÍNICA

Os objetivos da consulta de supervisão da saúde para todas as crianças, incluindo aquelas com doença falciforme ou outras doenças, compreendem a avaliação do seu estado físico, do seu desenvolvimento e do seu estado psicossocial e educacional para identificar problemas precocemente, de forma que possa ser instituída intervenção rápida, quando for o caso. O aconselhamento preventivo antecipado ajuda a criar hábitos saudáveis, a evitar doenças e a favorecer a comunicação com a família. Para a criança portadora de um diagnóstico como o de doença falciforme, estratégias adicionais são empregadas para assegurar que a criança seja assistida por um programa abrangente de cuidados para doença falciforme.

As hemoglobinopatias como a doença falciforme são frequentemente diagnosticadas ao nascimento, como parte do programa estatal de rastreamento neonatal (teste do pezinho). Os cuidados de rotina para crianças com doença falciforme podem ser implementados nesse momento e geralmente incluem medidas como iniciar terapia diária com penicilina aos 2 meses e folato aos 6 meses. As imunizações especiais para essas crianças incluem a administração, aos 2 anos, das vacinas antimeningocócica e antipneumocócica polissacarídea 23-valente; doses adicionais dessas vacinas podem ser necessárias. Também podem estar indicados exames adicionais laboratoriais, radiológicos ou outros testes diagnósticos.

DOENÇAS QUE NECESSITAM DE CUIDADOS INTENSIVOS EM PACIENTES COM DOENÇA FALCIFORME

Crianças com doença falciforme apresentam alto risco de sepse; aquelas que apresentam temperatura acima de 38,5ºC necessitam de avaliação e início de terapia antibiótica. A internação hospitalar é indicada para crianças pequenas com febre, para todas as crianças com evidências de toxicidade ou para crianças cujos resultados dos testes laboratoriais sejam preocupantes.

Crises dolorosas não são incomuns nas crianças com doença falciforme. Crianças cuja dor não seja adequadamente controlada com regimes terapêuticos domiciliares devem ser avaliadas. Medicações adicionais para dor, como a morfina ou a hidromorfona, podem ser tentadas no contexto ambulatorial, juntamente com a hidratação. Se forem necessárias mais do que 1 ou 2 doses dessas medicações adicionais para dor, está indicada a internação hospitalar.

Crianças com doença falciforme que apresentam sintomas respiratórios significativos, como tosse grave, falta de ar ou dor torácica, podem estar apresentando sintomas da síndrome torácica aguda. Se essas crianças com sintomas respiratórios do trato inferior apresentarem hipoxemia e surgimento de um infiltrado na radiografia de tórax, a internação hospitalar está indicada. A terapêutica pode incluir oxigênio, hidratação, transfusão sanguínea, controle da dor e antibióticos. É recomendada a observação cuidadosa de sinais de falência respiratória.

Os pais de crianças pequenas com doença falciforme devem ser ensinados a palpar o abdome de seus filhos para observar esplenomegalia. É provável que uma criança com dor e distensão abdominal ou aumento agudo do baço apresente sequestração esplênica aguda e necessita de hospitalização, possivelmente em uma unidade de cuidados intensivos, para observar sinais de choque cardiovascular. Transfusões de sangue, algumas vezes emergenciais, podem ser necessárias e podem salvar a vida da criança. Com o avanço da idade da criança, geralmente ocorrem autoinfartos esplênicos, eliminando a complicação da sequestração esplênica, mas aumentando as chances de infecção por organismos encapsulados.

Aproximadamente 10% das crianças com doença falciforme apresentam AVE agudo. Os sintomas podem incluir paresia, afasia, convulsões, paralisia de nervos cranianos, cefaleia ou coma; em todos os casos a criança deve ser internada. É recomendada a obtenção de exames de neuroimagem em caráter de emergência, e devem ser conduzidos exames neurológicos seriados, além de exsanguíneo, transfusões parciais ou transfusões simples para reduzir a proporção de células falciformes. Na fase de recuperação, são fornecidas fisioterapia e reabilitação. São instituídas transfusões crônicas para reduzir o risco de recorrência. Como parte dos cuidados de rotina para crianças com doença falciforme hígida sob os demais aspectos, a ultrassonografia transcraniana Doppler é frequentemente recomendada para identificar aquelas com aumento da velocidade de fluxo nos vasos sanguíneos cerebrais principais e, portanto, em alto risco de desenvolver um primeiro AVE.

Uma criança com doença falciforme que apresenta aumento significativo da palidez, fadiga ou letargia pode estar apresentando sinais de uma crise aplástica. Essas crianças apresentam um nível de hemoglobina abaixo do seu nível basal e uma baixa contagem de reticulócitos e necessitam de hospitalização para observar sinais de choque cardiovascular. Tranfusões sanguíneas podem ser necessárias.

Um menino portador de doença falciforme que apresenta um episódio de priapismo persistente por mais de 3 a 4 horas deve ser avaliado por um urologista. Devem ser iniciada hidratação com fluidos intravenosos e controle da dor; não se deve usar gelo. Pode ser necessário um urologista para aspirar e irrigar os corpos cavernosos para atingir a desintumescência. A falha de 3 ou 4 aspirações no ambiente ambulatorial requer um manejo intra-hospitalar mais extenso, incluindo exsanguineotransfusões, intensificação do controle da dor e intervenções cirúrgicas adicionais.

Vômitos ou diarreia significativos em um paciente com doença falciforme aumentam o risco de desidratação e crise vaso-oclusiva. Pode ser necessária a administração de fluidos intravenosos até que o paciente seja capaz de tolerar líquidos por via oral.

QUESTÕES DE COMPREENSÃO

9.1 Uma menina de 14 anos tem o diagnóstico conhecido de doença falciforme. Durante os últimos 2 a 3 meses, ela vem apresentando, com frequência crescente, episódios de dor em cólica no quadrante superior direito. Qual das seguintes estratégias provavelmente identificará a sua condição clínica?

   A. Medir níveis de antígeno de superfície e anticorpos para hepatite B.
   B. Obter urina para análise de rotina e urocultura.
   C. Obter ultrassonografia da vesícula biliar.
   D. Solicitar uma radiografia de tórax para pesquisa de novos infiltrados.
   E. Medir débito cardíaco na ecocardiografia.

9.2 Qual das opções a seguir representa o aconselhamento adequado para a mãe de um bebê de 2 semanas de vida, identificado no teste do pezinho como portador de doença falciforme?

   A. Iniciar terapia com ferro.
   B. Realizar teste genético de emergência para ambos os pais, para avaliar a presença de hemoglobinopatia.
   C. Iniciar terapia com hidroxiureia.

D. Adquirir um monitor de apneia.
E. Inscrever a criança em um programa abrangente de cuidados para doença falciforme.

9.3 Durante a triagem de uma consulta de puericultura, a equipe de saúde registra que os pais de uma criança previamente saudável de 5 meses de idade prestam uma grande quantidade de informações. Qual das seguintes informações é a mais preocupante?
   A. A dieta da criança inclui cereal, cinco vegetais diferentes e uma fruta.
   B. A criança consome 1 litro de fórmula láctea por dia.
   C. A criança puxa as próprias orelhas de forma esporádica.
   D. A criança parece estar mais pálida do que o normal.
   E. A criança rola de decúbito ventral para dorsal, mas não de dorsal para ventral.

9.4 Qual das afirmativas a seguir sobre os procedimentos de rotina para um paciente com doença falciforme é correta?
   A. Todas as crianças com doença falciforme são submetidas a rastreamentos com hemograma e contagem de reticulócitos na linha de base e repetidos periodicamente, com início aproximadamente aos 2 meses.
   B. Para reduzir o risco de sepse, as vacinas antipneumocócicas polissacarídeas 23 são administradas aos 2, 4 e 6 meses.
   C. Para identificar novos infiltrados, radiografias de tórax são obtidas em todas as consultas de rotina, com início aos 12 meses de idade.
   D. A ultrassonografia da vesícula biliar está indicada anualmente, a partir da adolescência, para identificar a presença de cálculos.
   E. As vacinas contra o papiloma vírus humano estão contraindicadas na população com doença falciforme.

RESPOSTAS

9.1 **C.** A criança apresenta dor referida para o quadrante superior direito e tem alto risco de desenvolver cálculos biliares por causa da doença falciforme. O exame que mais provavelmente identificará os cálculos é a ultrassonografia. Como parte da imunização de rotina, a vacina para hepatite B deve ter sido realizada, tornando assim esse tipo de hepatite improvável. Ela pode necessitar de radiografias de tórax ou ecocardiografias periódicas, principalmente se apresentar evidências de síndrome torácica aguda ou doença cardíaca/pulmonar crônica, mas a apresentação clínica desse caso não sugere tais achados.

9.2 **E.** Essa criança deve ser inscrita em um programa abrangente de cuidados para doença falciforme para assegurar o melhor prognóstico possível. Com 2 semanas, a criança não tem motivos para apresentar deficiência de ferro e, associada às futuras transfusões de sangue que podem ser necessárias, a administração de ferro poderá resultar em sobrecarga desse elemento. O teste do pezinho mostrou que a criança tem doença falciforme e que ambos os pais apresentam pelo menos um gene para doença falciforme; uma testagem adicional da família pode ser recomendada, mas não em caráter de emergência. A hidroxiureia é utilizada para aumentar os níveis de hemoglobina fetal; essa criança já apresenta níveis significativos dessa hemoglobina. A doença falciforme não é uma indicação para uso de monitor de apneia.

9.3 **D.** Todos os itens apresentados são normais para a idade da criança, exceto a palidez crescente, que pode ser causada por sequestração esplênica ou anemia aplástica.

9.4 **A.** Os pacientes com doença falciforme necessitam de rastreamentos com hemograma e contagem de reticulócitos na linha de base e repetidos periodicamente, como descrito. A vacina antipneumocócica polissacarídea 23 valente é iniciada aos 2 anos de idade, enquanto a vacina pneumocócica conjugada é administrada nas idades descritas. As radiografias de tórax geralmente são obtidas com cerca de 2 anos de idade e periodicamente após essa idade, para fins de rastreamento, no caso de início recente de síndrome torácica aguda ou de a criança apresentar cardiopatia ou pneumopatia crônicas. A ultrassonografia da vesícula biliar está reservada para pacientes com sintomas relativos a essa área.

DICAS CLÍNICAS

▶ Crianças com doença falciforme que apresentam febre (risco de sepse), palidez (crise aplástica), dor ou distensão abdominal (sequestração esplênica), crises álgicas, evidências de doença do trato respiratório inferior (síndrome torácica aguda), priapismo, achados neurológicos novos (AVE) ou desidratação devem ser avaliadas com urgência.
▶ Adições aos cuidados de rotina necessários a todas as crianças incluem início da terapia com penicilina e folato, assim como administração das vacinas antimeningocócica e antipneumocócica em idades mais precoces que a idade-padrão.
▶ Uma série de testes de rastreamento, como hemograma e contagem de reticulócitos de rotina, devem iniciar aos 2 meses de idade ou ao diagnóstico.

REFERÊNCIAS

Ambruso DR, Hays T, Goldenberg NA. Sickle cell disease. In: Hay WW, Levin MJ, Sondheimer JM, Deterding RR. *Current Diagnosis & Treatment: Pediatrics*. 20th ed. New York, NY: McGraw--Hill; 2011:846-848.

American Academy of Pediatrics. Recommendations for preventive pediatric health care. Available at: http://www.aap.org. Accessed on April 18, 2012.

Debaun MR, Frei-Jones M, Vichinsky E. Sickle cell disease. In: Kleigman RM, Stanton BF, St. Geme JW, Schor NF, Behrman RE, eds. *Nelson Textbook of Pediatrics*. 19th ed. Philadelphia, PA: WB Saunders; 2011:1663-1670.

Lane PA, Buchanan GR, Hutter JJ, et al. Sickle cell disease in children and adolescents: diagnosis, guidelines for comprehensive care, and care paths and protocols for management of acute and chronic complications. Sickle Cell Disease Care Consortium. Available at http://www.dshs.state.tx.us/WorkArea/DownloadAsset.aspx?id=14359. Accessed April 18, 2012.

Martin PL. Sickle cell disease and trait. In: McMillan JA, Feigin RD, DeAngelis CD, Jones MD, eds. *Oski's Pediatrics: Principles and Practice*. 4th ed. Philadelphia, PA: Lippincott Williams & Wilkins; 2006:1696-1698.

Quinn CT. Hemoglobinopathies. In: Rudolph CD, Rudolph AM, Lister G, First LR, Gershon AA, eds. *Rudolph's Pediatrics*. 22nd ed. New York, NY: McGraw-Hill; 2011:1556-1561.

CASO 10

Um menino de 4 anos apresenta uma história de rinorreia, tosse produtiva e sibilância há dois dias. Hoje, também há relatos de febre (que, no entanto, não foi medida em casa) e redução no apetite. Ele não tem doença cardiorrespiratória conhecida e sua imunização está em dia. Seus dois irmãos mais novos estão se recuperando de "resfriados nos pulmões". No exame clínico, ele está febril, (39,6°C), com frequência respiratória de 22 mpm. Ao exame físico, observa-se congestão nasal, rinorreia clara, estertores respiratórios em todos os campos pulmonares e sibilação bibasilar ao final da expiração.

▶ Qual é o diagnóstico mais provável?
▶ Qual é o próximo passo na avaliação?

RESPOSTAS PARA O CASO 10
Pneumonia

Resumo: Um menino de 4 anos de idade apresenta-se com tosse, febre e exame torácico anormal.

- **Diagnóstico mais provável**: Pneumonia
- **Próximo passo na avaliação**: Raio X de tórax é indicado para determinar se as alterações radiológicas corroboram os achados clínicos. Além da radiografia de tórax, oximetria de pulso e exames laboratoriais seletivos (hemograma completo, cultura e secreção nasal para antígenos virais seletivos) podem ajudar a elucidar a etiologia e a extensão da infecção, bem como direcionar a possível terapia antimicrobiana.

ANÁLISE

Objetivos

1. Descrever as etiologias da pneumonia mais comuns nas diferentes faixas etárias.
2. Descrever os vários achados clínicos e radiológicos da pneumonia.
3. Descrever a avaliação e o tratamento da pneumonia.

Considerações

O objetivo inicial mais importante no tratamento desse paciente é assegurar a adequação do **ABC** básico de ressuscitação cardiopulmonar: manter as vias **a**éreas, controlar a Respiração (*breathing*) e assegurar uma **c**irculação adequada. Um paciente com pneumonia pode se apresentar com variados graus de comprometimento respiratório. Pode haver necessidade de oxigênio, e nos casos graves a insuficiência respiratória pode ser iminente, com necessidade de intubação e de ventilação mecânica. O paciente com pneumonia e sepse também pode apresentar evidências de insuficiência circulatória (choque séptico) e precisar de reanimação hídrica agressiva. Depois da realização dos passos básicos da reanimação, uma avaliação mais completa e o tratamento podem ser instituídos.

ABORDAGEM À
Criança com pneumonia

DEFINIÇÕES

CREPITANTES: Ruídos que soam "molhado" devido à presença de líquido ou debris nos alvéolos; em geral auscultado na pneumonia ou na insuficiência cardíaca congestiva (ICC).

ATRITO PLEURAL: Ruídos respiratórios audíveis na inspiração e expiração semelhantes a "rangidos" auscultados quando a pleura visceral e parietal estão inflamadas concomitantemente.

TOSSE EM ESTACATO, LADRANTE, EM SALVAS: Tosse convulsiva com intervalos de calmaria, em geral presentes na coqueluche (pertussis) e na pneumonia por clamídia.

DERRAME OU EFUSÃO PLEURAL: Acúmulo de líquido no espaço pleural; pode estar associado à dor torácica ou dispneia; pode ser transudato ou exsudato, dependendo dos resultados da análise do líquido para proteína e para lactato desidrogenase; as origens incluem cardiovascular (insuficiência cardíaca congestiva), infecciosa (pneumonia por micobactéria) e neoplásica (linfoma).

EMPIEMA: Infecção com pus no espaço pleural; pode estar associada à dor no peito, dispneia ou febre; em geral observada em associação com pneumonia bacteriana ou abscesso pulmonar.

OXIMETRIA DE PULSO: Método não invasivo para estimar a concentração de oxiemoglobina arterial (SPO_2) pelo uso do comprimento das ondas luminosas.

ABORDAGEM CLÍNICA

Pneumonia ou infecção do trato respiratório inferior (ITRI) é um diagnóstico feito por meio do exame clínico e radiológico. O típico paciente pediátrico com pneumonia pode apresentar sintomas tradicionais (febre, tosse, taquipneia e toxemia) ou pouquíssimos sinais, dependendo do organismo envolvido, da idade do paciente e do seu estado de saúde.

Fisiopatologia

É comum a ITRI iniciar pela inalação de gotículas infectadas ou contato com uma superfície contaminada. Dependendo do organismo, a propagação para as vias aéreas distais ocorre em intervalos de tempo variados. Com frequência a infecção bacteriana progride com rapidez, em poucos dias; a pneumonia viral pode se desenvolver mais gradualmente. Com a progressão da infecção, segue-se uma cascata inflamatória, com as vias aéreas afetadas pelos mediadores humorais e celulares. O quadro resultante afeta adversamente a ventilação/perfusão, e os sintomas respiratórios se desenvolvem.

Achados clínicos e radiológicos

O processo pneumônico pode produzir poucos achados ou pode se apresentar com aumento do esforço respiratório manifestado como batimentos de asas do nariz, uso da musculatura acessória ou taquipneia, sendo que esse último é um indicador relativamente sensível de pneumonia. Os sintomas associados podem incluir mal-estar, cefaleia, dor abdominal, náuseas ou vômitos. Pode haver desenvolvimento de quadro toxêmico, em especial na pneumonia bacteriana. A febre não é um achado constante. A instabilidade sutil da temperatura pode ser observada na pneumonia neonatal. Clinicamente, a pneumonia pode estar associada à redução do murmúrio vesicular ou à presença de ruídos adventícios (estertores ou sibilos). O exame do tórax pode ser duvidoso, em particular nos neonatos. Pode haver hipoxia. As complicações da pneumonia (derrame pleural) podem ser identificadas pelo achado de redução localizada do murmúrio vesicular ou de atrito pleural.

Os achados radiológicos na ITRI podem ser limitados, inexistentes ou defasados em relação aos sintomas clínicos, em especial no paciente desidratado. Podem incluir consolidação única ou multilobar (pneumonia por pneumococos ou estafilococos), alçaponamento de ar com retificação de diafragma (pneumonia viral com broncoespasmo) ou linfadenopatia peri-hilar (pneumonia por micobactéria). Por outro lado, um padrão intersticial pode predominar (pneumonia por micoplasma). Por fim, o derrame pulmonar e a formação de abscesso são mais consistentes com a infecção bacteriana.

Organismos causadores

A época de maior frequência de ITRI é no outono e no inverno, com acometimento prioritário nos pacientes mais jovens, principalmente aqueles frequentadores de ambientes comunitários (unidades familiares grandes, creches e escolas primárias). Quando todos os grupos etários são considerados, quase 60% das pneumonias pediátricas são de origem bacteriana, sendo o pneumococos o primeiro da lista. As viroses (vírus sincicial respiratório [VSR], adenovírus, influenza, parainfluenza, vírus entérico citopático humano órfão [ecovírus] e vírus Coxsackie) estão em segundo lugar.

Identificar um organismo na pneumonia pediátrica pode ser uma tarefa difícil; os organismos causadores são identificados em apenas 40 a 80% dos casos. As culturas de rotina de nasofaringe (sensibilidade e especificidade baixas) ou de escarro (difícil de obter amostras em pacientes pequenos), em geral, não são realizadas. Por isso, o diagnóstico e o tratamento costumam estar direcionados para os sintomas do paciente, achados físicos e radiológicos e idade.

Nos primeiros dias de vida, as Enterobacteriaceae e o estreptococo do grupo B (GBS) são as etiologias bacterianas principais; outras possibilidades são *Staphylococcus aureus, Streptococcus pneumoniae* **(pneumococos) e** *Listeria monocytogenes*. Para os recém-nascidos com pneumonia, os antimicrobianos de amplo espectro (ampicilina com gentamicina ou com cefotaxima) costumam ser prescritos. **Durante os primeiros meses de vida, a** *Chlamydia trachomatis* **é uma possibilidade, em particular no lactente com tosse ladrante e taquipneia, com ou sem conjuntivite ou com história conhecida de clamídia materna.** Esses lactentes também apresentam **eosinofilia e infiltrados bilaterais com hiperinflação na radiografia de tórax**; o tratamento é realizado com eritromicina. **As etiologias virais incluem vírus herpes simples (HSV,** de *herpes simplex vírus*), **enterovírus, influenza e VSR**; desses, o HSV é o mais preocupante e prevalente nas pneumonias virais nos primeiros dias de vida. A administração de aciclovir intravenoso é uma opção a ser considerada quando há suspeita de HSV.

Desde o período após o nascimento **até quase os 5 anos, é comum a ocorrência de pneumonia viral, incluindo adenovírus, rinovírus, VSR, influenza e parainfluenza. As etiologias bacterianas incluem pneumococos e** *Haemophilus influenzae* **não tipável**. Os pacientes com congestão nasal e de tórax com sofrimento respiratório, sibilos e hipoxemia costumam apresentar-se no serviço de emergência nos meses do inverno e são internados para observação, oxigênio e terapias broncodilatadoras. O diagnóstico de um processo viral pode ser feito clinicamente ou por achados de raios X (infiltrados intersticiais peri-hilares). Em geral, a amplificação de ácidos nucleicos por reação em cadeia da polimerase (PCR) de secreções do esfregaço nasal ou de líquidos é realizada para confirmar uma etiologia viral. Uma pneumonia mista, viral e bacteriana pode se manifestar em aproximadamente 20% dos pacientes.

A cobertura antibacteriana deverá ser considerada se o quadro clínico e o exame físico ou achados de raios X sugerirem infecção bacteriana.

No paciente pediátrico, com mais de 5 anos com ITRI, é comum a infecção por *Mycoplasma*. No entanto, também é possível a ocorrência associada à maioria das etiologias virais e bacterianas mencionadas, exceto GBS e *Listeria*. Os antibióticos para esse grupo etário estão direcionados para **Mycoplasma** e bactérias típicas (pneumococos). As opções de tratamento incluem macrolídeos (azitromicina) ou cefalosporinas (ceftriaxona ou cefuroxima).

A pneumonia no paciente intubado na terapia intensiva na presença de acessos venosos centrais pode estar relacionada ao *Pseudomonas aeruginosa* ou a espécies fúngicas (*Candida*). *Pseudomonas* e *Aspergillus* são possibilidades no paciente com doença pulmonar crônica (fibrose cística). O vírus varicela-zóster deverá ser considerado no paciente com achados cutâneos típicos e pneumonia; citomegalovírus (CMV) se houver presença concomitante de retinite; *Legionella pneumophila* se o paciente tiver sido exposto à água estagnada e *Aspergillus* se o paciente tem asma refratária ou apresenta "bola fúngica" clássica na radiografia de tórax. Viagem ao sudoeste dos Estados Unidos pode expor o paciente ao *Coccidioides immitis* a rebanhos infectados de carneiros ou de gado bovino, assim como podem significar exposição à *Coxiella brunetti*, e exploração de cavernas ou trabalho em fazendas em uma região a leste das montanhas rochosas, nos Estados Unidos, pode expor ao *Histoplasma capsulatum*.

Um subconjunto importante ITRI é a tuberculose (TB). *Mycobacterium tuberculosis* vem se tornando mais preocupante na última década; a multirresistência a fármacos cada vez é mais comum. Os pacientes podem apresentar sintomas que variam desde tosse típica, escarro com sangue, febre e perda de peso até sintomas súbitos inespecíficos. Um resultado positivo para o derivado proteico purificado (PPD) é definido pelo maior diâmetro transversal do nódulo palpável, no contexto de uma história de exposição, achados radiológicos e estado imune do paciente. Por exemplo, um nódulo de 5 mm pode ser considerado um resultado PPD positivo de 48 até 72 horas, com exposição confirmada do paciente, radiografia de tórax anormal ou imunodeficiência. Essa mesma medida de nódulo em uma criança saudável sem exposições não seria considerada positiva. As fontes possíveis de bacilos álcool-ácido resistentes para coloração e cultura (dependendo da idade do paciente) incluem amostras de escarro, do primeiro aspirado gástrico matinal, líquido cerebrospinal, lavado brônquico ou biópsia obtida por meio de broncoscopia e análise do líquido do empiema ou biópsia pleural, se for necessária a intervenção cirúrgica. A terapia antituberculosa-padrão inicial, enquanto são aguardados os resultados dos testes de cultura e testes de sensibilidade, inclui isoniazida, rifampina e pirazinamida (esquema RHZ). Para possíveis organismos fármaco-resistentes, o etambutol pode ser adicionado temporariamente desde que a acuidade visual seja acompanhada de forma seriada. O curso típico de antibioticoterapia consiste em uma fase inicial de aproximadamente dois meses com 3 ou 4 medicamentos, seguida em uma fase de manutenção de 4 a 10 meses com isoniazida e rifampina. Para TB do SNC ou disseminada, é recomendada uma duração total da terapia de 9 a 12 meses. O tempo total de duração da terapia depende, em última análise, da extensão das anormalidades aos exames de imagem, dos padrões de resistência e dos resultados do acompanhamento das amostras de escarro (no paciente com idade adequada para esse tipo de exame) durante o seguimento clínico. A terapia diretamente observada deverá ser aconselhada rotineiramente.*

QUESTÕES DE COMPREENSÃO

10.1 Um menino de 6 anos de idade, nascido de parto vaginal após gestação a termo sem complicações, apresenta tosse e "respiração rápida" há dois dias. Sua mãe relata que ele tem história de 1 semana de congestão nasal e secreção ocular aquosa, mas não tem febre ou mudança no apetite. Sua temperatura é de 37,4°C e sua frequência respiratória é de 44 mpm. Ele apresenta congestão nasal, rinorreia clara, conjuntivite eritematosa bilateral e secreção aquosa no olho direito. Seus pulmões demonstram crepitantes esparsos e sibilos. Qual é o patógeno mais provável?
A. C. trachomatis.
B. L. monocytogenes.
C. Vírus sincicial respiratório.
D. Rinovírus.
E. S. pneumoniae.

10.2 Uma menina com 2 anos de idade apresenta sofrimento respiratório. Seu pai diz que ela tem tosse e febre (não medida) há três dias. Ela se queixa de "dor na barriga" e teve um episódio de vômito pós-tosse, mas sem diarreia. Suas imunizações estão em dia; sob os demais aspectos a menina é hígida. Sua temperatura é de 38,9°C. Está sonolenta, mas desperta com facilidade. A frequência respiratória é de 28 mpm, e seu exame clínico é significativo para redução do murmúrio vesicular na base esquerda posterior com crepitantes proeminentes. Qual das intervenções a seguir será o melhor próximo passo na avaliação?
A. Hemocultura.
B. Radiografia de tórax.
C. Oximetria de pulso.
D. Cultura de escarro.
E. Esfregaço nasal para pesquisa de vírus.

10.3 Você está avaliando um menino de 8 anos de idade, previamente hígido, que refere febre (não medida), dor de garganta e tosse desde a última semana. Não há rinorreia, vômitos ou diarreia, e seu apetite não foi alterado. De acordo com os registros clínicos,

---
* N. de R.T. No Brasil, o Programa Nacional de Controle da Tuberculose inclui o tratamento diretamente observado. Os detalhes do programa podem ser consultados em http://portalsaude.gov.br.

sua imunização está em dia, e seu peso estava no percentil 25 no exame há 6 meses. Hoje, ele está no percentil 10 para altura. Não tem febre, nem sofrimento respiratório, e as narinas e a orofaringe posterior estão limpas. Apresenta linfadenopatia bilateral cervical e supraclavicular direita. A ausculta torácica é significativa para redução do murmúrio vesicular na base esquerda. Além da radiografia de tórax, qual das opções a seguir será o melhor próximo passo na sua avaliação?

A. Teste rápido para estreptococo com esfregaço da garganta.
B. Esfregaço nasal para pesquisa de vírus.
C. PPD.
D. Biópsia de nódulo linfático.
E. Teste de anticorpos fluorescentes diretos para identificação de *Bordetella pertussis*.

10.4 Uma menina de 13 anos de idade queixa-se de tosse seca, febre discreta e fadiga durante as últimas duas semanas. Ela observou "peito congestionado", piora da tosse ontem, quando caminhava no ar frio da rua. Ela nega congestão nasal, rinorreia, vômitos ou diarreia. Sua mãe diz que, em geral, ela é saudável com uma história de apenas alergias na estação do verão. Seus sinais vitais, esforço respiratório e exame torácico estão normais. Qual das opções a seguir representa o patógeno mais provável?

A. *H. influenzae*.
B. *M. pneumoniae*.
C. Vírus sincicial respiratório.
D. *S. aureus*.
E. *S. pneumoniae*.

RESPOSTAS

10.1 **A.** Tosse e aumento do esforço respiratório em um lactente sem febre, com secreção ocular, são consistentes com *Chlamydia*. A transmissão costuma ocorrer durante o parto vaginal. Quase 25% dos lactentes filhos de mães portadoras de *Chlamydia* desenvolvem conjuntivite; metade deles desenvolve pneumonia. A maioria dos lactentes apresenta infecção respiratória no segundo mês de vida, mas os sintomas podem ser constatados na segunda semana de vida. Esfregaços da pálpebra interna são enviados para PCR, e eritromicina ou sulfisoxazole orais (o último apenas para lactentes acima de 2 meses de idade) é administrada por duas semanas tanto para conjuntivite quanto para pneumonia.

10.2 **C.** Taquipneia e letargia são proeminentes nessa paciente com pneumonia clínica. A oximetria de pulso deverá ser realizada com urgência para confirmar se há necessidade de oxigênio. A cultura de escarro é razoável para pacientes maiores capazes de produzir uma amostra de escarro, mas espécimes apropriadas e diagnosticamente úteis só podem ser obtidas em uma criança de 2 anos de idade por meio de aspirado endotraqueal ou broncoscopia. Por outro lado, na criança saudável de 1 a 3 anos de idade, as preocupações por uma pneumonia atípica são altas, e as manobras invasivas não são indicadas. As viroses (VSR e adenovírus) são proeminentes nessa idade e poderá ser considerada a realização de esfregaço nasal para antígenos virais. Dor abdominal, conforme observado nesta questão, pode ser considerada um sintoma presente na pneumonia, provavelmente como resultado da irritação do diafragma pela infecção pulmonar.

10.3 **C.** O quadro é típico de tuberculose pediátrica. Linfadenopatia mediastinal, cervical ou e peri-hilar e manifestações pulmonares ou extrapulmonares podem ocorrer com doença miliar e meningite, mais comum em lactentes e crianças pequenas. Febre, perda de peso, sinais e sintomas do trato respiratório inferior (possível derrame pleural esquerdo nesse paciente) são achados de TB típica. Deverá ser feito o teste cutâneo com PPD (geralmente com controle) e deverá ser considerada a hospitalização desse paciente em isolamento com pressão negativa para outras avaliações além do PPD (pleurocentese, lavagem broncoalveolar, aspirado gástrico) e, possivelmente, tratamento antituberculose.

10.4 **B.** Todos esses achados são consistentes com infecção por micoplasma ("pneumonia migratória"). O período de incubação para *Mycoplasma* é de 5 a 7 dias, e a maioria dos sintomas é observada durante a 2ª ou 3ª semana de infecção. A hemólise ocorre à medida que os anticorpos atacam as hemácias, estimulando a produção reticulócita. Se necessário, aspirado nasofaríngeo para PCR ou aferição de aglutininas frias podem ajudar no diagnóstico. Achados auscultatórios e radiológicos variam nessa infecção; o raio X de tórax pode ser normal ou apresentar padrão intersticial, derrame ou atelectasia podem ser observados.

DICAS CLÍNICAS

▶ A etiologia da pneumonia varia de acordo com a idade do paciente. Os neonatos apresentam maior risco para estreptococo do grupo B, as crianças de 1 a 3 anos de idade são mais acometidas pelo vírus sincicial respiratório, e os adolescentes, em geral, contraem *Mycoplasma*.

▶ Os esforços para o tratamento da tuberculose devem ser direcionados para isolar um organismo e obter o padrão de sensibilidade, o que permite a seleção do melhor regime antituberculoso.

REFERÊNCIAS

American Academy of Pediatrics. Tuberculosis. In: Pickering LK, ed. *2009 Red Book: Report of the Committee on Infectious Diseases*. 28th ed. Elk Grove Village, IL: American Academy of Pediatrics; 2009:680-701.

Kennedy WA. Disorders of the lungs and pleura. In: Osborn LM, DeWitt TG, First LR, Zenel JA, eds. *Pediatrics*. 1st ed. Philadelphia, PA: Elsevier-Mosby; 2005:803-818.

Moscona A, Murrell MT, Horga M, Burroughs M. Respiratory infections. In: Katz SL, Hotez PJ, Gerson AA, eds. *Krugman's Infectious Diseases of Children*. 11th ed. Philadelphia, PA: Mosby; 2005:493-524.

Roosevelt GE. Acute inflammatory upper airway obstruction. In: Kliegman RM, Stanton BF, St. Geme JW, Schor NF, Behrman RE, eds. *Nelson Textbook of Pediatrics*. 19th ed. Philadelphia, PA: WB Saunders; 2011:1445-1449.

Sandora TJ, Sectish TC. Pneumonia. In: Kliegman RM, Stanton BF, St. Geme JW, Schor NF, Behrman RE, eds. *Nelson Textbook of Pediatrics*. 19th ed. Philadelphia, PA: WB Saunders; 2011:1474-1479.

CASO 11

Você está fazendo plantão em um serviço de emergência na região rural, quando um pai entra agitadamente com a filha de 3 anos de idade na sala de espera. Você prontamente informa-se de que a criança estivera brincando com o seu cão chiuaua no campo da fazenda de parentes onde estava sendo feita uma pulverização contra insetos. Durante a estada na fazenda, a criança desenvolveu cólicas abdominais, tosse, saliva e excitação. No percurso de volta, pareceu apresentar sofrimento respiratório progressivo e perda de controle esfincteriano.

▸ Qual é o diagnóstico mais provável?
▸ Como é feito o diagnóstico?
▸ Qual é a melhor terapia?

RESPOSTAS PARA O CASO 11
Intoxicação por organofosforados

Resumo: Uma criança de 3 anos, previamente hígida, brincando em um local onde estava sendo realizada pulverização contra insetos, desenvolve salivação abundante, lacrimejamento, desconforto respiratório e sintomas gastrintestinais (GI).

- **Diagnóstico mais provável:** Intoxicação por organofosforados.
- **Fazendo o diagnóstico:** Alto índice de suspeição é necessário para que a terapia não seja postergada; a confirmação é feita pelos níveis séricos reduzidos de pseudocolinesterase e colinesterase eritrocitária.
- **Melhor terapia:** Descontaminação da criança, tratamento de suporte, administração de atropina ou de pralidoxima.

ANÁLISE

Objetivos

1. Reconhecer sinais, sintomas e tratamento da intoxicação por organofosforados.
2. Familiarizar-se com as opções de tratamento para os vários agentes comumente ingeridos.

Considerações

Essa criança demonstra evidência de intoxicação por organofosforados, a principal causa de ingestão letal não farmacológica em crianças. Ela foi exposta durante a pulverização de insetos no campo e está em risco de absorção contínua da toxina até que a descontaminação das suas roupas seja realizada.

Nota: Para algumas crianças expostas a uma substância tóxica, os pais são capazes de fornecer o recipiente do agente tóxico. Para outras, ou o recipiente não está disponível ou os sintomas não estão obviamente relacionados a uma exposição tóxica. Em todos os casos, uma história completa e exame físico, associados a um alto índice de suspeição nas crianças pequenas, são necessários para assegurar que o diagnóstico de exposição tóxica acidental seja estabelecido.

ABORDAGEM À
Intoxicação por organofosforados

DEFINIÇÕES

SINTOMAS NICOTÍNICOS: Cardíacos (hipertensão, taquicardia, arritmia); musculares (fasciculações, fraqueza, tremores); insuficiência respiratória por paralisia do diafragma; hipertensão.

SINTOMAS MUSCARÍNICOS: Gastrintestinais (vômitos, incontinência urinária e fecal); respiratórios (broncorreia, broncoespasmo); cardíacos (hipotensão, bradicardia); lacrimejamento e salivação abundante; miose.

ABORDAGEM CLÍNICA

Milhões de crianças apresentam intoxicação todos os anos, e cerca de 90% das exposições ocorrem em casa. Quase metade de todas as intoxicações acidentais acontece em crianças com menos de 5 anos de idade. As crianças de 6 a 12 anos de idade apresentam menor probabilidade de exposição, e aquelas com mais de 12 anos, em geral, expõem-se intencionalmente aos produtos tóxicos. Hoje, o óbito devido à intoxicação acidental é raro, porque uma série de medidas foi implementada, incluindo prevenção contra intoxicação como parte de todas as consultas de puericultura, desenvolvimento de centros regionais de controle de venenos, embalagem com abertura de segurança à prova de crianças e melhora do tratamento clínico.

A intoxicação por organofosforados pode ocorrer através da pele ou das membranas mucosas, pela inalação ou pela ingestão. Normalmente encontrados em pesticidas, como paration, malation e diazinona, os organofosforados ligam-se irreversivelmente à colinesterase dos neurônios e eritrócitos, bem como à pseudocolinesterase do fígado. O achado comum é a falha na cessação dos efeitos da acetilcolina nos sítios receptores.

Os sinais e sintomas do excesso de colinérgicos costumam ser lembrados com a forma mnemônica em inglês *dumb bells*:

D   diarreia/defecação
U   urinação
M   miose
B   bradicardia
B   broncorreia
E   emese/excitação muscular
L   lacrimejamento
S   salivação

Além desses efeitos muscarínicos e nicotínicos, também são observados efeitos centrais, como obnubilação, convulsões e apneia.

A confirmação da exposição pode ser feita pelos níveis séricos reduzidos da pseudocolinesterase e da colinesterase eritrocitária, mas a correlação desses níveis com a magnitude da exposição ou dos sintomas observados é fraca. Por isso, deve haver um alto índice de suspeição para diagnosticar com rapidez e precisão uma exposição a organofosforados.

O tratamento do paciente exposto a organofosforados consiste em descontaminação rápida, por meio da remoção de toda a roupa e lavagem de todas as superfícies cutâneas. Nos casos de ingestão, pode-se tentar lavagem gástrica ou carvão vegetal ativado, mas os compostos organofosforados são absorvidos com rapidez, e os benefícios são limitados. Pode-se aplicar o **ABC** da reanimação: manejar as vias **a**éreas (pode ser necessária a intubação); controlar a respiração (*breathing*) (secreções em excesso podem requerer frequentes aspirações) e manter a **c**irculação.

Duas terapias específicas para conter os efeitos da intoxicação por organofosforados incluem atropina e pralidoxima. A atropina age antagonizando o receptor muscarínico; doses elevadas, repetidas e às vezes contínuas podem ser necessárias. Em geral, a quantidade e o número de doses de atropina necessárias estão correlacionados com o grau de exposição e podem ajudar na previsão da duração do curso. A pralidoxima é uma oxima reativadora da colinesterase, em geral utilizada nos pacientes com fraqueza muscular significativa, em especial se for necessária a ventilação mecânica devido à falência muscular.

Atenção cuidadosa ao ambiente da criança pode ajudar a evitar os incontáveis casos de ingestão tóxica. Aconselhamento dos pais para deixarem a casa à "prova de intoxicação" é o primeiro passo para a prevenção. Material impresso e em vídeo está disponibilizado pela American Academy of Pediatrics, por meio dos departamentos municipais e estaduais de saúde e dos centros de controle de intoxicações. Todas as famílias recebem instruções para estarem familiarizadas com a rede nacional dos centros de controle de intoxicações, pelo telefone 1-800-222-1222.*

QUESTÕES DE COMPREENSÃO

11.1 Estudantes de uma escola construída em 1951 estão em risco de qual das opções a seguir?

- A. Arsênico.
- B. Asbesto.
- C. Diclorodifeniltricloroetano (DDT).
- D. Mercúrio.
- E. Bifenil policlorinatado (PCB).

11.2 Uma criança de 8 anos, com deficiência intelectual, ingere o conteúdo de um termômetro de mercúrio. Qual das opções a seguir representa os sintomas mais prováveis?

- A. Ataxia, disartria e parestesia.
- B. Dor torácica e dispneia.
- C. Gengivoestomatite, tremor e distúrbios neuropsiquiátricos.
- D. Sem sintomas.
- E. Fibrose pulmonar.

---

* N. de R.T. No Brasil, os governos municipais e estaduais, em parceria com o Ministério da Saúde, criaram os Centros de Controle de Intoxicações, que tanto atendem por telefone como em hospitais, além de instituírem programas educacionais, como o Educando para Prevenir: Envenenamento. Telefones: 0800-7713733 (SP); 0800-148110 (SP); 0800-410148 (PR); 0800-780200 (RS); 0800-6435252 (SC); 21-36021193 (RJ); 21-27170521 (RJ), entre outros. Sites governamentais: www.saude.rj.gov.br; www.saude.gov.br; CIT – Centro de Informações Toxicológicas – RS: www.cit.rs.gov.br ou 0800 721 3000.

11.3 Uma criança de 4 anos é encontrada com uma garrafa de inseticida que contém arsênico. Qual das opções a seguir representa os sintomas mais prováveis?
   A. Bradicardia com bloqueio atrioventricular completo.
   B. Constipação.
   C. Gastrenterite hemorrágica com perda de líquido para o terceiro espaço.
   D. Hiper-reflexia.
   E. Hipotermia.
11.4 Exposição a toxinas ambientais pode ocorrer de várias maneiras. Qual das opções a seguir representa o mecanismo de exposição mais provável?
   A. Exposição ao asbesto por meio de materiais perigosos utilizados em trabalhos manuais e *hobbies*.
   B. Exposição de uma criança ao berílio da roupa dos seus pais.
   C. Intoxicação por ferro das descargas dos veículos.
   D. Toxicidade por chumbo com a ingestão de pedaços de um lápis.
   E. Exposição transplacentária ao benzeno.

RESPOSTAS

11.1 **B.** Entre 1947 e 1973, era comum o amianto ser pulverizado nos forros das escolas como retardador de incêndio. A deterioração resulta em liberação de fibras microscópicas no ar. Em geral, o rebaixamento de tetos ou a colocação de barreiras é suficiente para proteger contra esse carcinógeno.

11.2 **D.** É improvável que essa criança desenvolva sintomas (a quantidade de mercúrio é pequena); a ingestão crítica abundante do mercúrio natural poderia resultar em uma série de queixas gastrintestinais (GI). Se o mercúrio natural estivesse na forma de vapor, as queixas GI seriam observadas junto com febre, calafrios, cefaleia, alterações visuais, tosse, dor torácica e possível pneumonite e edema pulmonar. A exposição aos sais de mercúrio inorgânico (pesticidas, desinfetantes, explosivos, baterias secas) pode causar queimaduras gastresofágicas, náuseas, vômitos, dor abdominal, hematêmese, hematoquezia, choque cardiovascular ou óbito. Ataxia, disartria e parestesia são vistas na intoxicação por metilmercúrio (exposição a peixes contaminados). Gengivoestomatite, tremores e transtornos psiquiátricos são vistos na intoxicação crônica por mercúrio inorgânico; a expressão "louco como um chapeleiro" nasceu no início do período industrial e origina-se do perigo ocupacional da exposição dos trabalhadores aos vapores contendo mercúrio, durante o processo de confecção dos chapéus de feltro.

11.3 **C.** As ingestões agudas de arsênico podem causar náuseas, vômitos, dor abdominal e diarreia. As perdas para o terceiro espaço e hemorragia intestinal podem levar ao choque hipovolêmico. Os sintomas cardíacos incluem taquicardia ventricular (prolongamento do intervalo QT) e insuficiência cardíaca congestiva (ICC). Esses pacientes podem desenvolver convulsões, edema cerebral, encefalopatia e coma. No início, desenvolvem perda dos reflexos tendinosos profundos, paralisia, disestesias dolorosas e insuficiência respiratória semelhante àquela da síndrome de Guillain-Barré. Também podem ser observadas febre, anemia, alopecia, hepatite e insuficiência renal.

11.4 **B.** Compostos solúveis em gordura (lipossolúveis) podem ser transmitidos de forma transplacentária (mas o benzeno seria pouco comum). As roupas de trabalho dos pais podem transmitir compostos perigosos potenciais. É pouco provável que os suprimentos de trabalhos manuais não contenham amianto. As descargas dos veículos são responsáveis por uma série de poluentes (incluindo o chumbo antes da regulamentação da gasolina livre de chumbo[*]), muitos dos quais são carcinógenos, mas a intoxicação por ferro seria rara. O "chumbo" do lápis é, na verdade, grafite (carbono) e não o chumbo natural.

DICAS CLÍNICAS

▶ A intoxicação por organofosforados é a principal causa de ingestão letal não farmacológica nos Estados Unidos.
▶ A forma mnemônica em inglês *dumb bells* ajuda a memorizar os sinais e os sintomas do excesso colinérgico.
▶ A terapia para toxicidade por organofosforados inclui tratamento de suporte e uso de atropina e pralidoxima.

REFERÊNCIAS

Feng S-Y, Goto CS, Baker MD. Toxic ingestions and exposures. In: Rudolph CD, Rudolph AM, Lister G, First LR, Gershon AA, eds. *Rudolph's Pediatrics*. 22nd ed. New York, NY: McGraw-Hill; 2011:455-469.

Fortenberry JD, Mariscalco MM. General principles of poisoning management. In: McMillan JA, Feigin RD, DeAngelis CD, Jones MD, eds. *Oski's Pediatrics: Principles and Practice*. 4th ed. Philadelphia, PA: Lippincott Williams & Wilkins; 2006:747-754.

O'Donnell KA, Ewald MB. Poisonings. In: Kleigman RM, Stanton BF, St. Geme JW, Schor NF, Behrman RE, eds. *Nelson Textbook of Pediatrics*. 19th ed. Philadelphia, PA: WB Saunders; 2011:250-270.

Rumack BH, Dart RC. Poisoning. In: Hay WW, Levin MJ, Sondheimer JM, Deterding RR. *Current Diagnosis & Treatment: Pediatrics*. 20th ed. New York, NY: McGraw-Hill; 2011:321-347.

---

[*] N. de R.T. No Brasil, a gasolina é livre de chumbo desde 1989.

CASO 12

A mãe leva o filho de 2 anos ao seu consultório porque, durante os últimos dois dias, vem notando gotas de sangue vermelho vivo a cada evacuação. Ele está ingerindo sua dieta rotineira de sanduíches de queijo prensados com cerca de 600 mL de leite por dia. Mantém-se afebril e não apresentou vômitos ou diarreia. A mãe observou que ele chora durante as evacuações. Você examina o abdome da criança, e o exame é normal. Ao inspecionar a área retal, você observa uma fissura linear de 7 mm na linha média posterior, estendendo-se da junção anocutânea à linha denteada. Também há um pequeno apêndice cutâneo nessa mesma área. Os pais são os únicos cuidadores.

▶ Qual é o diagnóstico mais provável?
▶ Qual é o melhor tratamento para essa condição?
▶ Qual é o próximo passo na avaliação?

RESPOSTAS PARA O CASO 12
Sangramento retal

Resumo: Menino de dois anos de idade apresenta sangramento retal e dor ao evacuar.

- **Diagnóstico mais provável:** Fissura anal.
- **Melhor tratamento:** Confirmar que a substância vermelha é sangue, realizando pesquisa de sangue oculto nas fezes. Alimentos contendo pigmentos vermelhos, como gelatina, cereais matinais ou beterraba, podem mimetizar sangue. Quando o reagente do teste de pesquisa de sangue oculto nas fezes combina-se com a hemoglobina, o resultado é uma cor azulada. Esse teste é bastante sensível. O exame retal concomitante pode avaliar a presença de fezes impactadas ou endurecidas.
- **Próximo passo:** Quantificar a presença de sangue e revisar os sinais vitais; a taquicardia é o sinal inicial da perda rápida de sangue. A hipotensão é um achado tardio. Iniciar mudanças na dieta e administrar agentes emolientes (amolecedores do bolo fecal); o glicolato de polietileno oral é o mais comumente utilizado e pode ser necessário por alguns meses, para interromper o ciclo de constipação. Os pais devem reduzir a oferta de alimentos que sabidamente causam constipação (como laticínios), aumentar a ingesta de água e evitar agentes formadores de bolo (como as fibras e o *psyllium*).

ANÁLISE

Objetivos

1. Conhecer o diagnóstico diferencial do sangramento retal nas diversas idades.
2. Saber como manejar o sangramento retal.
3. Familiarizar-se com os métodos de investigação das causas de sangramento.

Considerações

A apresentação clínica do sangramento do trato gastrintestinal (GI) frequentemente depende do local de sangramento e da intensidade da hemorragia. A hematoquezia geralmente indica que o local de sangramento é no intestino grosso, mas se houver hemorragia maciça no intestino delgado, a apresentação pode ser semelhante. Nos demais casos, o sangramento do intestino delgado tende a causar melena.

ABORDAGEM AO
Sangramento retal

DEFINIÇÕES

HEMATOQUEZIA: sangue vermelho vivo ou acastanhado nas fezes.
MELENA: Fezes escurecidas, tipo borra de café; a cor é produzida quando o heme é oxidado pela flora intestinal.

ABORDAGEM CLÍNICA

Embora o sangramento gástrico ou duodenal possa causar náusea, vômitos ou diarreia, outros locais de sangramento no trato intestinal raramente causam sintomas GI. A taquicardia e a hipotensão podem ser os primeiros sinais antes do surgimento de hematoquezia ou melena. Se houver qualquer alteração dos sinais vitais, é necessária a estabilização imediata. Os pacientes devem ser admitidos ao hospital para monitoração, e o volume intravascular deve ser inicialmente restaurado com soro fisiológico. A seguir, pode ser necessária a transfusão de concentrado de hemácias. Está indicada a mensuração frequente da hemoglobina ou do hematócrito, e o sangramento pode ser monitorado a cada evacuação, por testes de guáiaco se o sangue não for visível macroscopicamente.

Deve ser realizada uma avaliação laboratorial de caoagulopatias que possam estar contribuindo com o quadro, incluindo contagem de plaquetas, tempo de protrombina (TP), tempo de tromboplastina parcial ativada (TTPA), enzimas hepáticas e creatinina. Os níveis de ureia podem estar elevados pela produção de ureia por degradação da hemoglobina no trato GI. A investigação de uma causa infecciosa, como a colite ou a enterite, deve ser realizada se houver história de febre ou diarreia.

Os raios X são frequentemente utilizados em recém-nascidos para pesquisa de sinais de enterocolite necrosante (EN), como ar intramural no sistema porta. Em lactentes e crianças, uma porção proximal dilatada de intestino com ar distal que delineia uma porção telescopada é um sinal de intussuscepção. Um padrão obstrutivo também pode ser observado no volvo. Técnicas especiais de imagem incluem cintilografia para pesquisa de divertículo de Meckel, se houver suspeita dessa condição, ultrassonografia ou enema contrastado com ar, se houver suspeita de intussuscepção, angiografia, que também permite a embolização por um radiologista intervencionista, ou cintilografia com hemácias marcadas para sangramentos de baixo fluxo. O gastrenterologista pediátrico pode ser necessário para identificar o local ou a causa do sangramento. O duodeno, o estômago e o esôfago são avaliados por esofagogastroduodenoscopia (EGD). A cápsula endoscópica é uma nova ferramenta que pode ser utilizada para avaliar o intestino delgado. Para o sangramento GI inferior, a colonoscopia é realizada após a estabilização do paciente.

QUESTÕES DE COMPREENSÃO

12.1 Um menino de 2 meses de idade é trazido pela mãe, com uma história de estrias de sangue nas fezes por três dias. Durante a última semana, ele tem apresentado evacuações mais frequentes, cerca de 4 a 8 por dia. Ele está bem e afebril, e, ao trocar as fraldas, a mãe não encontra sangue. Ele continua tomando cerca de 90 mL de fórmula láctea a cada mamada. Qual das afirmativas a seguir sobre a condição da criança é mais adequada?

    A. A alimentação precisa ser trocada para fórmula à base de soja.

    B. O tratamento consiste em trocar a alimentação para fórmula elementar ou, se a mãe estiver amamentando, solicitar que ela elimine os produtos lácteos da sua dieta.

    C. Antibióticos de largo espectro devem ser administrados por 10 dias.

D. Tranquilizar a mãe de que a condição é benigna e transitória e se resolverá sem intervenção.
E. Em geral, há história familiar de intolerância à lactose.

12.2 Uma menina de 2 anos apresenta o segundo episódio de sangue nas fezes. A mãe traz uma fralda cheia com fezes cor de tijolo. O primeiro episódio ocorreu 6 meses atrás e melhorou em 1 dia, de forma que nenhuma investigação diagnóstica foi realizada. A criança teve menos apetite durante o dia, mas não apresentou febre, vômitos ou queixas de dor. Quais seriam os próximos passos no manejo?
  A. Prescrever um laxativo e um creme anti-hemorroidas por uma semana, e realizar uma consulta de revisão se houver recorrência dos sintomas.
  B. Instruir a mãe a remover o leite e os produtos lácteos da dieta da filha durante 1 ano e então reintroduzir lentamente esses alimentos.
  C. Investigar melhor sobre a quantidade de ibuprofeno que a criança está tomando e prescrever omeprazole.
  D. Admitir a paciente no hospital para observação e cintilografia pra pesquisa de Meckel.
  E. Perguntar à mãe sobre história familiar de doença de Crohn ou colite ulcerativa e solicitar um exame de velocidade de hemossedimentação (VHS).

12.3 Uma menina de 3 dias de idade é trazida ao serviço de emergência por seus pais, após eles terem notado sinais de sangue nas fezes da menina. Ela está mamando bem; os pais negam emese e diarreia. Qual dos seguintes componentes da história seria MENOS útil para determinar a causa da hematoquezia?
  A. Perguntar aos pais se a criança nasceu em casa ou no hospital.
  B. Revisar o prontuário da mãe para determinar a cor do fluido amniótico.
  C. Perguntar sobre o período de tempo transcorrido desde o nascimento até a primeira evacuação e o número específico de evacuações.
  D. Perguntar se o bebê é prematuro.
  E. Perguntar à mãe se ela está amamentando e, em caso positivo, se ela apresenta algum sangramento nos mamilos.

12.4 Um menino de 15 meses é trazido ao serviço de emergência por dois episódios de vômitos não biliosos. O pai relata que o filho não quis o café da manhã, estava bastante agitado e irritável antes de os episódios começarem e pareceu apresentar dor abdominal mas, após vomitar, ficou calmo e dormiu. Duas horas depois, o menino acordou gritando e permaneceu inconsolável por cerca de 30 minutos. Então, caiu novamente no sono. Durante o exame físico, a criança acorda, mas permanece calma no colo do pai. O exame abdominal e geniturinário é normal. O teste do guáiaco para presença de sangue ao exame retal é positivo. Qual é o passo seguinte mais adequado no manejo?
  A. Solicitar a consultoria de um gastrenterologista pediátrico e tipagem sanguínea e provas cruzadas para 5 mL/kg de concentrado de hemácias.
  B. Administrar uma dose de ceftriaxona e agendar uma consulta de revisão com o pediatra um dia após o resultado dos exames de fezes.
  C. Solicitar a consultoria de um cirurgião pediátrico e solicitar um enema contrastado com ar.

D. Medir os níveis de anticorpos *anti-Helicobacter pylori* e administrar omeprazole.

E. Tranquilizar o pai de que os terrores noturnos são comuns nesta faixa etária e podem ser provocados por uma doença orgânica.

RESPOSTAS

12.1 **B.** A proctocolite alérgica é induzida por alergia à proteína do leite de vaca. As fórmulas lácteas-padrão são compostas por essa proteína. A proteína da soja é similar em estrutura, de modo que frequentemente ocorre alergia cruzada. A proteína presente na dieta da mãe pode entrar na composição do leite materno. As fórmulas elementais são compostas de aminoácidos, em vez de proteínas completas. Se a proteína desencadeadora não for retirada da dieta, o quadro pode progredir para enterocolite, resultando em diarreia, má-absorção, vômitos e desidratação significativos. Essa condição em geral apresenta-se antes dos 3 meses de idade e é mais comum em meninos. Pode haver história familiar de atopia.

12.2 **D.** O divertículo de Meckel é uma bolsa originada do íleo, devido à permanência de remanescentes do ducto omfalomesentérico. Tem geralmente de 3 a 6 cm de tamanho e está localizado de 50 a 75 cm de distância da válvula ileocecal. Frequentemente, é revestido por endotélio que sofreu transformação metaplásica que simula a mucosa gástrica; o ácido secretado causa ulceração da mucosa ileal adjacente. Sintomas de sangramento retal intermitente e não doloroso geralmente aparecem aos 2 anos de idade. Essa condição produz 50% de todos os sangramentos do trato GI inferior em crianças abaixo dos 2 anos. Uma cintilografia para pesquisa de divertículo de Meckel é necessária para confirmar o diagnóstico, mas apresenta uma alta taxa de falso-negativos, de forma que uma laparoscopia diagnóstica pode ser necessária. Mesmo que o sangramento cesse, a excisão cirúrgica da mucosa é frequentemente realizada para prevenir novos sangramentos, obstrução ou diverticulite.

12.3 **D.** A enterocolite necrosante (EN) ocorre predominantemente em recém-nascidos prematuros, com bebês a termo representando menos de 25% dos casos. A síndrome do sangue deglutido ocorre no 2º ou 3º dia de vida. O sangue pode ser originário do parto ou do mamilo da mãe. O teste de Apt envolve a diferenciação da hemoglobina fetal da hemoglobina materna, tomando como base o fato de que o sangue do recém-nascido é álcali-resistente. A doença hemorrágica do recém-nascido ocorre em bebês que não receberam vitamina K. Essa condição geralmente não é observada em bebês que nasceram no hospital, já que a vitamina K intramuscular é rotineiramente administrada logo após o nascimento. A doença de Hirschprung apresenta-se sob a forma de um retardo em eliminar mecônio após o nascimento; ela pode progredir para megacólon tóxico ou enterocolite, que irão se manifestar sob a forma de fezes com sangue ou mesmo diarreia.

12.4 **C.** A intussuscepção é a causa mais comum de obstrução intestinal em crianças abaixo de 2 anos. Na maioria dos casos, um ponto de tração não é identificável, mas a condição ocorre quando parte do intestino delgado é telescopada para dentro da luz de uma porção distal do intestino. A luz da porção inserida colapsa e causa obstrução abdominal. A peristalse permanece ativa na tentativa de fazer os conteúdos intestinais progredirem para além da obstrução; isso cria episódios intermitentes de dor intensa em cólicas que, quando cedem, deixam o paciente calmo ou letárgico. Esse é um sinal fortemente indicativo de obstrução abdominal e requer a consultoria de um cirurgião pediátrico. Se a parede intestinal tornar-se isquêmica, com áreas de necrose resultantes, pode haver sangramento, o que normalmente ocorre nas primeiras 12 horas de obstrução. Apenas 60% das crianças apresentam a forma clássica de fezes em geléia de framboesa, compostas de sangue e muco. O enema contrastado com ar pode ser diagnóstico e terapêutico, mas o cirurgião pediátrico deve estar disponível para os casos em que ocorra perfuração ou que a redução não tenha sucesso.

> ### DICAS CLÍNICAS
>
> ▶ As fissuras anais são a causa mais comum de hematoquezia em bebês, crianças e adolescentes.
> ▶ O diagnóstico diferencial da hematoquezia varia de acordo com a faixa etária.
> ▶ Em recém-nascidos, a hematoquezia é mais frequentemente causada por uma condição com risco de morte, enquanto a etiologia em lactentes e crianças geralmente é mais benigna.
> ▶ Se o paciente aparenta estar doente e não há fissura anal visível, é indicada investigação complementar, com exames de fezes, laboratoriais ou por imagem.
> ▶ A taquicardia é a primeira indicação de que a velocidade ou o volume de sangramento são significativos e denota necessidade de internação hospitalar.

REFERÊNCIAS

Densmore JC, Lal DR. Intussusception. In: Rudolph CD, Rudolph AM, Lister GE, First LR, Gershon AA, eds. *Rudolph's Pediatrics*. 22nd ed. New York, NY: McGraw-Hill; 2011:1428-1429.

Kennedy M, Liacouras CA. Intussusception. In: Kliegman RM, Stanton BF, St. Geme III J, Schor N, Behrman R, eds. *Nelson Textbook of Pediatrics*. 19th ed. Philadelphia, PA: WB Saunders; 2011:1287-1289.

Kennedy M, Liacouras CA. Meckel diverticulum and other remnants of the omphalomesenteric duct. In: Kliegman RM, Stanton BF, St. Geme III J, Schor N, Behrman R, eds. *Nelson Textbook of Pediatrics*. 19th ed. Philadelphia, PA: WB Saunders; 2011:1281-1282.

Klinker DB, Gourlay DM. Omphalo-mesenteric duct remnants. In: Rudolph CD, Rudolph AM, Lister GE, First LR, Gershon AA, eds. *Rudolph's Pediatrics*. 22nd ed. New York, NY: McGraw--Hill; 2011:1425-1427.

Maheshwari A, Carlo WA. Hemorrhage in the newborn infant. In: Kliegman RM, Stanton BF, St. Geme III J, Schor N, Behrman R, eds. *Nelson Textbook of Pediatrics*. 19th ed. Philadelphia, PA: WB Saunders; 2011:621.

Noel RJ. Upper and lower gastrointestinal bleeding. In: Rudolph CD, Rudolph AM, Lister GE, First LR, Gershon AA, eds. *Rudolph's Pediatrics*. 22nd ed. New York, NY: McGraw-Hill; 2011:1389-1391.

Sampson HA, Leung DYM. Adverse reactions to foods. In: Kliegman RM, BF, St. Geme III J, Schor N, Behrman R, eds. *Nelson Textbook of Pediatrics*. 19th ed. Philadelphia, PA: WB Saunders; 2011:821.

Sreedharan R, Liacouras CA. Major symptoms and signs of digestive tract disorders. In: Kliegman RM, Stanton BF, St. Geme III J, Schor N, Behrman R, eds. *Nelson Textbook of Pediatrics*. 19th ed. Philadelphia, PA: WB Saunders; 2011:1248-1249.

Stafford SJ, Klein MD. Anal fissure. In: Kliegman RM, Stanton BF, St. Geme III J, Schor N, Behrman R, eds. *Nelson Textbook of Pediatrics*. 19th ed. Philadelphia, PA: WB Saunders; 2011:1359.

Warner B. Necrotizing enterocolitis. In: Rudolph CD, Rudolph AM, Lister GE, First LR, Gershon AA, eds. *Rudolph's Pediatrics*. 22nd ed. New York, NY: McGraw-Hill; 2011:246-248.

CASO 13

Uma criança de 4 anos queixa-se de dor de ouvido. Sua temperatura é de 38,9ºC e apresenta infecção de vias aéreas superiores (IVAS) há vários dias, mas alimenta-se bem e sua atividade está essencialmente normal.

- Qual é o diagnóstico mais provável?
- Qual é a melhor terapia?

RESPOSTAS PARA O CASO 13
Otite média aguda

Resumo: Um menino pré-escolar está com dor de ouvido e febre.
- **Diagnóstico mais provável**: Otite média aguda (OMA).
- **Melhor terapia**: Antibióticos orais.

ANÁLISE
Objetivos

1. Familiarizar-se com a epidemiologia da otite média (OM) em crianças.
2. Conhecer o tratamento para essa condição.
3. Identificar as consequências da infecção grave.

Considerações

A otite média está no alto da lista do diagnóstico diferencial para essa criança com infecção das vias aéreas superiores (IVAS) e otalgia. O diagnóstico pode ser confirmado pela otoscopia pneumática, e após essa confirmação, o tratamento poderá ser iniciado. Deve-se evitar um "diagnóstico pelo telefone". A Figura 13.1 ilustra a anatomia da orelha média.

ABORDAGEM À
Otite média aguda

DEFINIÇÕES

OTITE MÉDIA AGUDA (OMA): Presença de otalgia ("dor de ouvido"), febre e outros sintomas associados aos achados de uma membrana timpânica (MT) hiperemiada, opaca, com pouca mobilidade e abaulada.

MIRINGOTOMIA E INSERÇÃO DE TUBOS DE EQUALIZAÇÃO DE PRESSÃO: Procedimento cirúrgico envolvendo incisão na MT e colocação de tubos de equalização de pressão (EP) (pequenos drenos de material plástico ou de metal ancorados na MT) para ventilar a orelha média e ajudar a evitar o reacúmulo de líquidos na orelha média.

OTITE MÉDIA COM EFUSÃO (OTITE MÉDIA SECRETORA): Condição em que há coleção de líquidos atrás da MT, mas sem sinais e sintomas de OMA. Às vezes, também chamada de OM serosa.

OTOSCOPIA PNEUMÁTICA: Processo que cria uma câmara selada com o espéculo do aparelho. Enquanto se aplica pressão suave positiva e pressão negativa

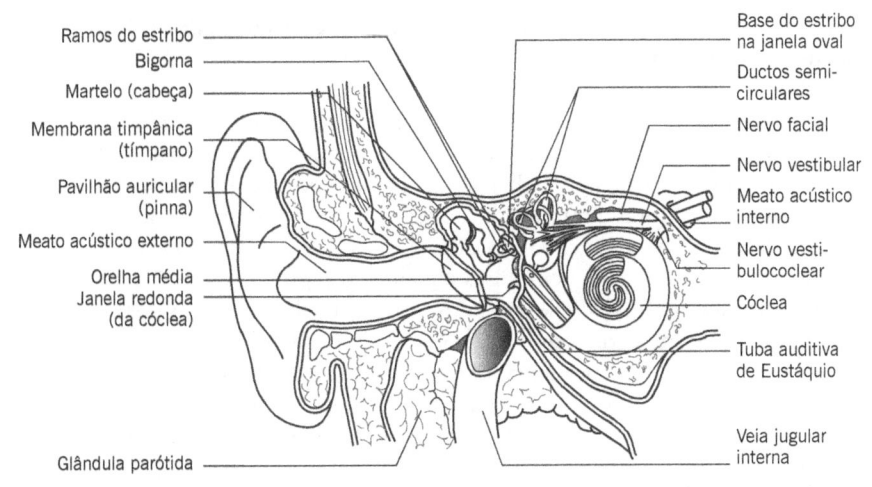

Figura 13.1 Anatomia da orelha média.* (Redesenhada, com permissão, de Rudolph CD, Rudolph AM, Hostetter MK, Lister G, Siegel NJ, Eds. *Rudolph's Pediatrics.* 21st ed. New York, NY:McGraw-Hill; 2003:1240.)

à pera, pode-se observar o grau de mobilidade da MT em resposta à mudança de pressão.

TIMPANOCENTESE: Procedimento cirúrgico menor, em que é feita uma pequena incisão na MT para drenar o pus e o líquido do espaço da orelha média. Esse procedimento não costuma ser realizado no consultório de cuidados primários, além disso é realizado por um especialista.

ABORDAGEM CLÍNICA

Otite média é um diagnóstico comum na população pediátrica. **Os patógenos bacterianos comuns englobam: *Streptococcus pneumoniae*, *Haemophilus influenzae* não tipável e *Moraxella catarrhalis*.** Outros organismos, *Staphylococcus aureus*, *Esccherichia coli*, *Klebsiella pneumoniae* e *Pseudomonas aeruginosa* são encontrados em neonatos e em pacientes com deficiências imunes. Os vírus podem causar OMA e, em muitos casos, a etiologia é desconhecida. A OM aguda é diagnosticada na criança com febre (em geral, < 40°C, dor de ouvido (acordando a criança durante o sono noturno) e mal-estar generalizado. Os sintomas sistêmicos abrangem anorexia, náuseas, vômitos,

---

* N. de R.T. A Sociedade Brasileira de Anatomia adotou o termo orelha para designar tanto o órgão da audição em sua totalidade quanto a parte visível e externa que corresponde ao pavilhão auricular (2001). Nos arquivos da BIREME, encontram-se registros tanto de orelha quanto de ouvido (50% para cada termo).

diarreia e cefaleia. Os achados do exame incluem **MT vermelha, abaulada e com pouca mobilidade à otoscopia pneumática.** A MT pode estar opaca, com pus visível atrás dela, os limites da orelha média podem estar indefinidos e, se a MT foi rompida, o pus pode ser encontrado no canal auditivo. Os limites normais estão ilustrados na Figura 13.2.

Em algumas situações, e em uma criança com poucos sintomas, pode estar indicado um período de alguns dias de cuidadosa conduta expectante, já que muitos casos de OMA apresentam resolução espontânea. Se os antibióticos forem considerados necessários e dependendo dos padrões de resistência bacteriana de cada comunidade, a amoxicilina em doses até 80 a 90 mg/kg/dia, por 7 a 10 dias, costuma ser o tratamento inicial. Se não houver melhora clínica depois de três dias de tratamento, muito médicos consideram uma mudança para amoxicilina-clavulanato, cefuroxima axetil, azitromicina, cefixima ou ceftriaxona ou a realização da timpanocentese. Em geral, as terapias auxiliares (analgésicos ou antipiréticos) são indicadas, mas outras medidas (anti-histaminas, descongestionantes e corticosteroides) são ineficazes.

Após um episódio de OMA, a presença de líquido na orelha média pode persistir por até vários meses. Se a audição permanecer normal, a efusão da orelha média costuma ser tratada com observação, mas alguns médicos tratam com antibióticos. Quando o líquido não desaparece ou ocorrem episódios recorrentes de OM supurativa, em especial se a perda da audição estiver presente, costuma-se implementar a miringotomia com tubos EP.

Raras, mas graves, as complicações da OM incluem **mastoidite, osteomielite do osso temporal, paralisia do nervo facial,** formação de abscessos epidural e sub-

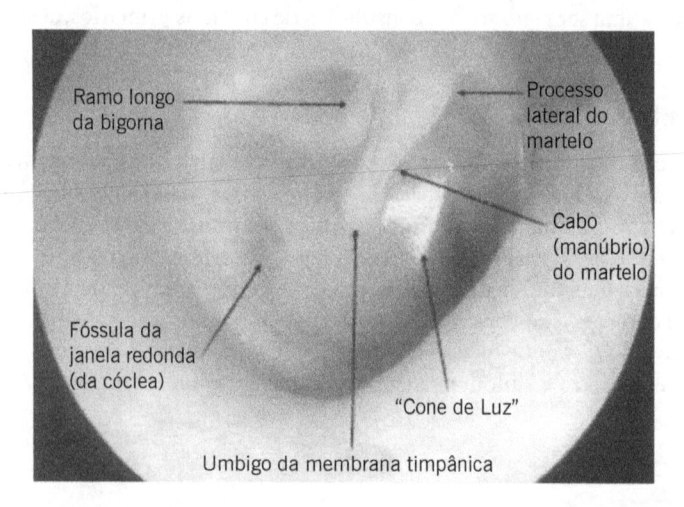

Figura 13.2 Membrana timpânica. (Redesenhada, com permissão, de Rudolph CD, Rudolph AM, Hostetter MK, Lister G, Siegel NJ, Eds. *Rudolph's Pediatrics.* 21st ed. New York, NY:McGraw-Hill; 2003:1240.)

dural, meningite, trombose do seio lateral e hidrocéfalo otítico (evidência de aumento da pressão intracraniana com a OM). Um paciente com OMA, cujo curso clínico seja raro ou prolongado, deve ser avaliado para uma dessas condições.

QUESTÕES DE COMPREENSÃO

13.1 Um menino de 8 anos apresenta dor significativa com a movimentação do pavilhão auricular. Ele não tem febre, náuseas, vômitos ou outros sintomas. Seu estado de saúde é bom, tendo regressado do acampamento de verão, onde nadou, passeou a cavalo e praticou esqui aquático. O exame da orelha revela um pavilhão auricular hiperemiado e muito doloroso à movimentação, canal auditivo bastante vermelho e edemaciado, mas uma MT essencialmente normal. O tratamento mais apropriado é:
   A. Administração de mistura tópica de polimixina e corticosteroides.
   B. Amoxicilina oral em alta dose.
   C. Ceftriaxona intramuscular.
   D. Vancomicina intravenosa.
   E. Timpanocentese e exame cultural.

13.2 Três dias após o início da terapia oral com amoxicilina para OM, um menino de 4 anos continuou com febre, dor de ouvido e edema com hiperemia da região posterior à orelha. O lobo da orelha está deslocado para cima e para o lado. No entanto, ele parece estar bem. Qual das opções a seguir é a conduta mais adequada?
   A. Alterar o regime terapêutico para amoxicilina-clavulanato oral.
   B. Miringotomia e antibióticos parenterais.
   C. Ressonância magnética das estruturas da cabeça.
   D. Esteroides tópicos.
   E. Timpanocentese.

13.3 Uma menina com 5 anos apresentou febre, dor de ouvido e vômitos há uma semana. Ela foi diagnosticada com OM e iniciou amoxicilina-clavulanato. No terceiro dia dessa medicação, ela continuava com achados de OM, febre e dor. Foi medicada com ceftriaxona intramuscular e mudou para cefuroxima oral. Agora, 48 horas depois, ela está com febre, dor e não apresenta melhora da OM; exceto isso, ela está bem. Qual das opções a seguir é o próximo passo mais lógico no tratamento?
   A. Adição de esteroides tópicos intranasais à cefuroxima.
   B. Adenoidectomia.
   C. Amoxicilina oral em alta dose.
   D. Trimetoprima-sulfametoxazol oral.
   E. Timpanocentese e cultura do líquido da orelha média.

13.4 Um menino com 1 mês de vida apresenta febre de 39,3°C, irritabilidade, diarreia e dificuldades de alimentação. No exame físico, ele apresenta uma MT hiperemiada e imóvel com pus atrás dela. Qual das opções a seguir representa a conduta mais adequada?

A. Internação hospitalar com avaliação completa para sepse.
B. Ceftriaxona intramuscular e acompanhamento intensivo ambulatorial.
C. Amoxicilina-clavulanato oral.
D. Cefuroxima oral.
E. Amoxicilina oral em altas doses.

RESPOSTAS

13.1 **A.** É provável que o paciente apresente uma otite externa que foi causada pela natação (também conhecida como "doença do nadador"). O tratamento é a aplicação de um agente tópico conforme descrito. A inserção de uma haste absorvente pode ajudar na absorção do excesso de líquido no canal auditivo macerado, edemaciado e ocluído. Entre os organismos causadores estão gêneros de *Pseudomonas* (ou outros organismos gram-negativos), *S. aureus* e, às vezes, fungos (*Candida* ou gêneros de *Aspergillus*).

13.2 **B.** O menino apresenta mastoidite. O diagnóstico pode ser feito clinicamente, mas pode haver necessidade de confirmação pela tomografia computadorizada (TC). O tratamento inclui miringotomia, exame cultural do líquido e antibióticos parenterais. A drenagem cirúrgica das células pneumáticas da mastoide será necessária se não houver melhora em 24 a 48 horas.

13.3 **E.** Após o insucesso de vários regimes antibióticos, a timpanocentese e a cultura do líquido da orelha média são indicadas.

13.4 **A.** Criança muito pequena com OM (em especial se apresentar irritabilidade ou letargia) apresenta alto risco para bacteriemia ou outra infecção grave. Em geral, a hospitalização e os antibióticos parenterais são necessários.

DICAS CLÍNICAS

▶ Os patógenos bacterianos mais comuns que causam otite média (OM) são *S. pneumoniae*, *H. influenzae* não tipificável e *M. catarrhalis*.

▶ Os achados do exame físico da otite média (OM) incluem membrana timpânica hiperemiada e abaulada com pouca mobilidade à otoscopia, membrana timpânica opaca com pus visível atrás dela, limites da orelha média indefinidos e, se a membrana timpânica foi rompida, presença de pus no canal auditivo.

▶ O tratamento inicial da OM costuma incluir amoxicilina (dependendo dos padrões locais de resistência bacteriana); se não houver melhora clínica depois de três dias de tratamento, é indicada uma mudança para amoxicilina-clavulanato, cefuroxima axetil, ceftriaxona ou uma timpanocentese.

▶ Complicações são raras, mas incluem mastoidite, osteomielite óssea temporal, paralisia do nervo facial, formação de abscessos epidural e subdural, meningite, trombose do seio lateral e hidrocéfalo otítico.

REFERÊNCIAS

Haddad J. External otitis (otitis externa). In: Kleigman RM, Stanton BF, St. Geme JW, Schor NF, Behrman RE, eds. *Nelson Textbook of Pediatrics*. 19th ed. Philadelphia, PA: WB Saunders; 2011:2196-2199.

Kerschner JE. Otitis media. In: Kleigman RM, Stanton BF, St. Geme JW, Schor NF, Behrman RE, eds. *Nelson Textbook of Pediatrics*. 19th ed. Philadelphia, PA: WB Saunders; 2011:2199-2213.

Klein JO. Otitis media. In: Rudolph CD, Rudolph AM, Lister G, First LR, Gershon AA, eds. *Rudolph's Pediatrics*. 22nd ed. New York, NY: McGraw-Hill; 2011:973-979.

Kline MW. Otitis externa. In: McMillan JA, Feigin RD, DeAngelis CD, Jones MD, eds. *Oski's Pediatrics: Principles and Practice*. 4th ed. Philadelphia, PA: Lippincott Williams & Wilkins; 2006:1496-1497.

Kline MW. Mastoiditis. In: McMillan JA, Feigin RD, DeAngelis CD, Jones MD, eds. *Oski's Pediatrics: Principles and Practice*. 4th ed. Philadelphia, PA: Lippincott Williams & Wilkins; 2006:1501-1502.

Rudolph C. Otitis externa. In: Rudolph CD, Rudolph AM, Lister G, First LR, Gershon AA, eds. *Rudolph's Pediatrics*. 22nd ed. New York, NY: McGraw-Hill; 2011:979.

Schwarzwald H, Kline MW. Otitis media. In: McMillan JA, Feigin RD, DeAngelis CD, Jones MD, eds. *Oski's Pediatrics: Principles and Practice*. 4th ed. Philadelphia, PA: Lippincott Williams & Wilkins; 2006:1497-1500.

Yoon PJ, Kelley PE, Friedman NR. Acute otitis media. In: Hay WW, Levin MJ, Sondheimer JM, Deterding RR. *Current Diagnosis & Treatment: Pediatrics*. 20th ed. New York, NY: McGraw-Hill; 2011:453-464.

Yoon PJ, Kelley PE, Friedman NR. Mastoiditis. In: Hay WW, Levin MJ, Sondheimer JM, Deterding RR. *Current Diagnosis & Treatment: Pediatrics*. 20th ed. New York, NY: McGraw-Hill; 2011:464-465.

Yoon PJ, Kelley PE, Friedman NR. Otitis externa. In: Hay WW, Levin MJ, Sondheimer JM, Deterding RR. *Current Diagnosis & Treatment: Pediatrics*. 20th ed. New York, NY: McGraw-Hill; 2011:452-453.

CASO 14

Você foi chamado à sala de parto porque um menino com 2 minutos de vida nasceu flácido e cianótico; seu escore de Apgar foi de 4 e 5. Ele não respondeu bem aos estímulos e à aplicação de oxigênio por cateter. O obstetra que está reanimando a criança informa que ela nasceu de parto vaginal espontâneo de mãe gesta I, para I, com 24 anos. A gravidez transcorreu sem complicações. Os batimentos cardíacos do feto estavam estáveis durante o trabalho de parto. A anestesia epidural foi parcialmente eficaz e foi suplementada com administração intravenosa de meperidina (Demerol) e de prometazina (Fenergan). O líquido amniótico não estava tinto de mecônio, e a mãe não apresentava evidências de infecção intra-amniótica.

▶ Qual é o próximo passo?

RESPOSTAS PARA O CASO 14
Reanimação neonatal

Resumo: Recém-nascido nasceu flácido e cianótico, respondeu de forma desfavorável aos esforços iniciais de reanimação de aquecer, secar e estimular a criança.

- **Próximo passo**: Avaliar a frequência cardíaca (FC) e a respiratória (FR). Se não houver movimentos respiratórios ou a FC for menor que 100 bpm (batimentos por minuto), iniciar ventilação com pressão positiva (VPP) empregando balão com máscara. Em virtude de a mãe ter recebido meperidina durante o trabalho de parto, a administração de naloxona (Narcan) é um importante procedimento na reanimação.

ANÁLISE
Objetivos

1. Conhecer os passos da reanimação do recém-nascido na sala de parto.
2. Familiarizar-se com o uso do índice de Apgar.
3. Familiarizar-se com as condições que causam problemas de transição no recém-nascido, do ambiente intra para o extrauterino.

Considerações

Esse lactente com depressão grave nasceu de mãe saudável sem complicações no pré-natal e no parto, exceto pela anestesia epidural parcialmente efetiva, que foi suplementada com meperidina e prometazina. A VPP foi iniciada e administrada naloxona. O médico deverá estimar o tempo da administração de meperidina na mãe e seus importantes efeitos continuados no neonato.

ABORDAGEM À
Reanimação neonatal

DEFINIÇÕES

NARCOSE: A condição de estupor profundo ou inconsciência produzida por substância química, como medicamento ou anestesia.

HIPOXIA PERINATAL: Oxigenação deficiente do neonato que, se grave, pode levar à depressão cerebral e apneia secundária não responsiva à estimulação.

VENTILAÇÃO COM PRESSÃO POSITIVA (VPP): Respiração mecânica empregando balão com máscara.

ABORDAGEM CLÍNICA

A reanimação na sala de parto segue o **ABC** da ressuscitação cardiopulmonar para pacientes de todas as idades: manejar as vias aéreas, controlar a respiração (*breathing*) e manter a circulação com medicamentos e compressões no tórax/massagem cardíaca (se necessário).

Nesse caso, é provável que a meperidina administrada durante o trabalho de parto seja responsável pela apneia do lactente e pela insuficiência respiratória. Em geral, os neonatos com narcose apresentam uma boa resposta da FC, mas o esforço respiratório é insatisfatório em resposta à ventilação empregando balão com máscara. **A terapia para a depressão relacionada a narcótico** é a administração intravenosa (IV), intramuscular (IM), subcutânea (SC) ou endotraqueal de **naloxona (Narcan)**; novas doses podem ser necessárias no caso de o neonato apresentar recorrência da depressão respiratória.

O **índice de Apgar** (Quadro 14.1) é amplamente empregado para avaliar a transição do neonato do ambiente intra para o extrauterino. As notas 0, 1 ou 2 são atribuídas no primeiro e no quinto minutos de vida para os pontos-chave na avaliação da vitalidade do recém-nascido. A nota no primeiro minuto ajuda a determinar o bem-estar do bebê no período logo antes do nascimento, e as notas abaixo de 3, historicamente, eram usadas para indicar a necessidade de reanimação imediata. Na prática atual, na FC, cor e FR do RN imediatas são utilizadas para a determinação da reanimação, em vez das notas do primeiro minuto do índice de Apgar. O índice do quinto minuto é um indicador do sucesso dos esforços de reanimação. Alguns médicos continuam a medir os índices de Apgar além do quinto minuto para determinar a resposta continuada aos esforços de reanimação. O índice de Apgar isolado não determina a morbidade ou a mortalidade neonatal.

QUADRO 14.1 • Avaliação do recém-nascido pelo índice de Apgar			
Sinal	0	1	2
Frequência cardíaca	Ausente	< 100 bpm	> 100 bpm
Esforço respiratório	Ausente	Lento, irregular	Forte, choro
Tônus muscular	Flácido	Alguma flexão de pernas e braços	Boa flexão, movimento ativo das extremidades
Irritabilidade reflexa (resposta ao cateter nasal)	Sem resposta	Caretas	Tosse ou espirro
Cor	Cianótico/pálido	Corpo rosado, acrocianose (cianose de extremidades)	Totalmente rosado

QUESTÕES DE COMPREENSÃO

14.1 Uma menina nasceu por cesariana emergencial, de mãe com 34 anos de idade, cuja gravidez foi complicada pela hipertensão e pela frequência cardíaca fetal anormal ao monitoramento. Ela nasceu envolta por mecônio espesso e esverdeado, além de flácida, com apneia e bradicardia. Qual das opções a seguir representa o melhor primeiro passo na reanimação dessa criança?

  A. Administrar bicarbonato IV.
  B. Administrar naloxona IV.
  C. Iniciar ventilação empregando balão com máscara.
  D. Iniciar compressões no tórax imediatamente.
  E. Intubar com sonda endotraqueal e sugar o mecônio da traqueia.

14.2 Um menino nasceu a termo por parto vaginal de mãe com 22 anos de idade. Logo após o nascimento, foi observado abdome escafoide, cianose e desconforto respiratório. As bulhas cardíacas foram ouvidas no lado direito do tórax, e os sons respiratórios estavam diminuídos no lado esquerdo. Qual das opções a seguir será o próximo passo mais adequado na reanimação da criança?

  A. Administrar bicarbonato IV.
  B. Administrar naloxona IV.
  C. Iniciar ventilação empregando balão com máscara.
  D. Iniciar compressões no tórax imediatamente.
  E. Intubar com sonda endotraqueal.

14.3 Menino nascido com 37 semanas de gestação, de gravidez sem complicações, de mãe com 33 anos de idade. Ao nascimento, ele estava letárgico e com FC de 40 bpm. Foi administrado oxigênio empregando balão com máscara, e ele foi intubado; sua FC permaneceu em 40 bpm. Qual das opções a seguir será o próximo passo mais adequado?

  A. Administrar bicarbonato IV.
  B. Administrar atropina IV.
  C. Administrar epinefrina IV.
  D. Administrar cloreto de cálcio IV.
  E. Iniciar compressões no tórax.

14.4 Uma recém-nascida a termo por parto vaginal, de gravidez sem complicações. Ela tem aparência normal, mas apresenta desconforto respiratório quando para de chorar. Quando chora fica rosada; quando não chora, o trabalho respiratório é intenso e começa a ficar cianótica. Qual das opções a seguir é a explicação mais provável para esses sintomas?

  A. Atresia das coanas.
  B. Hérnia de diafragma.
  C. Aspiração de mecônio.
  D. Narcose neonatal.
  E. Pneumotórax.

RESPOSTAS

14.1 **E.** É feita tentativa de remover o mecônio da orofaringe e das vias aéreas antes de iniciar as respirações. O melhor é que o obstetra inicie a sucção do mecônio logo após o surgimento da cabeça e que depois o pediatra remova o mecônio usando um aspirador ou por intubação endotraqueal. A ventilação é iniciada depois que o mecônio é removido. O objetivo desse procedimento é retirar o mecônio das vias aéreas e evitar sua aspiração para as pequenas vias aéreas, onde pode ocorrer um desequilíbrio ventilação-perfusão com efeitos deletérios.

14.2 **E.** O caso descreve uma criança com hérnia de diafragma. Como resultado dos conteúdos do intestino herniados para o tórax, em geral, essas crianças apresentam hipoplasia pulmonar. A ventilação empregando balão com máscara causará acúmulo de gás no intestino (que está localizado no tórax) e comprometimento respiratório adicional. Por isso, a intubação endotraqueal é a melhor conduta a ser tomada.

14.3 **E.** Se a FC permanecer abaixo de 60 bpm independentemente da VPP com 100% de oxigênio, as compressões no tórax serão aplicadas por 30 segundos. Se a FC continuar abaixo de 60 bpm, a terapia medicamentosa (em geral epinefrina) é indicada.

14.4 **A.** Os recém-nascidos apresentam respiração nasal obrigatória até cerca de 4 meses de idade. Quando choram, eles podem respirar pela boca, mas a potência nasal é necessária em repouso. A atresia de coanas é demonstrada pela tentativa de passagem de sonda de alimentação por meio de cada narina ou pelo embaçamento (nuvem) de uma peça metal fria colocada sob o nariz do lactente. Se for diagnosticada atresia de coanas, até que a correção cirúrgica seja concluída, deve ser realizada a intubação endotraqueal, para que o tubo ultrapasse o sítio de obstrução das vias aéreas.

DICAS CLÍNICAS

▶ Um lactente com frequência cardíaca diminuída, cianose e esforço respiratório inadequado requer reanimação imediata.
▶ A terapia da narcose (depressão respiratória no recém-nascido causada pela administração de medicamentos à mãe para controle da dor) é a administração de naloxona (Narcan) via intravenosa, intramuscular, subcutânea ou endotraqueal.
▶ Em geral, uma criança com hérnia de diafragma tem apresentação imediata com sofrimento respiratório, abdome escafoide, cianose e desvio das bulhas cardíacas para o lado direito do tórax.
▶ A atresia de coanas resulta em desconforto respiratório quando a criança para de chorar; o tratamento imediato é a intubação até que a correção cirúrgica seja efetivada.

REFERÊNCIAS

Carlo WA. Delivery room emergencies. In: Kleigman RM, Stanton BF, St. Geme JW, Schor NF, Behrman RE, eds. *Nelson Textbook of Pediatrics*. 19th ed. Philadelphia, PA: WB Saunders; 2011:575-579.

Carlo WA. Routine delivery room and initial care. In: Kleigman RM, Stanton BF, St. Geme JW, Schor NF, Behrman RE, eds. *Nelson Textbook of Pediatrics*. 19th ed. Philadelphia, PA: WB Saunders; 2011:536-538.

Ekrenkranz RA. Newborn resuscitation. In: McMillan JA, Feigin RD, DeAngelis CD, Jones MD, eds. *Oski's Pediatrics: Principles and Practice*. 4th ed. Philadelphia, PA: Lippincott Williams & Wilkins; 2006:207-213.

Thilo EH, Rosenberg AA. Diaphragmatic hernia. In: Hay WW, Levin MJ, Sondheimer JM, Deterding RR. *Current Diagnosis & Treatment: Pediatrics*. 20th ed. New York, NY: McGraw-Hill; 2011:46-47.

Thilo EH, Rosenberg AA. Perinatal resuscitations. In: Hay WW, Levin MJ, Sondheimer JM, Deterding RR. *Current Diagnosis & Treatment: Pediatrics*. 20th ed. New York, NY: McGraw-Hill; 2011:25-30.

Wyckoff MH. Delivery room resuscitation. In: Rudolph CD, Rudolph AM, Lister G, First LR, Gershon AA, eds. *Rudolph's Pediatrics*. 22nd ed. New York, NY: McGraw-Hill; 2011:164-170.

Yoon PJ, Kelley PE, Friedman NR. Choanal atresia. In: Hay WW, Levin MJ, Sondheimer JM, Deterding RR. *Current Diagnosis & Treatment: Pediatrics*. 20th ed. New York, NY: McGraw-Hill; 2011:473.

Zenel JA. Nose. In: Rudolph CD, Rudolph AM, Lister G, First LR, Gershon AA, eds. *Rudolph's Pediatrics*. 22nd ed. New York, NY: McGraw-Hill; 2011:177.

CASO 15

Um menino de 12 meses de idade, que você acompanha desde o nascimento, é trazido para uma consulta de puericultura. A mãe está preocupada com a maneira como o bebê engatinha, ele arrasta as pernas, em vez de apoiar-se sobre as mãos e os joelhos, e ela gostaria de saber se isso é anormal. Diz que só há pouco tempo a criança começou a engatinhar e não tenta ficar de pé. Você anotou na consulta aos 6 meses de idade que ele ainda não rolava nem sentava; as consultas anteriores não identificaram nenhum achado digno de nota. A gestação e o parto vaginal não apresentaram intercorrências. Hoje, no exame físico, você observa que as pernas dele ficam na postura de "tesoura" (ou seja, pernas estendidas e cruzadas) quando ele é suspenso pelas axilas.

- Qual é o passo inicial na avaliação dessa criança?
- Qual é o diagnóstico mais provável?
- Qual é o próximo passo na avaliação?

RESPOSTAS PARA O CASO 15
Paralisia cerebral

Resumo: Menino de 1 ano de idade engatinha usando primariamente suas extremidades superiores e mantém suas pernas na postura de "tesoura" quando suspenso.

- **Passo inicial**: Obter história detalhada, focando nas idades em que os marcos do desenvolvimento foram atingidos; obter a história da gestação, do parto, social e familiar e realizar exame neurológico minucioso.
- **Diagnóstico mais provável**: Paralisia cerebral (PC).
- **Próximo passo**: Testar acuidade auditiva e visual, considerar uma ressonância magnética (RM) e providenciar terapia com um especialista em desenvolvimento.

ANÁLISE
Objetivos

1. Conhecer a definição de PC.
2. Reconhecer as classificações da PC.
3. Conhecer a abordagem terapêutica básica para a PC.

Considerações

A espasticidade descrita das extremidades inferiores do bebê é anormal e sugestiva de PC. Ele apresenta retardo na função motora ampla. Uma avaliação completa do desenvolvimento e neurológica é crucial para iniciar as terapias que ajudarão essa criança a obter o máximo de resultado funcional. Deverá ser feita uma tentativa para identificar a etiologia da PC da criança, apesar de isso ser frequentemente infrutífero. Conhecer a etiologia pode ajudar no desenvolvimento do plano de tratamento e no planejamento familiar subsequente (em especial se a etiologia for hereditária) e para ajudar a aliviar a culpa parental pela condição da criança.

ABORDAGEM À
Paralisia cerebral

DEFINIÇÕES

PARALISIA CEREBRAL (PC): Distúrbio não progressivo do movimento e da postura que resulta de uma lesão ou anomalia do sistema nervoso central em desenvolvimento (SNC). Essa definição reconhece a origem central da disfunção, distinguindo-a das neuropatias e das miopatias.

RETARDO DO DESENVOLVIMENTO: Falha de uma criança em alcançar a etapa do desenvolvimento da função motora ampla e fina, da linguagem ou das habilidades sociais adaptativas nas idades previstas.

DÉFICIT NEUROLÓGICO: Funcionamento anormal ou ausência de função de uma parte do sistema nervoso.

ABORDAGEM CLÍNICA

Com uma prevalência de pelo menos 3 a 4 casos em cada 1.000 recém-nascidos vivos, a **PC é o distúrbio de movimento infantil mais comum. Quase um terço dos pacientes portadores de PC também apresenta convulsões, e 60% apresentam deficiência intelectual.** Deficiências na audição e na visão, dificuldade na deglutição com concomitante aspiração, deficiências sensoriais e dos membros e transtornos comportamentais são comorbidades comuns.

Muitas crianças com PC não possuem fatores de risco identificáveis. **Pesquisas atuais indicam a grande probabilidade de a PC ser resultante de lesões pré-natais.** Acredita-se que as dificuldades subsequentes durante a **gravidez**, o **parto** e o **período perinatal** sejam reflexo dessas lesões e é **provável que não sejam a causa primária da PC**.

A paralisia cerebral, ou encefalopatia "estática", é o resultado de uma lesão do SNC em um momento delimitado. Por outro lado, as encefalopatias progressivas destroem a função cerebral ao longo do tempo. O termo *estática* é enganador, porque as manifestações da PC podem mudar com a idade. Contraturas e deformidades posturais podem se tornar mais graves com o passar do tempo ou melhorar com a terapia. Além disso, alterações nas diferentes fases de desenvolvimento da criança no início da vida podem modificar a expressão dos seus déficits neurológicos.

A imaturidade do SNC ao nascimento torna o diagnóstico de PC quase impossível no neonato. Se houver suspeita de uma lesão no SNC, o exame de imagem cerebral (ultrassonografia ou RM) poderá ajudar nesse reconhecimento precoce da PC. Achados possíveis nas imagens incluem leucomalácia periventricular, atrofia ou infartos focais. Mais tarde durante a infância, a PC é suspeitada quando a criança não alcança as etapas esperadas do desenvolvimento.

Exemplos de achados preocupantes são:

- Persistência do reflexo de marcha após os 3 meses de idade.
- Reflexo de Moro após 6 meses de idade.
- Reflexo tônico cervical assimétrico após 6 meses de idade.

A PC pode ser classificada de acordo com categorias fisiológicas topográficas e funcionais. Os descritores fisiológicos identificam a anormalidade motora principal e estão divididos nas categorias: piramidal (espástica) e extrapiramidal (não espástica). A categoria extrapiramidal pode ser subdividida em coreoatetoide, atáxica, distônica ou rígida.

A classificação topográfica categoriza os tipos de PC de acordo com o envolvimento dos membros. A **hemiplegia** refere-se ao envolvimento de apenas 1 dos lados do corpo, com maior deficiência das extremidades superiores do que das extremidades inferiores. Na **diplegia**, os quatro membros são acometidos, com maior deficiência das extremidades inferiores. Na **quadriplegia espástica**, os quatro membros são acometidos com deficiência significativa de todas as extremidades, embora os membros superiores possam ser menos afetados do que os membros inferiores. (O termo *paraplegia* é reservado para os distúrbios espinais e para os distúrbios do neurônio motor inferior.)

A classificação funcional da PC baseia-se no "quociente motor" para classificar o paciente nas categorias: mínima, discreta, moderada e grave (profunda). O valor do quociente motor é obtido pela divisão da "idade motora" da criança (isto é, habilidades motoras da idade do desenvolvimento) pela idade cronológica, multiplicado por 100. Um quociente motor de 75 a 100 representa deficiência mínima, 55 a 70, deficiência discreta, 40 a 55, deficiência moderada, e quocientes menores, deficiência grave. Essas categorias ajudam os médicos a identificar as crianças com deficiências menos óbvias de forma que o tratamento precoce possa ser providenciado.

A avaliação da PC baseia-se na história e no exame físico. Os exames de imagem do cérebro e exames metabólicos ou genéticos têm baixo rendimento diagnóstico para o estabelecimento da causa do PC, mas podem ser úteis no manejo do paciente, no planejamento familiar futuro e na tranquilização dos pais. A identificação das condições comórbidas inclui teste cognitivo para avaliar deficiência intelectual e eletrencefalografia para identificar convulsões.

Os objetivos do tratamento incluem melhorar ao máximo a função motora e evitar incapacidades secundárias. Durante os anos pré-escolares, a capacidade de comunicação da criança é importante. O rendimento escolar e a aceitação dos colegas tornam-se questões importantes para as crianças com mais idade. A fisioterapia para os déficits motores pode ser complementada com intervenções farmacológicas e cirúrgicas. A terapia ocupacional melhora a postura e permite que a criança interaja melhor com o ambiente, além de facilitar o cuidado à medida que a criança cresce. As necessidades psicológicas e sociais da família não deverão ser negligenciadas, já que as crianças com PC precisam de apoio físico e emocional constantes.

QUESTÕES DE COMPREENSÃO

15.1 Um lactente a termo necessita reanimação após parto vaginal espontâneo. Os índices de Apgar no primeiro minuto, no quinto minuto e no décimo minuto foram 2, 7 e 9, respectivamente. Os registros médicos da mãe mostram que ela recebeu cuidados rotineiros de pré-natal, com ultrassonografia pré-natal, rastreamento com triplo teste sérico e teste de tolerância à glicose normais. A enfermeira conta que o pai parecia muito agitado e mencionou "processar o obstetra se o bebê não voltasse ao normal". O exame físico que você realiza do bebê não revela anormalidades. No aconselhamento à família, qual das opções a seguir é a mais apropriada?

A. Informar aos pais que seu exame clínico revelou que o bebê está bem.
B. Dizer aos pais que os índices baixos de Apgar no primeiro e no quinto minutos indicam que o bebê sofreu asfixia perinatal.
C. Informar aos pais que devido à gravidez não ter apresentado complicações, é provável que qualquer déficit neurológico que o bebê venha a desenvolver possa ser atribuído a eventos ocorridos durante o parto.
D. Dizer aos pais que seus achados no exame clínico são tranquilizadores e que você realizará uma avaliação cuidadosa do desenvolvimento a cada visita de puericultura.
E. Evitar falar aos pais até que você tenha a chance de conversar com o obstetra e ver os resultados da gasometria do cordão umbilical.

15.2 Um menino de 4 anos com PC chega ao seu consultório para a primeira visita de puericultura. Ele anda com ajuda de aparelhos ortopédicos nas pernas e um andador, sua fala é disártrica e limitada a frases curtas. Nunca foi hospitalizado e não apresenta distúrbios de deglutição. Começou a andar com 2 anos e meio de idade e é incapaz de vestir-se e usar o banheiro sem ajuda. No exame físico, você observa que o menino tem apenas tônus aumentado de forma mínima nas extremidades superiores, mas a coordenação é boa para a função motora fina; ele tem aumento significativo do tônus e dos reflexos dos tendões profundos nas extremidades inferiores. Como você categorizaria a PC dessa criança?

A. Discreta, diplegia.
B. Discreta, hemiplegia.
C. Moderada, diplegia.
D. Moderada, quadriplegia.
E. Grave, diplegia.

15.3 Uma menina nasceu de parto vaginal espontâneo com 28 semanas de gestação em razão de distúrbio cervical. Qual das características a seguir de sua evolução clínica na unidade de tratamento intensivo (UTI) neonatal apresenta maior probabilidade de estar correlacionada ao seu quadro clínico daqui a cinco anos?

A. Administração de surfactante.
B. Apneia da prematuridade.
C. Hemorragia intraventricular de grau IV.
D. Retinopatia da prematuridade fase 1 no exame inicial oftalmológico.
E. Cateterização da artéria umbilical.

15.4 Os pais de uma menina de 2 anos, que recentemente imigraram da Guatemala, levam sua filha pela primeira vez à consulta. A criança nasceu a termo, gravidez e parto sem complicações, e seu curso neonatal foi sem eventos. Ela sentou sem apoio aos 6 meses de idade, ficou de pé aos 10 meses e andou aos 14 meses.

Possui um vocabulário de 10 palavras, é capaz de beber líquidos em um copo e alimenta-se, sem ajuda, com uma colher. Uma outra criança da família morrera aos 5 anos de idade por "problemas cardíacos". No exame físico, você observa contraturas nas extremidades inferiores, rigidez nas mãos, características faciais algo grosseiras e hepatoesplenomegalia. O crescimento da criança está dentro dos limites normais, e seu exame físico é normal para os demais aspectos. Qual das opções a seguir será o próximo passo mais apropriado para o diagnóstico dessa condição?

A. Tomografia computadorizada (TC) do abdome.
B. Ressonância magnética (RM) cerebral.
C. Análise cromossômica.
D. Teste para doenças de depósito.
E. Provas de função tireoidiana.

RESPOSTAS

15.1 **D.** O índice de Apgar no primeiro minuto reflete o ambiente neonatal imediatamente antes do nascimento; o índice no quinto minuto está correlacionado à resposta do recém-nascido às manobras de reanimação. Os índices de Apgar não são indicadores precisos de morbidade. O exame clínico é o melhor indicador da evolução da criança, mas a PC não pode ser descartada com base no exame físico neonatal normal. O melhor é deixar a discussão dos eventos do parto para o obstetra; a maioria dos partos difíceis é resultante de uma lesão antenatal não identificada. Entretanto, evitar falar com os pais só criará mais ansiedade e poderá prejudicar seus esforços de instituir um plano de cuidados para a criança.

15.2 **C.** Na diplegia, as quatro extremidades estão afetadas, com deficiência maior nas extremidades inferiores. Como a maioria das crianças caminha em torno dos 14 meses de idade, esse quociente motor da criança é 14 meses/30 meses = 0,47 que a classifica como déficit moderado.

15.3 **C.** A hemorragia intraventricular é uma complicação nos lactentes pré-termo. Ela está associada a convulsões, hidrocefalia e leucomalácia periventricular. Um sangramento de grau IV envolve o parênquima cerebral, colocando essa criança em altíssimo risco para déficits no desenvolvimento neurológico.

15.4 **D.** Fígado e baço aumentados, fascies grosseira e história de óbito anterior de uma criança por "problemas cardíacos" apontam para uma doença de depósitos. Suas contraturas articulares e rigidez nas mãos podem ser explicadas pelo metabolismo anormal, em vez de déficit do SNC, como na PC.

> ### DICAS CLÍNICAS
>
> ▶ Paralisia cerebral é um distúrbio do movimento ou da postura resultante de uma lesão ou de uma anomalia do sistema nervoso central.
> ▶ A maioria das crianças com paralisia cerebral não apresenta fatores de risco identificáveis para o distúrbio.
> ▶ Os melhores planos de tratamento para a paralisia cerebral utilizam uma abordagem multidisciplinar.

REFERÊNCIAS

American Academy of Pediatrics. Use and abuse of the Apgar score. Available at: http://www.aap.org. Accessed April 23, 2012.

Cooley WC and Committee on Children with Disabilities. Providing a primary care medical home for children and youth with cerebral palsy. *Pediatrics*. 2004; 114:1106-1113.

Johnston MV. Cerebral palsy. In: Kliegman RM, Stanton BF, St. Geme III JW, Schor NF, Behrman RE, eds. *Nelson Textbook of Pediatrics*. 19th ed. Philadelphia, PA: Elsevier WB Saunders; 2011:2061-2065.

Rust RS, Urion DK. Cerebral palsy and static encephalopathies. In: Rudolph CD, Rudolph AM, Lister GE, First LR, Gershon AA, eds. *Rudolph's Pediatrics*. 22nd ed. New York, NY: McGraw-Hill; 2011:2178- 2181.

Shapiro BK, Capute AJ. Cerebral palsy. In: McMillan JA, Feigin RD, DeAngelis CD, Jones MD, eds. *Oski's Pediatrics: Principles and Practice*. 4th ed. Philadelphia, PA: Lippincott Williams & Wilkins; 2006:2251-2258.

CASO 16

Uma menina de 5 anos vem à consulta pela primeira vez em seu consultório com queixas de febre, mal-estar e intensificação de tosse há dois dias. Ela tem uma história de asma com uso diário de esteroide inalatório e de albuterol inalatório, que usa conforme a necessidade. Já tentou utilizar vários medicamentos para resfriados e alergia vendidos sem prescrição, mas seus sintomas respiratórios pioraram nos últimos meses, com uma tosse quase diária, e algumas vezes apresenta expectoração de muco tinto de sangue. Sua história médica pregressa é significativa para um episódio de prolapso retal e sinusite durante os dois últimos invernos. Sua mãe também relata que ela "sempre foi pequena para a idade". O exame físico revela uma criança com aparência de moderadamente doente, cuja altura e peso estão no percentil 5 para a idade. Sua temperatura oral é de 38,3°C e sua frequência respiratória é de 32 mpm. Ela apresenta rinorreia purulenta bilateral espessa, sibilos inspiratórios em todos os campos auscultatórios pulmonares e murmúrio vesicular diminuído no lado direito. As bulhas cardíacas e o enchimento capilar estão normais, mas ela apresenta baqueteamento digital.

▶ Qual é a abordagem diagnóstica na avaliação dessa criança?
▶ Qual é o diagnóstico mais provável?
▶ Qual é o próximo passo na avaliação?

RESPOSTAS PARA O CASO 16
Fibrose cística

Resumo: Menina de 5 anos, com altura inferior ao esperado para a idade cronológica, com diagnóstico anterior de asma, prolapso retal e sinusite, apresenta-se com febre, rinorreia purulenta espessa, ausculta pulmonar anormal e baqueteamento digital.

- **Abordagem diagnóstica:** Obter as histórias perinatal, médica pregressa, familiar e dietética e o resultado do teste de rastreamento neonatal (teste do pezinho) e realizar uma revisão dos sistemas detalhada. Assinalar a altura e o peso da criança na curva-padrão de crescimento.
- **Diagnóstico mais provável:** Fibrose cística.
- **Próximo passo na avaliação:** Obter radiografia de tórax e realizar teste de concentração de cloreto no suor.

ANÁLISE
Objetivos

1. Conhecer os indícios na anamnese e os sinais físicos que diferenciam a fibrose cística de outras condições mais comuns.
2. Saber como diagnosticar com precisão a fibrose cística.
3. Adquirir conhecimento básico das implicações e das limitações do teste genético para fibrose cística.

Considerações

Devem ser realizadas uma a uma: revisão cuidadosa da frequência e da gravidade dos sintomas respiratórios da criança e da resposta aos medicamentos e uma avaliação da saúde geral. Sua baixa estatura e baqueteamento digital (achados raros para asma) sugerem diagnóstico alternativo para seus problemas respiratórios. A sinusite recorrente é rara em crianças pequenas, porque os seios nasais ainda não estão totalmente pneumatizados; é provável que essa menina tenha sido diagnosticada de forma incorreta ou que tenha uma condição subjacente que a predisponha para esse problema.

ABORDAGEM À
Fibrose cística

DEFINIÇÕES

BAQUETEAMENTO: Aumento do ângulo entre a unha e a sua base em 180° ou mais, base ungueal macia à palpação. Embora a condição possa ser familiar, o baqueteamento é raro em crianças, em geral, indicando doença pulmonar crônica, hepática, cardíaca ou gastrintestinal.

FIBROSE CÍSTICA: Causa mais importante de doença pulmonar crônica debilitante e deficiência pancreática exócrina nas primeiras décadas de vida. Ela é caracterizada pela seguinte tríade: doença pulmonar obstrutiva crônica, deficiência pancreática exócrina e concentrações anormalmente altas de eletrólitos no suor. As alterações pancreáticas características dão o nome à doença.

ABORDAGEM CLÍNICA

A fibrose cística afeta 1 em cada 3.500 brancos americanos, 1 em cada 15.000 afro-americanos, 1 em cada 9.200 hispânicos e 1 em cada 32.100 ásio-americanos. Quase sempre ela envolve o trato respiratório; a maioria dos pacientes desenvolve **bronquiectasia** até a idade de 18 meses, embora alguns não experimentem dificuldade respiratória por vários anos. As crianças costumam ser incorretamente diagnosticadas como asmáticas, mas uma história e exame físico cuidadosos revelam achados compatíveis com fibrose cística. **A obstrução brônquica persistente causada pela secreção deficiente de muco e o dano aos cílios respiratórios** predispõe os pacientes com fibrose cística à infecção bacteriana secundária, o que leva a um ciclo inflamatório, lesão tecidual, mais obstrução e infecção crônica. A **pneumonia bacteriana** é inicialmente causada pelo *Staphylococcus aureus*, e as infecções subsequentes pelo *Pseudomonas aeruginosa*. Muitos pacientes com doença avançada abrigam colônias com variadas cepas **mucoides** de *Pseudomonas aeruginosa* **produtoras de muco espesso**, raramente encontradas em outras condições. Uma vez estabelecidas, essas bactérias são quase impossíveis de serem erradicadas.

A reatividade das vias aéreas está presente em 50% dos pacientes, mas a resposta ao broncodilatador é imprevisível e variada. Pneumotórax, hemoptise e *cor pulmonale* são complicações frequentes na doença avançada; problemas pulmonares terminam por causar insuficiência respiratória e cardíaca. O baqueteamento digital e a osteoartropatia hipertrófica são sinais da disfunção orgânica subjacente. A congestão nasal crônica e a opacificação dos seios da face são comuns, mas a sinusite aguda ocorre raramente. Crianças com fibrose cística podem desenvolver pólipos nasais, com resultante obstrução nasal, cefaleia e respiração bucal.

Crianças com FC crescem pouco devido à má digestão causada pela insuficiência pancreática exócrina. Isso pode levar à distensão abdominal, prolapso retal, gordura subcutânea e massa muscular mínimas e evacuações frequentes de fezes oleosas, flutuantes e fétidas. As resultantes deficiências de vitaminas lipossolúveis podem se manifestar sob a forma de neuropatia periférica e anemia hemolítica (vitamina E), cegueira noturna (vitamina A) ou sangramento de mucosas (vitamina K). Se houver distensão glandular pela presença de secreção ou se a luz intestinal for preenchida por material imapctado, podem ocorrer íleo meconial ou obstrução intestinal.

A **infiltração gordurosa do fígado** ou cirrose biliar focal ocorrem em muitos pacientes com fibrose cística. Hepatomegalia, varizes esofágicas e hiperesplenismo são causados pela hipertensão porta que se desenvolve em uma pequena proporção de adolescentes; enquanto a colelitíase é comum em adultos. Em recém-nascidos, os ductos biliares intra-hepáticos bloqueados podem causar icterícia conjugada prolongada. Outros sintomas são **azoospermia**, endocervicite, aumento das glândulas salivares, e um "gosto salgado" na pele (devido à disfunção das glândulas sudoríparas écrinas). Os pacientes e seus familiares precisam de apoio psicossocial abrangente.

Em geral, o diagnóstico de fibrose cística se baseia no teste positivo do suor em conjunto com um dos seguintes eventos: doença pulmonar obstrutiva crônica típica, insuficiência pancreática exócrina documentada e/ou história familiar positiva. Pessoas com fibrose cística apresentam **concentrações elevadas de eletrólitos no suor** por causa das **anormalidades na proteína reguladora de condução transmembrana (CFTR)**. A técnica adequada é importante quando da mensuração do cloreto no suor dos lactentes, em quem a coleta de uma quantidade de suor adequada pode ser difícil. Níveis elevados de eletrólitos no suor (falso-positivos) são relatados em condições como anorexia nervosa, hipotireoidismo e diabetes insípido nefrogênico. Os resultados falso-negativos podem ocorrer nos pacientes com fibrose cística com edema e hipoproteinemia. Em razão de as implicações dos resultados incorretos serem enormes, o teste do suor será melhor justificado quando houver uma suspeita clínica razoável de fibrose cística (ver Quadro 16.1 para indicações) e deverá ser repetido quando os resultados do teste inicial forem duvidosos.

A testagem de DNA poderá ser utilizada quando houver suspeita de fibrose cística, mas os resultados do teste do suor são negativos ou duvidosos. A doença é causada por mutações no **braço longo do cromossomo 7**, a mais comum caracteriza-se pela deleção de um único **aminoácido**, fenilalanina (posição Δ 508 da proteína). Os testes disponíveis detectam que mais de 90% dos indivíduos são portadores de duas mutações no gene para fibrose cística, mas algumas crianças apresentam apenas 1 ou nenhuma mutação detectável por essa metodologia. A doença apresenta herança **autossômica recessiva**.

Em razão de os estudos demonstrarem que o rastreamento neonatal melhora o estado nutricional e o crescimento, além de reduzir as hospitalizações, os testes de rotina para fibrose cística são, agora, realizados em todos os recém-nascidos nos Estados Unidos. O teste de rastreamento, com algumas gotinhas de sangue, do tripsinogênio imunorreativo (TIR) detecta o nível da enzima pancreática, que fica elevada nos lactentes com fibrose cística. As amostras com níveis altos de TIR sofrem um segundo teste TIR ou um teste limitado de DNA. Os lactentes com resultados positivos no rastreamento neonatal são submetidos ao teste de cloreto no suor para confirmação definitiva. Os resultados falso-negativos são possíveis no rastreamento neonatal TIR; por isso, os lactentes com sintomas sugestivos de fibrose cística (como íleo meconial) deverão ser submetidos a outros testes, mesmo que o teste neonatal tenha sido negativo[*] (Fig. 16.1).

O tratamento a longo prazo dos pacientes com fibrose cística é melhor coordenado por **experientes pneumatologistas** pediátricos e inclui diminuir a reatividade das vias aéreas e as infecções, otimizar o estado nutricional e providenciar apoio contínuo psicossocial. O prognóstico varia de acordo com a gravidade da doença. Os lactentes com doença pulmonar grave podem evoluir para o óbito no início da infân-

---

[*] N. de R.T. No Brasil, o teste do pezinho para rastreamento da fibrose cística é realizado em todos os recém-nascidos. Por causa da miscigenação racial brasileira, a mutação Δ 508 aparece em 50% dos casos.

CASOS CLÍNICOS EM PEDIATRIA **135**

QUADRO 16.1 • Indicações para o teste do suor
Gastrintestinal
Diarreia crônica
Esteatorreia
Íleo meconial ou síndrome da rolha meconial
Prolapso retal
Cirrose/hipertensão porta
Icterícia neonatal prolongada
Pancreatite
Deficiência em vitaminas lipossolúveis (em especial A, E, K)
Trato Respiratório
Superior
• Pólipos nasais
• Pansinusite à radiografia
Inferior
• Tosse crônica
• Bronquiolite "sibilante" recorrente
• Asma recorrente ou intratável
• Doença pulmonar obstrutiva
• Pneumonia por estafilococos
• *Pseudomonas aeruginosa* (em especial mucoide) em culturas de orofaringe, de saliva ou de secreção obtida por broncoscopia
Outras
Baqueteamento digital
História familiar de fibrose cística
Retardo no crescimento
Alcalose hiponatrêmica, hipoclorêmica
Desidratação grave ou prostração pelo calor incompatível com a história
"Gosto salgado" do suor
Infertilidade masculina
(*Reproduzido, com autorização, de Rudolph AM, Hostetter MK, Lister G, Siegel NJ, eds.* Rudolph's Pediatrics. *21st Ed. New York, NY:McGraw-Hill; 2003:1973.*)

cia, mas muitos pacientes chegam à adolescência ou à vida adulta. Hoje, a sobrevida média das pessoas com fibrose cística excede os 35 anos de idade.

QUESTÕES DE COMPREENSÃO

16.1 Um lactente nascido a termo de parto vaginal desenvolve vômitos e distensão abdominal após 10 horas do nascimento. Não foi observada qualquer eliminação de fezes. A radiografia abdominal revela alças intestinais distendidas e um padrão de "bolhas" em uma porção do intestino delgado; o colo está estreitado. Qual das opções a seguir você deverá transmitir para os pais?

A. Você gostaria de consultar um cirurgião pediátrico por causa da sua suspeita de que a criança possui a doença de Hirschspring.

B. É provável que a criança tenha enterocolite necrosante, uma condição mais frequente em lactentes prematuros. Por isso, você pergunta a suposta idade gestacional da criança.
C. Você está preocupado com a possibilidade de íleo meconial e gostaria de obter mais informações sobre a história familiar.
D. Você acredita que a criança esteja apenas constipada e gostaria de mudar a alimentação para uma fórmula à base de leite de soja para verificar se a criança tolera melhor.
E. É muito provável que os sintomas da criança e os achados radiológicos sejam normais.

Resultado do rastreamento neonatal para fibrose cística

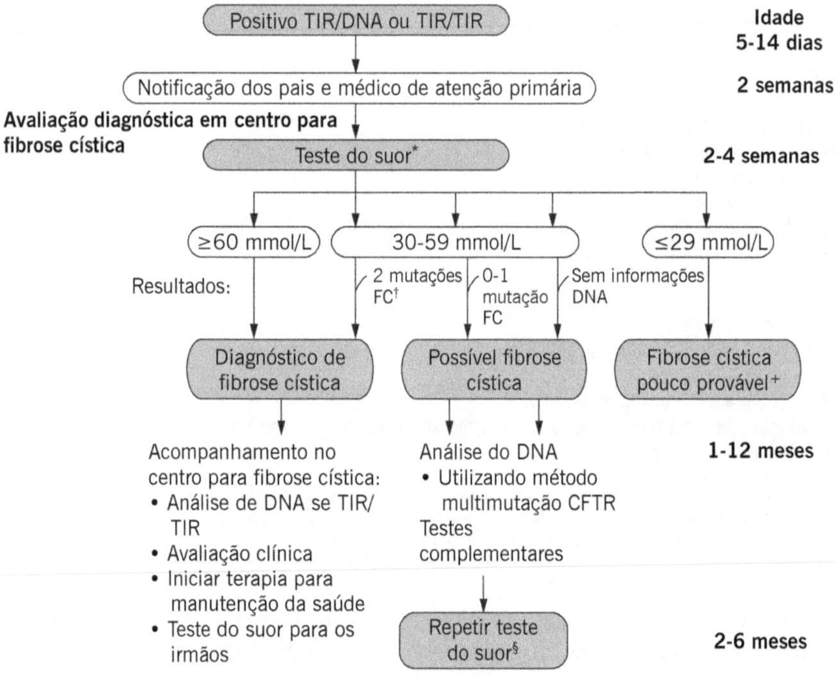

```
                  ( Positivo TIR/DNA ou TIR/TIR )              Idade
                               │                               5-14 dias
                               ▼
         ( Notificação dos pais e médico de atenção primária )  2 semanas
Avaliação diagnóstica em centro para
fibrose cística            ▼
                      ( Teste do suor* )                        2-4 semanas
                   ┌──────────┼──────────┐
              ≥60 mmol/L   30-59 mmol/L   ≤29 mmol/L
Resultados:              2 mutações  0-1     Sem informações
                         FC†        mutação  DNA
                                    FC
                    ▼              ▼                ▼
              Diagnóstico de   Possível fibrose   Fibrose cística
              fibrose cística  cística            pouco provável+
                    ▼              ▼
         Acompanhamento no   Análise do DNA                    1-12 meses
         centro para fibrose cística:  • Utilizando método
         • Análise de DNA se TIR/        multimutação CFTR
           TIR                         Testes
         • Avaliação clínica           complementares
         • Iniciar terapia para
           manutenção da saúde         ▼
         • Teste do suor para os    Repetir teste
           irmãos                   do suor§                   2-6 meses
```

* Se o bebê tiver pelo menos 2 kg ou mais e mais de 36 semanas de idade gestacional, realizar amostragem bilateral de suor com método Gibson-Cooke ou Macroduct; repetir assim que possível se a quantidade de suor for menor de 75 mg ou 75 µL, respectivamente.
† A mutação FC refere-se a um alelo mutante no gene CFTR, que sabidamente causa a fibrose cística.
+A doença é pouco provável; no entanto, se houver duas mutações *FC trans*, a fibrose cística pode ser diagnosticada.
§ Após a repetição do teste do suor, a avaliação depende dos resultados, como acima.

Figura 16.1 O processo diagnóstico para fibrose cística no rastreamento neonatal. (De the National Institutes of Health. http://www.ncbi.nlm.nih.gov/pubmed/18639722. Acessada em 23 de abril de 2012.) TIR, tripsinogênio imunorreativo; CFTR, proteína reguladora de condução transmembrana.

CASOS CLÍNICOS EM PEDIATRIA   **137**

16.2 O tratamento clínico adequado para o paciente da questão anterior inclui:
   A. Mudar a alimentação de enteral para intravenosa; solicitar avaliação com geneticista para a manhã seguinte.
   B. Mudar a alimentação de enteral para intravenosa; obter hemocultura e iniciar os antibióticos.
   C. Mudar a alimentação de enteral para intravenosa, inserir sonda nasográstrica e solicitar avaliação emergencial de um cirurgião pediátrico.
   D. Mudar de leite de vaca para fórmula à base de soja e continuar a observar o lactente.
   E. Não mudar seu tratamento atual.

16.3 Um menino de 10 anos de idade possui uma história de sinusite recorrente e vários episódios de pneumonia. O resultado do exame de eletrólitos no suor está dentro da faixa normal. Qual das alternativas a seguir pode ser excluída de seu diagnóstico diferencial?
   A. Atopia.
   B. Discinesia ciliar primária (Síndrome de Kartagener).
   C. Doença do refluxo gastresofágico (DRGE).
   D. Fibrose cística.
   E. Imunodeficiência combinada grave.

16.4 Uma menina de 2 meses de vida apresenta sibilância e diarreia há cinco dias. Os pais apresentam um relato subjetivo de febre. Ela continua se alimentando bem. As anormalidades laboratoriais que poderiam sugerir fibrose cística incluem todas as seguintes, exceto:
   A. Hiponatremia e hipocloremia.
   B. Alcalose metabólica.
   C. Neutropenia.
   D. Elevação do tempo de protrombina (TP).
   E. Anemia com contagem de reticulócitos de 10%.

RESPOSTAS

16.1 **C.** Considera-se que o íleo meconial – mecônio espessado obstruindo o íleo distal – seja causado pela deficiência em enzimas proteolíticas. A obstrução inicia *in utero*, resultando no subdesenvolvimento do lúmen do intestino distal. Quase sempre essa condição está associada à fibrose cística. A atresia intestinal e a doença de Hirschspring (megacolo aganglônico congênito) causam quadros clínicos similares, mas os achados radiológicos dessa criança são mais consistentes com íleo meconial. A enterocolite necrosante também causa vômitos e distensão abdominal, mas ocorre, em princípio, nos lactentes nascidos com extremo baixo peso (i. e., < 1.000 g); o colo teria tamanho normal. A constipação não é consistente com esse contexto clínico da criança ou o com o quadro radiológico descrito.

16.2 **C.** Íleo meconial é uma cirurgia de emergência, pois o volvo e a perfuração com peritonite são complicações comuns.

16.3 **E.** Crianças com imunodeficiência combinada grave apresentam-se nos primeiros meses de vida, e se não for realizado o transplante de células-tronco, a maioria morre durante o primeiro ano. A fibrose cística não pode ser descartada (já que o teste pode ter resultado falso-negativo); o teste de cloreto no suor deverá ser repetido e deve ser realizada uma revisão completa de sistemas para pesquisa de outros sintomas gastrintestinais ou geniturinários. Bronquiectasia e sinusite crônica são características das síndromes de discinesia ciliar. A pneumonia e a sinusite recorrentes podem ocorrer como complicações da DRGE e da doença atópica.

16.4 **C.** Crianças com fibrose cística perdem quantidades excessivas de cloreto de sódio no suor, o que resulta em alcalose metabólica hiponatrêmica e hipoclorêmica. A má-absorção das gorduras e das proteínas é a causa mais importante da morbidade nos pacientes com fibrose cística; essas crianças necessitam de suplementação de vitaminas lipossolúveis (A, D, E e K). As crianças amamentadas ao seio já estão em risco para deficiência de vitamina K, que se manifesta por um TP elevado. As contagens elevadas de reticulócitos são observadas na hemólise (e sangramento agudo) e seriam vistas na deficiência de vitamina E. A neutropenia pode ocorrer com infecções virais, mas não é um sinal indicativo de fibrose cística.

> ### DICAS CLÍNICAS
>
> ▶ A fibrose cística envolve um defeito na secreção de muco e na função das glândulas écrinas (sudoríparas), resultando em várias obstruções do lúmen visceral e secreção excessiva de eletrólitos.
> ▶ Os sinais e os sintomas extrapulmonares, como baqueteamento digital, sinusite recorrente, retardo no crescimento e má-absorção de gorduras, são pistas diagnósticas para a fibrose cística.
> ▶ Um resultado negativo para o teste de cloreto no suor não descarta a fibrose cística.
> ▶ Íleo meconial no período neonatal é quase patognomônico de fibrose cística.

REFERÊNCIAS

Buckley R. Severe combined immunodeficiency. In: Kliegman RM, Stanton BF, St. Geme III J, Schor N, Behrman R, eds. *Nelson Textbook of Pediatrics*. 19th ed. Philadelphia, PA: WB Saunders; 2011:730-731.

Egan M. Cystic fibrosis. In: Kliegman RM, Stanton BF, St. Geme III J, Schor N, Behrman R, eds. *Nelson Textbook of Pediatrics*. 19th ed. Philadelphia, PA: WB Saunders; 2011:1481-1497.

Ferkol T. Primary ciliary dyskinesia. In: Kliegman RM, Stanton BF, St. Geme III J, Schor N, Behrman R, eds. *Nelson Textbook of Pediatrics*. 19th ed. Philadelphia, PA: WB Saunders; 2011:1497.

Orenstein DM. Cystic fibrosis. In: Rudolph CD, Rudolph AM, Lister GE, First LR, Gershon AA, eds. *Rudolph's Pediatrics*. 22nd ed. New York, NY: McGraw-Hill; 2011:1977-1986.

Rosenstein BJ. Cystic fibrosis. In: McMillan JA, Feigin RD, DeAngelis CD, Jones MD, eds. *Oski's Pediatrics: Principles and Practice*. 4th ed. Philadelphia, PA: Lippincott Williams & Wilkins; 2006:1425-1438.

CASO 17

Uma mãe leva seu filho de 6 anos, previamente saudável, ao seu consultório porque há uma semana ele está claudicando e se queixando de dor no membro inferior e no joelho esquerdos. Ele não sofreu trauma recente, e sua história médica pregressa não identifica eventos dignos de nota. O exame físico revela temperatura oral de 37,8ºC, ausência de edema, de assimetria ou de fraqueza nas extremidades inferiores. Ele demonstra sensibilidade dolorosa sobre o joelho esquerdo, hepatosplenomegalia e petéquias na face e no tórax.

▶ Qual é o diagnóstico mais provável?
▶ Qual é o próximo passo na avaliação?

RESPOSTAS PARA O CASO 17
Leucemia linfoblástica aguda

Resumo: Um menino de 6 anos com história de dor na perna e claudicação há uma semana. Apresenta febre baixa, hepatosplenomegalia e petéquias na face e no tórax.

- **Diagnóstico mais provável**: Leucemia linfoblástica aguda (LLA).
- **Próximo passo na avaliação**: Hemograma completo, contagem de plaquetas e diferencial.

ANÁLISE
Objetivos

1. Descrever as manifestações clínicas da LLA.
2. Descrever os exames laboratoriais e radiológicos empregados no diagnóstico da LLA.
3. Conhecer o plano de tratamento para uma criança com diagnóstico precoce de LLA.
4. Compreender os tópicos relacionados à sobrevida e ao acompanhamento de longo prazo das crianças com LLA.

Considerações

Esse paciente apresenta manifestações clínicas graves de LLA, inclusive dor em membro inferior e em uma articulação, febre, petéquias e hepatosplenomegalia. A maioria dos sinais e dos sintomas da LLA resulta ou da substituição dos componentes normais da medula óssea, pela proliferação clonal de um único linfoblasto que sofreu transformação maligna, ou pela infiltração dessas células linfoides malignas em sítios extramedulares. O diagnóstico e o encaminhamento rápidos a um centro oncológico pediátrico podem aumentar a sobrevida nessa condição patológica.

ABORDAGEM À
Leucemia linfoblástica aguda

DEFINIÇÕES

EXTRAMEDULAR: Áreas do corpo fora da medula óssea.
LINFOBLASTO: Célula precursora, grande, primitiva, indiferenciada, que quase sempre está ausente na circulação periférica.
GRANULOCITOPENIA: Redução nos leucócitos totais circulantes.

PANCITOPENIA: Redução dos eritrócitos, dos leucócitos e das plaquetas circulantes.
TROMBOCITOPENIA: Redução das plaquetas circulantes.

ABORDAGEM CLÍNICA

A **leucemia é a neoplasia pediátrica mais comum**, responsável **por 40% de todas as neoplasias pediátricas**. A leucemia linfoblástica aguda (LLA) afeta a **linha celular linfoide** e compreende quase 75% dos casos de leucemia infantil. A leucemia mieloblástica aguda (LMA) afeta a linhagem de células mieloides (granulócitos, monócitos, e pode afetar os eritrócitos ou megacariócitos) e corresponde a quase 20% dos casos de leucemia na infância. As manifestações clínicas da LMA e da LLA são similares. Nos Estados Unidos, o **pico de incidência da LLA está na idade de 2 a 4 anos** e ocorre com mais frequência nos **meninos**. Crianças com determinadas anormalidades cromossômicas, como a síndrome de Down e a anemia de Fanconi, apresentam risco aumentado de LLA.

Em geral, a LLA é chamada de "grande imitadora" devido aos seus sintomas inespecíficos, como anorexia, irritabilidade, letargia, palidez, sangramento, petéquias, dor em membros inferiores e nas articulações e febre. O exame físico inclui aspecto geral e do nível de energia da criança, sinais vitais (observar se foram utilizados antipiréticos), sangramento, equimoses, petéquias, palidez, dor à palpação dos ossos ou das articulações e hepatosplenomagalia. O diagnóstico diferencial compreende púrpura trombocitopênica idiopática (PTI), anemia aplástica, mononucleose, artrite idiopática juvenil (AIJ) e reação leucemoide:

- A PTI é uma causa comum de equimoses e de petéquias devido aos níveis baixos de plaquetas, entretanto, a anemia, os distúrbios leucocitários e a hepatosplenomegalia estão ausentes.
- A anemia aplástica causa pancitopenia e febre; linfadenopatia, artralgias, dor óssea e hepatosplenomegalia são pouco usuais.
- As crianças com mononucleose infecciosa (i. e., vírus Epstein-Barr [EBV]) ou outra doença viral aguda podem apresentar febre, mal-estar, adenopatia, esplenomegalia e linfocitose. Os linfócitos atípicos, semelhantes aos linfoblastos leucêmicos, são característicos dessas doenças virais.
- As reações leucemoides podem ser observadas na sepse bacteriana, coqueluche, hemólise aguda, doença granulomatosa e vasculite. A reação leucemoide desaparece com o tratamento da doença subjacente.

As crianças com LLA, que apresentam febre, artralgias, artrite ou claudicação, costumam ser diagnosticadas, a princípio, com AIJ. Anemia, leucocitose e esplenomegalia discreta também podem ser vistas na AIJ, o que provoca ainda mais confusão. **Um exame da medula óssea poderá ser necessário para diferenciar a LLA de outros diagnósticos.**

A infiltração da medula óssea por outros tipos de células malignas (neuroblastoma, rabdomiossarcoma, sarcoma de Ewing e retinoblastoma), ocasionalmente, produz pancitopenia. Em geral, essas células tumorais são encontradas em aglomerados na medula óssea, mas, algumas vezes, substituem a medula por completo. **Quase metade das crianças com diagnóstico precoce de leucemia apresenta contagem leucocitária total menor que 10.000/mm³**. As células blásticas leucêmicas podem ou não ser observadas no esfregaço do sangue periférico. Por isso, o diagnóstico de leucemia é estabelecido pelo exame da medula óssea, cuja aspiração é feita na crista ilíaca posterior. **Uma medula normal contém menos de 5% de células blásticas; um mínimo de 25% dessas células confirma o diagnóstico de LLA**. Quase dois terços das crianças com LLA apresentam anormalidades cariotípicas da célula leucêmica, incluindo alterações no número de cromossomos (isto é, hipodiploidia ou hiperdiploidia) ou na estrutura cromossômica (translocação, deleções, inversões).

Vários marcadores podem ajudar a estimar o prognóstico. Em geral, **as meninas apresentam um prognóstico melhor**. As populações afro-americanas e hispânicas historicamente apresentam **taxas de remissão mais baixas e de recidiva mais altas**, embora estudos mais recentes sugiram que isso possa se dever a outros fatores que não a raça. As crianças portadoras de LLA **que têm menos de um ano de idade e aquelas que têm mais de 10 anos** apresentam um **pior prognóstico. Uma contagem mais alta de leucócitos**, em especial acima de 50.000/mm³, representa um prognóstico desfavorável. Os pacientes com **imunofenótipos de células-T** geralmente têm desfechos menos favoráveis do que aqueles com LLA associada ao imunofenótipo precursor de células-B. O cariótipo das células leucêmicas tem significância diagnóstica, prognóstica e terapêutica. Em geral, os pacientes com hiperdiploidia têm prognósticos mais favoráveis, ao contrário daqueles com hipodiploidia e pseudodiploidia. As translocações com desfecho desfavorável incluem t(9;22) (cromossomo Filadélfia), nos pacientes com LLA pré-B, e t(4;11) nos lactentes com LMA.

A investigação inclui **punção lombar** para avaliar o envolvimento leucêmico precoce do sistema nervoso central (SNC); **um número mais elevado de células blásticas no líquido cerebrospinal está associado a um prognóstico pior**. Uma **radiografia de tórax** é realizada para detectar a presença de uma **massa mediastinal**. As radiografias ósseas podem revelar alterações trabeculares da medula, defeitos corticais ou linhas radiolucentes transversas, porém, esses achados radiológicos carecem de significância prognóstica e, com frequência, são desnecessários.

A quimioterapia combinada é o tratamento principal. A terapia envolve diversas fases: indução à remissão, terapia do SNC, consolidação e intensificação e manutenção. A terapia de indução, uma combinação de prednisona, vincristina e asparaginase, produz remissão em quatro semanas, em 98% das crianças, que não fazem parte dos grupos de alto risco. A terapia intratecal (com ou sem radiação cranioespinal) diminuiu a incidência de leucemia do SNC como sítio primário de recidiva, que passou de 50% para cerca de 3 a 6%. O tratamento de consolidação, que tem por objetivo a redução adicional da leucemia residual, consiste em múltiplas quimioterapias em um período de tempo relativamente curto. A terapia de manutenção com metotrexato e com 6-mercaptopurina, vincristina e prednisona é administrada por 2 a 3 anos para evitar a recidiva; a terapia é interrompida nas crianças que permanecem em remissão completa por 2 a 3 anos.

A **taxa de cura em cinco anos para a LLA infantil melhorou ao longo dos últimos 40 anos e, agora, está em mais de 80%**. Considera-se que os efeitos tardios incluam déficits neuropsicológicos, convulsões e distúrbios endócrinos (deficiência em hormônio do crescimento) relacionados à profilaxia do SNC; disfunção da espermatogênese relacionada à ciclofosfamida; retardo da maturação sexual nos meninos que receberam irradiação no tecido gonadal, devido à invasão leucêmica dos testículos; leucoencefalopatia e problemas de neurodesenvolvimento (em especial nos pacientes pós-radiação-SNC) e neoplasias secundárias.

QUESTÕES DE COMPREENSÃO

17.1 A mãe leva o filho de 3 anos, portador da síndrome de Down, ao seu consultório porque a gengiva dele está sangrando há uma semana. Relata que ele está menos ativo do que o habitual. O exame físico revela que a criança apresenta uma temperatura oral de 37,8°C, palidez, esplenomegalia, sangramento gengival e equimoses nas extremidades inferiores. Qual das opções a seguir é o diagnóstico mais provável?
  A. Anemia aplástica.
  B. Púrpura trombocitopênica idiopática (PTI).
  C. Leucemia.
  D. Reação leucemoide.
  E. Anemia megaloblástica.

17.2 Um pai leva o filho de 6 anos ao seu consultório; o menino tem sido submetido à quimioterapia de indução para LLA. A escola não permitirá que a criança seja matriculada até que as imunizações estejam em dia. Qual das opções a seguir é a melhor conduta?
  A. Ligar para a enfermeira ou a diretora da escola e informar que a criança não deverá receber imunizações enquanto estiver sendo submetida à quimioterapia.
  B. Atualizar todas as imunizações, exceto para sarampo-caxumba-rubéola (MMR, do inglês *measles, mumps, rubella*) e varicela.
  C. Atualizar todas as imunizações, exceto para a vacina oral contra pólio.
  D. Atualizar todas as imunizações.
  E. Ligar para a enfermeira ou a diretora da escola para informar que essa criança nunca receberá imunizações por causa da alteração no seu sistema imune.

17.3 A mãe leva o filho de 4 anos ao seu consultório; ele começou a queixar-se de dor no joelho direito há duas semanas, está claudicando discretamente e apresenta febre de 38°C. Qual das opções a seguir representa o exame laboratorial mais importante?

A. Fator antinuclear (FAN).
B. Hemograma completo com contagem plaquetária e diferencial.
C. Titulação do vírus Epstein-Barr (EBV).
D. Fator reumatoide.
E. Velocidade de hemossedimentação (VHS).

17.4 Duas semanas depois de uma síndrome viral, um menino de 2 anos desenvolve equimoses e petéquias generalizadas, que são mais proeminentes nas pernas. Ele não apresenta hepatosplenomegalia nem aumento dos nódulos linfáticos. Os exames laboratoriais revelam hemoglobina, hematócritos e contagem leucocitária e diferencial normais. A contagem plaquetária é de 15.000/mm^3.
Qual das opções a seguir é o diagnóstico mais provável?

A. Leucemia linfoblástica aguda.
B. Anemia aplástica.
C. Púrpura trombocitopênica idiopática (PTI).
D. Púrpura trombocitopênica trombótica (PTT).
E. Doença de von Willebrand.

RESPOSTAS

17.1 **C.** Uma alta suscetibilidade para leucemia está associada a certas doenças hereditárias (síndrome de Klinefelter, síndrome de Bloom, síndrome de Fanconi, telangiectasia atáxica, neurofibromatose) e a distúrbios cromossômicos, como síndrome de Down. As crianças portadoras da síndrome de Down apresentam um risco de 10 a 15 vezes maior de desenvolver leucemia. Irmãos de paciente LLA apresentam um risco de 2 a 4 vezes maior de LLA, e um gêmeo monozigótico de uma criança que desenvolve LLA durante o primeiro ano de vida tem uma chance maior que 70% de também desenvolver LLA. Alguns casos de LLA estão associados a aberrações do gene p53. Consideradas em conjunto, essas associações genéticas são responsáveis por um pequeno percentual do total dos casos de LLA.

17.2 **A.** As vacinas de vírus vivo são contraindicadas para a criança com LLA (e para todos os moradores da mesma casa) durante a quimioterapia e por, pelo menos, seis meses após a conclusão do tratamento. Embora os vírus das vacinas sejam atenuados, a imunossupressão causada pelo tratamento pode ser profunda, possibilitando o estabelecimento da doença viral. As imunizações sem vírus vivo (difteria, tétano, vacina inativa contra poliomielite, hepatite A e B) não são contraindicadas nesse caso, mas a imunossupressão na quimioterapia, em geral, inibe a resposta dos anticorpos.

17.3 **B.** Essa criança tem sintomas consistentes tanto com AIJ como com leucemia. O hemograma com diferencial e contagem de plaquetas é o melhor exame inicial de rastreamento. As contagens leucocitária e plaquetária estão de normais a aumentadas na AIJ, e nenhuma célula blástica está presente. É frequente as células blásticas serem encontradas no esfregaço do sangue periférico na presença de LLA. No final das contas, a criança da questão poderá precisar de aspiração da medula óssea.

17.4 **C.** A PTI é comum em crianças. Na maioria dos casos, uma infecção viral precedente pode ser comprovada. A contagem plaquetária costuma ser menor que 20.000/mm^3, mas resultados de outros exames laboratoriais são normais, incluindo aspiração da medula óssea (o que pode revelar um aumento de megacariócitos). O tratamento consiste na observação ou na administração de imunoglobulina intravenosa (IGIV), de anti-D intravenoso (em pacientes Rh positivas), de imunossupressores ou de esteroides. A história deve ser revisada para investigar outras causas possíveis de trombocitopenia, inclusive vacinação MMR recente, ingestão de drogas e vírus da imunodeficiência humana.

DICAS CLÍNICAS

▶ Leucemias são as neoplasias pediátricas mais comuns, e a leucemia linfoblástica aguda (LLA) representa quase 75% de todos os casos de leucemia em crianças.
▶ A LLA tem seu pico de incidência entre 2 a 4 anos, e os meninos são os mais frequentemente afetados.
▶ A LLA costuma ser chamada de "grande imitadora" por causa dos seus sintomas inespecíficos, como anorexia, irritabilidade, palidez, sangramento, petéquias, dor em membros inferiores e articulações e febre.
▶ A quimioterapia combinada é a terapia principal para a leucemia linfoblástica infantil. A terapia de indução produz remissão dentro de quatro semanas em 98% das crianças com LLA que não pertencem aos grupos de alto risco.

REFERÊNCIAS

Campana D, Pui CH. Childhood leukemia. In: Abeloff MD, Armitage JD, Niederhuber JE, Kastan MB, McKenna WG, eds. *Abeloff's Clinical Oncology*. 4th ed. Philadelphia, PA: Churchill Livingston Elsevier; 2008:2139-2160.

Mahoney DH. Acute lymphoblastic leukemia. In: McMillan JA, Feigin RD, DeAngelis CD, Jones MD, eds. *Oski's Pediatrics: Principles and Practice*. 4th ed. Philadelphia, PA: Lippincott Williams & Wilkins; 2006:1750-1758.

Maloney K, Foreman NK, et al. Neoplastic disease. In: Hay WW, Levin MJ, Sondheimer JM, Deterding RR, eds. *Current Diagnosis & Treatment Pediatrics*. 20th ed. New York, NY: McGraw-Hill; 2011:882-885.

Nachman JB. Acute lymphoblastic leukemia. In: Rudolph CD, Rudolph AM, Lister GE, First LR, Gershon AA, eds. *Rudolph's Pediatrics*. 22nd ed. New York, NY: McGraw-Hill; 2011:1620-1625.

Neunert CE, Yee DL. Immune thrombocytopenic purpura (ITP). In: Rudolph CD, Rudolph AM, Lister GE, First LR, Gershon AA, eds. *Rudolph's Pediatrics*. 22nd ed. New York, NY: McGraw-Hill; 2011:1582-1583.

Tubergen DT, Bleyer A, Ritchey AK. The leukemias. In: Kliegman RM, Stanton BF, St. Geme JW, Schor NF, and Behrman RE, eds. *Nelson Textbook of Pediatrics*, 19th ed. Philadelphia, PA: Elsevier; 2011:1732-1737.

Wallace CA, Cabral DA, Sundel RP. Juvenile idiopathic arthritis. In: Rudolph CD, Rudolph AM, Lister GE, First LR, Gershon AA, eds. *Rudolph's Pediatrics*. 22nd ed. New York, NY: McGraw-Hill; 2011:800-806.

CASO 18

Você é chamado ao centro obstétrico para cuidar de um bebê recém-nascido por cesárea de emergência. A mãe, uma jovem de 18 anos que tem outro filho, não realizou acompanhamento pré-natal e chegou ao hospital aproximadamente 1 hora antes do parto. Ao nascimento, você observa que o bebê é grande (4,5 kg), apresenta coloração acinzentada, com tônus diminuído, sem respirações espontâneas e pulsação de 100 bpm.

▶ Qual é o primeiro passo na avaliação dessa criança?
▶ Qual é o diagnóstico mais provável?
▶ Qual é o próximo passo na avaliação?

RESPOSTAS PARA O CASO 18
Filho de mãe diabética

Resumo: Um recém-nascido grande para a idade gestacional (GIG) com depressão respiratória.

- **Primeiro passo:** Reanimação do lactente seguindo o **ABC** da reanimação neonatal: manejar as vias **a**éreas, controlar a respiração (***b**reathing*) e avaliar a **c**irculação. O oxigênio é administrado, e o lactente é estimulado a respirar por conta própria. Se essas medidas simples não surtirem efeito, a ventilação empregando balão com máscara e intubação endotraqueal poderão ser necessárias. Durante a oxigenação, é esperado que o tônus, a cor e a frequência cardíaca lenta da criança apresentem melhora.
- **Diagnóstico mais provável:** Desconforto respiratório em filho de mãe diabética (FMD).
- **Próximo passo:** Uma vez estabilizado o estado cardiorrespiratório da criança, está indicada a monitoração frequente da hipoglicemia durante as próximas 24 horas.

ANÁLISE

Objetivos

1. Reconhecer as características clínicas do FMD.
2. Conhecer o tratamento do FMD.
3. Conhecer as anomalias do lactente associadas ao diabetes pré-gestacional.

Considerações

O hiperinsulinismo fetal é uma resposta ao controle precário da hiperglicemia materna, resultando na macrossomia fetal e no aumento das necessidades fetais de oxigênio. Esses dois fatores podem dificultar o processo do nascimento, resultando em sofrimento neonatal.

Após o parto e consequente retirada do bebê do ambiente *in utero* com alto teor de glicose, o hiperinsulinismo do bebê pode causar **hipoglicemia,** que deve ser imediatamente tratada para evitar complicações futuras.

O nível de glicose sanguínea de 25 a 40 mg/dL requer alimentação imediata. Um nível inferior a 25 mg/dL (ou níveis mais elevados em lactentes sintomáticos) é tratado com glicose intravenosa.

A síndrome do sofrimento respiratório, a **policitemia com síndrome de hiperviscosidade,** a **hipocalcemia, a hipomagnesemia** e a **hiperbilirrubinemia** são outras sequelas do diabetes gestacional que podem exigir tratamento.

ABORDAGEM AO
Filho de mãe diabética

DEFINIÇÕES

DIABETES GESTACIONAL: Hiperglicemia persistente durante a gravidez, com níveis séricos de glicose não tratados acima de 95 mg/dL em jejum ou acima dos pontos de corte estabelecidos para o teste de tolerância à glicose.

HIPOGLICEMIA: A definição-padrão é uma glicemia abaixo de 40 mg/dL, embora existam outras definições. Os sintomas englobam letargia, agitação, dificuldades na alimentação, instabilidade térmica, apneia, cianose, irritabilidade, tremores, atividade convulsiva e desconforto respiratório.

MACROSSOMIA: Recém-nascido de tamanho maior do que o normal, com peso de nascimento excedendo o percentil 90 para a idade gestacional ou com valor absoluto maior de 4 kg.

POLICITEMIA: Em um recém-nascido, hematócrito central acima de 65%. Isso pode levar à trombose se o bebê for sintomático e permanecer não tratado.

SÍNDROME DE REGRESSÃO CAUDAL: Malformação congênita rara encontrada quase que exclusivamente no FMD, caracterizada pela hipoplasia do sacro e das extremidades inferiores.

ABORDAGEM CLÍNICA

O diabetes afeta em média 7% das gestações. Para a maioria das mulheres, a condição é transitória, ocorrendo durante a gravidez e desaparecendo após o parto. O rastreamento **para diabetes melito gestacional (DMG) deve ser realizado entre** a 24ª e a 28ª **semanas de gestação** (mas o rastreamento pode ser realizado mais precocemente se a gestação for considerda de alto risco). É classificada de acordo com a idade da mãe ao primeiro diagnóstico (início durante a gestação ou pré-gestacional), com a duração dos sintomas e com a presença de vasculopatia (Classificação de White). As mulheres que precisam de terapia insulínica apresentam maior risco de desfecho perinatal desfavorável do que aquelas com intolerância aos carboidratos, as quais podem ser tratadas apenas com dieta. As mulheres com diabetes preexistente devem ser acompanhadas com assiduidade; **muitas das malformações congênitas associadas ao diabetes gestacional são consideradas resultantes da hiperglicemia no início da gravidez.**

O pâncreas fetal começa a produzir insulina no quarto mês de gestação e passa a ter significância funcional após a 26ª semana, quando a macrossomia, devido à hiperglicemia materna, pode ser percebida pela primeira vez. O aumento no peso e no comprimento do lactente ocorre por causa do aumento dos depósitos de tecido adiposo e dos efeitos semelhantes ao hormônio do crescimento da insulina. O glicogênio aumentado é armazenado no fígado, nos rins, no sistema musculoesquelético e no coração do lactente. O comprimento e o perímetro cefálico são afetados de forma menos significativa porque a insulina não interfere no crescimento ósseo e cerebral. Por isso, o peso de um FMD geralmente se concentra nos seus ombros e no abdome.

Macrossomia, aumento da necessidade de oxigênio e insuficiência placentária podem levar à asfixia perinatal e ao aumento da produção de eritropoietina. A **policitemia** resultante contribui para a elevação dos níveis de bilirrubina e pode causar a síndrome de hiperviscosidade com resultantes tromboses venosas (rins, sinus), acidente vascular encefálico, enterocolite ou persistência da hipertensão pulmonar. A **hipocalcemia** é comum e resulta em irritabilidade, sudorese ou convulsões.

Os recém-nascidos de mães diabéticas apresentam maior risco para malformações congênitas, inclusive **cardiopatias congênitas, defeitos no tubo neural, síndrome do colo esquerdo curto** e **síndrome de regressão caudal.** O tamanho grande ao nascimento pode complicar o parto vaginal; a distocia de ombro é um problema comum no parto vaginal de um FMD grande. Por outro lado, um FMD pode ser pequeno para a idade gestacional se o diabetes materno estiver associado a uma doença vascular grave com resultante insuficiência placentária. Os FMDs podem ser pequenos ao nascimento, mas, em geral, ficam acima do peso na infância e adolescência.

QUESTÕES DE COMPREENSÃO

18.1 Um lactente nasceu com 35 semanas de gestação por cesariana, macrossomia e sofrimento fetal. A mãe tem diabetes pré-gestacional, classe D (insulinodependente, com doença vascular); sua hemoglobina A1c está em 20% (o normal é 8%). Esse lactente apresenta risco aumentado para asfixia ao nascimento, hipertrofia septal cardíaca, policitemia e:

A. Deslocamento congênito de quadril.
B. Dacrioestenose.
C. Doença da membrana hialina.
D. Hiperglicemia.
E. Pneumotórax.

18.2 Um lactente a termo, pesando 4,5 kg, nasceu sem complicações, de mãe com diabetes pré-gestacional, classe A (não insulinodependente). O nível inicial de glicose do bebê é 30 mg/dL, mas depois de ele ter consumido 30 mL de fórmula láctea passou para 50 mg/dL, e outra glicemia da mãe obtida 30 minutos depois foi de 55 mg/dL. O exame físico do recém-nascido não apresenta achados signicativos, exceto pelo seu tamanho grande. Quase 48 horas depois ele apresenta icterícia moderada. Os sinais vitais estão estáveis e está se alimentando bem. Quais dos exames laboratoriais séricos a seguir melhor ajudarão na sua avaliação da icterícia desse lactente?

A. Proteína total, albumina sérica e transaminases hepáticas.
B. Bilirrubina total e direta, transaminases hepáticas e marcadores sorológicos para hepatite.
C. Bilirrubina total e hematócrito.
D. Bilirrubina total e hemograma completo.
E. Bilirrubina total e direta e hemograma completo com contagem diferencial e plaquetária.

18.3 Uma lactente prematura de mãe com diabetes pré-gestacional, classe B (insulinodependente, mas sem doença vascular), nasceu por cesariana devido ao sofrimento fetal. A temperatura axilar da mãe no parto foi de 37 °C. A criança apresenta palidez e tônus diminuído, sem choro espontâneo, esforço respiratório mínimo e uma pulsação fraca de 80 bpm. Após intubação endotraqueal, a cor e o tônus melhoraram um pouco, mas ela ainda apresenta cianose perioral e sua frequência cardíaca é de 90 bpm. Qual das opções a seguir representa a causa mais provável do sofrimento respiratório persistente da criança?
A. Hipocalcemia.
B. Hipoglicemia.
C. Insuficiência cardíaca.
D. Insuficiência renal.
E. Sepse.

18.4 Uma recém-nascida a termo, filha de mãe com diabetes pré-gestacional, classe C (insulinodependente, mas sem doença vascular), requer intubação endotraqueal no parto em virtude do esforço respiratório fraco, do tônus reduzido e da palidez. A glicemia inicial foi de 10 mg/dL, estabilizando ao longo de 36 horas com a administração intravenosa de glicose. Ela é extubada e o aleitamento materno é iniciado. No terceiro dia de vida, ela está se alimentando de 3 em 3 horas e apresentou duas micções; observa-se, ao exame físico, macrossomia, pletora e o surgimento de uma massa abdominal. Qual das opções a seguir é a causa mais provável dessa massa abdominal?
A. Hidronefrose.
B. Infarto esplênico.
C. Síndrome do colo esquerdo curto.
D. Obstrução do fígado.
E. Trombose de veia renal.

RESPOSTAS

18.1 **C.** Lactentes filhos de mães sem controle satisfatório do diabetes apresentam mais risco para síndrome do desconforto respiratório (deficiência de surfactante) em idades gestacionais mais avançadas do que o observado em lactentes filhos de mães que não são diabéticas.

18.2 **C.** Essa criança, mais provavelmente, apresenta hiperbilirrubinemia secundária à imaturidade hepática, possivelmente complicada pela policitemia. Você deve esperar um nível alto de bilirrubina não conjugada e, na ausência de doença intra-hepática, fração conjugada (ou direta) normal. As opções D e E incluem a resposta correta, e os exames adicionais são desnecessários nesse caso em um lactente que parece estar bem em todos os outros aspectos e continua a alimentar-se bem. Por isso, a opção C é a melhor resposta para essa questão.

18.3 **C.** Lactentes nascidos de mães com controle do diabetes gestacional inadequado apresentam risco para anomalias cardíacas congênitas, miocardiopatia hipertrófica, hipertrofia septal, anomalias conotruncais e estenose subaórtica. Os sintomas dessa criança e a história de diabetes materno indicam risco para problemas cardíacos. A sepse pode causar sintomas similares, mas nesse caso não foram observados fatores de risco para doença infecciosa. Essa criança apresenta risco de hipoglicemia, mas a hipoglicemia isolada seria uma explicação menos provável para o seu conjunto de sintomas.

18.4 **E.** Trombose da veia renal pode se apresentar como uma massa abdominal, porque o rim torna-se congesto e palpável. Os outros componentes clássicos da apresentação, hematúria macroscópica e trombocitopenia, são observados em 25% dos pacientes. Muitos apresentam oligúria. A hipertensão é rara após uma trombose aguda, mas pode ocorrer como uma complicação tardia. A hidronefrose é uma causa comum de massas no abdome ou nos flancos em recém-nascidos, mas não é a causa mais provável nesse caso, considerando-se os demais dados da história. A síndrome do colo esquerdo curto apresenta-se como falha em eliminar mecônio nos primeiros dois dias de vida, com resultante distensão abdominal e vômitos.

DICAS CLÍNICAS

▶ Lactentes filhos de mães diabéticas apresentam risco de complicações perinatais, incluindo hipoglicemia, hiperbilirrubinemia, trauma durante o parto e malformações congênitas.
▶ Em geral, os lactentes filhos de mães diabéticas têm peso e comprimento maior do que o esperado para a idade gestacional, mas o perímetro cefálico costuma ser normal. Os lactentes filhos de mães diabéticas podem ser pequenos para a idade gestacional se houver insuficiência placentária. Os cuidados pré-natais de rotina devem incluir rastreamento para diabetes gestacional.

REFERÊNCIAS

American Diabetes Association. Standards of medical care in diabetes–2010. *Diabetes Care.* 2010; 33(1): S15.

Bernstein D. Evaluation of the cardiovascular system: history and physical examination. In: Kliegman RM, Stanton BF, St. Geme III J, Schor N, Behrman R, eds. *Nelson Textbook of Pediatrics.* 19th ed. Philadelphia, PA: WB Saunders; 2011:1531t.

Carlo WA. Infants of diabetic mothers. In: Kliegman RM, Stanton BF, St. Geme III J, Schor N, Behrman R, eds. *Nelson Textbook of Pediatrics.* 19th ed. Philadelphia, PA: WB Saunders; 2011:627-629.

Densmore JC, Oldham KT. Abdominal masses. In: Rudolph CD, Rudolph AM, Lister GE, First LR, Gershon AA, eds. *Rudolph's Pediatrics.* 22nd ed. New York, NY: McGraw-Hill; 2011:1392-1393.

French HM, Simmons RA. Infant of a diabetic mother. In: Rudolph CD, Rudolph AM, Lister GE, First LR, Gershon AA, eds. *Rudolph's Pediatrics.* 22nd ed. New York, NY: McGraw-Hill; 2011:195-198.

Journeycake JM, Chan AKC. Diagnosis and management of thrombosis. In: Rudolph CD, Rudolph AM, Lister GE, First LR, Gershon AA, eds. *Rudolph's Pediatrics.* 22nd ed. New York, NY: McGraw-Hill; 2011:1579.

Warshaw JB, Hay WW. Infant of the diabetic mother. In: McMillan JA, Feigin RD, DeAngelis CD, Jones MD, eds. *Oski's Pediatrics: Principles and Practice.* 4th ed. Philadelphia, PA: Lippincott Williams & Wilkins; 2006:423-427.

CASO 19

Uma mãe demonstra preocupação a respeito de seu filho de 12 dias de vida, pois a face e o tórax do bebê estão adquirindo uma tonalidade amarelada. Esse bebê nasceu de parto vaginal após uma gestação a termo e sem complicações. A criança apresentou icterícia leve após o primeiro dia de vida, que se resolveu até o terceiro dia, mas agora começa a retornar. A história familiar é significativa em relação à presença de um nível de bilirrubina discretamente aumentado no pai, o que foi identificado em uma revisão de rotina. Com exceção da icterícia, seu exame físico é normal. Ele está recebendo fórmula láctea com boa aceitação e não apresenta sinais de doença.

▶ Qual é o diagnóstico mais provável?
▶ Qual é o próximo passo na avaliação desse paciente?

RESPOSTAS PARA O CASO 19
Síndrome de Gilbert

Resumo: Menino de 12 dias de vida, saudável, recebendo fórmula lacteal, apresenta icterícia.

- **Diagnóstico mais provável:** Síndrome de Gilbert
- **Próximo passo:** Dosagem do nível sérico de bilirrubina.

ANÁLISE

Objetivos

1. Compreender a etiologia da icterícia neonatal fisiológica.
2. Identificar as causas da icterícia patológica em um recém-nascido.
3. Conhecer o tratamento da icterícia neonatal.

Considerações

A hiperbilirrubinemia neonatal resulta de taxas mais altas de produção de bilirrubina e de uma capacidade limitada de excretá-la. Engloba a icterícia fisiológica e a não fisiológica. A síndrome de Gilbert, um exemplo de causa não fisiológica de icterícia, é um distúrbio genético do metabolismo da bilirrubina, envolvendo uma diminuição do nível de atividade da uridinadifosfato (UDP)- glucoronosiltransferase 1A1. A síndrome de Gilbert é uma condição benigna que não requer tratamento; apresenta uma prevalência de 2 a 10%. **O pai desse bebê apresenta bilirrubina discretamente elevada, que foi descoberta incidentalmente; ele provavelmente tem síndrome de Gilbert.** Fatores de risco para icterícia neonatal **fisiológica** incluem diabetes materno, presença de céfalo-hematoma, gênero masculino, origem asiática, prematuridade, policitemia, trissomia do 21, equimoses, retardo no início dos movimentos intestinais, obstrução no trato gastrintestinal superior, hipotireoidismo, sangue materno absorvido e um irmão que tenha apresentado icterícia fisiológica. Uma grande variedade de condições patológicas pode causar icterícia não fisiológica, quando há acúmulo excessivo de bilirrubina não conjugada:

- Hemácias sendo lisadas em uma velocidade muito rápida.
- Interrupção da transmissão da bilirrubina não conjugada para o fígado.
- Deficiências de enzimas hepáticas impedem o metabolismo apropriado do material não conjugado.

A icterícia neonatal pode se apresentar ao nascimento ou a qualquer tempo durante o período neonatal. A hiperbilirrubinemia não conjugada grave não tratada é potencialmente neurotóxica. A hiperbilirrubinemia conjugada, embora não neurotóxica, em geral, indica uma doença subjacente grave.

ABORDAGEM À
Icterícia neonatal

DEFINIÇÕES

BILIRRUBINA CONJUGADA (DIRETA): Bilirrubina quimicamente conjugada a uma glicuronida por um processo enzimático no fígado.

ERITROBLASTOSE FETAL: Aumento da destruição de hemácias devido à progressiva passagem transplacentária de anticorpos maternos contra os antígenos eritrocitários do lactente.

HEMÓLISE: Destruição rápida das hemácias. Achados clínicos e laboratoriais poderiam incluir uma elevação rápida do nível sérico de bilirrubina (> 0,5 mg/dL/h), anemia, palidez, reticulocitose e hepatoespenomegalia.

SÍNDROME DE GILBERT: distúrbio genético do metabolismo da bilirrubina, envolvendo uma diminuição do nível de atividade da uridino difosfato (UDP)-glucoronosiltransferase 1A1.

KERNICTERUS: Síndrome neurológica resultante do depósito de bilirrubina não conjugada nas células cerebrais, em especial nos gânglios basais, no globo pálido, no putame e no núcleo caudado. Os lactentes imaturos ou doentes apresentam maior susceptibilidade ao kernicterus. Letargia, inapetência e perda do reflexo de Moro são sinais iniciais comuns.

POLICITEMIA: Hematócrito central igual ou superior a 65%, o que pode levar a uma hiperviscosidade sanguínea.

BILIRRUBINA NÃO CONJUGADA (INDIRETA): Bilirrubina a ser conjugada a uma glicuronida por um processo enzimático no fígado.

ABORDAGEM CLÍNICA

A icterícia fisiológica compreende, em princípio, uma hiperbilirrubinemia não conjugada, observada durante a primeira semana de vida em 60% de todos os recém-nascidos a termo e em 80% dos nascidos a pré-termo. A icterícia fisiológica é constatada pela exclusão das causas conhecidas de icterícia por meio de uma anamnese detalhada e achados clínicos e laboratoriais. Os recém-nascidos têm uma capacidade limitada de conjugar a bilirrubina e não podem excretar a bilirrubina não conjugada com facilidade. Em geral, a icterícia começa na face e depois avança para tórax, abdome e pés. **Os recém-nascidos a termo costumam ter pico de concentrações de bilirrubina de 5 a 6 mg/dL entre o segundo e o quarto dias de vida.**

Os achados sugestivos de icterícia não fisiológica incluem (1) surgimento nas primeiras 24 a 36 horas de vida; (2) elevação de bilirrubina com uma taxa acima de 5 mg/dL/24 h; (3) bilirrubina acima de 12 mg/dL em um lactente a termo sem outros fatores de risco de icterícia fisiológica anteriormente listados e (4) icterícia que persiste depois de 10 a 14 dias de vida. As etiologias não fisiológicas são mais comuns na presença de história familiar de doença hemolítica ou no lactente que apresenta, além da icterícia, palidez, hepatomegalia, esplenomegalia, falha da fototerapia em reduzir a bilirrubina, vômitos, letargia, inapetência, excessiva perda de peso, apneia ou bradicardia. As **causas de icterícia não fisiológica incluem septicemia, atresia biliar, hepatite, galactosemia, hipotireoidismo, fibrose cística, anemia hemolítica congênita** (p. ex., esferocitose, incompatibilidade Rh ou ABO) ou **anemia hemolítica induzida por fármacos.**

A icterícia que se apresenta nas primeiras 24 horas de vida requer atenção imediata; as causas englobam **eritroblastose fetal, hemorragia, sepse, doença de inclusão citomegálica, rubéola e toxoplasmose congênita.** A hiperbilirrubinemia não conjugada pode causar **kernicterus**, com sinais sutis e similares àqueles de sepse, asfixia, hipoglicemia e hemorragia intracraniana. A letargia e a inapetência são sinais iniciais comuns, seguidos de uma aparência gravemente doente, com angústia respiratória e redução dos reflexos tendinosos profundos.

Cerca de 2% dos lactentes a termo, que se alimentam de leite materno, desenvolvem elevações significativas de bilirrubina não conjugada (icterícia por leite materno) após o sétimo dia de vida; podem ser observadas concentrações de até 30 mg/dL durante a segunda e a terceira semanas de vida. Se a amamentação for mantida, os níveis diminuirão gradualmente. A substituição do leite materno por fórmula láctea durante 12 a 24 horas resulta na redução rápida do nível de bilirrubina; o leite materno poderá ser reiniciado a seguir, sem que haja piora da hiperbilirrubinemia.

Os recém-nascidos com síndrome de Gilbert podem aparentar ter uma icterícia neonatal fisiológica prolongada. Após o período neonatal, os pacientes apresentam um nível discretamente elevado de bilirrubina indireta (< 5 mg/dL) e uma maior probabilidade de apresentar icterícia após períodos de jejum.

Os lactentes nascidos a termo, assintomáticos e de baixo risco, mas com icterícia, são monitorados pelos níveis séricos de bilirrubina. A hiperbilirrubinemia significativa requer uma avaliação completa, incluindo aferição das concentrações de bilirrubina direta e indireta, do nível de hemoglobina, da contagem de reticulócitos, da tipagem sanguínea, do teste de Coombs (Coombs indireto detecta a presença de anticorpos anti-hemácias presentes no sangue; Coombs direto identifica os anticorpos na superfície das hemácias do lactente) e do esfregaço do sangue periférico. As estimativas das concentrações séricas de bilirrubina com base apenas nos critérios clínicos não são confiáveis. As **aferições transcutâneas, não invasivas**, com emprego de reflectância espectral por múltiplos comprimentos de onda é uma alternativa para as medidas laboratoriais séricas.

A **fototerapia** costuma ser empregada para tratar a hiperbilirrubinemia não conjugada em lactentes. A criança é despida e colocada sob luz fluorescente, com os olhos vendados e manutenção do suporte hídrico. A fotoisomerização altera a estrutura da bilirrubina na pele para uma forma excretável. Para os lactentes a termo sem evidência de hemólise, a fototerapia é iniciada com os seguintes níveis de bilirrubina: 16 a 18 mg/dL com 24 a 48 horas de vida; 16 a 18 mg/dL com 49 a 72 horas de vida e igual ou acima de 20 mg/dL com 72 horas ou mais de vida.

A **exsanguineotransfusão** é necessária para um pequeno número de lactentes acometidos por icterícia, os quais não respondem aos métodos conservadores. Essa técnica consiste na troca lenta e sucessiva de pequenas frações do sangue do lactente via cateter por outras frações similares de sangue de doador compatível. Os riscos desse procedimento incluem embolia gasosa, desequilíbrio hídrico, arritmias, acidose, desconforto respiratório, desequilíbrio eletrolítico, anemia ou policitemia, instabilidade da pressão arterial, infecção e enterocolite necrosante.

QUESTÕES DE COMPREENSÃO

19.1 Qual das opções a seguir reduz o risco de lesão neurológica em um recém-nascido acometido por icterícia?
   A. Acidose.
   B. Deslocamento da bilirrubina de seus sítios ligantes por fármacos como sulfisoxazole.
   C. Hipoalbuminemia.
   D. Sepse.
   E. Ingestão materna de fenobarbital durante a gravidez.

19.2 Você está prestes a retornar o telefonema da mãe de um lactente de 8 dias de vida que continua a apresentar icterícia, notada pela primeira vez no 2º dia de vida. Os níveis mais recentes de bilirrubina total e direta do bebê foram de 12,5 e 0,9 mg/dL, respectivamente. Você observa o prontuário e constata que o bebê e a mãe têm sangue tipo O, que o teste Coombs direto e indireto é negativo, que a contagem de reticulócitos é de 15% e que o esfregaço do sangue periférico é negativo para presença de células anormais. O bebê está se alimentando bem, recebendo fórmula láctea, eliminando fezes e urina normalmente e ganhando peso também de forma normal. Qual dos diagnósticos a seguir permanece no seu diagnóstico diferencial?
   A. Síndrome de Gilbert.
   B. Coagulação intravascular disseminada (CIVD).
   C. Esferocitose.
   D. Policitemia.
   E. Isoimunização de grupo sanguíneo não diagnosticado.

19.3 A hiperbilirrubinemia associada à síndrome de Crigler-Najjar tipo I é causada por:
   A. Aumento da produção de bilirrubina.
   B. Déficit na conjugação da bilirrubina.
   C. Absorção hepática deficiente da bilirrubina.
   D. Deficiência grave em uridina-difosfato-glicuronil-transferase.
   E. Deficiência em glicose-6-fosfato-desidrogenase.

19.4 Lactente a termo com 30 horas de vida está com as faces e o tórax acometidos pela icterícia. Ele se alimenta bem de leite materno, e seu exame clínico é normal.

Seu nível de bilirrubina é de 15,5 mg/dL. Qual das opções a seguir é o curso de ação mais apropriado?

A. Recomendação para cessar o aleitamento materno por 48 horas e suplementar com fórmula láctea.
B. Iniciar a fototerapia.
C. Esperar seis horas e refazer a dosagem do nível sérico da bilirrubina.
D. Iniciar exsanguineotransfusão.
E. Nenhuma ação é necessária.

RESPOSTAS

19.1 **E.** Administração de fenobarbital induz a glicuronil-transferase, reduzindo a icterícia neonatal. A sepse e a acidose aumentam o risco de lesão neurológica pelo aumento da permeabilidade da barreira hematoencefálica para a bilirrubina. A hipoalbuminemia reduz a capacidade do lactente de transportar a bilirrubina não conjugada para o fígado, e de forma similar os fármacos que deslocam a bilirrubina da albumina elevam os níveis livres da bilirrubina não conjugada no soro.

19.2 **A.** Na síndrome de Gilbert, um teste Coombs seria negativo, uma hemoglobina normal (ou baixa), uma contagem de reticulócitos normal (ou discretamente elevada) e uma hiperbilirrubinemia prolongada. A morfologia da hemácia seria anormal na CIVD, a esferocitose e a policitemia apresentariam um nível de hemoglobina elevado (o nível relatado nesse caso é normal para um recém--nascido), e a isoimunização de grupo sanguíneo apresentaria um teste Coombs positivo.

19.3 **D.** Embora todos os lactentes apresentem deficiência relativa de uridina-difosfato--glicuronil-transferase, aqueles portadores da síndrome de Crigler-Najjar tipo I têm deficiência grave, o que leva a níveis elevados de bilirrubina e à encefalopatia. O tratamento é a fototerapia. A encefalopatia é rara nos lactentes com a síndrome de Crigler-Najjar tipo II, em que os níveis de bilirrubina quase nunca excedem 20 mg/dL.

19.4 **B.** Embora a etiologia da hiperbilirrubinemia deva ser investigada, a fototerapia deverá ser iniciada.

DICAS CLÍNICAS

▶ A icterícia fisiológica, observada durante a primeira semana de vida, na maioria dos lactentes, resulta das elevadas taxas de produção de bilirrubina e de uma capacidade limitada de excreção. O diagnóstico é constatado pela exclusão das causas conhecidas de icterícia com base na história e nos achados clínicos e laboratoriais.
▶ A icterícia não conjugada é causada pela septicemia, atresia biliar, hepatite, galactosemia, hipotireoidismo, fibrose cística, anemia hemolítica congênita, anemia hemolítica induzida por fármacos ou anticorpos direcionados para a hemácia fetal.
▶ Níveis altos de bilirrubina não conjugada podem levar ao kernicterus, uma síndrome neurológica irreversível resultante do depósito de bilirrubina na célula cerebral, em especial nos gânglios basais, globo pálido, putame e núcleo caudal. Lactentes imaturos ou doentes estão no grupo de maior risco. Os sinais e os sintomas do kernicterus podem ser sutis e similares àqueles de sepse, asfixia, hipoglicemia e hemorragia intracraniana.

REFERÊNCIAS

Ambalavanan N, Carlo WA. Jaundice and hyperbilirubinemia in the newborn. In: Kliegman RM, Stanton BF, St. Geme JW, Schor NF, Behrman RE, eds. *Nelson Textbook of Pediatrics*. 19th ed. Philadelphia, PA: WB Saunders; 2011:603-608.

American Academy of Pediatrics. Management of hyperbilirubinemia in the newborn infant 35 or more weeks of gestation. *Pediatrics*. 2004; 114:297-316.

Cashore WJ. Neonatal hyperbilirubinemia. In: McMillan JA, DeAngelis CD, Feigin RD, Jones MD, eds. *Oski's Pediatrics: Principles and Practice*. 4th ed. Philadelphia, PA: Lippincott Williams & Wilkins; 2006:235-245.

Lee HC, Madan A. Hematological abnormalities and jaundice. In: Rudolph CD, Rudolph AM, Lister GE, First LR, Gershon AA eds. *Rudolph's Pediatrics*. 22nd ed. New York, NY: McGraw-Hill; 2011:226-233.

Suchy FJ. Disorders of bilirubin metabolism and excretion. In: Rudolph CD, Rudolph AM, Lister GE, First LR, Gershon AA eds. *Rudolph's Pediatrics*. 22nd ed. New York, NY: McGraw-Hill; 2011:1509-1510.

CASO 20

Um menino de 10 anos de idade com desconforto respiratório chega tarde da noite ao serviço de emergência (SE); ele apresenta uma história de 2 horas de taquipneia e queixa-se de dor no peito. A mãe fizera-lhe duas nebulizações, sem melhora. Ela conta que é a terceira vez em 1 mês que ele necessita comparecer ao SE por sintomas semelhantes. Seu exame físico inicial revela um paciente sem febre, com uma frequência respiratória de 60 mpm e com uma frequência cardíaca de 120 bpm. Você percebe que o pulso dele varia em amplitude com a respiração. A pressão arterial aferida está normal, mas o enchimento capilar está um pouco lento, entre 1 e 2 segundos. Ele está pálido, apresenta redução do nível de consciência, cianose perioral e está utilizando a musculatura torácica acessória para respirar. A ausculta torácica revelou apenas sibilos fracos.

▶ Quais são os passos iniciais na avaliação desse paciente?
▶ Qual é o diagnóstico mais provável?
▶ Qual é o próximo passo na avaliação?

RESPOSTAS PARA O CASO 20
Exacerbação de asma

Resumo: Um garoto de 10 anos de idade com múltiplos episódios de desconforto respiratório apresenta-se com taquipneia, cianose perioral, pulso paradoxal, utilizando a musculatura torácica acessória para respirar, sibilos fracos, enchimento capilar retardado e sonolência.

- **Passos iniciais**: O tratamento do desconforto respiratório do paciente é a preocupação imediata. As vias aéreas são avaliadas primeiro, segue-se a avaliação da respiração e por fim a avaliação da condição circulatória (os "ABCs"). O tratamento inicial inclui administração de oxigênio, de um β-agonista por via inalatória e de uma dose de prednisona sistêmica. A administração intravenosa de líquidos e de medicamentos é indicada para pacientes com esse grau de desconforto. A determinação da gasometria arterial e a monitoração dos níveis de saturação de oxigênio ajudam a guiar as medidas terapêuticas adicionais.
- **Diagnóstico mais provável**: Exacerbação de asma.
- **Próximo passo na avaliação**: Após a estabilização inicial, deverá ser obtida a história médica e familiar pregressa (medicamentos, fatores precipitantes, frequência e gravidade dos episódios anteriores, hospitalizações ou internações anteriores em uma unidade de cuidados intensivos) e realizada uma revisão dos sistemas. O exame físico, o resultado da gasometria e a resposta aos tratamentos iniciais determinarão o tratamento subsequente.

ANÁLISE

Objetivos

1. Discutir o tratamento agudo da exacerbação de asma.
2. Classificar a severidade de uma exacerbação de asma.
3. Determinar a abordagem do tratamento crônico da asma e a prevenção de exacerbações.

Considerações

A história de visitas ao SE dessa criança por desconforto respiratório e seus sintomas atuais apontam a asma como o diagnóstico mais provável; as condições menos prováveis são fibrose cística, aspiração de corpo estranho e insuficiência cardíaca congestiva. As diretrizes sobre asma do National Institutes of Health, National Heart, Lung and Blood Institute (NHLBI) sugerem que a exacerbação da asma dessa criança é grave e exige tratamento intensivo imediato. **A redução de nível de consciência é uma preocupação importante, indicando insuficiência respiratória iminente**, e as condições da sua respiração e da sua circulação devem ser avaliadas com frequência durante sua permanência no SE. A **escassez de sibilos** resulta de uma **obstrução grave das vias aéreas**, causando uma redução significativa de fluxo de ar; **é provável que os sibilos aumentem à medida que a terapia permita um maior fluxo de ar.**

ABORDAGEM À Exacerbação de asma

DEFINIÇÕES

ASMA: Diagnóstico estabelecido quando (1) sintomas episódicos de obstrução ao fluxo de ar estiverem presentes; (2) houver obstrução no fluxo de ar, pelo menos, parcialmente reversível e (3) diagnósticos alternativos forem excluídos.

EXACERBAÇÃO DE ASMA: Caracterizada pela tríade de broncoconstricção, inflamação das vias aéreas e tampões mucosos.

PULSO PARADOXAL: Quando a pressão do pulso varia de forma mais ampla com a respiração do que o normal. Uma variação maior do que 10 mmHg entre a inspiração e a expiração é sugestiva de uma doença obstrutiva das vias aéreas, tamponamento pericárdico ou pericardite constritiva.

ESPIROMETRIA: Exame da função pulmonar. Para pacientes com asma, esse exame demonstra a obstrução ao fluxo aéreo e reversibilidade e pode ser utilizado para determinar a resposta individual ao tratamento.

ABORDAGEM CLÍNICA

A asma é responsável por 3 milhões de consultas/ano ao pediatra nos Estados Unidos. A **idade média de início dos sintomas é de 4 anos**, mas 20% das crianças desenvolvem os sintomas no primeiro ano de vida. **Atopia e história familiar** de asma são fatores de risco significativos para o seu desenvolvimento e para infecções respiratórias no início da vida; de 40 a 50% das crianças portadoras de bronquiolite por **vírus sincicial respiratório (VSR)** desenvolvem asma posteriormente. Mais da metade das crianças com asma têm seus sintomas resolvidos na idade de jovens adultos, mas muitos apresentam exames de função pulmonar anormais e tornam-se sintomáticos na idade adulta madura. Uma exposição intensa à poluição, a alergênicos ou à fumaça de cigarros torna a resolução menos provável. A tosse noturna crônica pode ser um indicativo de asma.

A inflamação das vias aéreas na asma é resultante da ativação dos mastócitos. Uma resposta imediata da imunoglobulina E (IgE) aos precipitadores ambientais ocorre entre 15 e 30 minutos e incluem vasodilatação, aumento da permeabilidade vascular, constrição da musculatura lisa e secreção de muco. Os desencadeantes mais comuns são ácaros da poeira, escamação de pelos de animais, fumaça de cigarro, poluição, alterações climáticas, infecções do trato respiratório superior, certos fármacos (antagonistas β-adrenérgicos e alguns agentes anti-inflamatórios não esteroides) e exercícios (em especial quando realizados em ambiente frio). De 2 a 4 horas após essa resposta aguda, inicia uma **reação de fase tardia. A reação tardia é caracterizada pela infiltração de células inflamatórias no parênquima das vias aéreas**; sendo responsável pela inflamação crônica presente na asma. A hiperresponsividade das vias aéreas pode persistir por semanas após a fase tardia.

O tratamento da asma envolve a classificação da gravidade da doença e a identificação e a redução da exposição aos fatores precipitantes. A gravidade é definida como intermitente ou persistente; a asma persistente é dividida em leve, moderada ou grave. Testes de alergia podem ser úteis em algumas situações. A farmacoterapia para os sintomas da asma em crianças segue as orientações da NHLBI (disponível, em inglês, em http://www.nhlbi.nih.gov/guidelines/asthma/asthsumm.pdf). Um adequado tratamento de longa duração depende do reforço junto ao paciente e seus familiares sobre os objetivos da terapia. Uma avaliação objetiva repetida das funções pulmonares é obtida com a espirometria realizada no serviço de saúde e com as medidas do pico do fluxo expiratório obtidas em casa.

A **farmacoterapia** para a asma inclui **agonistas β-adrenérgicos, anticolinérgicos, agentes anti-inflamatórios e agentes modificadores do leucotrieno**. As diretrizes do NHLBI fornecem uma abordagem em estágios para a administração desses medicamentos.

Agonistas β-adrenérgicos (i. e., albuterol) revertem com rapidez a broncoconstrição via β_2-receptores nas células da musculatura lisa brônquica; eles não inibem a reação de fase tardia de forma significativa. Esses agentes também podem ser utilizados imediatamente antes dos exercícios físicos ou da exposição a alergênicos, para reduzir a resposta aguda. A toxicidade inclui taquicardia e tremor muscular. Níveis mais elevados do fármaco são liberados para os pulmões, e a toxicidade é diminuída quando esses medicamentos são administrados via inalatória (nebulizadores ou inaladores), em comparação com a via oral. Os inaladores são dotados de um dispositivo de reservatório ("espaçador") empregado para maximizar a liberação do medicamento aos pulmões. Os pacientes não devem confiar apenas na utilização dos inalantes de ação rápida nos casos de asma aguda grave, pois essa prática está associada ao óbito.

Anticolinérgicos podem ser úteis no **tratamento agudo** da exacerbação de asma, mas são de **pouco valor na terapia crônica**; eles atuam por inibição do reflexo vagal nos músculos lisos.

Cromolin e nedocromil, medicamentos anti-inflamatórios que atuam pela redução da resposta imune à exposição ao alergênico, **são eficazes após 2 a 4 semanas de terapia**; eles são efetivos em apenas 75% dos pacientes. Para alguns pacientes, os **modificadores do leucotrieno** são medicamentos anti-inflamatórios seguros e eficazes no controle a longo prazo. Os **fármacos anti-inflamatórios disponíveis mais potentes são os corticosteroides**, que são de utilidade nas exacerbações agudas (prednisona e prednisolona oral ou intravenosa) e na terapia crônica (corticosteroides inalatórios).

QUESTÕES DE COMPREENSÃO

20.1 Uma menina asmática de 12 anos de idade chega ao SE com taquipneia, retrações intercostais, cianose perioral e sibilância discreta. Você administra oxigênio, albuterol por nebulização e prednisona intravenosa. Na reavaliação, os sibilos aumentaram em todos os campos auscultatórios e a coloração da criança melhorou. Qual das opções a seguir é a explicação adequada para esses achados?
   A. A garota não apresentava um ataque de asma.
   B. A garota não está respondendo ao albuterol e seus sintomas estão se agravando.
   C. A garota está respondendo ao albuterol e seus sintomas estão melhorando.
   D. A garota não recebeu albuterol suficiente.
   E. O albuterol, inadvertidamente, não foi incluído na nebulização que foi realizada apenas com soro fisiológico.

20.2 Uma menina de 2 anos, antes saudável, apresentou-se com queixas de início de sibilância aguda. Sua mãe nega episódios anteriores de sibilância, além de história familiar de asma ou atopia. A mãe informou que deixara a menina brincando no quarto do irmão mais velho e que, cerca de 20 minutos depois, ela ouviu a filha tossindo e chiando. Qual das opções a seguir será o melhor próximo passo no tratamento?
   A. Determinar com que a criança estava brincando e solicitar uma radiografia de tórax.
   B. Encaminhar a menina ao pneumologista.
   C. Prescrever antibióticos para uma provável pneumonia.
   D. Administrar uma injeção intramuscular de prednisona e enviar a menina para casa.
   E. Acusar a mãe de negligência com a saúde da criança, porque, com certeza, essa não é a primeira vez que a criança experimenta esses sintomas.

20.3 Um menino bem-desenvolvido de 4 meses chega ao SE em uma noite fria de inverno com queixa de piora do desconforto respiratório e diminuição da alimentação oral. Seus pais relatam que ele estava bem até ontem, quando desenvolveu os sintomas respiratórios descritos e uma febre baixa. No exame físico da criança, você percebe palidez e cianose perioral, frequência respiratória de 65 mpm e sibilos por todo o tórax. A gasometria mostrou pH de 7,15, PCO_2 de 65 mmHg e bicarbonato sérico de 20 mmol/L. Qual das explicações a seguir melhor corresponde à condição apresentada pela criança?
   A. É provável que a criança apresente bronquiolite e esteja em risco para insuficiência respiratória.
   B. É bem provável que a criança tenha bronquiolite e seus sintomas deverão resolver no serviço de emergência com duas ou mais administrações adicionais de albuterol.
   C. A criança deverá ser submetida a uma endoscopia, uma vez que você suspeita de fístula traqueoesofágica.

D. É provável que a criança apresente refluxo gastresofágico e uma aspiração.
E. Provavelmente a criança tem acidose metabólica devido à sepse bacteriana.

20.4 Um adolescente de 15 anos de idade usou seu inalador de albuterol logo após ter aparado a grama, devido a uma leve sensação de "opressão" no peito. Depois, retornou mais cedo para casa de um jantar na casa de amigos, quando subitamente apresentou sibilância, tosse e dor no peito. Qual das opções a seguir melhor explica essas circunstâncias?
A. É provável que ele tenha aspirado um fragmento de grama.
B. O frasco do seu inalador de albuterol deve estar vazio.
C. Seu inalador de albuterol deve estar vencido.
D. Ele está apresentando uma reação de fase tardia.
E. Ele deve ter sido exposto a um novo alergênico ainda mais irritante do que a grama.

RESPOSTAS

20.1 **C.** Essa criança apresentou-se com um desconforto respiratório grave. A melhora na sua cor indica reversibilidade dos sintomas, confirmando o diagnóstico de asma. O aumento na sibilância auscultada após o tratamento com albuterol deve-se ao fato de as áreas do pulmão, que antes estavam obstruídas, agora estarem abertas, permitindo um fluxo de ar adicional. Examinadores menos experientes podem interpretar mal a falta de fluxo de ar como pulmão "limpo", adiando o tratamento médico apropriado.

20.2 **A.** Uma criança pequena, em geral entre 4 meses e 3 anos, costuma colocar objetos na boca e está propensa a aspirar um corpo estranho. No final, poderá ser necessário um pneumologista para a retirada do objeto, contudo esse não seria o primeiro passo.

20.3 **A.** O diagnóstico diferencial para um bebê com sibilância é extenso. Contudo, o rápido aparecimento de sintomas respiratórios em um lactente antes saudável, em especial associado à febre, é mais consistente com um diagnóstico de bronquiolite. O tratamento inicial para essa criança inclui oxigênio e um teste terapêutico com nebulização com albuterol ou epinefrina. A gasometria deverá ser obtida imediatamente para qualquer paciente que apresente desconforto respiratório grave. A gasometria dessa criança indica uma acidose respiratória acentuada. É provável que ela também necessite de ventilação mecânica e monitoramento em uma unidade de terapia intensiva até que os sintomas melhorem. Os lactentes com sibilância causada por bronquiolite nem sempre respondem aos β-agonistas. As radiografias torácicas típicas de lactentes com bronquiolite revelam pulmões hiperinsuflados com áreas de atelectasia. O vírus sincicial respiratório (VSR) e a influenza A são causas comuns de bronquiolite em lactentes durante o inverno, mas várias outras causas também são possíveis. Uma história cuidadosa deverá ser obtida para excluir causas menos comuns de sibilos na infância, como aspiração recorrente ou anomalia congênita.

20.4 **D.** A reação de fase tardia costuma ocorrer de 2 a 4 horas após o episódio inicial de sibilância. Ela é causada pelo acúmulo de células inflamatórias nas vias aéreas.

DICAS CLÍNICAS

▶ A prevalência da asma nos países ocidentais tem crescido de forma constante, tornando-a o diagnóstico mais frequente nas admissões de crianças na maioria dos hospitais urbanos.
▶ Atopia e história familiar de asma são fatores de risco para o desenvolvimento de asma; a exposição a poluentes, incluindo fumaça de cigarros, tornam a resolução menos provável.
▶ A reação de fase tardia tem início de 2 a 4 horas após a exposição ao alergênico, sendo responsável pela inflamação crônica observada na asma.
▶ O tratamento agudo e de longa duração da asma é orientado pelas recomendações contidas nas diretrizes do National Heart, Lung and Blood Institute.

REFERÊNCIAS

Eggleston PA. Asthma. In: McMillan JA, Feigin RD, DeAngelis CD, Jones MD, eds. *Oski's Pediatrics: Principles and Practice.* 4th ed. Philadelphia, PA: Lippincott Williams & Wilkins; 2006:2404-2410.

Hershey GKK. Asthma. In: Rudolph CD, Rudolph AM, Lister GE, First LR, Gershon AA, eds. *Rudolph's Pediatrics.* 22nd ed. New York, NY: McGraw-Hill; 2011:1962-1973.

Liu AH, Covar RA, Spahn JD, Leung DYM. Childhood asthma. In: Kliegman RM, Stanton BF, St. Geme III J, Schor N, Behrman R, eds. *Nelson Textbook of Pediatrics.* 19th ed. Philadelphia, PA: WB Saunders; 2011:780-801.

National Heart, Lung and Blood Institute. National Asthma Education and Prevention Program, Expert Panel Report 3: guidelines for the diagnosis and management of asthma, 2007. Available at: http://www.nhlbi.nih.gov/guidelines/asthma/asthsumm.pdf. Accessed April 23, 2012.

CASO 21

Os pais de um menino saudável de 8 anos estão preocupados por ele ser a criança mais baixa da sua classe. Suas curvas de crescimento, peso e altura constam na Figura 21.1. Ele nasceu a termo, nunca apresentou problemas clínicos significativos e seu desenvolvimento está adequado. Exceto por ser mais baixo do que o esperado, seu exame está normal. A mensuração dos segmentos superior e inferior do seu corpo demonstrou uma proporção normal. Seu pai tem 1,95 m de altura; entrou na puberdade aos 13 anos. Sua mãe tem 1,80 m de altura; seu primeiro ciclo menstrual ocorreu aos 14 anos.

▶ Qual é o diagnóstico mais provável?
▶ Qual é o melhor exame diagnóstico?
▶ Qual é a melhor terapia?

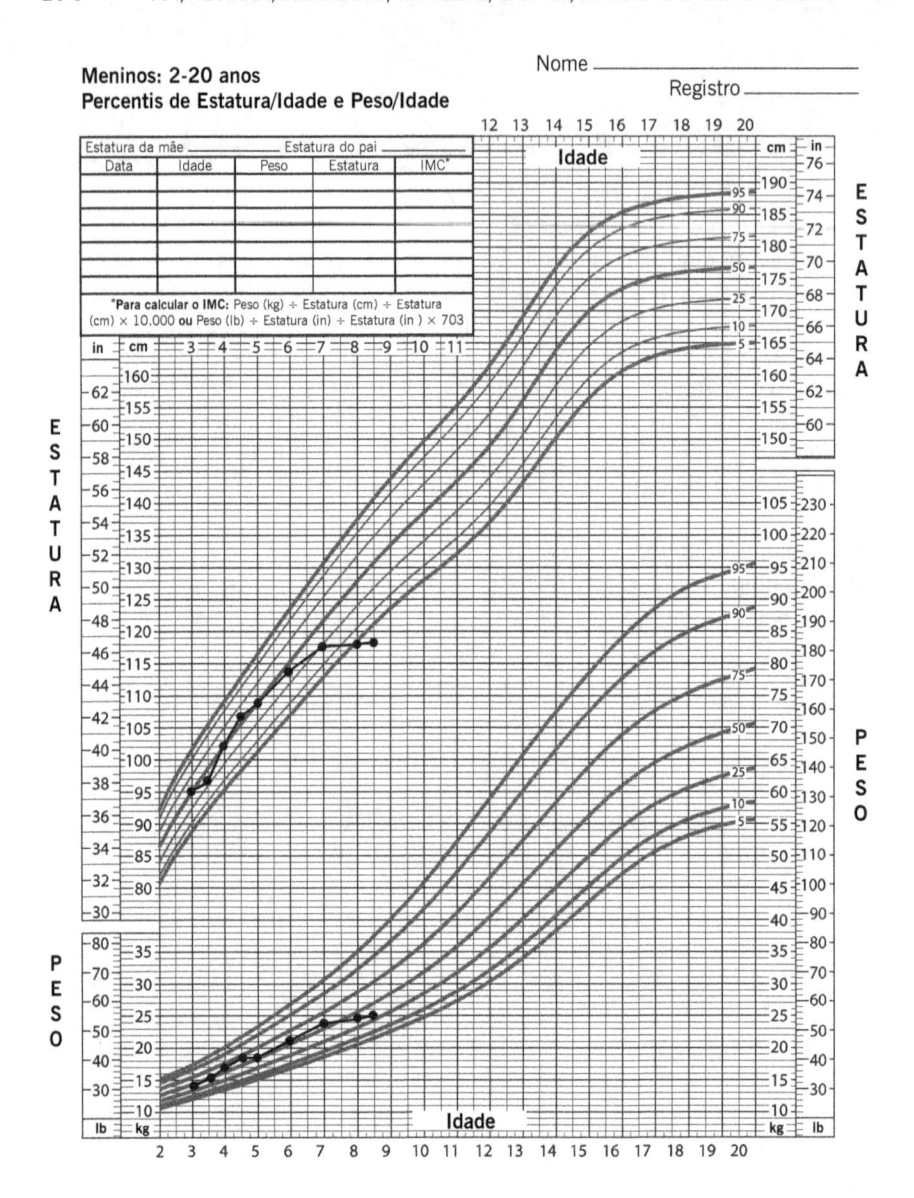

Figura 21.1 Curva de crescimento infantil. (Reproduzida de *Center for Disease Control and Prevention*.) Disponível em http://www.cdc.gov/growthcharts/clinical_charts.htm. Acessada em 19 de abril de 2012.

RESPOSTAS PARA O CASO 21
Deficiência em hormônio do crescimento

Resumo: Um garoto de 8 anos sem história clínica significativa e um exame clínico normal apresenta retardo no crescimento.

- **Diagnóstico mais provável:** Deficiência em hormônio do crescimento (HC).
- **Melhor exame diagnóstico:** Os exames de rastreamento devem incluir hemograma completo e velocidade de hemossedimentação (VHS); eletrólitos e rastreamento bioquímico geral; exame de urina; provas de função da tireoide, fator-1 de crescimento do tipo insulina (IGF-1) e proteína-3 ligante do fator de crescimento do tipo insulina (IGF-BP3); radiografia para determinação da idade óssea e, para as meninas, possivelmente uma análise do cariótipo.
- **Melhor terapia:** Reposição de HC injetável.

ANÁLISE

Objetivos

1. Compreender as causas comuns para retardo no crescimento infantil.
2. Definir as estratégias de avaliação para as várias formas de retardo do crescimento.
3. Enumerar as opções de tratamento para as causas comuns no retardo do crescimento infantil.

Considerações

Esse paciente essencialmente parou de crescer (ou sua taxa de crescimento é menor do que a esperada). Ele não apresenta problemas clínicos e tem exame físico normal. Seus pais são altos e suas idades de desenvolvimento puberal não foram atrasadas. É recomendada uma avaliação para determinar a razão dessa falha de crescimento.

ABORDAGEM À
Deficiência em hormônio do crescimento

DEFINIÇÕES

IDADE ÓSSEA: O desenvolvimento dos ossos na infância ocorre em uma sequência previsível. As radiografias do punho esquerdo das crianças com mais de 2 anos (ou do joelho naquelas com menos idade) são comparadas com os parâmetros normais para determinar a idade óssea aparente comparada com a idade cronológica, fornecendo uma estimativa do crescimento remanescente potencial dos ossos.

RETARDO DO CRESCIMENTO CONSTITUCIONAL: Condição em que o crescimento da criança saudável é mais lento do que o esperado, mas os pais, um ou os dois, apresentaram um retardo no desenvolvimento puberal e, na idade adulta, uma altura normal. Nesse caso, a idade óssea é igual à idade para altura.

BAIXA ESTATURA HEREDITÁRIA: Condição em que uma criança de baixa estatura nasceu de pais com baixa estatura, que apresentaram desenvolvimento puberal na época normal.

IDADE ESTATURAL: Idade em que a estatura mensurada da criança está no percentil 50.

BAIXA ESTATURA IDIOPÁTICA: Condição em que o diagnóstico da causa da baixa estatura não pode ser estabelecido.

ABORDAGEM CLÍNICA

Muitos pais preocupam-se quando seus filhos são evidentemente mais baixos do que as outras crianças da mesma idade. Diversas condições podem resultar em baixa estatura; em geral, uma história social e de desenvolvimento (para identificar causas psicossociais para falha de crescimento), exame físico e exames seletivos de rastreamento ajudam a identificar a etiologia do problema.

No primeiro ano de vida, as crianças crescem em uma velocidade de cerca de **23 a 28 cm por ano**. Essa taxa **cai para quase 7,5 a 13 cm por ano nas crianças com idades entre 1 e 3 anos**. Até a puberdade, elas crescem entre 4,5 e 7 cm por ano. Na **puberdade, o crescimento acelera para ficar entre 8 e 9 cm por ano, para meninas, e entre 10 e 11 cm por ano, para meninos.** Em torno dos 24 meses de idade, a maior parte das crianças ajusta-se a uma determinada faixa de percentil do crescimento, permanecendo nela até o fim da infância. Desvios significativos dessa expectativa devem alertar os clínicos para problemas de crescimento potenciais (ou seja, afasta-se de sua curva habitual).

Retardo no desenvolvimento constitucional é uma causa comum da baixa estatura. Essas crianças não possuem história ou exames anormais. Ao contrário das crianças com deficiência em HC, uma criança com retardo constitucional apresenta uma **velocidade de crescimento normal**. A história familiar é positiva para um ou os dois pais com retardo no desenvolvimento puberal (amadurecimento tardio), contudo desenvolveram uma altura adulta normal. Uma criança baixa em uma família com uma história clássica de amadurecimento tardio, em geral, não requer avaliações laboratoriais ou radiológicas. Algumas vezes, a idade óssea é importante para assegurar ao paciente e aos familiares que ainda há muito crescimento ósseo a ser atingido e que uma altura normal será alcançada. Para algumas dessas crianças, injeções de testosterona irão acelerar as alterações puberais (que, no fim, acontecerão por si próprias, sem tratamento); uma consulta com um endocrinologista pediátrico pode ser de grande ajuda.

Em geral, uma criança filha de pais com baixa estatura será baixa (**baixa estatura hereditária**). A curva de crescimento exibe um desenvolvimento paralelo à linha de crescimento sobre ou abaixo do percentil 3 ou 5. Quase sempre os exames laboratoriais e radiográficos não são necessários; uma **idade óssea igual à idade cronológica** indica nenhum crescimento "extra" potencial. Uma estimativa da altura final potencial da criança pode ser calculada utilizando a estatura dos pais. A estatura final de um garoto poder ser estimada da seguinte forma: (Altura do pai em cm + [Altura da mãe em cm + 13]) / 2. A estatura final de uma menina pode ser estimada da seguinte forma: (Altura da mãe em cm + [Altura do pai em cm – 13]) / 2. É importante que a família de uma criança com baixa estatura seja tranquilizada.

A **deficiência em hormônio do crescimento (HC)** ocorre em aproximadamente 1 em cada 4 mil crianças em idade escolar. Essas crianças apresentam uma **velocidade de crescimento lenta, em geral aumentando progressivamente a distância em relação à curva de crescimento normal** (em contraste com o retardo constitucional, em que o crescimento costuma ser paralelo à curva de percentil 3 a 5). Ao exame físico, essas crianças costumam aparentar ser mais jovens do que a idade cronológica e com frequência parecem "cheinhas" (idade para peso > idade para altura). **A idade óssea está atrasada**, indicando um crescimento potencial de nivelamento com o tratamento. Os exames sorológicos de rastreamento do HC incluem IGF-1 ou somatomedina C e IGF-BP3. Muitas vezes, a confirmação do diagnóstico requer exames de estimulação do HC e a interpretação por um endocrinologista pediátrico. A terapia de reposição envolve injeções de HC recombinante várias vezes por semana até que a criança atinja a altura adulta plena.

Os **indícios de que a falha de crescimento pode ser causada por uma condição subjacente** ainda não mencionada incluem **inapetência, perda de peso; dor abdominal ou diarreia; febres inexplicadas; cefaleia ou vômitos; ganho de peso desproporcional ao aumento da estatura ou achados dismórficos**. Os exames de rastreamento devem incluir hemograma (anemia), VHS (doenças inflamatórias crônicas), eletrólitos (acidose ou anormalidades renais), rastreamento bioquímico geral (hepatite, disfunções hepáticas), exame de urina (infecção, doença renal), estudos da função tireoide (hipotireoidismo), IGF-1 e IGF-BP3 (deficiência em HC) e, para meninas, possivelmente análise cromossômica (síndrome de Turner). Crianças com retardo de crescimento que não podem ser classificadas em outra categoria mais apropriada são consideradas como portadoras de baixa estatura idiopática.

QUESTÕES DE COMPREENSÃO

21.1 Menino de 8 anos com baixa estatura. Passou a ganhar mais peso ao longo do último ano, tem pouca ou nenhuma energia, dorme mais do que o normal e reclama sentir muito frio. Sua curva de crescimento demonstra que ele caiu do percentil 50 para o percentil 5 para altura, mas para peso subiu para o percentil 90 em relação à altura. No exame físico, está obeso e apresenta *facies* imatura, cabelos finos e reflexos diminuídos. A conduta mais apropriada para essa criança é:

A. Solicitar a titulação para o vírus de Epstein-Barr.
B. Avaliar a função da tireoide.
C. Assegurar à mãe que a criança apresenta um desenvolvimento pré-puberal normal.
D. Determinar a idade óssea.
E. Solicitar um nível de somatomedina C.

21.2 Um rapaz de 16 anos de idade queixa-se de ser o mais baixo da sua classe. Ele apresenta uma história médica pregressa normal e, apesar de sempre ter sido um pouco mais baixo do que o esperado para sua idade, de fato, ele notou que ficou bem para trás em relação ao crescimento dos colegas da mesma idade desde os últimos dois anos. Está no estágio 3 da escala de Tanner e no percentil 5 da estatura. Seu pai iniciou a puberdade aos 16 anos e completou seu crescimento aos 19 anos; ele tem 1,88 m de altura. Sua mãe iniciou o desenvolvimento puberal aos 10 anos e sua primeira menstruação ocorreu aos 13 anos; sua altura é 1,64 m. Das alternativas a seguir, indique a medida isolada mais apropriada como primeira intervenção:

A. Análise cromossômica.
B. Estudo das funções hepáticas.
C. Determinação da idade óssea.
D. Mensuração da somatomedina C.
E. Encaminhamento a um endocrinologista pediátrico.

21.3 Uma jovem de 17 anos e 1,47 m de altura. Seu pai tem 1,77 m e sua mãe, 1,65 m de altura. Sua história médica pregressa é significativa para baixa estatura durante toda a vida e para cirurgia cardíaca com 1 ano de vida. Ela ainda não apresentou a menarca. Qual das opções a seguir é a conduta inicial mais apropriada?

A. Análise cromossômica.
B. Encaminhamento a um endocrinologista pediátrico.
C. Avaliação dos níveis séricos de testosterona.
D. Provas de função da tireoide.
E. Ultrassonografia do abdome.

21.4 Você atende um jovem de 14 anos em um centro de detenção juvenil, onde ele está vivendo atualmente devido ao incêndio culposo de um prédio abandonado. Ele é alto, magro, está abaixo do peso e aparenta possuir pernas especialmente longas. Seus testículos são pequenos para sua idade e seu pênis também parece ser pequeno. Sua mãe relata que no início ele tinha dificuldades para ler, na escrita e na matemática, mas agora apresenta dificuldades em todas as matérias escolares. Qual das opções a seguir é o exame diagnóstico mais adequado para identificar o problema dele?

A. Análise cromossômica.
B. Encaminhamento a um endocrinologista pediátrico.
C. Avaliação dos níveis séricos de testosterona.
D. Provas de função da tireoide.
E. Ultrassonografia do abdome.

RESPOSTAS

21.1 **B**. Essa criança apresenta os sintomas clássicos de hipotireoidismo adquirido. A idade óssea deve estar retardada, mas provas de função da tireoide são necessárias para a realização do diagnóstico. Uma terapia de reposição do hormônio da tireoide deverá resolver esses sintomas e o crescimento recomeçará normalmente.

21.2 **C**. Esse rapaz aparenta retardo de crescimento constitucional, similar ao do seu pai. A idade óssea deve estar retardada, indicando um crescimento potencial. No final, ele entrará na puberdade, mas as implicações psicossociais de permanecer mais baixo e de aparentar ser mais imaturo que seus colegas tornam o tratamento necessário. Injeções mensais de testosterona "acelerarão o início" do seu processo puberal sem alterar o crescimento final potencial; um endocrinologista pediátrico deverá ser consultado.

21.3 **A**. É provável que a análise cromossômica indique síndrome de Turner (ST) nessa jovem com pais de altura normal. A cirurgia deve ter sido para coarctação da aorta. Características comuns da ST incluem fenótipo feminino, baixa estatura, infantilismo sexual, gônadas em fita, tórax largo, linha posterior de implantação dos cabelos baixa (na nuca), pescoço alado, linfoedema congênito nas mãos e nos pés. Algumas crianças com ST beneficiam-se da terapia com o HC.

21.4 **A**. Rapazes com a síndrome de Klinefelter são altos para a idade cronológica; apresentam hipogonadismo, e a palpação revela testículos de consistência firme e fibrótica. O exame físico pode revelar corpo com hábito corporal eunucoide e proporção do segmento superior do corpo reduzida em relação ao segmento inferior (segmento inferior mais longo). O diagnóstico é estabelecido pela cariotipagem.

DICAS CLÍNICAS

▶ Retardo de crescimento constitucional é a condição em que uma criança sadia sob os demais aspectos é mais baixa do que o esperado, e um dos pais ou os dois demonstraram retardo no desenvolvimento puberal ("amadurecimento tardio"), mas desenvolveram uma altura adulta normal. Crescimento paralelo ao percentil 3 ou 5 da curva de crescimento; idade óssea retardada.
▶ Baixa estatura hereditária é a condição em que uma criança baixa é filha de pais de baixa estatura, mas que apresentaram desenvolvimento puberal no tempo correto. Crescimento paralelo ao percentil 3 ou 5 da curva de crescimento; idade óssea normal.
▶ Baixa estatura idiopática inclui crianças com baixa estatura cuja causa exata não pode ser determinada.
▶ Deficiência em hormônio do crescimento (HC) é a condição em que uma secreção inadequada do HC resulta em falha de crescimento, idade óssea retardada e retomada do crescimento adequado com reposição do HC.

REFERÊNCIAS

Ali O, Donohoue PA. Hypergonadotropic hypogonadism in the male (primary hypogonadism). In: Kleigman RM, Stanton BF, St. Geme JW, Schor NF, Behrman RE, eds. *Nelson Textbook of Pediatrics.* 19th ed. Philadelphia, PA: WB Saunders; 2011:1944-1948.

Moshang T, Grimberg A. Neuroendocrine disorders. In: McMillan JA, Feigin RD, DeAngelis CD, Jones MD, eds. *Oski's Pediatrics: Principles and Practice.* 4th ed. Philadelphia, PA: Lippincott Williams & Wilkins; 2006:2097-2103.

Parks JS, Felner EI. Hypopituitarism. In: Kleigman RM, Stanton BF, St. Geme JW, Schor NF, Behrman RE, eds. *Nelson Textbook of Pediatrics.* 19th ed. Philadelphia, PA: WB Saunders; 2011:1876-1881.

Plotnick LP, Miller RS. Growth, growth hormone, and pituitary disorders. In: McMillan JA, Feigin RD, DeAngelis CD, Jones MD, eds. *Oski's Pediatrics: Principles and Practice.* 4th ed. Philadelphia, PA: Lippincott Williams & Wilkins; 2006:2084-2092.

Reiter EO. Growth and growth impairment. In: Rudolph CD, Rudolph AM, Lister G, First LR, Gershon AA, eds. *Rudolph's Pediatrics.* 22nd ed. New York, NY: McGraw-Hill; 2011:2012-2017.

Reiter EO. Disorders of the anterior pituitary gland. In: Rudolph CD, Rudolph AM, Lister G, First LR, Gershon AA, eds. *Rudolph's Pediatrics.* 22nd ed. New York, NY: McGraw-Hill; 2011:2009-2012.

Thilo EH, Rosenberg AA. Disturbances of growth. In: Hay WW, Levin MJ, Sondheimer JM, Deterding RR. *Current Diagnosis & Treatment: Pediatrics.* 20th ed. New York, NY: McGraw-Hill; 2011:944-951.

CASO 22

Menino nascido com 36 semanas de gestação, pesando 2.800 g, por parto vaginal, mãe com 19 anos de idade. O parto ocorreu 19 horas após a ruptura das membranas. A gravidez da mãe não apresentou complicações, mas seus registros do pré-natal não estavam disponíveis no momento do parto. Com 6 horas de vida, a criança estava "ofegante" e recusando o peito materno. Sua frequência respiratória era de 60 movimentos/minuto, apresentando "gemidos". Sua temperatura era de 35,8°C e a pressão arterial mais baixa que o normal. Enquanto dirige de casa para o hospital, você solicitou à enfermeira que obtivesse um hemograma completo. Ao chegar, você confirma que o bebê apresenta desconforto respiratório e que sua perfusão é inadequada. O hemograma demonstrou uma contagem de leucócitos de 2.500 células/mm^3 com 80% de bastonados. Sua radiografia de tórax está na Figura 22.1.

▶ Qual é o diagnóstico mais provável?
▶ Qual é a melhor terapia?

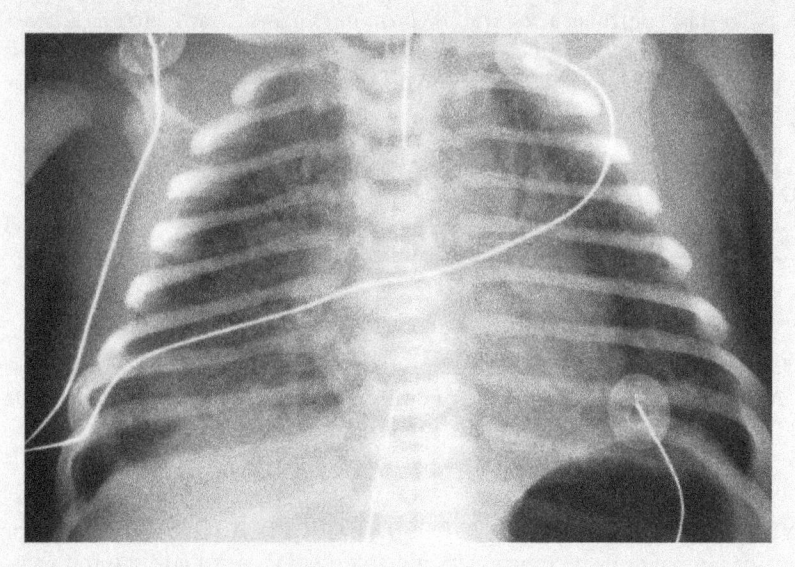

Figura 22.1 Radiografia de tórax de um lactente.

RESPOSTAS PARA O CASO 22
Infecção por estreptococos do Grupo B

Resumo: Um menino de 2.800 g, nascido de parto vaginal com 36 semanas de gestação, apresenta recusa alimentar, taquipneia, hipotermia e má perfusão com 6 horas de vida.

- **Diagnóstico mais provável:** Infecção por estreptococos do grupo B (GBS).
- **Melhor terapia:** Antibiótico intravenoso (IV) (após avaliação dos ABCs da reanimação neonatal).

ANÁLISE

Objetivos

1. Identificar as apresentações comuns da sepse neonatal.
2. Compreender os fatores maternos de risco para infecção neonatal por GBS.
3. Enumerar a variedade de organismos responsáveis por infecções neonatais.
4. Discutir as opções de tratamento para as infecções neonatais comuns.

Considerações

O rápido estabelecimento dos sintomas, a leucopenia com desvio à esquerda e os achados no raio X de tórax são típicos de pneumonia por GBS. Nesse ponto, o tratamento incluir a aplicação rápida do **ABC** das manobras de ressuscitação (manter as vias **a**éreas abertas, controlar a respiração (***b***reathing) e assegurar a **c**irculação adequada), seguida da rápida instituição de antibióticos apropriados, logo que as coletas para as culturas forem realizadas. A despeito dessas medidas, o índice de mortalidade por esse tipo de infecção é alto.

ABORDAGEM À
Infecção por estreptococos do Grupo B

DEFINIÇÕES

SEPSE DE INÍCIO PRECOCE: É a sepse neonatal que ocorre nos primeiros 6 dias de vida. A maior parte das infecções (cerca de 85%) ocorre nas primeiras 24 horas de vida, 5% em aproximadamente 48 horas e o restante ao longo dos próximos quatro dias. Em geral, a origem da infecção é a aquisição de microrganismos do trato geniturinário materno.

COLONIZAÇÃO POR ESTREPTOCOCOS DO GRUPO B (GBS): Infecção por GBS limitada à membrana da mucosa em indivíduos adultos saudáveis; o trato gastrintestinal (GI) é o reservatório mais comum de colonização.

SEPSE DE INÍCIO TARDIO: É a sepse neonatal que ocorre entre 7 e 90 dias de vida. Em geral, a origem da infecção está no ambiente em que a criança habita.

PROFILAXIA ANTIBIÓTICA INTRAPARTO: Penicilina ou ampicilina intravenosa ou administrada durante o trabalho de parto para prevenção de doenças por GBS no recém-nascido.

ABORDAGEM CLÍNICA

Sinais e sintomas de sepse

Os sinais e sintomas de sepse neonatal podem ser sutis e inespecíficos, em geral sobrepostos aos achados de outras condições, como a síndrome do desconforto respiratório, os distúrbios metabólicos, a hemorragia intracraniana e o trauma durante o parto. Instabilidade térmica, taquipneia, hipotensão e bradicardia são achados comuns tanto na sepse quanto na meningite. **O choque séptico se manifesta com palidez e enchimento capilar deficiente.** Os achados neurológicos de nível baixo de consciência, coma, convulsões, fontanela anterior abaulada, sinais focais relacionados aos pares cranianos e rigidez da nuca são raros, mas quando presentes são indícios de meningite, uma condição mais comumente observada na doença de início tardio. Os achados do exame físico encontrados com mais frequência com a pneumonia (em geral encontrados na doença de início precoce) incluem taquipneia, gemência, batimentos de asas do nariz, retração muscular (costal ou subesternal), diminuição do murmúrio vesicular e cianose.

Avaliação da criança potencialmente séptica

Alguns achados laboratoriais na sepse neonatal podem ser inespecíficos, incluindo hipoglicemia, acidose metabólica e icterícia. Em geral, o hemograma é utilizado para auxiliar na determinação da terapia, apesar de a sensitividade e a especificidade desse exame serem baixas. Evidências de infecção no hemograma incluem:

- Contagem de leucócitos acentuadamente alta ou baixa.
- Aumento da contagem dos neutrófilos.
- Aumento da proporção de neutrófilos imaturos para total de leucócitos (I/T).
- Trombocitopenia com contagem de plaquetas menor do que $100.000/mm^3$.

A proteína C-reativa (marcador de fase aguda, elevada em processo inflamatório ou infeccioso agudo) pode estar elevada em lactentes sépticos; alguns médicos utilizam esse marcador como auxiliar na avaliação da sepse neonatal.

A hemocultura é crucial para pacientes com suspeita de sepse. Alguns médicos argumentam que a baixa incidência de meningite, em especial no estabelecimento precoce da doença, não justifica o exame do líquido cerebrospinal (LCS) como rotina; em vez disso, o exame deverá ser destinado para sepse confirmada (culturas positivas) ou presumida (pacientes tão doentes que um curso completo de antibiótico é administrado independentemente do resultado da cultura). A urocultura costuma ser incluída na avaliação de sepse de início tardio. Os achados radiológicos do tórax incluem padrões reticulogranulares segmentar, lobar ou difuso, esse último sendo facilmente confundido com a síndrome do desconforto respiratório (ausência de surfactante).

Patógenos

Os organismos que comumente causam início precoce de sepse são colonizados no trato geniturinário materno e adquiridos de forma transplacentária, a partir de uma infecção ascendente ou quando da passagem do feto pelo canal do parto. **Organismos específicos incluem GBS,** *Escherichia coli,* **Haemophilus influenzae e** *Listeria monocytogenes*. O início tardio da doença ocorre quando o lactente se torna infectado pelos microrganismos no ambiente pós-natal, por exemplo, pela pele, pelo trato respiratório, pela conjuntiva, pelo trato gastrintestinal e pelo coto umbilical. Para o lactente hospitalizado, as fontes de bactérias incluem cateteres vasculares e urinários ou contato com a equipe hospitalar. Os organismos frequentes vistos como agentes causais do início tardio da doença são estafilococos coagulase-negativos, *Staphylococcus aureus, E. coli, Klebsiella* sp., *Pseudomonas* sp., *Enterobacter* sp., *Candida,* GBS, *Serratia* sp., *Acinetobacter* sp. e anaeróbios.

O estreptococo do Grupo B é a causa mais comum da sepse neonatal desde o nascimento até o terceiro mês de vida. Quase **80% dos casos ocorrem como uma doença de início precoce** (septicemia, pneumonia e meningite) resultante da transmissão vertical da mãe para o feto durante o trabalho de parto e o nascimento. Os sinais respiratórios (apneia, gemência, taquipneia ou cianose) são os achados clínicos iniciais em mais de 80% dos neonatos independentemente do sítio envolvido, ao passo que a hipotensão é o achado inicial em 25% dos casos. Outros sinais são similares àqueles associados a outras infecções bacterianas anteriormente descritas.

É raro os neonatos com meningite por GBS apresentarem convulsões como sinal de apresentação, contudo, 50% desenvolvem convulsões dentro de 24 horas da infecção. A idade média do diagnóstico da infecção de início precoce por GBS é de 13 horas de vida, que é mais precoce do que as outras infecções bacterianas mencionadas. História e achados clínicos sugestivos de doença de início precoce por GBS (em vez de etiologia não infecciosa dos achados pulmonares) incluem bolsa rota prolongada, apneia, hipotensão nas primeiras 24 horas de vida, índice de Apgar menor que 5 no primeiro minuto e uma progressão rápida da doença pulmonar.

Os fatores associados ao aumento do risco para doença de início precoce por GBS são **ruptura de membranas por um período superior a 18 horas antes do parto, corioamnionite ou temperatura materna intraparto superior a 38°C, filho anterior com infecção por GBS,** mãe com menos de 20 anos de idade **e baixo peso ao nascer ou prematuridade** (< 37 semanas de gestação). A mortalidade como resultado de doença por GBS é de 10%. As sequelas neurológicas mais importantes (amaurose cortical, espasticidade e deficiência intelectual global) ocorrem em 12 a 30% dos lactentes que sobrevivem à meningite.

A incidência da infecção de início precoce por GBS decresceu de 1,7 por 1.000 nativivos, em 1993, para 0,34 a 0,37 por 1.000 nativivos, em 2008. A redução é atribuída à disseminação do emprego das diretrizes para redução do risco de GBS. Essas diretrizes recomendam o **rastreamento para mulheres com 35 a 37 semanas de gestação e a administração profilática de antibiótico intraparto naquelas gestantes em que os fatores de risco ou as culturas de GBS são positivos no período da 35ª a 37ª semana de gestação.** Os lactentes nascidos com menos de 35 semanas de gestação ou nascidos de mães que receberam uma profilaxia intraparto inadequada, algumas vezes são submetidos a uma avaliação limitada que, muitas vezes, inclui um hemograma e uma hemocultura. A associação do uso precoce de antibióticos com o aumento do risco de infecções bacterianas graves de início tardio permanece em estudo.

Tratamento

O tratamento de pacientes suspeitos de doença de início precoce inclui antibióticos direcionados aos patógenos comuns anteriormente mencionados, quase sempre consistindo em uma combinação de aminoglicosídeos IV (gentamicina e tobramicina) e penicilina (em geral ampicilina). Para os pacientes com doença de início tardio, a terapia costuma consistir em antibióticos resistentes à β-lactamase (como vancomicina) e cefalosporinas de segunda ou de terceira geração. Para doenças tanto de início precoce quanto tardio, a cobertura antibiótica é adaptada de acordo com o organismo identificado e com os testes de sensibilidade específica.

A antibioticoterapia deve ser contínua por ao menos 48 a 72 horas. Se as culturas forem negativas e o paciente estiver bem após esse tempo, em geral, os antibióticos são interrompidos. Para os **lactentes que apresentam sinais e sintomas convincentes de sepse, os antibióticos podem ser mantidos mesmo que os resultados culturais sejam negativos**. Para lactentes com culturas positivas, a terapia continua por 10 a 21 dias, dependendo do organismo e do sítio da infecção. Observar rigorosamente sinais de toxicidade por antibiótico é importante em todos os lactentes.

QUESTÕES DE COMPREENSÃO

22.1 Criança nascida de parto domiciliar. Com 2 dias de vida, ela apresenta pálpebras edemaciadas, tensas, conjuntiva avermelhada, secreção ocular abundante e purulenta e quemose. O diagnóstico mais provável é:
   A. Conjuntivite química.
   B. Conjuntivite por clamídia.
   C. Dacriocistite.
   D. Oftalmia gonocócica.
   E. Oftalmia pneumocócica.

22.2 Uma menina, nascida a termo, com 3.500 g, por cesariana, desenvolveu uma frequência respiratória de 70 mpm e gemência 1 hora após nascer. Ela apresenta bom tônus, boa cor e sucção forte. Qual das opções a seguir representa a próxima intervenção mais adequada?
   A. Intubação e sucção abaixo das cordas vocais.
   B. Administração de surfactante.
   C. Iniciação da antibioticoterapia.
   D. Estudo da deglutição e radiografias seriadas do GI superior.
   E. Observação pelo período de várias horas.

22.3 Um lactente a termo nasceu de uma mãe de 23 anos de idade, diagnosticada HIV-positiva. A mãe teve acompanhamento criterioso durante a gravidez e recebeu medicação antirretroviral nas semanas anteriores ao parto. A rotina do tratamento da criança sadia deverá incluir:

A. Administração intravenosa de imunoglobulina no bebê para diminuir o risco de infecção perinatal por HIV.
B. Admissão na unidade neonatal de tratamento intensivo para monitoramento cardiovascular rigoroso.
C. Iniciar a administração de zidovudina no lactente.
D. Radiografias de tórax para avaliar *Pneumocystis carinii*.
E. Enzimaimunoensaio (Elisa) para HIV do lactente para determinar se houve infecção congênita.

22.4 Um bebê de 2.150 g nasceu com 34 semanas de gestação. Sua mãe realizou o pré-natal no México e afirmou não ter tido problemas. Sua temperatura mais alta durante o trabalho de parto foi de 38,2°C. O líquido amniótico tinha uma aparência acastanhada. Ao nascimento, o lactente apresentou exantema pustular eritematoso difuso, palidez, recusa da alimentação, taquipneia e cianose. O hemograma completo indicou monocitose acentuada. Ele foi ao óbito quatro horas após o nascimento, em seguida ao início dos antibióticos. É provável que a criança tivesse:

A. Sífilis congênita.
B. Varicela congênita.
C. Herpes disseminado.
D. Doença por GBS.
E. Listeriose.

RESPOSTAS

22.1 **D.** A época do aparecimento dos sintomas em um neonato com conjuntivite pode ser de grande auxílio. A conjuntivite química, que é autolimitada e manifesta-se de 6 a 12 horas após o nascimento, resulta da irritação causada pela profilaxia ocular. A conjuntivite gonocócica, em geral, ocorre de 2 a 5 dias após o nascimento, sendo a mais grave das infecções bacterianas; o tratamento tópico imediato e agressivo em conjunto com antibióticos sistêmicos pode prevenir complicações graves, como ulceração da córnea, perfuração e resultante cegueira. Os pais são tratados para doença gonocócica de forma a evitar a reinfecção na criança. A conjuntivite por clamídia costuma apresentar-se de 5 a 14 dias após o nascimento e, em geral, é tratada com eritromicina sistêmica (em parte para reduzir o risco do lactente de contrair pneumonia por clamídia entre 2 e 3 meses de idade). O benefício do tratamento com eritromicina oral deve ser avaliado contra o aumento do risco de estenose hipertrófica do piloro, condição associada à administração de eritromicina oral em crianças. Ambos os pais da criança com conjuntivite por clamídia também devem ser tratados.

22.2 **E.** A taquipneia transitória do recém-nascido é a condição respiratória resultante da eliminação incompleta dos líquidos pulmonares fetais nos lactentes nascidos a termo. Sua ocorrência é mais provável em partos por cesariana, em geral desaparecendo dentro de 24 e 48 horas de vida. Nenhum tratamento é indicado, exceto se o lactente precisar de pequenas quantidades de oxigênio suplementar. Os antibióticos deverão ser prescritos para crianças com suspeita de pneumonia; elas não costumam apresentar uma sucção vigorosa, como apresentado na questão. A intubação e aspiração abaixo das cordas vocais aponta para aspiração de mecônio; a intubação seria apropriadamente realizada na sala de parto e não horas depois. A deglutição do bário e a série GI superior podem ser úteis na identificação de fístula traqueoesofágica. Surfactante exógeno é utilizado em lactentes prematuros com suspeita de deficiência em surfactante.

22.3 **C.** A transmissão do HIV ao lactente pela mãe decresceu de forma considerável ao longo dos últimos 20 anos, provavelmente como resultado da administração de antirretroviral perinatal na mãe e do curso de zidovudina nos lactentes expostos. A transmissão transplacentária de anticorpos HIV maternos resultará em um exame Elisa positivo neonatal; esse não é um exame proveitoso para determinar a infecção em neonatos. A imunoglobulina intravenosa não demonstra representar um papel na redução da transmissão perinatal. Os lactentes saudáveis nascidos de mães portadoras de HIV não requerem monitoramento especial nem radiografias de rotina.

22.4 **E.** Listeria é um bacilo gram-positivo isolado a partir do solo, cursos d'água, efluentes de esgotos, certos alimentos, ensilagem, lodo e abatedouros. A transmissão da doença por alimentos está relacionada a queijos úmidos/pastosos, leite integral e a 2% não pasteurizado, frango ou salsicha malcozida, vegetais crus e moluscos. Os neonatos adquirem o organismo de forma transplacentária ou por aspiração/ingestão no parto. A taxa de mortalidade da doença de início precoce é de 30%.

DICAS CLÍNICAS

▶ A sepse em neonatos pode se apresentar com achados inespecíficos de instabilidade térmica, taquipneia, recusa alimentar, bradicardia, hipotensão e hipoglicemia.

▶ A infecção neonatal de início precoce (ocorrendo nos 6 primeiros dias de vida), em geral, é causada por organismos provenientes do sistema geniturinário materno, incluindo o estreptococo do grupo B (GBS), *E. coli, H. influenzae* e *L. monocytogenes*. Pneumonia e sepse são apresentações comuns; GBS é a causa principal.

▶ A infecção neonatal de início tardio (ocorrendo entre 7 e 90 dias de vida) costuma ser causada por organismos presentes no ambiente do lactente, incluindo estafilococos coagulase-negativos, *S. aureus, E. coli, Klebsiella* sp., *Pseudomonas* sp., *Enterobacter* sp., *Candida*, GBS, *Serratia* sp., *Acinetobacter* sp. e bactérias anaeróbias.

▶ O tratamento da infecção neonatal de início precoce inclui penicilina e aminoglicosídeos, ao passo que o tratamento da doença de início tardio consiste em antibióticos resistentes à β-lactamase (como vancomicina) e em cefalosporina de terceira geração.

▶ A incidência de infecção de início precoce por GBS está diminuindo, provavelmente devido à ampla implantação das diretrizes para redução do risco para GBS.

REFERÊNCIAS

Brady MT. Human immunodeficiency virus type 1 infection. In: Rudolph CD, Rudolph AM, Lister G, First LR, Gershon AA, eds. *Rudolph's Pediatrics*. 22nd ed. New York, NY: McGraw-Hill; 2011:1164-1170.

Braverman RS. Ophthalmia neonatorum. In: Hay WW, Levin MJ, Sondheimer JM, Deterding RR. *Current Diagnosis & Treatment: Pediatrics*. 20th ed. New York, NY: McGraw-Hill; 2011:418-419.

Centers for Disease Control and Prevention. Prevention of perinatal group B streptococcal disease. Revised guidelines from CDC. *MMWR Recomm Rep*. 2010;59 (RR-10): 1-32.

Edwards MS. Group B streptococcal infections. In: Rudolph CD, Rudolph AM, Lister G, First LR, Gershon AA, eds. *Rudolph's Pediatrics*. 22nd ed. New York, NY: McGraw-Hill; 2011:1097-1099.

Gallagher PG, Baltimore RS. Sepsis neonatorum. In: McMillan JA, Feigin RD, DeAngelis CD, Jones MD, eds. *Oski's Pediatrics: Principles and Practice*. 4th ed. Philadelphia, PA: Lippincott Williams & Wilkins; 2006:482-492.

Guinn AG. Red eye. In: Rudolph CD, Rudolph AM, Lister G, First LR, Gershon AA, eds. *Rudolph's Pediatrics*. 22nd ed. New York, NY: McGraw-Hill; 2011:2300-2304.

Lachenauer CS, Wessels MR. Group B *Streptococcus*. In: Kleigman RM, Stanton BF, St. Geme JW, Schor NF, Behrman RE, eds. *Nelson Textbook of Pediatrics*. 19th ed. Philadelphia, PA: WB Saunders; 2011:925-928.

McFarland EJ. Human immunodeficiency virus infection. In: Hay WW, Levin MJ, Sondheimer JM, Deterding RR. *Current Diagnosis & Treatment: Pediatrics*. 20th ed. New York, NY: McGraw--Hill; 2011:1148-1158.

Moylett EH, Shearer WT. Pediatric human immunodeficiency virus infection. In: McMillan JA, Feigin RD, DeAngelis CD, Jones MD, eds. *Oski's Pediatrics: Principles and Practice*. 4th ed. Philadelphia, PA: Lippincott Williams & Wilkins; 2006:942-952.

Ogle JW, Anderson MS. Group B streptococcal infections. In: Hay WW, Levin MJ, Sondheimer JM, Deterding RR. *Current Diagnosis & Treatment: Pediatrics*. 20th ed. New York, NY: McGraw--Hill; 2011:1163-1166.

Olitsky SE, Hug D, Plummer LS, Stass-Isern M. Disorders of the conjunctiva. In: Kleigman RM, Stanton BF, St. Geme JW, Schor NF, Behrman RE, eds. *Nelson Textbook of Pediatrics*. 19th ed. Philadelphia, PA: WB Saunders; 2011:2166-2169.

Thilo EH, Rosenberg AA. Infections in the newborn infant. In: Hay WW, Levin MJ, Sondheimer JM, Deterding RR. *Current Diagnosis & Treatment: Pediatrics*. 20th ed. New York, NY: McGraw--Hill; 2011:48-56.

Traboulsi EI. Ophthalmia neonatorum. In: McMillan JA, Feigin RD, DeAngelis CD, Jones MD, eds. *Oski's Pediatrics: Principles and Practice*. 4th ed. Philadelphia, PA: Lippincott Williams & Wilkins; 2006:811-812.

Yogev R, Chadwick E. Acquired immunodeficiency syndrome (human immunodeficiency virus). In: Kleigman RM, Stanton BF, St. Geme JW, Schor NF, Behrman RE, eds. *Nelson Textbook of Pediatrics*. 19th ed. Philadelphia, PA: WB Saunders; 2011:1157-1177.

CASO 23

Um menino com 3 meses de vida foi encontrado sem respiração no seu berço essa manhã. A ressuscitação cardiopulmonar foi iniciada por seus pais e seguida pelos paramédicos a caminho do hospital. Você continuou a tentativa de reanimar a criança no centro de emergência, mas declarou o óbito após 20 minutos de manobras de reanimação. Você reviu a história com a família e examinou a criança, mas não foi capaz de determinar a causa da morte.

▶ Como você trataria essa situação no serviço de emergência?
▶ Qual é o diagnóstico mais provável?
▶ Qual é o próximo passo na avaliação?

RESPOSTAS PARA O CASO 23
Síndrome de morte súbita do lactente

Resumo: Um menino de 3 meses de idade encontrado sem respiração por seus pais.

- **Primeiro passo:** Contar aos pais do menino que, apesar de todos terem feito o máximo, o menino viera a falecer. Perguntar aos pais se desejam chamar algum amigo, familiar, líder religioso ou pessoa para prestar-lhes auxílio. Providenciar para eles um local silencioso onde possam ficar a sós.
- **Diagnóstico mais provável:** Síndrome de morte súbita do lactente (SMSL) é o diagnóstico mais provável, assumindo que a história dos pais seja verdadeira. O infanticídio deve ser considerado, assim como a possibilidade de um distúrbio congênito ou metabólico subjacente.
- **Próximo passo:** Discutir com os pais o protocolo de rotina a ser seguido após uma morte infantil não esclarecida. Um legista fará a necropsia e os investigadores policiais examinarão a casa dos pais em busca de indícios relacionados com a morte. Enfatize que essas medidas podem ajudar a família a aceitar a situação e revelar informações importantes para prevenir outras mortes no futuro, caso o casal venha a ter outros filhos.

ANÁLISE

Objetivo

1. Conhecer a definição de SMSL.
2. Reconhecer os fatores associados à SMSL.
3. Saber como aconselhar os pais sobre as medidas de redução de risco de SMSL.

Considerações

A síndrome de morte súbita do lactente (SMSL) é um dos diagnósticos mais trágicos e frustrantes na medicina. Quando a família está no serviço de emergência, outras causas possíveis do óbito (p. ex., maus-tratos infantil ou distúrbios hereditários) não podem ser excluídas. Seu papel é permanecer objetivo em relação a essas outras possibilidades e, ainda assim, solidário ao luto dos pais. Como sempre, a documentação meticulosa da história e dos achados do exame físico é imperativa.

ABORDAGEM À
Síndrome de morte súbita do lactente

DEFINIÇÕES

EVENTO COM APARENTE AMEAÇA À VIDA (ALTE, de *Apparent Life-Threatening Event*): Observações e eventos percebidos pela pessoa que cuida da criança como sendo ameaçadores à vida. Por definição, o evento é observado. Inúmeras condições podem ser responsáveis, incluindo causas cardíacas, respiratórias, do sistema nervoso central (SNC), metabólicas, infecciosas e gastrintestinais. Em aproximadamente 50% dos casos a causa não é determinada.

APNEIA: Cessação da respiração por, no mínimo, 20 segundos, podendo ser acompanhada por bradicardia ou cianose. Episódios recorrentes de apneia relacionados à imaturidade podem ocorrer em lactentes prematuros, mas costumam se resolver em 37 semanas após a concepção.

SÍNDROME DE MORTE SÚBITA DO LACTENTE (SMSL): Morte súbita de um lactente que não pode ser explicada com os resultados do exame de necropsia, da investigação do local do óbito e das informações da história.

ABORDAGEM CLÍNICA

A síndrome de morte súbita do lactente (SMSL) é a causa mais comum de óbito em lactentes entre uma semana e um ano de idade. A maior parte dos óbitos por SMSL ocorre entre 1 e 5 meses de idade, com **um pico de incidência entre 2 e 4 meses** de idade; sendo **mais comum no inverno**. Essa síndrome é mais frequente entre **lactentes afro-americanos e filhos de índios norte-americanos**; sendo ainda incerto se essas últimas associações resultam de condições étnicas ou de outros fatores ambientais.

Nenhuma causa foi identificada para a SMSL. Estudos epidemiológicos sugerem os seguintes fatores de risco independentes para SMSL: **posição prona ou decúbito lateral para dormir**, dormir em uma **superfície macia**, **dividir a mesma cama**, exposição pré ou pós-natal à fumaça do tabaco, uso materno de opioides no período pré-natal, **superaquecimento**, cuidados pré-natais tardios ou inexistentes, baixa idade materna, **prematuridade** e/ou baixo peso ao nascimento e gênero masculino. A incidência de SMSL caiu significativamente nos países onde campanhas públicas de educação objetivaram a limitação da posição prona de dormir. A pesquisa do óbito não esperado em lactente inclui história clínica, exame *post mortem* e investigação do local do óbito. Em alguns lactentes, a necropsia revela edema pulmonar discreto e petéquias intratorácicas disseminadas; esses achados são sugestivos, mas não diagnósticos, de SMSL.

Explicações causais da SMSL podem ser divididas em **condições congênitas e adquiridas. Condições congênitas** incluem **anomalias cardíacas** (arritmia, cardiopatia congênita), **distúrbios metabólicos** e **etiologias do SNC. Causas adquiridas** incluem infecção e trauma acidental ou intencional. Lactentes que experimentaram ALTE podem apresentar risco de morte súbita. A avaliação de um ALTE é guiada pelo exame físico e pela história da criança. **Um relato de dificuldades de alimentação ou vômitos leva a considerações sobre estudos da deglutição, ao passo que posturas ou movimentos não usuais levam à solicitação de uma eletrencefalografia.** O hemograma completo e os níveis séricos de bicarbonato, obtidos próximo ao momento do evento, podem auxiliar na evidenciação de uma etiologia infecciosa ou metabólica. A eletrocardiografia pode ser considerada na pesquisa de síndrome do QT longo ou outra anomalia cardíaca. A documentação do monitoramento cardiorrespiratório e da polissonografia pode ajudar em alguns casos.

No passado, lactentes com história de apneia eram considerados de risco para SMSL, mas estudos epidemiológicos mais recentes refutam essa hipótese. Irmãos de lactentes que morreram de SMSL são, por si só, relatados como de maior risco potencial para SMSL, mas o possível papel da suscetibilidade genética *versus* fatores ambientais e infanticídio não identificado, nesses casos, não está evidente.

QUESTÕES DE COMPREENSÃO

23.1 Qual dos lactentes a seguir necessita de monitoramento cardiorrespiratório domiciliar?
   A. Um lactente saudável de 3 meses de idade, nascido a termo, cujo peso está no percentil 5 para a idade.
   B. Um lactente saudável, nascido de um período gestacional de 29 semanas, cujo peso está no percentil 50 para a idade.
   C. Um lactente de 5 meses de idade com uma história de crises recorrentes de sibilância.
   D. Um lactente prematuro com apneia e bradicardia recorrentes.
   E. Um lactente a termo, saudável, cujo irmão mais velho faleceu de SMSL.

23.2 Uma gestante chega para uma consulta pré-natal. Qual das opções a seguir representa a instrução que deverá constar no seu aconselhamento como pediatra da família para reduzir os riscos de SMSL?
   A. Reduzir a exposição do lactente à fumaça do cigarro e sempre colocar a criança em decúbito dorsal para dormir.
   B. Manter sempre o bebê em posição prona, mesmo quando acordado.
   C. Administrar suplementos vitamínicos infantis.
   D. Esforçar-se para que o leite materno seja a fonte primária de alimentação da criança.
   E. Evitar o contato da criança com pessoas doentes.

23.3 Qual das opções a seguir está correta em relação a medidas ambientais para redução da SMSL?

A. As crianças devem dormir na mesma cama de seus pais, ou encostadas no peito dos pais, para que esses possam monitorar cuidadosamente a presença de apneia.
B. As crianças devem dormir em um colchão firme, sem roupas de cama ou objetos macios adicionais, incluindo dispositivos anunciados como úteis para manter o posicionamento durante o sono.
C. As chupetas devem ser evitadas, pois podem obstruir o fluxo de ar do bebê durante a respiração.
D. Os bebês que dormem em decúbito dorsal apresentam mais plagiocefalia, refluxo, engasgamento e episódios ameaçadores à vida.
E. Antes da vacinação de rotina, os bebês devem receber paracetamol, para prevenir convulsões febris que possam passar despercebidas e resultar em SMSL.

23.4 A pesquisa sobre a morte inesperada de uma criança inclui anamnese, necropsia e:
A. Estudos de DNA.
B. Gasometria arterial.
C. Gasometria venosa.
D. Investigação do local do óbito.
E. Exame de fezes.

RESPOSTAS

23.1 **D.** Monitoração cardiorrespiratória domiciliar não demonstra diminuir a incidência de SMSL. Ela é recomendada para lactentes prematuros sintomáticos (p. ex., aqueles com apneia e bradicardia), mas pode ser interrompida com segurança em 43 semanas após a concepção, na maioria dos casos. A monitoração também pode ser recomendada para crianças com certas condições crônicas subjacentes, como doença pulmonar crônica. Não é recomendada para os lactentes das opções A, B e C. A ocorrência de suscetibilidade genética para a SMSL na mesma família é considerada muito rara.

23.2 **A.** Embora seus conselhos também possam incluir as opções C, D e E, essas medidas não demonstram reduzir o risco do lactente para SMSL.

23.3 **B.** O declínio nas taxas de SMSL nos últimos 20 anos tem sido atribuído à mudança na posição de dormir. Recentemente, o uso de chupeta foi identificado como uma medida protetora. Lactentes que faleceram por SMSL apresentam menor probabilidade de terem sido imunizados. Embora tenha havido um aumento na frequência de plagiocefalia posicional desde as campanhas para manter as crianças em decúbito dorsal durante o sono, essa pode ser evitada com tempos adequados de manutenção em decúbito ventral durante a vigília ou em posição ereta no colo, ou com a alternância da orientação do berço. As outras condições citadas não ocorrem com maior frequência.

23.4 **D.** A investigação do local do óbito é crucial para descartar a ocorrência de trauma, intencional ou acidental.

> ### DICAS CLÍNICAS
>
> ▶ A síndrome de morte súbita do lactente (SMSL) é um diagnóstico de exclusão estabelecido apenas depois de a história pós-natal, o exame de necropsia e a investigação do local do óbito não terem revelado outra explicação possível.
> ▶ A posição prona de dormir e a exposição à fumaça de cigarros são fatores de risco significativos para SMSL.
> ▶ Eventos aparentes de ameaça à vida (ALTE) são eventos que ocorrem sob observação que podem ser causados por uma série de etiologias.
> ▶ Apneia da prematuridade não é um fator de risco para SMSL.

REFERÊNCIAS

American Academy of Pediatrics, Task Force on Sudden Infant Death Syndrome. The changing concept of sudden infant death syndrome: diagnostic coding shifts, controversies regarding the sleeping environment, and new variables to consider in reducing risk. *Pediatrics.* 2005; 116:1245-1253.

Carroll JL, Loughlin GM. Sudden infant death syndrome. In: McMillan JA, Feigin RD, DeAngelis CD, Jones MD, eds. *Oski's Pediatrics: Principles and Practice.* 4th ed. Philadelphia, PA: Lippincott Williams & Wilkins; 2006:722-728.

Committee on Fetus and Newborn. Apnea, sudden infant death syndrome, and home monitoring. *Pediatrics.* 2003;111:914-917.

Corwin MJ. Apparent life-threatening events and SIDS. In: Rudolph CD, Rudolph AM, Lister GE, First LR, Gershon AA, eds. *Rudolph's Pediatrics.* 22nd ed. New York, NY: McGraw-Hill; 2011:451-454.

Hauck FR, Omojokun OO, Siadaty MS. Do pacifiers reduce the risk of sudden infant death syndrome? A meta-analysis. *Pediatrics.* 2005; 116:e716-e723.

Hunt CE, Hauck FR. Sudden infant death syndrome. In: Kliegman RM, Stanton BF, St. Geme III J, Schor N, Behrman R, eds. *Nelson Textbook of Pediatrics.* 19th ed. Philadelphia, PA: WB Saunders; 2011:1421-1429.

Persing J, James H, Swanson J, Kattwinkel J, Committee on Practice and Ambulatory Medicine, Section on Plastic Surgery and Section on Neurological Surgery. Prevention and management of positional skull deformities in infants. *Pediatrics.* 2003; 112:199-202.

Stratton K, Almario DA, Wizemann TM, McCormick MC, eds, Immunization Safety Review Committee. *Immunization Safety Review: Vaccinations and Sudden Unexpected Death in Infancy.* Washington, DC: The National Academies Press; 2003:25-77.

CASO 24

Um menino de 3 meses apresentando desconforto respiratório é trazido ao serviço de emergência. É inverno, então você suspeita que os sons estertores ouvidos pela enfermeira na ausculta pulmonar, durante a triagem, sejam resultantes de infecção respiratória viral e aprova a administração de albuterol aerossol. Cerca de 20 minutos depois, a mãe informa uma história mais completa. Ela conta que o bebê começou a apresentar sibilância intermitente há quase quatro semanas e os episódios pioraram progressivamente. Você auscultou a criança e ouviu além dos sibilos um sopro holossistólico ao longo da borda esternal esquerda. A saturação do oxigênio obtida na triagem estava normal.

▶ Qual é o diagnóstico mais provável?
▶ Qual é o tratamento para essa condição?

RESPOSTAS PARA O CASO 24
Comunicação interventricular

Resumo: Lactente de 3 meses de idade apresenta-se com desconforto respiratório, sibilância e um sopro holossistólico cardíaco suaves. Seus sintomas começaram há quatro semanas e vem piorando progressivamente.

- **Diagnóstico mais provável:** Comunicação interventricular (CIV).
- **Tratamento:** Clínico e, possivelmente, eventual fechamento cirúrgico.

ANÁLISE

Objetivos

1. Reconhecer os sinais e os sintomas de apresentação da CIV.
2. Identificar os principais defeitos cardíacos congênitos acianóticos.
3. Familiarizar-se com a circulação fetal (Fig. 24.1).

Considerações

A suspeita é de defeito cardíaco acianótico para essa criança que apresenta um sopro cardíaco novo sem cianose. A redução da resistência vascular pulmonar, que ocorreu nas semanas seguintes ao nascimento, permite que o sangue flua da esquerda para a direita por meio da CIV, resultando em um sopro audível nos primeiros 2 a 6 meses de vida. Essa criança apresenta uma CIV grande o suficiente para causar uma insuficiência cardíaca congestiva. De modo diferente da causa de sibilos da maioria dos lactentes que se apresenta no serviço de emergência no inverno, o desconforto respiratório dessa criança não é devido a uma infecção respiratória viral.

ABORDAGEM AOS
Defeitos cardíacos acianóticos

DEFINIÇÕES

SÍNDROME DE EISENMENGER: Hipertensão pulmonar (HP) resultando em desvio (*shunt*) do sangue da direita para a esquerda. Isso pode ocorrer com CIVs amplas, defeitos do septo atrioventricular (DSAV) e persistência do canal arterial (PCA).

***SHUNT* ESQUERDA-DIREITA:** Fluxo sanguíneo da circulação sistêmica para a circulação pulmonar por meio de uma conexão anômala, como a PCA. Essas lesões resultam em congestão pulmonar, mas geralmente não causam cianose. A hipoperfusão sistêmica pode ocorrer se a causa for uma lesão obstrutiva (como a estenose pulmonar ou aórtica, ou a coarctação da aorta).

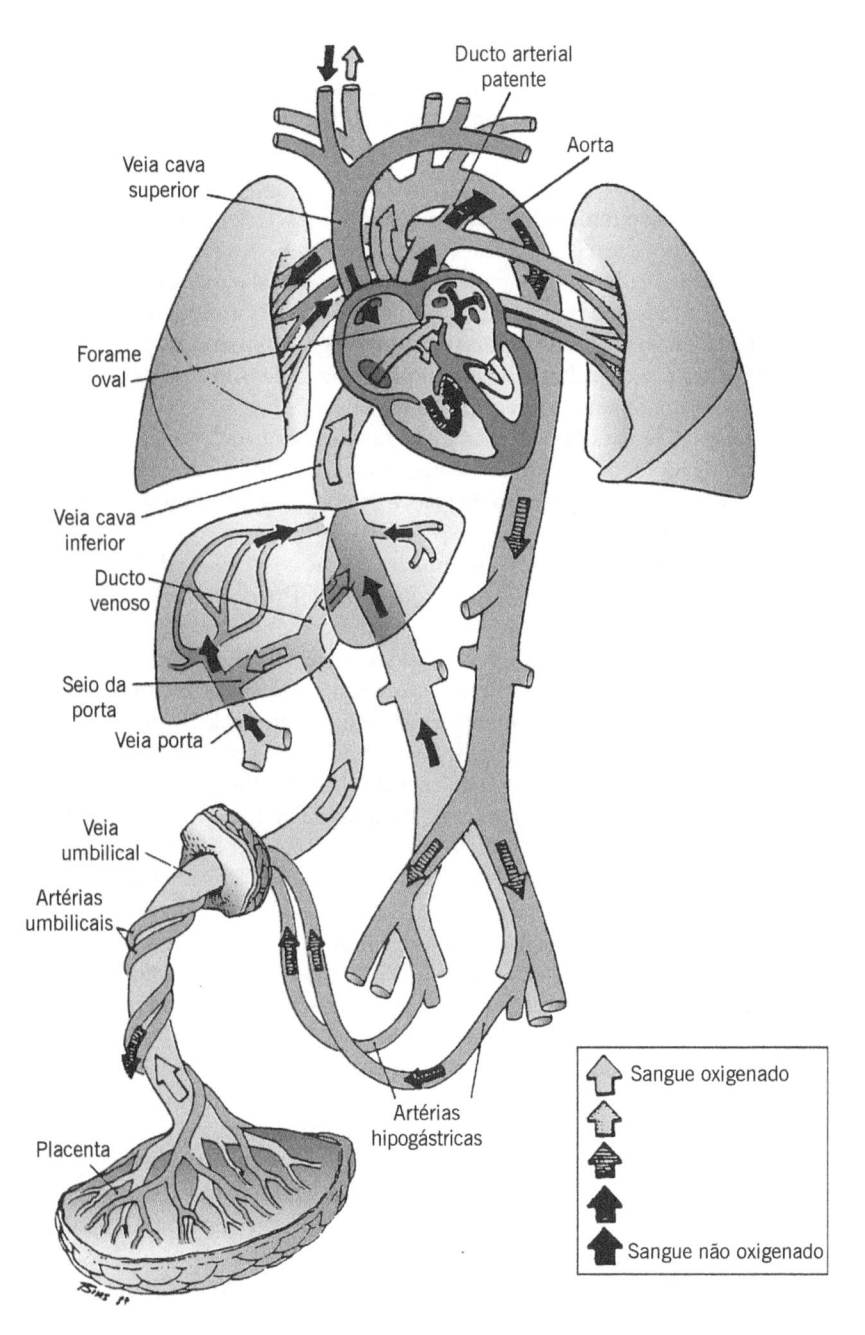

Figura 24.1 Circulação fetal. (Reproduzida, com permissão, de Cunningham G, Leveno KL, Bloom SL. *Williams Obstetrics*. 22nd Ed. New York: McGraw-Hill; 2005.)

PULSOS AMPLOS: Aumento na diferença entre as pressões sistólica e diastólica, resultando em um pulso arterial amplo. Muitas condições podem causar esse achado, inclusive febre, hipertireoidismo, anemia, fístulas arteriovenosas e PCA.

ABORDAGEM CLÍNICA

Os defeitos cardíacos congênitos são primeiramente caracterizados quanto à presença de cianose. Depois, são classificados de acordo com os achados na radiografia de tórax em relação à circulação pulmonar aumentada, normal ou reduzida e, por último, de acordo com as forças ventriculares indicadas no eletrocardiograma. **A maioria dos defeitos acianóticos resulta em uma sobrecarga volumétrica, em geral, da circulação sistêmica para a pulmonar (também chamada de *shunt* esquerda-direita).** Se os defeitos que afetam a sobrecarga de volume não forem tratados; poderão resultar no aumento da pressão vascular pulmonar, causando a reversão do fluxo sanguíneo por meio do defeito, com consequente cianose clínica. Outras formas de defeito acianótico causam alterações na pressão; esse grupo inclui estenose pulmonar e aórtica e coarctação da aorta.

A CIV é o defeito cardíaco mais comum em crianças, afetando de 3 a 6 crianças em cada 1.000 nativivos (Fig. 24.2) A maioria das CIVs é perimembranosa. O tipo mais comum são as CIVs pequenas, com mínimo *shunt* esquerda-direita. Em geral, as crianças portadoras de **CIVs pequenas** são assintomáticas; e um **sopro holossistólico rude na borda esternal inferior esquerda é audível no exame físico**. O **sopro de uma CIV grande pode ser menos rude** devido à ausência de um gradiente pressórico significativo por meio do defeito; os defeitos grandes são acompanhados de **dispneia, dificuldades de alimentação, retardo de crescimento e transpiração profusa**, podendo levar a infecções recorrentes e à **insuficiência cardíaca**. Crianças com CIVs grandes costumam ser acianóticas, mas podem apresentar cianose durante a alimentação ou o choro. A CIV pode não ser identificada nas primeiras semanas de vida devido às altas pressões do lado direito, mas tornam-se audíveis à medida que a resistência vascular pulmonar diminui e o *shunt* sanguíneo esquerda-direita aumenta por meio do defeito. Em crianças com CIV ampla com *shunt* significativo, a radiografia do tórax exibe cardiomegalia e congestão vascular pulmonar; e o eletrocardiograma (ECG) exibe hipertrofia biventricular.

A maioria das CIVs pequenas fecha espontaneamente entre o 6º e o 12º mês de vida, especialmente os defeitos da porção muscular do septo. O tratamento clínico é reservado aos lactentes sintomáticos com CIVs grandes. Os medicamentos incluem diuréticos (p. ex., furosemida, hidroclorotiazida) e agentes redutores da pós-carga (p. ex., inibidor da enzima conversora da angiotensina) e, algumas vezes, digoxina. Os bebês afetados também necessitam de uma ingestão calórica adequada, geralmente de 140 kcal/kg/dia, e podem necessitar de alimentação por meio de sonda nasogástrica ou de gastrostomia. Ao monitorar uma criança portadora de CIV grande, é preciso ficar atento para o fato de que a diminuição da intensidade do sopro pode indicar doença vascular pulmonar ou de estenose infundibular pulmonar em vez de fechamento do defeito.

CASOS CLÍNICOS EM PEDIATRIA   195

A Coração normal

Artéria pulmonar (para os pulmões)
Aorta (para o corpo)
Átrio direito
Fluxo de sangue não oxigenado no coração direito
Ventrículo direito e esquerdo
Fluxo de sangue oxigenado para o coração esquerdo

B Coração com CIV

Mistura de sangue do ventrículo esquerdo (oxigenado) e direito (não oxigenado)
Comunicação interventricular (CIV)
Ventrículo direito
Artéria pulmonar
Mistura de sangue do ventrículo esquerdo (oxigenado) e direito (não oxigenado)
Ventrículo esquerdo
Localização alternativa para a CIV

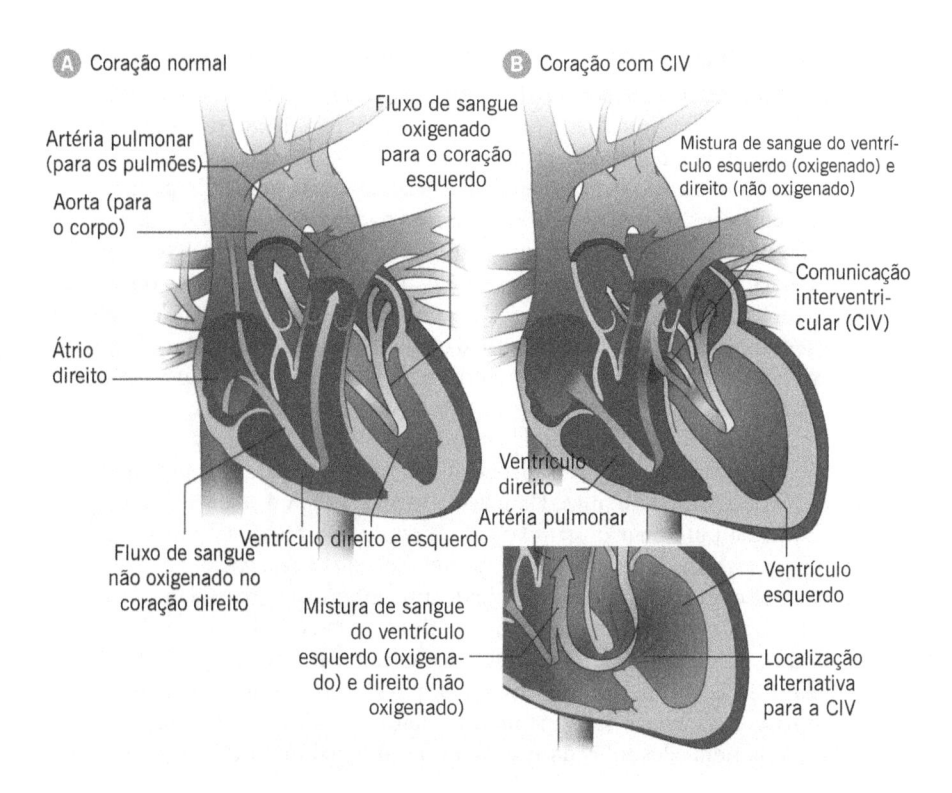

Figura 24.2 A imagem A mostra a estrutura e o fluxo sanguíneo no coração normal. A imagem B mostra duas localizações comuns para a CIV. O defeito permite a mistura de sangue do ventrículo esquerdo, rico em oxigênio, com o sangue pobre em oxigênio do ventrículo direito. (De *National Institutes of Health*. http://www.nhlbi.nih.gov/health/health-topics/topics/chd/types.html [acessado em 07/09/2011]).

A maioria das crianças portadoras de CIVs grandes desenvolve resistência vascular pulmonar anormal após 1 ano de idade, podendo ocorrer antes; as crianças com trissomia do 21 correm um risco especial de doença precoce. Crianças com *shunt* persistentemente grande, após 1 ano de idade, são encaminhadas para o fechamento cirúrgico, uma vez que um terço dessas crianças apresenta doença vascular pulmonar irreversível aos 2 anos de idade (**síndrome de Eisenmenger**).

Outros defeitos cardíacos acianóticos congênitos incluem a **PCA**, comunicações interatriais (CIAs) e defeitos do septo atrioventricular. **A PCA (*ductus arteriosus*) costuma ser vista em lactentes pré-termo**, mas ele também ocorre em crianças a termo. **No útero, o canal arterial desvia o sangue dos pulmões inativos, por meio da artéria pulmonar, para a aorta descendente.** Logo após o nascimento, a resistência pulmonar começa a diminuir e ocorre a vasoconstrição do ducto. **O fechamento do ducto em lactentes a termo, em geral, ocorre de 10 a 15 horas após o nascimento** e quase sempre leva dois dias. O fechamento é retardado nos latentes prematuros, talvez devido a uma resposta vasoconstritora deficiente na função de aumentar a tensão do oxigênio. A falha no fechamento do canal permite o desvio do sangue da circulação sistêmica para a pulmonar, resultando no estresse do miocárdio, na congestão vascular pulmonar e na dificuldade respiratória. **Em geral, uma PCA pequena não apresenta qualquer sintoma mas, mesmo assim, o fechamento é realizado por meio de tratamento clínico (em geral com indometacina) ou cirúrgico (se o tratamento clínico não for bem-sucedido ou estiver contraindicado)** devido ao risco de endarterite infecciosa ou embolia paradoxal. Um lactente com uma **PCA grande** costuma apresentar um **sopro cardíaco sistólico ou contínuo em "maquinaria"**, um precórdio ativo e **pulsos amplos**. O fechamento é realizado para tardar a insuficiência cardíaca e prevenir a síndrome de Eisenmenger. Às vezes, a PCA está associado a outro defeito cardíaco congênito, dificultando a sua identificação. Para pacientes com coarctação ou interrupção do arco aórtico, uma PCA é vital para manter o fluxo sanguíneo para a circulação sistêmica. Da mesma forma, a PCA é essencial na presença de uma válvula pulmonar obstruída, para direcionar o fluxo sanguíneo para os pulmões (Fig. 24.3). Esses defeitos são denominados *ducto-dependentes* e, nesses casos, a patência do ducto é mantida por meio de uma infusão de prostaglandina E.

Em geral, crianças com CIAs são assintomáticas; e a lesão é diagnosticada acidentalmente nos exames físicos de rotina. **Defeitos grandes podem causar falha de crescimento e intolerância ao exercício discretas,** que passam despercebidas, exceto quando em retrospectiva após o fechamento do defeito. Achados físicos incluem **segunda bulha amplamente desdobrada, que não varia normalmente de acordo com**

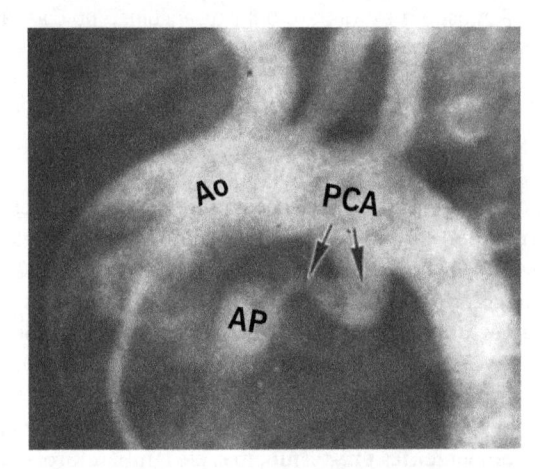

Figura 24.3 Angiografia de uma canal arterial patente (PCA) persistente. Ao, aorta; AP, artéria pulmonar. (Reproduzida, com permissão, de Rudolph CD, Rudolph AM, Hostetter MK, Lister G, Siegel NJ, eds. *Rudolph's Pediatrics.* 21st ed. New York, NY: McGraw-Hill; 2003:1819.)

a respiração ("desdobramento fixo") e um sopro sistólico na borda esternal esquerda superior e média causado por aumento de volume do fluxo sanguíneo oriundo do ventrículo direito para a artéria pulmonar normal; o sopro não é propriamente do sangue fluindo por meio da CIA. Pode estar presente um sopro diastólico na borda esternal inferior esquerda produzido pelo fluxo aumentado por meio da valva tricúspide. A radiografia de tórax revela aumento do átrio direito, do ventrículo direito, da artéria pulmonar e da circulação pulmonar. O ECG mostra uma hipertrofia ventricular direita e, às vezes, desvio do eixo para a direita. **As CIAs em geral são bem toleradas durante a infância, mas podem conduzir à hipertensão pulmonar na vida adulta ou a arritmias atriais por aumento do átrio.** A endocardite infecciosa é rara, por isso a profilaxia de rotina não é recomendada. Um forame oval patente isolado não costuma ser clinicamente significativo e não é considerado como CIA.

Defeito do septo atrioventricular (DSAV) consiste em uma comunicação entre átrios e ventrículos e valvas atrioventriculares anormais. Esse defeito acianótico requer correção na infância para evitar insuficiência cardíaca e complicações associadas. Um sopro sistólico do fluxo pulmonar aumentado está presente e um sopro diastólico na borda esternal esquerda inferior é auscultado. A segunda bulha pode estar amplamente desdobrada. A radiografia de tórax e o ECG exibem cardiomegalia; a radiografia mostra também circulação pulmonar aumentada. Se não são tratadas, essas crianças desenvolvem **insuficiência cardíaca, retardo de crescimento e infecções pulmonares recorrentes na infância.** A HP pulmonar desenvolve-se, resultando em inversão do *shunt*, que passa a ser direita-esquerda, e cianose. A correção cirúrgica deve ser realizada precocemente, ainda no lactente.

QUESTÕES DE COMPREENSÃO

24.1 Uma menina de 2 meses de idade, com síndrome de Down, apresenta sopro cardíaco sistólico e diastólico e desdobramento de segunda bulha. A borda do fígado é palpável 4 cm abaixo da margem costal direita. Sua mãe relata que no início ela suava muito; algumas vezes, ficava azulada ao redor da boca quando mamava e parece alimentar-se menos do que anteriormente. Seu ECG mostra desvio de eixo do QRS para a esquerda, hemibloqueio anterior esquerdo e hipertrofia ventricular direita. Qual das seguintes opções representa o melhor diagnóstico?

A. CIA.
B. DSAV.
C. PCA.
D. Forame oval patente.
E. CIV.

24.2 Um menino pesando 1 kg, que nasceu com 29 semanas de gestação, é internado na unidade neonatal de cuidados intensivos, onde recebeu os cuidados de rotina. Ele estava bem até o quinto dia de vida, quando passou a apresentar frequência respiratória aumentada, retrações subcostais discretas e pulsos amplos, mas sem cianose ou necessidade de aumento de oxigênio. Um sopro contínuo é auscultado ao longo da borda esternal esquerda. A radiografia de tórax exibe congestão vascular pulmonar. Qual das medicações a seguir aliviará seus sintomas?

A. Albuterol.
B. Epinefrina racêmica.
C. Indometacina.
D. Digoxina.
E. Furosemida.

24.3 Um menino de 12 meses com CIV estável, de tamanho moderado, apresenta-se ao dentista pediátrico para limpeza e tratamento de múltiplas cáries. Antes do procedimento, qual das opções a seguir é o medicamento que deverá ser ministrado?

A. Paracetamol.
B. Amoxicilina.
C. Digoxina.
D. Ditropam.
E. Nenhum dos acima.

24.4 Um lactente antes saudável subitamente desenvolve desconforto respiratório no terceiro dia de vida. O eletrocardiograma revela coarctação da aorta. Qual das opções a seguir representa o tratamento mais apropriado para a imediata estabilização desse lactente?

A. Digoxina.
B. Furosemida.
C. Albuterol.
D. Epinefrina racêmica.
E. Terapia com prostaglandina.

RESPOSTAS

24.1 **B.** O DSAV é comum entre crianças portadoras da síndrome de Down. Os sintomas dessa criança e os achados clínicos são mais consistentes com esse diagnóstico. Apesar de a CIV simples ser comum nos pacientes portadores da síndrome de Down, os sopros cardíacos múltiplos e os achados do ECG tornam essa opção menos provável.

24.2 **C.** Um defeito cardíaco acianótico é a suspeita para essa criança que apresenta um novo sopro cardíaco sem aumento correspondente na necessidade de oxigênio. O sopro, não auscultado ao nascimento, torna-se evidente após a diminuição da resistência vascular pulmonar. Sua idade, história e achados físicos são consistentes com PCA. Indometacina ou fechamento cirúrgico são os tratamentos empregados nessa condição.

24.3 **E.** As diretrizes para o uso profilático de antibióticos são atualizadas constantemente pela American Heart Association. Entre os pacientes que hoje são recomendados para tratamento profilático com antibióticos estão os portadores de qualquer infecção cardíaca que possa resultar em uma altíssima incidência de resultados adversos: pacientes com história prévia de endocardite, com prótese valvular ou com material exógeno, com transplante cardíaco e com defeitos cardíacos cianóticos congênitos graves ou parcialmente corrigidos.

24.4 E. Os sintomas desse lactente iniciaram quando o canal arterial começou a fechar. Terapia com prostaglandina pode reverter esse processo rapidamente. Técnicas cirúrgicas ou de cateterismo intervencionista proporcionam a correção definitiva.

DICAS CLÍNICAS

▶ Defeitos cardíacos acianóticos são caracterizados pelo desvio do sangue da circulação sistêmica para a pulmonar (*shunt* esquerda-direita).
▶ O defeito cardíaco acianótico congênito mais comum é a CIV. A PCA, as CIAs e o DSAV são outros defeitos de *shunt* esquerda-direita.
▶ É possível o *shunt* esquerda-direita reverter sua direção (passando a ser direita-esquerda) e causar cianose, caso ocorra hipertensão pulmonar (síndrome de Eisenmenger).

REFERÊNCIAS

Bernstein D. Acyanotic congenital heart disease: the left-to-right shunt lesions. In: Kliegman RM, Stanton BF, St. Geme III J, Schor N, Behrman R, eds. *Nelson Textbook of Pediatrics*. 19th ed. Philadelphia, PA: WB Saunders; 2011:1551-1561.

Bernstein D. Evaluation of the infant or child with congenital heart disease. In: Kliegman RM, Stanton BF, St. Geme III J, Schor N, Behrman R , eds. *Nelson Textbook of Pediatrics*. 19th ed. Philadelphia, PA: WB Saunders; 2011:1549-1551.

Clyman RI. Patent ductus arteriosus and ductus venosus. In: Rudolph CD, Rudolph AM, Lister GE, First LR, Gershon AA, eds. *Rudolph's Pediatrics*. 22nd ed. New York, NY: McGraw-Hill; 2011:238-242.

Hoffman JIE. Congenital heart disease. In: Rudolph CD, Rudolph AM, Lister GE, First LR, Gershon AA, eds. *Rudolph's Pediatrics*. 22nd ed. New York, NY: McGraw-Hill; 2011:1804-1813.

Morriss MJH. Coarctation of the aorta. In: McMillan JA, Feigin RD, DeAngelis CD, Jones MD, eds. *Oski's Pediatrics: Principles and Practice*. 4th ed. Philadelphia, PA: Lippincott Williams & Wilkins; 2006:1591-1595.

Teitel DF. Neonate and infant with cardiovascular disease. In: Rudolph CD, Rudolph AM, Lister GE, First LR, Gershon AA, eds. *Rudolph's Pediatrics*. 22nd ed. New York, NY: McGraw-Hill; 2011:1796-1802.

Wilson W, Taubert KA, Gewitz M, et al. American Heart Association. Prevention of infective endocarditis. *Circulation*. 2007; 116:1736-1751.

CASO 25

Um menino a termo, pesando 3.700 g, nasceu de parto vaginal sem complicações. Alimentou-se bem no peito, urinou e eliminou o mecônio nas primeiras 12 horas de vida. Com 15 horas de vida, ele passou a recusar a alimentação e parece cianótico. Sua frequência respiratória era de 65 mpm, a saturação de oxigênio à oximetria de pulso era de 80%, e o tempo de enchimento capilar, de 3 segundos. Não apresenta sopro cardíaco audível, mas nota-se uma segunda bulha; que é única e hiperfonética.

▶ Qual é o diagnóstico mais provável?
▶ Qual é o melhor tratamento para essa condição?

RESPOSTAS PARA O CASO 25
Transposição das grandes artérias

Resumo: Um lactente a termo de aparência saudável subitamente torna-se inapetente e desenvolve cianose, hipoxia, baixa perfusão periférica e taquipneia. O exame cardiológico revela uma segunda bulha única e hiperfonética e ausência de sopro.

- **Diagnóstico mais provável:** Cardiopatia (CC) cianótica, provavelmente transposição das grandes artérias (TGA).
- **Melhor tratamento inicial:** Administração de prostaglandina E_1 para manter a patência do ducto arterial.

ANÁLISE

Objetivos

1. Reconhecer os principais tipos de CC e suas apresentações clínicas mais comuns.
2. Entender como alguns tipos de CC resultam em cianose, ao passo que outros não.
3. Compreender a necessidade de manter a patência do canal arterial em alguns tipos de CC.

Considerações

O menino apresenta sintomas consistentes com **CC cianótica**, sendo provável o diagnóstico de **TGA**. Nessa condição, as origens cardíacas da aorta e da artéria pulmonar estão invertidas, criando dois circuitos paralelos de fluxo sanguíneo em vez do circuito em série normal (Fig. 25.1). Essa situação é **incompatível com a vida**, a menos que exista uma conexão entre os circuitos sistêmico e pulmonar. Durante as primeiras horas de vida, o **canal arterial e o forame oval fornecem essa conexão**; os sintomas se desenvolvem quando essas conexões começam a se fechar. Alguns pacientes portadores de TGA também apresentam comunicação interventricular (CIV) e podem manifestar os primeiros sinais de cardiopatia na fase de lactente, mais tardiamente do que os bebês sem CIV. O tratamento do recém-nascido nesse contexto consiste em ações imediatas para a **manutenção da patência do canal arterial**.

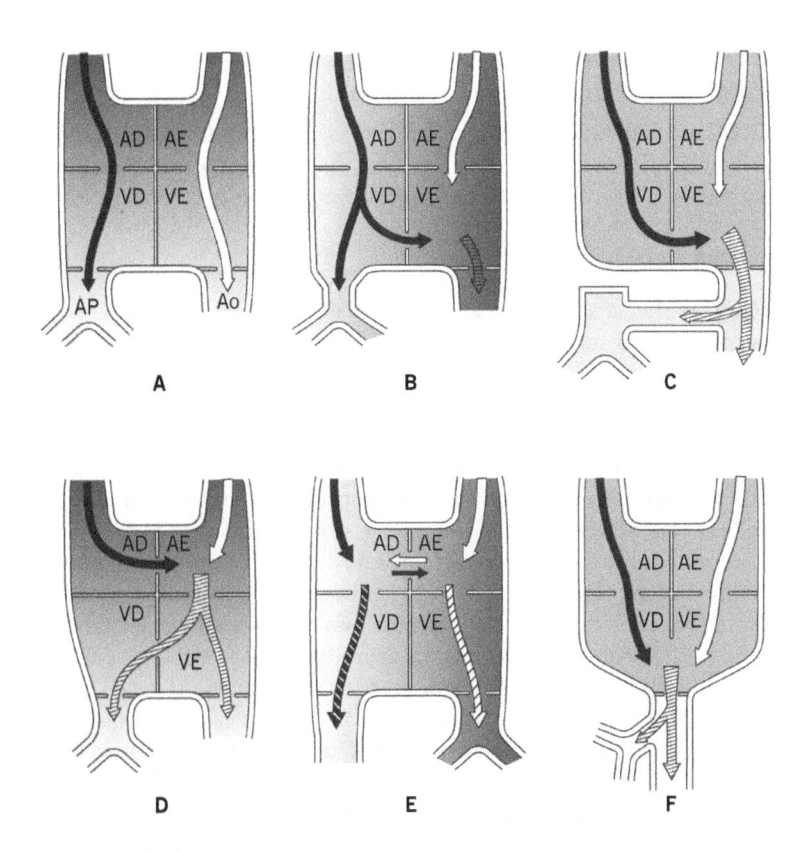

Figura 25.1 Representação esquemática da circulação dos vários defeitos cardíacos: (A) Circulação normal; (B) Tetralogia de Fallot; (C) Atresia pulmonar; (D) Atresia tricúspide; (E) Transposição das grandes artérias; (F) *Truncus arteriosus*. As setas pretas indicam o sangue não oxigenado; as setas hachuradas indicam sangue misto; as setas brancas indicam sangue oxigenado. AE, átrio esquerdo; VE, ventrículo esquerdo; AD, átrio direito; VD, ventrículo direito. Ao, aorta; AP, artéria pulmonar.

ABORDAGEM À
Cardiopatia congênita cianótica

DEFINIÇÕES

CIANOSE: Coloração azulada da pele e das membranas mucosas causada pela presença de sangue dessaturado. A cianose periférica é comum em recém-nascidos e envolve as extremidades; esse fenômeno pode ser normal. A cianose central é sempre anormal e é observada na língua, gengivas e mucosa oral.

DEFEITOS CANAL-DEPENDENTES: Defeitos cardíacos incompatíveis com a vida na ausência de uma persistência do canal arterial (PCA).

SHUNT DIREITA-ESQUERDA: Fluxo anormal do sangue por meio de um defeito cardíaco, do coração direito, contendo sangue dessaturado, para o coração esquerdo, de onde é bombeado para a circulação sistêmica. Esses defeitos resultam em cianose.

ABORDAGEM CLÍNICA

Em geral, a CC cianótica manifesta-se após o início do fechamento do PCA (ou seja, essa condição pode ser considerada uma lesão canal-dependente). A patência do canal arterial mantém uma conexão entre as circulações pulmonar e sistêmica; o fechamento costuma ocorrer no primeiro ou no segundo dia de vida nos lactentes a termo. No passado, o tratamento da CC cianótica neonatal envolvia a correção cirúrgica emergencial nos lactentes com comprometimento severo. Hoje, a introdução da **prostaglandina E_1, uma medicação administrada por via intravenosa para manter o canal arterial aberto**, permite a estabilização do lactente antes da correção mais definitiva.

A **CC cianótica é caracterizada pela diminuição do fluxo sanguíneo pulmonar.** O sangue insaturado que retorna ao coração vindo da circulação periférica é desviado para a circulação sistêmica, não passando pelos pulmões. Isso ocorre sempre que o fluxo sanguíneo do sistema pulmonar está comprometido, como na estenose da válvula pulmonar, ou quando as origens da artéria pulmonar e da aorta estão invertidas (TGA).

A **oximetria de pulso** pode ser utilizada para medir a saturação de oxigênio dos tecidos perfundidos pela porção da aorta **proximal ao canal arterial (a mão direita ou um lóbulo da orelha)** e, a seguir, comparada aos tecidos perfundidos pela porção da aorta **distal ao canal arterial (extremidade inferior)**. Se houver uma **diferença de mais de 3 a 5%, pode haver um *shunt* da direita para a esquerda através do canal.**

A transposição das grandes artérias ocorre em quase 5% das crianças portadoras de cardiopatia congenital, sendo a causa cardíaca mais comum de cianose em recém-nascidos. A **TGA costuma causar uma aparência de hilo estreito com "coração ovoide" na radiografia de tórax** (Quadro 25.1), embora o raio X possa parecer normal nos primeiros dias de vida. O eletrocardiograma (ECG) exibe o padrão normal de hipertrofia do ventrículo direito observado em neonatos. O diagnóstico é confirmado pelo ecocardiograma.

O **tratamento inicial da TGA (após administração de prostaglandina) envolve a criação de uma comunicação pelo septo atrial** ("septostomia atrial") via cateterismo cardíaco, produzindo alívio imediato dos sintomas. Em geral, a cirurgia definitiva ocorre nas primeiras duas semanas de vida, e a estenose pós-operatória nos sítios de correção é uma complicação potencial a longo prazo.

A **estenose da válvula pulmonar,** outra CC cianótica, é responsável por 7% das crianças com cardiopatias congênitas.* A cianose e a intolerância aos exercícios, se

---

* N. de R.T. A estenose pulmonar causa cianose na vigência de *shunt* D-E em razão de outro defeito, como, por exemplo, CIV ou CIA.

QUADRO 25.1 • Achados radiológicos característicos das cardiopatias comuns

Anomalia cardíaca	Aparência radiográfica
Tetralogia de Fallot	Coração em "bota ou em tamanco holandês" e redução da circulação pulmonar
Atresia pulmonar (com septo ventricular intacto)	Circulação pulmonar diminuída
Atresia tricúspide (com os grandes vasos normalmente relacionados)	Circulação pulmonar diminuída
Anomalia de Epstein	O tamanho do coração pode ser de normal a volumoso com circulação normal ou aumentada
Transposição das grandes artérias	"Ovoide" (afilamento de estruturas mediastinais) com circulação pulmonar de normal à aumentada
Truncus arteriosus	Cardiomegalia e aumento da circulação pulmonar
Drenagem venosa pulmonar anômala total	"Boneco de neve" ou "8" (sombra supracardíaca causada pela conexão anômala das veias pulmonares, drenagem da veia inominada e da veia cava superior esquerda persistente e aumento da circulação pulmonar
Síndrome do coração esquerdo hipoplástico	Cardiomegalia e aumento da circulação pulmonar

existirem, são diretamente proporcionais ao grau da estenose. O exame cardiológico revelará um sopro sistólico na borda esternal superior esquerda, que irradia para a região infraclavicular esquerda, e um clique sistólico. O ECG é normal nos casos brandos, mas graus maiores de estenoses causam um desvio de eixo para a direita, crescimento do átrio direito e hipertrofia ventricular direita. A valvuloplastia é realizada por cateterismo cardíaco. A estenose pulmonar pode ocorrer em associação a outras condições, como glicogenose e síndrome de Noonan.

Quando a estenose pulmonar ocorre em associação com uma CIV grande, o resultado é conhecido como tetralogia de Fallot (T4F). Na T4F, o septo intraventricular é deslocado anteriormente, resultando na obstrução da via de saída do ventrículo direito e no deslocamento da aorta, que se sobrepõe ao ventrículo direito (cavalgamento aórtico). A hipertrofia do ventrículo direito se desenvolve como resultado das alterações hemodinâmicas causadas pelas outras anormalidades. O achado característico na radiografia de tórax é a aparência de **bota** (*coeur en sabot*, Quadro 25.1). Se a estenose pulmonar for discreta ao nascimento, os neonatos apresentarão uma cor normal (também conhecida por Fallot rosa ou acianótico), contudo, no início da infância a maioria das crianças se torna cianótica em decorrência da progressão da estenose. **Muitas crianças com T4F também apresentam exacerbações paroxísticas de cianose ("crises hipercianóticas")** causadas pelo aumento súbito no *shunt* direita-esquerda. Essas crises podem ser precipitadas pela atividade ou pela agitação ou também ocorrer sem aparente fator precipitante.

Essas crianças podem assumir uma postura de cócoras, o que comprime os vasos sanguíneos periféricos, aumentando o fluxo sanguíneo pulmonar e a saturação de oxigênio no sistema arterial. Com o tratamento cirúrgico atual, 90% dos pacientes portadores de T4F sobrevivem até a idade adulta.

A cianose é a marca registrada das crianças portadoras de anormalidades da válvula tricúspide, como atresia tricúspide ou anomalia de Ebstein. Na atresia tricúspide, não existe conexão entre o átrio direito e o ventrículo direito, forçando o retorno venoso sistêmico a entrar no átrio esquerdo via forame oval ou via um defeito do septo atrial associado; também é comum a presença de CIV. A anomalia de Ebstein da válvula tricúspide costuma estar associada com a regurgitação valvar, pois os dois folhetos são deslocados inferiormente no ventrículo direito, tendo dificuldade em se aproximar; isso também resulta em um ventrículo reduzido, que frequentemente apresenta obstrução à saída do fluxo ventricular. Ambas as condições são canal-dependentes em neonatos e requerem correção cirúrgica.

QUESTÕES DE COMPREENSÃO

25.1 Um menino de 12 anos de idade solicita uma avaliação médica para a prática de esportes. Ele nega problemas de saúde crônicos, inclusive sintomas adversos com esforço. O clínico percebe um sopro sistólico na borda esternal superior esquerda, com intensidade de I a II/VI sem irradiação. A segunda bulha desdobra normalmente e nenhum clique é audível. A perfusão periférica é normal e os dedos não apresentam baqueteamento. Qual das opções a seguir é a melhor recomendação?

A. Ele não deve praticar esportes extenuantes.
B. Ele pode praticar esportes sem restrições.
C. Deve ser realizada radiografia de tórax e eletrocardiografia antes de qualquer recomendação.
D. Solicitar uma avaliação cardiológica.
E. Ele pode participar de esportes, mas deve procurar assistência médica imediata para a dispneia ou outros sintomas adversos.

25.2 Um lactente a termo, pesando 3.700 g, nasceu de parto vaginal sem complicações e não apresentou intercorrências durante o período neonatal imediato. Com duas semanas de vida, foi percebido na área mitral um sopro sistólico II/VI que irradiava para o dorso e um sopro similar na axila direita. O lactente está corado e respira com facilidade. O registro de enfermagem demonstra que ele está recebendo 30 mL de formula láctea a cada duas horas. Qual das opções a seguir deverá ser incluída no tratamento inicial?

A. Radiografia de tórax, eletrocardiografia e medida da pressão sanguínea nas quatro extremidades.
B. Administração imediata de prostaglandina E_1.
C. Internação em uma unidade de cuidados intensivos pediátricos.
D. Consulta a um cardiologista pediátrico.
E. Acompanhamento clínico cuidadoso em seu consultório pediátrico.

25.3 Um garoto de 4 anos apresenta-se para uma consulta de puericultura. Sua mãe relata que a respiração dele está ofegante e que seus lábios ficam "roxos" quando ele corre ou brinca muito. Os sintomas desaparecem rápido quando cessa a atividade. Ao exame físico, ele apresenta um sopro sistólico na borda esternal superior esquerda que irradia para o dorso; um estalido suave é auscultado. Qual das opções a seguir é a causa mais provável para a intolerância do menino aos exercícios?
   A. Asma.
   B. CIA.
   C. Estenose da válvula pulmonar.
   D. Atresia tricúspide.
   E. CIV.
25.4 Uma menina de 15 meses de idade está brincando calmamente na sala de espera. A pele ao redor da sua boca está levemente azulada, mas ela aparenta estar confortável. Ela deixa sua posição de cócoras e corre atrás do irmão, subitamente fica dispneica e cianótica. Retorna à sua posição de cócoras e logo volta a respirar confortavelmente com apenas uma sutil cianose perioral. Qual das opções a seguir representa o aspecto que você espera encontrar na radiografia de tórax dela?
   A. Um coração em formato de "bota".
   B. Um coração "ovoide" com hilo estreito.
   C. Hiperinsuflação pulmonar.
   D. Pneumonia.
   E. Congestão pulmonar.

RESPOSTAS

25.1 **B**. Essa criança apresenta um sopro pulmonar benigno, diferenciado do sopro pulmonar patológico, porque não apresenta irradiação, não é acompanhado de estalidos e não foram encontrados sinais ou sintomas de cardiopatia (baqueteamento digital, cianose, intolerância aos exercícios).
25.2 **E**. O lactente apresenta estenose pulmonar periférica, um sopro benigno da infância. Outros sopros benignos encontrados na infância são o zumbido venoso (um sopro cardíaco de baixa intensidade auscultado na incisura jugular do esterno apenas quando a criança está de pé) e o sopro de Still (sopro com tonalidade "musical" e vibratória, sistólico, de alta intensidade, melhor auscultado na borda esternal esquerda, na posição supina). Embora possa ser difícil diagnosticar a multiplicidade dos sons cardíacos anormais, os clínicos devem conhecer as características dos sopros benignos comuns na infância.
25.3 **C**. Apesar da estenose pulmonar e da atresia tricúspide serem cardiopatias cianóticas, a cianose induzida por exercícios e o sopro sistólico são característicos da estenose pulmonar.

25.4 **A.** Essa criança apresenta T4F, com melhora na posição de cócoras e piora com hipoxia aguda (hipercianótica) ao correr. O coração em "bota" é o achado radiológico característico.

> ### DICAS CLÍNICAS
>
> ▶ A cardiopatia congênita cianótica é caracterizada pela diminuição do fluxo sanguíneo pulmonar (*shunt* direita-esquerda). São exemplos de defeitos dessa cardiopatia: transposição das grandes artérias, lesões da válvula tricúspide e da via de saída do trato pulmonar.
> ▶ Os defeitos das cardiopatias congênitas incompatíveis com a vida, exceto na presença de PCA, são denominados canal-dependentes.
> ▶ A prostaglandina E_1 é utilizada nos lactentes portadores de cardiopatia congênita cianótica para manter a patência do canal arterial até que a correção cirúrgica mais definitiva possa ser realizada.
> ▶ Os defeitos cardíacos na tetralogia de Fallot são (1) CIV, (2) estenose pulmonar, (3) "cavalgamento aórtico" e (4) hipertrofia do ventrículo direito.

REFERÊNCIAS

Bernstein D. Acyanotic congenital heart disease: the obstructive lesions. In: Kliegman RM, Stanton BF, St. Geme III J, Schor N, Behrman R, eds. *Nelson Textbook of Pediatrics*. 19th ed. Philadelphia, PA: WB Saunders; 2011:1561-1564.

Bernstein D. Cyanotic congenital heart lesions: lesions associated with decreased pulmonary blood flow. In: Kliegman RM, Stanton BF, St. Geme III J, Schor N, Behrman R, eds. *Nelson Textbook of Pediatrics*. 19th ed. Philadelphia, PA: WB Saunders; 2011:1573-1577.

Bernstein D. Cyanotic congenital heart lesions: lesions associated with increased pulmonary blood flow. In: Kliegman RM, Stanton BF, St. Geme III J, Schor N, Behrman R, eds. *Nelson Textbook of Pediatrics*. 19th ed. Philadelphia, PA: WB Saunders; 2011:1585-1593.

Bernstein D. History and physical examination. In: Kliegman RM, Stanton BF, St. Geme III J, Schor N, Behrman R, eds. *Nelson Textbook of Pediatrics*. 19th ed. Philadelphia, PA: WB Saunders; 2011:1533-1536.

Hoffman JIE. Congenital heart disease. In: Rudolph CD, Rudolph AM, Lister GE, First LR, Gershon AA, eds. *Rudolph's Pediatrics*. 22nd ed. New York, NY: McGraw-Hill; 2011:1822-1829.

Neches WH, Park SC, Ettedgui JA. Transposition of the great arteries. In: McMillan JA, Feigin RD, DeAngelis CD, Jones MD, eds. *Oski's Pediatrics: Principles and Practice*. 4th ed. Philadelphia, PA: Lippincott Williams & Wilkins; 2006:1537-1539.

Steinborn RH. Approach to the cyanotic infant. In: Rudolph CD, Rudolph AM, Lister GE, First LR, Gershon AA, eds. *Rudolph's Pediatrics*. 22nd ed. New York, NY: McGraw-Hill; 2011:198-201.

Teitel DF. Neonate and infant with cardiovascular disease. In: Rudolph CD, Rudolph AM, Lister GE, First LR, Gershon AA, eds. *Rudolph's Pediatrics*. 22nd ed. New York, NY: McGraw-Hill; 2011:1793-1803.

CASO 26

Menino de 3 anos de idade com história de 20 dias de febre alta que se manifesta duas vezes ao dia. No quinto dia de febre, ele foi diagnosticado com otite média e recebeu amoxicilina, mas a febre persistiu. A febre está associada a exantema discreto no tronco e nas extremidades proximais, além disso ele também se queixa de "dores no corpo". A radiografia de tórax está normal, mas o hemograma completo mostra hemoglobina de 9,8 mg/dL, hematócrito de 29,9%, contagem de leucócitos de 18.000/mm^3 e contagem plaquetária de 857.000/mm^3. Ele passou a evitar movimentos musculares contra resistência e permanece apresentando febre de até 39,2°C, mas os demais sinais vitais estão normais. Seu exame físico é significativo para linfadenopatia generalizada, hepatosplenomegalia e edema discreto nas articulações interfalangeanas e dos joelhos.

▶ Qual é o diagnóstico mais provável?
▶ Qual é o melhor exame diagnóstico para esse distúrbio?
▶ Qual é o tratamento para essa condição?

RESPOSTAS PARA O CASO 26
Artrite idiopática juvenil (AIJ)

Resumo: Há 20 dias, um garoto de 3 anos de idade apresenta picos de febre alta, exantema e "dores no corpo", que aparecem e desaparecem com a febre. Ele também tem história de aversão a movimentos contra resistência há 1 dia. O exame físico revela linfadenopatia, visceromegalia e edema nas articulações. Sua radiografia de tórax é negativa, mas o hemograma revelou leucocitose, trombocitose e anemia.

- **Diagnóstico mais provável:** Artrite idiopática juvenil de forma sistêmica (AIJ, previamente denominada artrite reumatoide juvenil).
- **Melhor exame diagnóstico:** Nenhum exame laboratorial é diagnóstico para AIJ, mas a história em conjunto com CBC (do inglês, *complete blood count*), hemoculturas, velocidade de hemossedimentação (VHS), fator reumatoide (FR), fator antinuclear (FAN) e avaliação do líquido sinovial podem ajudar a estabelecer ou a excluir esse diagnóstico.
- **Tratamento:** Medicamentos anti-inflamatórios não esteroides (AINEs), metotrexato e glucocorticoides podem ser usados no controle dos sintomas. Fisioterapia e terapia ocupacional são importantes na preservação das funções e na prevenção de deformidades.

ANÁLISE

Objetivos

1. Identificar as três formas de AIJ e os sinais e sintomas de apresentação mais comuns.
2. Reconhecer a AIJ de forma sistêmica como uma hipótese importante na avaliação da febre de origem indeterminada (FOI) em crianças.

Considerações

O **diagnóstico diferencial para FOI em crianças** é extenso e inclui **causas infecciosas, hematológicas e reumatológicas**. O padrão de febre pode, algumas vezes, auxiliar na redução das possibilidades diagnósticas. Nesse caso, **os picos diários de febre alta associados ao exantema característico são sugestivos de AIJ sistêmica**. A visceromegalia e a linfadenopatia também são características da AIJ sistêmica. A artrite pode se desenvolver após o início de outros sintomas, como nesse caso; algumas vezes, ela surge meses ou, até mesmo, anos após o início da doença. Para os casos em que a primeira manifestação da artrite é tardia no curso da doença, a leucemia deverá ser considerada.

ABORDAGEM À
Artrite idiopática juvenil

DEFINIÇÕES

ARTRALGIA: Qualquer dor que afete uma articulação.
ARTRITE: Derrame ou edema de uma articulação na presença de dois ou mais dos seguintes sinais: amplitude de movimento limitada, sensibilidade ou dor ao movimento e calor em uma ou mais articulações.
AIJ FORMA SISTÊMICA: Caracterizada por artrite com febre, exantema evanescente, hepatosplenomegalia, serosite e linfadenopatia.
AIJ OLIGOARTICULAR: AIJ com envolvimento de 1 a 4 articulações.
AIJ POLIARTICULAR: AIJ com envolvimento de cinco ou mais articulações.

ABORDAGEM CLÍNICA

Artrite idiopática juvenil (AIJ) é o distúrbio reumatológico mais comum na infância. O diagnóstico especifica o estabelecimento da doença antes dos 16 anos com sintomas perdurando por seis semanas ou mais. Causas de artrite em crianças (causas infecciosas e outras condições reumatológicas) devem ser excluídas; **nos adolescentes sexualmente ativos, a artrite gonocócica deve ser considerada.** Três entidades compreendem a categoria da AIJ, classificadas de acordo com a ocorrência dos sintomas nos primeiros seis meses da doença: **(1) artrite de forma sistêmica, (2) artrite poliarticular e (3) artrite oligoarticular.**

Os sintomas sistêmicos dominam o contexto clínico na AIJ de forma sistêmica, e o diagnóstico é difícil quando a atrite franca não está presente. **Picos diários de febre alta por duas semanas ou mais, exantema e artralgias, que aparecem e desaparecem com a febre, linfadenopatia e organomegalia são características da doença de forma sistêmica.** Pericardite, hepatite, derrame pleural e encefalopatia também podem ocorrer.

A artrite poliarticular é diagnosticada quando **cinco ou mais articulações estão envolvidas** e os sinais e os sintomas sistêmicos são discretos ou ausentes. Essa doença é mais comum em meninas e apresenta idade de início bimodal (a maioria dos casos ocorre entre as idades de 1 a 3 anos, com o restante entre 9 e 12 anos). Os pacientes de menor idade geralmente são FR negativos, ao passo que o grupo de maior idade com frequência é FR positivo. A presença desse fator tende a causar uma apresentação clínica similar à artrite reumatoide do adulto. As articulações mais comumente atingidas são a **coluna cervical, articulações temporomandibulares,** ombros e quadril.

A AIJ oligoarticular é a forma mais comum e acomete menos de cinco articulações. Divide-se nas categorias persistente e estendida. A forma estendida refere-se à progressão da doença, que passa a afetar mais de quatro articulações após os primeiros seis meses. A oligoartrite ocorre predominantemente em meninas pequenas (crianças começando a andar), e a análise sérica do FAN costuma ser positiva. O **joelho** é a articulação mais afetada, seguida pelo **tornozelo**. É crucial realizar **avaliações oftalmológicas** frequentes nessas crianças, pois um quarto delas desenvolve iridociclite assintomática (inflamação da íris e do corpo ciliar; também conhecida por uveíte anterior). As lesões oculares não têm curso paralelo à atividade da artrite.

A avaliação laboratorial inicial para crianças com suspeita de AIJ sistêmica inclui hemograma, VHS e hemoculturas. **Leucocitose, trombocitose e anemia sustentam o diagnóstico de AIJ sistêmica.** A VHS é elevada, e a hemocultura é negativa. **A avaliação do líquido sinovial** pode ser necessária para descartar a artrite séptica, em especial na presença de dolorimento intenso nas articulações ou quando apenas uma única articulação está envolvida. O FR e o FAN geralmente são negativos na AIJ sistêmica.

Os **medicamentos** para a AIJ incluem **AINEs, esteroides, metotrexato** e outros agentes imunossupressores. A fisioterapia e terapia ocupacional são vitais para a manutenção das funções articulares e para evitar deformidades futuras. **Exames oftalmológicos rotineiros com biomicroscopia em lâmpada de fenda para monitorar a uveíte** são indicados.

Em aproximadamente 50% dos casos, a AIJ persiste na vida adulta.

QUESTÕES DE COMPREENSÃO

26.1 Uma menina de 14 anos de idade apresenta uma história de uma semana de artrite envolvendo as mãos, punhos, joelhos e tornozelos. No início do quadro ela notou que suas bochechas pareciam coradas; esse sinal desapareceu, sendo seguido por um exantema macular eritematoso discretamente pruriginoso no torso e nas extremidades proximais. Esse exantema está agora desaparecendo em algumas áreas. Na revisão de sistemas, ela relata rinorreia e uma febre baixa há duas semanas. Ao exame físico, ela apresenta edema doloroso nas articulações anteriormente mencionadas, grandes, e um exantema macular eritematoso com padrão reticular. Qual dos achados a seguir melhor ajudaria a identificar o diagnóstico mais provável?

A. Fator reumatoide positivo.
B. Contagem de reticulócitos de 0%.
C. Anemia.
D. Biópsia de pele da região com exantema.
E. Análise do líquido sinovial.

26.2 Uma menina de 5 anos de idade foi encaminhada a um reumatologista pediátrico com uma história de quatro semanas de edema discreto e redução da amplitude de movimento do joelho esquerdo e do cotovelo direito. Ela está sem febre e parece bem. Em qual dos exames a seguir os achados positivos ajudarão a estabelecer o diagnóstico?

A. Artrocentese.
B. Hemograma completo.
C. Tomografia computadorizada das articulações comprometidas.

D. Exame ocular com biomicroscopia em lâmpada de fenda.
E. Cintilografia óssea.

26.3 Um menino de 6 anos é trazido pela mãe após ter desenvolvido dor aguda na região inguinal direita e no joelho direito, o que provoca uma marcha claudicante. Nem ele nem a sua mãe recordam de ter havido qualquer trauma. A revisão de sistemas é positiva somente para rinorreia e dor de garganta há duas semanas. Ele está afebril e o exame do joelho é normal, mas ele apresenta marcha equina à direita (caminha na ponta do pé) Quais dos seguintes são os passos mais adequados para prosseguir na avaliação dessa criança?

A. Avaliar a amplitude de movimento do quadril direito, solicitar leucograma, VHS e ultrassonografia do quadril direito.
B. Realizar exame oftalmológico; medir FAN e FR; realizar raio X do joelho.
C. Realizar um exame dermatológico completo; realizar anamnese com a criança sozinha para investigar abuso; realizar pesquisa do esqueleto.
D. Perguntar à mãe sobre a presença de distúrbios hemorrágicos; medir fatores de coagulação; realizar aspiração do joelho.
E. Entrevistar a mãe e a criança sobre estressores recentes na escola; tranquilizar a mãe de que ele está exagerando a importância das dores de crescimento para obter ganho secundário; encaminhar a um serviço de aconselhamento.

26.4 Um menino de 3 anos de idade com suspeita de AIJ de início sistêmico desenvolveu taquicardia e dispneia no quinto dia de hospitalização. Ele queixa-se de dor no peito. A ausculta cardíaca revela um atrito pericárdico. Qual das opções a seguir representa o melhor próximo passo no tratamento?

A. Administrar nebulização com albuterol.
B. Administrar uma dose de furosemida.
C. Administrar paracetamol.
D. Avaliar sua oximetria por meio do oxímetro de pulso, solicitar eletrocardiografia imediata e uma consulta com um cardiologista pediátrico.
E. Avaliar sua oximetria por meio do oxímetro de pulso, solicitar radiografia de tórax imediata e iniciar administração intravenosa de antibióticos.

RESPOSTAS

26.1 **B.** O diagnóstico diferencial para artrite em crianças inclui etiologias infecciosas e distúrbios reumatológicos. Seus sintomas e exame físico são típicos de infecção por parvovírus B19. Os pacientes com essa infecção podem ter um FR transitoriamente positivo e frequentemente apresentam anemia leve. O parvovírus B19 tem como alvo os precursores eritroides; não há reticulose compensatória já que essas células são lisadas pelo vírus. Os outros testes diagnósticos não são úteis para distinguir a etiologia da artrite.

26.2 **D.** A AIJ é a causa mais comum de uveíte em crianças. O início da uveíte pode ser insidioso, podendo ser apenas a manifestação inicial da AIJ. A doença é mais comum em meninas pequenas. Os achados da biomicroscopia em lâmpada de fenda incluem ceratopatia em faixa calcificada, sinéquia posterior e catarata. As crianças com AIJ deverão fazer exames periódicos com biomicroscopia em lâmpada de fenda para detectar de forma precoce doenças oculares. Uma atenção deverá ser dada para a realização dos exames sugeridos nas outras opções de resposta, mas é provável que resultados positivos nesses exames não sejam específicos para AIJ.

26.3 **A.** Uma regra básica é examinar uma articulação acima e uma abaixo em relação ao local de origem dos sintomas. A dor do quadril pode ser referida para a região inguinal, a coxa anterior ou o joelho. Se a amplitude de movimento do quadril for normal, o leucograma e a VHS forem normais e a ultrassonografia mostrar um derrame articular, o diagnóstico mais provável é o de sinovite transitória (tóxica) do quadril.

26.4 **D.** O atrito pericárdico é característico da pericardite, que é uma complicação comum e grave da forma sistêmica da AIJ. O atrito é semelhante a uma "crepitação" e costuma ser melhor auscultado ao longo da borda esternal esquerda. É comum os pacientes queixarem-se de dor no peito, que melhora quando solicitados a inclinarem-se para frente e piora na inspiração profunda ou na tosse; contudo, a dor nem sempre está presente. Em alguns casos raros, a pericardite na AIJ precede em meses, ou mesmo anos, o desenvolvimento da artrite. Complexos QRS de baixa voltagem e elevação do segmento ST podem ser vistos no eletrocardiograma. O tratamento consiste em salicilatos ou esteroides.

DICAS CLÍNICAS

▶ O espectro clínico da AIJ compreende três entidades: (1) artrite de forma sistêmica, (2) artrite poliarticular e (3) artrite oligoarticular.
▶ A AIJ de forma sistêmica é uma hipótese importante no diagnóstico diferencial da febre de origem indeterminada em crianças.
▶ O diagnóstico de AIJ se baseia em critérios clínicos e na exclusão de outras possibilidades; nenhum exame laboratorial confirma o diagnóstico.

REFERÊNCIAS

Koch WC. Parvovirus B19. In: Kliegman RM, Stanton BF, St. Geme III J, Schor N, Behrman R, eds. *Nelson Textbook of Pediatrics*. 19th ed. Philadelphia, PA: WB Saunders; 2011:1094-1097.

Sankar WN, Horn BD, Wells L, Dormans JP. Transient monoarticular synovitis (toxic synovitis). In: Kliegman RM, Stanton BF, St. Geme III J, Schor N, Behrman R, eds. *Nelson Textbook of Pediatrics*. 19th ed. Philadelphia, PA: WB Saunders; 2011:2360-2361.

Wallace CA, Cabral DA, Sundel RP. Juvenile idiopathic arthritis. In: Rudolph CD, Rudolph AM, Lister GE, First LR, Gershon AA, eds. *Rudolph's Pediatrics*. 22nd ed. New York, NY: McGraw--Hill; 2011:800-806.

Weintrub PS. Human parvovirus. In: Rudolph CD, Rudolph AM, Lister GE, First LR, Gershon AA, eds. *Rudolph's Pediatrics*. 22nd ed. New York, NY: McGraw-Hill; 2011:1176-1177.

Wu EY, Van Mater HA, Rabinovich CE. Juvenile idiopathic arthritis. In: Kliegman RM, Stanton BF, St. Geme III J, Schor N, Behrman R, eds. *Nelson Textbook of Pediatrics*. 19th ed. Philadelphia, PA: WB Saunders; 2011:829-839.

CASO 27

Uma menina de 2 anos, nascida com 32 semanas de gestação, é trazida ao seu ambulatório para uma primeira consulta. Seu primeiro mês de vida, passado na unidade neonatal de terapia intensiva, foi complicado por uma enterocolite necrosante (ECN), requerendo a remoção cirúrgica de uma pequena parte do intestino que incluía a válvula ileocecal. Seu pós-operatório ocorreu sem complicações e, segundo sua mãe, seu desenvolvimento é normal e está ganhando peso. A mãe relata que a menina tem um apetite saudável, uma dieta variada e nenhuma história de evacuação anormal. Contudo, está preocupada porque a filha está a cada dia mais pálida desde sua última consulta clínica com outro médico, há seis meses. O exame físico revela uma criança de aparência geral saudável, com sinais vitais normais. Sua pele e a conjuntiva estão pálidas, e a cicatriz cirúrgica abdominal está bem cicatrizada. O restante do exame físico da criança é normal. Você solicita um hemograma completo e uma contagem de reticulócitos e descobre que a hemoglobina é de 7 g/dL, o volume corpuscular médio é de 110 fL (fentolitros) e a contagem de reticulócitos é de 2%.

▶ Qual é a causa mais provável para a anemia dessa criança?
▶ Como ela deve ser tratada?

RESPOSTAS PARA O CASO 27

Anemia macrocítica (megaloblástica) secundária à deficiência de vitamina B_{12}

Resumo: Uma criança de 2 anos de idade, de parto prematuro, com uma história de ECN e ressecção intestinal, apresentando palidez e anemia.

- **Causa mais provável:** Deficiência de vitamina B_{12} secundária à ressecção ileal terminal e absorção intestinal comprometida.
- **Tratamento:** Suplementação mensal de vitamina B_{12} intramuscular.

ANÁLISE

Objetivos

1. Descrever os achados laboratoriais típicos da anemia macrocítica.
2. Enumerar as causas potenciais da anemia macrocítica.
3. Estabelecer as opções de tratamento para anemia macrocítica.

Considerações

A avaliação de uma criança com suspeita de anemia envolve o conhecimento de toda a história pessoal e familiar, além de um exame físico abrangente. A anemia pode ser resultante de uma variedade de distúrbios, incluindo defeitos da produção de hemácias, hemólise ou perda de sangue. Portanto, o objetivo clínico é obter indicações diagnósticas a partir da história (histórias atípicas da dieta alimentar do paciente ou da família, história familiar de discrasias sanguíneas) e dos achados do exame físico (esplenomegalia, sopros de fluxo, hematoquezia), que são importantes para guiar o diagnóstico e o plano terapêutico apropriados.

ABORDAGEM À

Anemia macrocítica

DEFINIÇÕES

VOLUME CORPUSCULAR MÉDIO (VCM): Tamanho médio das hemácias; células grandes são denominadas macrocíticas; células pequenas são denominadas microcíticas.

CONTAGEM DE RETICULÓCITOS: Porcentagem de hemácias imaturas (novas).

FATOR INTRÍNSECO: Glicoproteína secretada no estômago que se acopla à vitamina B_{12}; depois, o complexo fator intrínseco vitamina B_{12} se liga aos receptores no íleo distal e é absorvido.

ABORDAGEM CLÍNICA

A anemia é classificada de acordo com o tamanho das hemácias. Crianças com deficiência em ferro desenvolvem anemia microcítica e apresentam um VCM baixo; suas hemácias são menores que o normal devido à quantidade reduzida de hemoglobina em cada célula. Crianças que perdem com rapidez uma grande quantidade de sangue, em geral, apresentam anemia normocítica; as células são normais, porém, em menor quantidade.

Várias condições podem resultar na **anemia macrocítica, com frequência associada a um VCM elevado**. Hipotireoidismo, trissomia do 21, deficiência de vitamina B_{12} e deficiência de ácido fólico costumam estar associados à anemia macrocítica e à contagem baixa de reticulócitos, como resultado de uma produção inadequada da medula óssea. A anemia macrocítica também pode ser vista na hemólise ativa, mas, em geral, essa anemia é acompanhada por uma contagem elevada de reticulócitos.

A anemia macrocítica mediada pela vitamina B_{12} pode ocorrer como resultado de uma dieta inadequada, da absorção deficiente ou de erros congênitos do metabolismo. A vitamina B_{12}, um importante fator na síntese do DNA, é encontrada em vários alimentos (carnes, peixes, ovos). Uma dieta com deficiência absoluta é rara em crianças, mas dietas isentas de todos os produtos de origem animal podem resultar em deficiência. **Lactentes que são amamentados por mães praticantes de uma dieta estritamente vegetariana (vegana) apresentam risco de deficiência em vitamina B_{12}**. A absorção deficiente pode ocorrer quando o íleo terminal está ausente, como é o caso nesse contexto, ou quando condições infecciosas ou inflamatórias comprometem a função intestinal.

As crianças portadoras da rara condição denominada "anemia perniciosa juvenil" são incapazes de secretar o fator intrínseco e tornam-se deficientes em vitamina B_{12} entre as idades de 1 e 5 anos, quando o suprimento de vitamina B_{12}, transmitido pela mãe através da placenta, se esgota. Essas crianças exibirão piora da irritabilidade, perda do apetite e decréscimo de atividade. As crianças afetadas por essa condição apresentam risco de dano neurológico permanente, resultante da desmielinização da medula espinal. A terapia é a reposição da vitamina B_{12} via intramuscular. A reposição com altas doses orais *pode* ser corretiva (estudos limitados e inconclusivos até o momento) nos pacientes portadores de deficiência no fator intrínseco ou de dieta altamente deficiente que não possa ser corrigida pela alteração da dieta.

Uma variedade de outras causas menos usuais de deficiência em vitamina B_{12} pode ser listada. A tênia do peixe *Diphyllobothrium latum* utiliza a vitamina B_{12}; e a infestação intestinal pode resultar em anemia macrocítica. De forma similar, qualquer processo intestinal infeccioso ou inflamatório, como infecção parasitária ou doença intestinal inflamatória, pode promover a deficiência em vitamina B_{12}. Os lactentes que se alimentam apenas de leite de cabra, nutricionalmente deficiente em vitamina B_{12} e em ácido fólico, apresentam risco não apenas de deficiência em vitamina B_{12}, mas também de brucelose, caso o leite não seja pasteurizado. Para esses lactentes, é necessária uma suplementação vitamínica e de sais minerais.

O tratamento da deficiência em vitamina B_{12} é orientado pelo distúrbio subjacente. A erradicação ou a supressão da infecção ou da inflamação gastrintestinal deverá promover recuperação suficiente da mucosa para permitir a absorção adequada da vitamina B_{12}, não sendo necessária uma terapia adicional de vitamina B_{12}. A terapia parenteral mensal de vitamina B_{12} é indicada para os pacientes com incapacidade de produzir o fator intrínseco e para aqueles com ausência ou disfunção permanente do antro gástrico ou do íleo terminal (sítios de produção e de absorção do fator intrínseco, respectivamente).

Com pacientes portadores de macrocitose, mas com níveis normais de vitamina B_{12} e de ácido fólico, deve-se levar em consideração patologias atípicas da medula óssea (como leucemia ou mielodisplasia). O encaminhamento a um hematologista pediátrico deverá ser providenciado.

QUESTÕES DE COMPREENSÃO

27.1 Você foi chamado ao leito de uma mãe que acaba de dar à luz a um lactente a termo saudável, com dúvidas em relação à nutrição do bebê. Ela foi alimentada com leite de cabra quando criança e deseja fazer o mesmo com seu bebê. O leite de cabra é aceitável como nutrição do lactente quando:

A. As proteínas do leite de cabra são hidrolisadas antes da alimentação.
B. Os lactentes recebem suplementos de vitaminas e sais minerais.
C. O leite é recém-ordenhado das cabras.
D. Lactentes cujas mães apresentam intolerância ao leite deverão receber, preferencialmente, leite de cabra.
E. O leite de cabra é diluído em água.

27.2 Você recebe os resultados do hemograma que solicitara no seu atendimento a um menino pálido de 9 meses de idade. Excluindo a palidez, nenhum problema na história ou no exame físico foi encontrado durante a consulta do paciente. O técnico de laboratório relata hemoglobina de 8,6 g/dL, VCM de 105 fL e contagem plaquetária de 98.000/mm³. Ele também mostra que a contagem de leucócitos é de 8.500/mm³ e que o diferencial revela 47% de neutrófilos e 42% de linfócitos e nenhum linfócito atípico foi encontrado. Qual das opções a seguir representa o próximo passo mais indicado no tratamento dessa criança?

A. Determinar os níveis de ferro sérico e os níveis de capacidade de conjugação de ferro total (capacidade ferropéxica).
B. Iniciar a suplementação oral de ferro.
C. Determinar os níveis de vitamina B_{12} e de ácido fólico.
D. Iniciar a suplementação oral de vitamina B_{12} e de ácido fólico.
E. Providenciar um imediato encaminhamento ao hematologista pediátrico.

27.3 Os pais de uma menina de 3 anos, antes saudável, levam a criança até seu ambulatório porque ela se queixa de dor na língua. Os pais também relatam que ela aparenta fraqueza e indiferença desde os últimos meses e que não está se alimentando bem. Há pouco tempo ela apresentou problemas na marcha. A dieta alimentar da família costuma ser regular, com carnes e vegetais. Ao exame físico, a criança está pálida e taquicárdica. O hemograma revela anemia macrocítica. Você suspeita de deficiência de alguma vitamina ou mineral. Qual dos achados adicionais a seguir é mais provável nessa criança?

A. Língua vermelha.
B. Petéquias e equimoses.
C. Fasciculação muscular.
D. Perda de cabelo.
E. Esclera azulada.

27.4 Você está trabalhando em uma clínica para nativos americanos no Alasca. Uma jovem adolescente de 16 anos de idade chega ao seu ambulatório para ser avaliada por letargia. O pai conta que ela parece pálida. Ela se alimenta com uma dieta regular e não possui história médica pregressa significativa. Sua menstruação é regular e não tem sido excessiva. Durante os últimos anos, auxilia a mãe em um restaurante de frutos do mar da família, após a escola, mas está cada vez mais cansada e incapaz de concluir todas as suas tarefas. O hemograma revela anemia megaloblástica. O exame mais apropriado para realizar a seguir é:

A. Nível de ácido fólico.
B. Fezes para pesquisa de rotavírus.
C. Nível de ferro.
D. Fezes para pesquisa de ovas e parasitos.
E. Nível de transcobalamina.

RESPOSTAS

27.1 **B.** Lactentes que se alimentam de leite de cabra devem receber um suplemento nutricional com vitamina B_{12}, ácido fólico e ferro. Vários produtos alimentares formulados à base de leite de cabra, contendo esses nutrientes, estão disponíveis. Leite de cabra fresco, não pasteurizado, pode conter *Brucella ovis* e causar brucelose. A diluição do leite serve apenas para diminuir seu conteúdo calórico.

27.2 **C.** Essa criança apresenta parâmetros hematológicos consistentes com anemia macrocítica. A trombocitopenia discreta relatada é periodicamente observada em pacientes com deficiência em vitamina B_{12} e é considerada estar relacionada à síntese deficiente do DNA e à trombopoiese ineficaz. Os resultados relatados não são típicos de deficiência de ferro, não sendo necessários exames adicionais para investigarem nem deficiência, nem suplementação de ferro. Nesse ponto, sua propedêutica deverá incluir avaliação dos níveis de ácido fólico e de vitamina B_{12}; a suplementação desses componentes ainda não é justificável. A mielodisplasia ou a leucemia devem fazer parte do diagnóstico diferencial, mas é menos provável com uma contagem normal de leucócitos e de diferencial sem células atípicas; o encaminhamento a um hematologista pediátrico pode ser, no final, necessário, mas alguns dados preliminares podem ser obtidos antes.

27.3 **A.** Uma língua lisa, vermelha e dolorosa pode ser observada na anemia perniciosa juvenil, uma rara condição autossômica recessiva em que a criança não é capaz de secretar o fator intrínseco e não absorve a vitamina B_{12}. Em geral, o suprimento de vitamina B_{12} transmitido para o feto pela mãe é suficiente, pelo menos, do primeiro até o segundo ano de vida. A deficiência em transcobalamina resulta em anemia megaloblástica na infância, porque a transcobalamina é responsável pelo transporte e a utilização da B_{12}; portanto, a vitamina B_{12} fornecida pela mãe não pode ser utilizada de forma eficaz. As petéquias podem ocorrer nas deficiências de vitamina C ou K, a fasciculação muscular na deficiência de vitamina D e os distúrbios do cálcio e a perda de cabelos na deficiência de zinco.

27.4 **D.** A tênia do peixe *Diphyllobothrium latum* utiliza a vitamina B_{12} para crescer e para produzir ovos; cerca de 1 milhão de ovos por dia podem ser produzidos. O parasito também inativa o complexo fator intrínseco vitamina B_{12}, inibindo a absorção no íleo terminal. A tênia do peixe é a mais longa tênia que infesta os seres humanos, algumas vezes alcançando mais de 10 metros de comprimento. A maioria das infestações é assintomática, com a anemia megaloblástica ocorrendo em 2 a 9% das infestações por tênia. Os fatores de risco incluem a ingestão de peixe cru ou malcozido. Na América do Norte, esse fato é comum no norte dos Estados Unidos, no Alasca e no Canadá. Os ovos possuem uma morfologia única e são encontrados com facilidade nas amostras de fezes.*

DICAS CLÍNICAS

▶ Uma dieta deficiente em vitamina B_{12} é rara. Os lactentes amamentados por mães veganas (que não ingerem produto de origem animal) apresentam risco de tornarem-se deficientes em vitamina B_{12} e deverão receber suplementação.
▶ Os lactentes aleitados com leite de cabra devem receber suplementos de vitamina B_{12}, de ácido fólico e de ferro.
▶ A deficiência de vitamina B_{12} relacionada à ressecção do antro gástrico ou do íleo terminal exige suplementação parenteral de vitamina B_{12}.
▶ A deficiência de vitamina B_{12} pode levar a danos neurológicos permanentes.

REFERÊNCIAS

Blanton R. Adult tapeworm infections. In: Kliegman RM, Stanton BF, St. Geme JW, Schor NF, Behrman RE, eds. *Nelson Textbook of Pediatrics*. 19th ed. Philadelphia, PA: WB Saunders; 2011:1232-1234.

Journeycake JM, Yang J, Chan AKC. Normal and abnormal hemostasis. In: Rudolph CD, Rudolph AM, Lister GE, First LR, Gerson AA, eds. *Rudolph's Pediatrics*. 22nd ed. New York, NY: McGraw-Hill; 2011: 1569.

Lerner NB. Megaloblastic anemias. In: Kliegman RM, Stanton BF, St. Geme JW, Schor NF, Behrman RE, eds. *Nelson Textbook of Pediatrics*. 19th ed. Philadelphia, PA: WB Saunders; 2011:1655.

Martin PL. Nutritional anemias. In: McMillan JA, Feigin RD, DeAngelis CD, Warshaw JB, eds. *Oski's Pediatrics: Principles and Practice*. 4th ed. Philadelphia, PA: Lippincott Williams & Wilkins; 2006:1692-1696.

---

* N. de R.T. No Brasil, não há relatos de casos de residentes no território brasileiro que tenham sido infestados pelo *Diphyllobothrium latum*. Na América do Sul, os únicos países com registros dessa infestação são o Chile e a Argentina.

CASO 28

Um menino de 3 anos é trazido ao serviço de emergência após ter sofrido uma convulsão. A família relata que se mudou da região do meio-oeste para Baltimore (Estados Unidos) há três meses. A criança nasceu de uma gravidez e parto normais e, até a mudança, não apresentava qualquer problema médico. Os pais contam que ele passou a apresentar instabilidade emocional, dor abdominal, "dor nos ossos", vômitos e constipação intermitentes. A princípio, eles atribuíram esse comportamento à mudança e ao caos dentro da casa, que foi toda reformada.

▶ Qual é o diagnóstico mais provável?
▶ Qual é o melhor exame diagnóstico para essa condição?
▶ Qual é a melhor terapia?

RESPOSTAS PARA O CASO 28
Intoxicação por chumbo

Resumo: Criança de 3 anos, antes saudável, atualmente vivendo em uma casa em obras para reforma, desenvolveu convulsões, alterações neurológicas e queixa de dor abdominal.

- **Diagnóstico mais provável:** Intoxicação por chumbo.
- **Melhor teste:** Nível sanguíneo de chumbo (Pb).
- **Melhor terapia:** Retirar a criança do local (fonte de chumbo) e iniciar uma terapia quelante para chumbo.

ANÁLISE
Objetivos

1. Conhecer os sinais, os sintomas e o tratamento para envenenamento por chumbo.
2. Familiarizar-se com as fontes ambientais do chumbo.
3. Enumerar as fontes de outras exposições ambientais.

Considerações

A criança demonstra sinais e sintomas de envenenamento por chumbo. O menino pode ter sido exposto à poeira ambiental ou ter apresentado pica (ingestão de substâncias não nutritivas, como lascas de tinta, poeira ou lama). A terapia pode ser iniciada imediatamente enquanto se aguarda pelos resultados dos níveis sanguíneos de chumbo. Durante a avaliação e o tratamento, outras crianças da casa também deverão ser rastreadas para níveis elevados de chumbo.

Nota: As fontes de exposição ao chumbo variam nos Estados Unidos. No nordeste do país, casas antigas em reforma são fontes comuns de exposição. Tintas à base de chumbo são mais raras em outras partes do país. Uma investigação completa deve incluir a história de viagens recentes e outras possíveis fontes de exposição ao chumbo, por exemplo, em atividades manuais (como pintura em vidro), reformas na moradia, soldagem, conserto de calefação, acabamento de móveis e atividades similares.[*]

---

[*] N. de R.T. No Brasil, não há registros ou estimativas confiáveis do número de indivíduos expostos ocupacional e ambientalmente ao chumbo, embora a literatura especializada aponte grupos de trabalhadores intoxicados por chumbo no setor de baterias automotivas, indústria de plásticos (PVC), decoração e vitrificação de cerâmicas e lapidação de pedras preciosas (rebolo com chumbo), entre outros.

ABORDAGEM À
Intoxicação por chumbo

DEFINIÇÕES

AGENTE QUELANTE: Um composto solúvel que se liga aos íons do metal (neste caso, o chumbo); dessa forma, o novo complexo é excretado na urina.

PLUMBISMO: Nome alternativo para a intoxicação por chumbo.

ABORDAGEM CLÍNICA

Nos Estados Unidos, durante os últimos 20 anos, a incidência de intoxicação por chumbo sofreu uma redução significativa. As antigas fontes (p. ex., gasolina, alimentos, canecas de bebida) estão sendo eliminadas; **a tinta à base de chumbo das casas antigas é atualmente a fonte mais importante.** Fontes menos comuns incluem alimentos oriundos de outros países, onde os regulamentos são menos rigorosos, **cerâmica vitrificada, ingestão de peças contendo chumbo (p. ex., joias, equipamento de pesca) e exposição via queima de baterias contendo chumbo ou via trabalhos manuais envolvendo derretimento de chumbo.** Várias linhas de brinquedos foram recolhidas pelos fabricantes em 2010 por força da comissão americana de segurança do consumidor (US Consumer Product Safety Comission), quando foi descoberto que eram revestidos com tinta à base de chumbo.

Os sinais e sintomas variam desde ausentes (em especial com níveis baixos de chumbo) até aqueles mencionados neste caso. Contudo, os sintomas podem ser notados com níveis sanguíneos de chumbo (Pb) baixos, e as crianças com níveis elevados de Pb, às vezes, podem ser assintomáticas. **Anorexia, hiperirritabilidade, padrão de sono alterado e diminuição da atividade costumam ser sintomas observados. A regressão no desenvolvimento, em especial na fala, também podem estar presentes.** Algumas vezes, queixas abdominais (p. ex., vômitos ocasionais, dor intermitente e constipação) são relatadas. **Vômitos persistentes, ataxia, alterações da consciência, coma e convulsões são sinais de encefalopatias.** As consequências permanentes a longo prazo incluem déficits cognitivos e de aprendizado e comportamento agressivo. Esses achados sutis do exame físico são atualmente mais frequentes do que a encefalopatia aguda causada por exposição ao chumbo, quando a presença de chumbo no ambiente é pequena com consequente redução dos níveis médios de chumbo. O nível sérico de Pb é o exame diagnóstico de escolha e revela a ingestão recente; no entanto, uma quantidade significativa de chumbo fica armazenada em outros tecidos, com maior predominância nos ossos. Portanto, o nível sérico de Pb não reflete com precisão a carga total de chumbo no corpo. Outros exames (protoporfirina eritrocitária livre, pontilhados basófilos, glicosúria, hipofosfatemia, "linhas de chumbo" nos ossos longos e manchas radiopacas gastrintestinais) nos pacientes sintomáticos são menos específicos.

O tratamento varia de acordo com o nível sérico de chumbo e com os sintomas do paciente. A internação hospitalar, a estabilização e a quelação são apro-

QUADRO 28.1 • Resumo das recomendações para crianças com níveis sanguíneos de chumbo elevados (venoso) confirmados					
Nível sanguíneo de chumbo (µg/dL)					
10-14	15-19	20-44	45-69	≥70
Educação sobre o chumbo • Dietética • Ambiental Acompanhamento do monitoramento do chumbo no sangue	Educação sobre o chumbo • Dietética • Ambiental Acompanhamento do monitoramento do chumbo no sangue Proceder conforme as ações descritas para 20-44 µg/dL caso: • O acompanhamento do nível de Pb esteja nesse patamar, no mínimo, por três meses após o exame venoso inicial ou • Haja aumento no nível de Pb	Educação sobre o chumbo • Dietética • Ambiental Acompanhamento do monitoramento do chumbo no sangue História completa e exame físico Exames laboratoriais: • Hemoglobina ou hematócrito • Painel ferroso Investigação ambiental Redução dos riscos de intoxicação por chumbo Monitoramento do desenvolvimento neurológico Raio X abdominal (em especial, se houver suspeita de ingestão de chumbo) com descontaminação intestinal, se indicada	Educação sobre o chumbo • Dietética • Ambiental Acompanhamento do monitoramento do chumbo no sangue História e exame físico completos Exame neurológico completo Exames laboratoriais: • Hemoglobina ou hematócrito • Painel ferroso • Protoporfirina eritrocitária livre (PEL) ou zinco protoporfirina (ZPP) Investigação ambiental Redução dos riscos de intoxicação por chumbo Monitoramento do desenvolvimento neurológico Raio X abdominal com descontaminação intestinal, se indicada Terapia quelante	Hospitalização e início da terapia quelante Proceder conforme as ações descritas para 45-69 µg/dL

As seguintes ações NÃO são recomendadas com qualquer nível sanguíneo de chumbo:
• Pesquisa de linhas de chumbo gengivais
• Testes de funções neurofisiológicas
• Avaliação da função renal (exceto durante a quelação com EDTA)
• Testes para chumbo nos cabelos, dentes ou unhas
• Imagem radiológica dos ossos longos
• Raio X fluorescente dos ossos longos

(Reproduzido do Centers for Disease Control and Prevention, www.cdc.gov.)

priadas para pacientes sintomáticos. A terapia dos pacientes assintomáticos pode envolver a simples pesquisa do ambiente da criança, a quelação ambulatorial ou a hospitalização imediata (Quadro 28.1). O contato frequente com os agentes locais de saúde é importante; em geral, eles são encarregados de assegurar que o ambiente da criança fique livre de chumbo.

A **quelação** em uma criança assintomática pode consistir na administração intramuscular de etilenodiaminotetra-acetato de cálcio dissódico (Ca-EDTA, do inglês *calcium dissodium ethilenediaminetetraacetic acid*) ou, mais comumente, ácido meso-2,3-dimercapto-succínico (DMSA, succínico, do inglês *meso-2,3-dimercaptosuccinic acid*) via oral. Os pacientes sintomáticos hospitalizados costumam ser tratados com 2,3-dimercaptopropanol (*british antilewisite* [BAL]) e Ca-EDTA. O equilíbrio hídrico é delicado; a excreção urinária pode estar mantida porque o Ca-EDTA é excretado por via renal, mas a encefalopatia pode ser exacerbada pela hiper-hidratação.

Novas pesquisas colocam em dúvida a utilidade da terapia quelante nas crianças com níveis de chumbo abaixo de 45 µg/dL. Os níveis de chumbo diminuem com rapidez na terapia quelante, mas as crianças afetadas não demonstram melhora nos testes cognitivos a longo prazo. De fato, a literatura mais recente sugere que não há um nível "seguro" de chumbo; mesmo níveis abaixo de 10 µg/dL demonstraram ter um impacto desfavorável sobre o desenvolvimento neurocognitivo. Essa evidência ressalta ainda mais a importância da prevenção primária da exposição ao chumbo em crianças.

Recomenda-se o rastreamento seletivo para nível Pb nas crianças de risco, em vez do rastreamento universal. Os questionários para avaliar o grau de exposição ao chumbo perguntam sobre o tempo de construção da moradia ou do imóvel da creche, sobre a possibilidade de exposição a ambientes com níveis altos de chumbo (p. ex., fábricas de reciclagem de baterias, usinas de chumbo, etc) ou sobre ambientes onde outras pessoas (irmãos, amigos, etc) foram identificadas com Pb elevado.[*] Alguns programas federais e estaduais, como o Early Periodic Screening, Diagnosis and Treatment (EPSDT) e o Healthy Kids, fornecem orientações adicionais de rastreamento para chumbo.

QUESTÕES DE COMPREENSÃO

28.1 Uma criança de 2 anos de idade, com desenvolvimento normal, chega ao posto de saúde, para uma consulta de puericultura. Como parte da consulta, você colhe amostras para aferição do nível sanguíneo de chumbo e nível de hemoglobinas, em concordância com as normas para rastreamento médico do seu Estado. Na semana seguinte, a informação do laboratório é de que o nível sanguíneo de chumbo é de 14 µg/dL. Qual das ações a seguir deverá ser incluída no tratamento apropriado para esse nível de chumbo?

A. Iniciar a terapia quelante.
B. Solicitar radiografias dos ossos longos.

---

[*] N. de R. T. No Brasil, o Ministério da Saúde, em 1995, elaborou o Plano Nacional de Saúde e Ambiente no Desenvolvimento Sustentável, que, entre outras funções, auxilia no controle e na prevenção de intoxicação.

C. Tranquilizar os pais dizendo que nenhuma ação é necessária.
D. Repetir o exame para nível sanguíneo de chumbo em três meses.
E. Informar o departamento de saúde local, para que eles façam uma investigação ambiental.

28.2 Durante a avaliação da família da questão anterior, você encontra um irmão de 3 anos de idade com níveis de chumbo de 50 µg/dL. Você relatou o caso às autoridades locais e iniciou a terapia quelante. Todas as fontes de chumbo da residência já haviam sido removidas (verificado pelas amostras de poeira) e os pais não trabalham em ocupações propensas à exposição ao chumbo. Após o curso da terapia quelante ambulatorial, os níveis de chumbo do irmão de 3 anos diminuíram para 5 µg/dL. Entretanto, hoje, no acompanhamento após três meses, o nível sanguíneo de chumbo é de 15 µg/dL. Nesse ponto, qual das ações a seguir deverá ser incluída no tratamento apropriado?
A. Iniciar a terapia quelante parenteral com internação do paciente.
B. Solicitar radiografias dos ossos longos.
C. Tranquilizar os pais e repetir o teste para nível sanguíneo de chumbo em três meses.
D. Recomendar que a família se mude para outra casa.
E. Repetir a terapia quelante ambulatorial.

28.3 Um recém-nascido a termo foi admitido na UTI neonatal após ter tido convulsões no berçário. Seu exame físico revela microcefalia, baixo peso ao nascimento e ele não responde a estímulos sonoros. Ao conversar com a família, você descobriu que esse é o primeiro filho do casal. Ambos os pais contam que desenvolveram sintomas estranhos há alguns meses, incluindo tremores finos nas extremidades superiores e visão borrada. Também contam que não conseguiam mais sentir o cheiro da comida e que o gosto estava "estranho". A mãe comenta que teve dificuldades de andar em linha reta nas últimas semanas, mas atribuiu o fato à gravidez. Qual das toxinas ambientais a seguir é a causa mais provável desses achados?
A. Sais de arsênico inorgânico.
B. Chumbo.
C. Mercúrio metílico.
D. Orelanina.
E. Bifenil policlorinatado.

28.4 Um menino de 2 anos, previamente hígido, foi levado ao serviço de emergência pela ambulância após apresentar uma convulsão tônico-clônica generalizada em casa. A mãe relata que havia colocado cedo o menino na cama, na noite anterior, porque receberia amigos para uma festa. Hoje à tarde ela acordou e encontrou o menino andando a esmo pela casa, parecendo desequilibrado, ele "não estava agindo normalmente". Ela chamou o atendimento de emergência assim que ele teve a convulsão. Os paramédicos que atenderam relatam que a glicose sanguínea inicial da criança era de 15 mg/dL; após a administração de lorazepam e um bolo de soro glicosado 10% em água (D10W) a convulsão cessou. No exame físico, você constatou frequência cardíaca de 110 bpm, frequência respiratória de 20 mpm, temperatura de

37°C e pressão arterial de 89/43 mmHg. As pupilas do menino estão reativas, e seu exame de fundo de olho está normal. O restante do exame físico está normal. Qual das opções a seguir representa a causa mais provável da convulsão?
A. Ingestão de 3,4 metilenodioximetanfetamina (MDMA; *ecstasy*).
B. Tumor cerebral.
C. Ingestão de etanol.
D. Administração de insulina exógena.
E. Trauma craniano.

RESPOSTAS

28.1 **D.** O nível de chumbo do paciente está moderadamente elevado. Um tratamento apropriado engloba educar os pais sobre potenciais exposições ao chumbo no ambiente e na dieta. A repetição da aferição dos níveis de chumbo no sangue deverá ser realizada em três meses. Hoje, a terapia quelante é aconselhada para pacientes com níveis sanguíneos de chumbo iguais ou superiores a 45 µg/dL. Uma investigação do ambiente é recomendada para os pacientes com níveis sanguíneos de chumbo iguais ou superiores a 20 µg/dL, ou no caso de os níveis permanecerem elevados apesar dos esforços educacionais. As radiografias dos ossos longos não são recomendadas com quaisquer níveis sanguíneos de chumbo.

28.2 **C.** Nesse caso, tranquilizar os pais é adequado. O chumbo se deposita nos ossos, e a quelação não remove todo o chumbo do corpo. Após a conclusão da quelação, os níveis de chumbo tendem a elevar-se de novo; a origem considerada é a redistribuição do chumbo armazenado nos ossos. A repetição da quelação só é recomendada no caso de os níveis sanguíneos de chumbo retornarem ou ultrapassarem 45 µg/dL. A mudança para outra casa não é necessária, assumindo que a agência local de saúde saneou a residência atual. As radiografias dos ossos longos não são recomendadas com quaisquer níveis sanguíneos de chumbo.

28.3 **C.** Lactentes expostos no útero ao mercúrio metílico podem exibir peso baixo ao nascimento, microencefalia e convulsões. Também podem apresentar um significativo retardo no desenvolvimento, além de deficiências visuais e auditivas. Os sintomas nas crianças e nos adultos incluem ataxia, tremores, disartria, perda de memória, sensório alterado (incluindo visão, audição, olfato e paladar), demência e, por fim, morte. A ingestão aguda de arsênico causa sintomas gastrintestinais graves; a exposição crônica provoca lesões na pele e pode causar neuropatia periférica e encefalopatias. A orelanina é uma toxina encontrada no *Cortinarius*, espécie de cogumelo que causa náuseas, vômitos e diarreia, podendo ocorrer intoxicação renal vários dias após. Os bifenil policlorinatados (BPCs) atravessam a placenta e se acumulam no leite materno; a exposição no útero é considerada a causa dos problemas comportamentais futuros.

28.4 **C.** Embora todas as respostas representem situações ou condições que podem estar associadas a convulsões; a ingestão de etanol é a mais provável, com base na história de uma criança com hipoglicemia, com supervisão inadequada, com acesso presumido ao álcool após uma festa de adultos. A ingestão de MDMA pode causar convulsões em uma criança, mas costuma estar associada à hipertensão, pupilas dilatadas e hipertermia. Não há evidências de trauma no exame físico, e o exame de fundo de olho não sugere aumento da pressão intracraniana. Se houvesse insulina na residência e fosse levantada a suspeita de síndrome de Munchausen "por procuração", a avaliação simultânea do nível sérico de insulina e de peptídeo C, durante um episódio de hipoglicemia, poderia auxiliar na determinação do diagnóstico.

DICAS CLÍNICAS

▶ Tintas à base de chumbo das casas antigas são a maior fonte de exposição ao chumbo nos Estados Unidos.
▶ Sinais comportamentais de intoxicação por chumbo incluem hiperirritabilidade, padrão de sono alterado, hipoatividade, regressão no desenvolvimento (em especial na fala) e estado alterado de consciência. Sintomas físicos incluem vômitos, dor abdominal intermitente, constipação, ataxia, coma e convulsões.
▶ A terapia quelante em crianças assintomáticas com níveis elevados de chumbo consiste na administração intramuscular de etilenodiaminotetra-acetato de cálcio dissódico (CaEDTA) ou do ácido meso-2,3-dimercapto-succínico (succínico) via oral. Os pacientes hospitalizados com sintomas da doença costumam ser tratados com 2,3-dimercaptopropanol (BAL) e CaEDTA.

REFERÊNCIAS

American Academy of Pediatrics. Lead exposure in children: prevention, detection, and management. *Pediatrics.* 2005; 116:1036-1046.

Centers for Disease Control and Prevention. Interpreting and managing blood lead levels <10 μg/dL in children and reducing childhood exposures to lead. Advisory Committee on Childhood Lead Poisoning Prevention (ACCLPP). *MMWR* 2007; 56 (RR08):1-14, 16.

Centers for Disease Control and Prevention. Recommendations for blood lead screening of young children enrolled in Medicaid: targeting a group at high risk. Advisory Committee on Childhood Lead Poisoning Prevention (ACCLPP). *MMWR* 2000; 49 (No. RR-14):1-13.

Chisolm JJ. Lead poisoning. In: McMillan JA, Feigin RD, DeAngelis CD, Jones MD, eds. *Oski's Pediatrics: Principles and Practice.* 4th ed. Philadelphia, PA: Lippincott Williams & Wilkins; 2006:767-772.

Etzel RA. Environmental pediatrics. In: Rudolph CD, Rudolph AM, Lister GE, First LR, Gershon AA, eds. *Rudolph's Pediatrics.* 22nd ed. New York, NY: McGraw-Hill; 2011:67.

Fenick AM. Screening. In: Rudolph CD, Rudolph AM, Lister GE, First LR, Gershon AA, eds. *Rudolph's Pediatrics.* 22nd ed. New York, NY: McGraw-Hill; 2011:45.

Landriagan PJ, Forman JA. Chemical pollutants. In: Kliegman RM, Stanton BF, St. Geme JW, Schor NF, Behrman RE, eds. *Nelson Textbook of Pediatrics.* 19th ed. Philadelphia, PA: WB Saunders; 2011:2448.

Mahajan PV. Heavy metal intoxication. In: Kliegman RM, Stanton BF, St. Geme JW, Schor NF, Behrman RE, eds. *Nelson Textbook of Pediatrics.* 19th ed. Philadelphia, PA: WB Saunders; 2011:2448.

Markowitz M. Lead poisoning. In: Kliegman RM, Stanton BF, St. Geme JW, Schor NF, Behrman RE, eds. *Nelson Textbook of Pediatrics.* 19th ed. Philadelphia, PA: WB Saunders; 2011:2448-2453.

Sperling MA. Hypoglycemia. In: Kliegman RM, Stanton BF, St. Geme JW, Schor NF, Behrman RE, eds. *Nelson Textbook of Pediatrics.* 19th ed. Philadelphia, PA: WB Saunders; 2011:529.

CASO 29

Um rapaz hispânico de 14 anos chega ao consultório com queixa de "urina marrom" há três dias. Ele é seu paciente desde o nascimento e nunca apresentou qualquer problema maior de saúde, é bastante ativo, participando da banda e da equipe de atletismo da escola, nega o uso de drogas ou de atividade sexual. Há duas semanas ele teve febre e dor de garganta por dois dias, mas melhorou espontaneamente e sente-se se bem desde então. A revisão dos sistemas é significativa apenas para edema discreto de pálpebras, que ele atribuiu aos estudos até tarde da noite por causa das provas finais. Ao exame físico, ele está sem febre, sua pressão arterial é de 135/90 mmHg, aparenta estar ativo e não tem aparência toxêmica, apresentando um edema periorbital discreto. O exame de urina com tira reagente mostra uma gravidade específica de 1,035, 2+ para eritrócitos e 2+ para proteínas. Depois de centrifugar a urina e ressuspender o sedimento, você identifica cilindros hemáticos ao microscópio.

▶ Qual é a causa diagnóstica mais provável da hematúria desse paciente?
▶ Que testes laboratoriais sustentariam esse diagnóstico?
▶ Qual é o prognóstico dessa condição?

RESPOSTAS PARA O CASO 29
Glomerulonefrite pós-estreptocócica aguda

Resumo: Adolescente sadio, após faringite, apresenta edema periorbital e hipertensão discreta, tendo desenvolvido uma urina com coloração de "chá-preto", revelando a presença de cilindros hemáticos ao microscópio.

- **Diagnóstico mais provável:** Glomerulonefrite pós-estreptocócica aguda (GNPEA).
- **Análise laboratorial:** C_3 (baixo em 90% dos casos), C_4 (em geral normal); antiestreptolisina-O (ASLO) e anticorpos enzimáticos antidesoxirribonuclease-B (antidNase B) fornecem evidências de infecção recente por estreptococos.
- **Prognóstico:** Excelente; 95 a 98% das crianças afetadas recuperam-se por completo.

ANÁLISE
Objetivos

1. Descrever a apresentação típica da GNPEA.
2. Enumerar as diferentes possibilidades diagnósticas de um paciente com urina escura.
3. Discutir o tratamento apropriado de acompanhamento para o paciente com GNPEA.

Considerações

Esse paciente saudável contraiu uma faringite e, agora, apresenta hematúria, proteinúria, edema e hipertensão. Apesar de a GNPEA ser provável, outras possibilidades devem ser consideradas. Atividade física extenuante pode causar rabdomiólise e subsequente urina escura, mas os pacientes com essa condição costumam ter dores musculares, fadiga, náuseas, vômitos e febre. A nefropatia por imunoglobulina A (doença de Berger) é caracterizada por hematúria recorrente indolor, em geral precedida por uma infecção do trato respiratório superior. A púrpura de Henoch-Schönlein (PHS) é uma causa de nefrite relativamente comum na população pediátrica, mas a maioria dos casos ocorre em crianças pequenas, com um pico de incidência entre 4 e 5 anos de idade. A nefrite lúpica (lúpus eritematoso sistêmico [LES]) pode se apresentar como descrito neste caso, sendo considerada no caso de a hematúria não se resolver ou no caso de os níveis de C_3 não se normalizarem entre 6 e 12 semanas.

ABORDAGEM À Glomerulonefrite pós-estreptocócica aguda

DEFINIÇÕES

GLOMERULONEFRITE: Inflamação do glomérulo, resultando na tríade hematúria, proteinúria e hipertensão.

CILINDROS HEMÁTICOS: Os glomérulos lesados apresentam aumento da permeabilidade, permitindo a passagem de hemácias e proteínas no túbulo contorcido proximal, com subsequente aprisionamento de material no túbulo contorcido distal e nos ductos coletores. Quando percorrem o trajeto dos túbulos, esses aglomerados de células adquirem o formato do túbulo ao passar para a urina. Os cilindros hemáticos são indicadores de lesão glomerular.

ABORDAGEM CLÍNICA

A **glomerulonefrite pós-estreptocócica aguda (GNPEA) é a causa mais comum de nefrite pós-infecciosa**, representando de 80 a 90% dos casos. Outros agentes, como bactérias, vírus, parasitos e fungos, também podem estar envolvidos. Os meninos são mais afetados do que as meninas, e a condição é mais comum em crianças entre as idades de 5 a 15 anos e rara em lactentes e crianças de 1 a 3 anos de idade. A infecção por estreptococo β-hemolítico do grupo A (EBHGA) pode surgir tanto na forma de faringite ("dor de garganta") como na de lesão cutânea superficial (impetigo). Nem todas as infecções por EBHGA resultam em GNPEA; determinadas cepas do EBHGA são "nefritogênicas" e mais propensas a evoluir para GNPEA. É rara a ocorrência de febre reumática concomitante com a GNPEA. **Antibióticos administrados durante a infecção inicial por EBHGA podem reduzir o risco subsequente de desenvolver febre reumática**; contudo, ainda **não está provado se eles são capazes de prevenir a GNPEA**. O risco de nefrite após uma infecção por cepas nefritogênicas do EBHGA permanece entre 10 e 15%.

Em geral, o **intervalo entre a faringite por EBHGA e a GNPEA é de 1 a 2 semanas**; o intervalo entre o impetigo por EBHGA e a GNPEA é de 3 a 6 semanas. A instalação dos sintomas costuma ser abrupta. Embora a maioria dos pacientes apresente **hematúria microscópica**, apenas de 30 a 50% desenvolvem hematúria macroscópica. Adicionalmente, 85% apresentam edema e de 60 a 80% desenvolvem hipertensão.

O **exame laboratorial mais importante** nos pacientes com GNPEA é a mensuração dos **níveis séricos de C_3 e C_4. O C_3 é baixo em 90% dos casos de GNPEA, ao passo que o C_4 costuma ser normal**. Se ambos os níveis estiverem baixos, um diagnóstico alternativo deverá ser considerado. O exame de urina revela densidade aumentada, pH baixo, hematúria, proteinúria e cilindros hemáticos. A documentação de uma infecção recente por estreptococos é útil; **os marcadores séricos incluem a presença dos anticorpos antiestreptolisina -O (ASLO) e dos anticorpos antidNase**

B. Os anticorpos ASLO são encontrados em 80% das crianças com faringite recente por EBHGA, mas em menos de 50% das crianças com infecção cutânea recente por EBHGA. A titulação para ASLO é positiva em 16 a 18% das crianças normais.

Os exames para anticorpos antidNase B são mais confiáveis; eles estão presentes em quase todos os pacientes após uma faringite por EBHGA e na maioria dos pacientes após infecção cutânea por EBHGA. Anticorpos para outros antígenos estreptocócicos (nicotinamida adenina dinucleotídeo glico-hidrolase [NADase], hialuronidase e estreptoquinase) também podem ser testados. A biópsia renal não é mais procedimento de rotina. Em geral, o tratamento consiste em medidas de suporte. O equilíbrio hídrico é crucial; diuréticos, restrição hídrica ou ambos podem ser necessários. Pode ser necessária a restrição do aporte de sódio e potássio. A **hipertensão** costuma ser de fácil controle com **bloqueadores dos canais de cálcio**. Repouso rigoroso no leito e medicamentos corticosteroides não são úteis. É rara a necessidade de diálise.

Em geral, ocorre resolução rápida e completa. O edema resolve em 5 a 10 dias, e os pacientes retornam a nível pressóricos normais em três semanas. Os níveis de C_3 geralmente normalizam em 2 a 3 meses. A persistência dos níveis baixos de C_3 é rara e sugere um diagnóstico alternativo. A hematúria microscópica pode persistir por 1 a 2 anos.

QUESTÕES DE COMPREENSÃO

29.1 Um adolescente de 16 anos queixa-se de urina "cor de coca-cola" intermitente há vários anos, em geral, quando "pega um resfriado". Exceto isso, ele está bem e não há queixas médicas. Quando a coloração da urina fica escura, ele não apresenta disúria. Nenhum membro da família tem queixas similares ou doença renal. Ao exame físico, ele apresenta pressão arterial normal e sua aparência é saudável. Qual das opções a seguir é a causa mais provável para a hematúria intermitente?

A. Glomerulonefrite pós-estreptocócica aguda.
B. Nefrite por púrpura de Henoch-Schönlein.
C. Nefropatia por IgA.
D. Cálculos renais recorrentes.
E. Glomerulonefrite rapidamente progressiva.

29.2 Os pais de uma menina saudável de 12 anos de idade levaram-na até seu consultório para um exame físico requerido para uma colônia de férias. Eles não manifestam qualquer queixa, e a menina nega qualquer problema. Sua última menstruação foi normal, tendo ocorrido há duas semanas. O acampamento solicita um exame de urina. Para sua surpresa, o exame do jato intermediário da urina revela uma hematúria significativa. Há presença de cilindros hemáticos. Você relata os achados aos pais e eles contam que "todos do lado paterno da família apresentam sangue na urina e estão bem". A história familiar é negativa para surdez e para insuficiência renal. A microscopia do tecido renal dessa paciente ou de seu pai, provavelmente, revelará qual dos achados a seguir?

A. Edema das células endoteliais e presença de fibrina no espaço subendotelial.
B. Deposição de imunocomplexos no mesângio.
C. Grande número de glomérulos crescênticos.
D. Carcinoma renal.
E. Afinamento da membrana basal.

29.3 Uma jovem adolescente de 17 anos chega ao consultório com sensibilidade nas articulações há dois meses; a dor afetou seu emprego de verão como salva-vidas. Pelas manhãs, ela acorda com dor e edema bilaterais nos joelhos e dor na mão direita. A dor melhora durante o dia, mas nunca desaparece por completo. Medicamentos anti-inflamatórios não esteroides ajudam pouco. Ela também pede um bom "creme facial", porque "seu trabalho como salva-vidas piorou sua acne". Ao exame físico, você percebe eritema malar e nas pregas labionasais, além de várias úlceras na cavidade oral, identificadas por ela como "aftas", e presença de derrame bilateral nas articulações dos joelhos, além de edema e sensibilidade à palpação das articulações interfalangianas distais da mão direita. O fígado é palpável 3 cm abaixo do rebordo costal direito. Ela apresenta hematúria e proteinúria microscópicas. Qual das opções a seguir é a causa mais provável para a artrite dessa jovem?

A. Artrite idiopática juvenil.
B. Doença de Lyme.
C. Osteoartrite.
D. Artrite pós-infecção.
E. Lúpus eritematoso sistêmico.

29.4 Você não se surpreende ao receber novamente em seu consultório um dos pacientes mais desafiadores: uma adolescente de 16 anos de idade que consultou várias vezes por semana nos últimos dois meses, queixando-se de tosse, hemoptise ocasional, mal-estar e febre baixa intermitente. Até o momento, você identificou uma anemia hipocrômica microcística, para a qual ela está recebendo ferro (sem resposta), e infiltrados irregulares migratórios na radiografia de tórax, que não parecem ter sido afetados pelo tratamento antibiótico. Ela não é uma paciente de risco para exposição à tuberculose (TB) e apresentou reação negativa ao teste dérmico de tuberculina (Mantoux). Hoje, ela também se queixa de edema facial e de urina cor de chá-preto. De repente, você se dá conta de que seus sintomas podem ser agrupados como:

A. Síndrome de Alport.
B. Síndrome de Denys-Drash.
C. Síndrome de Goodpasture.
D. Síndrome hemolítico-urêmica.
E. Síndrome nefrótica.

RESPOSTAS

29.1 **C.** Hematúria macroscópica indolor recorrente, frequentemente associada a infecções do trato respiratório superior, é típica de nefropatia IgA. Esses pacientes podem desenvolver doença renal crônica ao longo de décadas. Se forem encontradas proteinúria, hipertensão ou insuficiência renal, será necessária uma biópsia. As outras opções não são consistentes com a natureza assintomática e intermitente do problema dessa paciente.

29.2 **E.** Essa história é consistente com hematúria familiar benigna, uma condição autossômica dominante que tanto causa hematúria persistente quanto intermitente, sem progressão para insuficiência renal crônica. A biópsia revela uma membrana basal fina; em alguns casos, a biópsia é normal. Deposição de imunocomplexos com imunoglobulina A (IgA) no mesângio é vista nas nefropatias por PHS e IgA; o edema das células endoteliais com depósito de fibrina é observado na síndrome hemolítico-urêmica, e os glomérulos crescênticos são encontrados na glomerulonefrite rapidamente progressiva.

29.3 **E.** O lúpus eritematoso sistêmico afeta mais as mulheres do que os homens, e a nefrite é uma característica comum. Nessa paciente, a combinação de exantema, fotossensibilidade, úlceras orais, hepatomegalia, artrite e nefrite torna esse diagnóstico provável. Um teste positivo para fator antinuclear e níveis baixos de C_3 e C_4 ajudariam a confirmar esse diagnóstico.

29.4 **C.** A síndrome de Goodpasture é o diagnóstico clínico quando o paciente exibe nefrite e hemorragia pulmonar. Ela pode ser causada por uma série de condições, incluindo LES e PHS. A síndrome de Alport é um defeito genético na síntese do colágeno, que leva a uma formação anormal da membrana basal; os pacientes desenvolvem hematúria, proteinúria e insuficiência renal. A síndrome de Denys-Drash é um grupo de achados composto por tumor de Wilms, disgenesia gonadal e nefropatia.

> **DICAS CLÍNICAS**
>
> ▶ A glomerulonefrite pós-estreptocócica é a nefrite pós-infecciosa mais comum e apresenta um bom prognóstico.
> ▶ A confirmação do diagnóstico de GNPEA requer a evidência de uma infecção estreptocócica invasiva, por exemplo, com a elevação dos títulos de antidNAse B.

REFERÊNCIAS

Barron CS. Henoch-Schönlein purpura (anaphylactoid purpura). In: Rudolph CD, Rudolph AM, Lister GE, First LR, Gershon AA, eds. *Rudolph's Pediatrics*. 22nd ed. New York, NY: McGraw--Hill; 2011:810-812.

Brewer ED. Glomerulonephritis and nephrotic syndrome. In: McMillan JA, Feigin RD, DeAngelis CD, Jones MD, eds. *Oski's Pediatrics: Principles and Practice*. 4th ed. Philadelphia, PA: Lippincott Williams & Wilkins; 2006:1854-1862.

Eddy AA. Glomerular diseases. In: Rudolph CD, Rudolph AM, Lister GE, First LR, Gershon AA, eds. *Rudolph's Pediatrics*. 22nd ed. New York, NY: McGraw-Hill; 2011:1710-1722.

Kashtan CE. Denys-Drash syndrome. In: Rudolph CD, Rudolph AM, Lister GE, First LR, Gershon AA, eds. *Rudolph's Pediatrics*. 22nd ed. New York, NY: McGraw-Hill; 2011:1731.

Lum GM. Glomerulonephritis. In: Hay WW, Levin MJ, Sondheimer JM, Deterding RR, eds. *Current Diagnosis & Treatment Pediatrics*. 20th ed. New York, NY: McGraw-Hill; 2011:679-681.

Pan CG, Avner ED. Acute poststreptococcal glomerulonephritis. In: Kliegman RM, Stanton BF, St. Geme JW, Schor NF, Behrman RE, eds. *Nelson Textbook of Pediatrics*. 19th ed. Philadelphia, PA: Elsevier; 2011:1783-1785.

Pan CG, Avner ED. Isolated glomerular diseases with recurrent gross hematuria. In: Kliegman RM, Stanton BF, St. Geme JW, Schor NF, Behrman RE, eds. *Nelson Textbook of Pediatrics*. 19th ed. Philadelphia, PA: Elsevier; 2011:1781-1783.

Silverman ED. Systemic lupus erythematosus. In: Rudolph CD, Rudolph AM, Lister GE, First LR, Gershon AA, eds. *Rudolph's Pediatrics*. 22nd ed. New York, NY: McGraw-Hill; 2011:814-818.

CASO 30

Os pais levam a filha de 5 anos de idade ao seu consultório porque, nos últimos três meses, ela desenvolveu mamas e pelos pubianos. O exame físico revela altura e peso acima do percentil 95, estágio II de Tanner para desenvolvimento de mamas e pelos pubianos, pele oleosa e acne facial.

▶ Qual é o diagnóstico mais provável?
▶ Qual é o melhor próximo passo na avaliação?

RESPOSTAS PARA O CASO 30
Puberdade precoce

Resumo: Uma menina de 5 anos de idade apresentando desenvolvimento de mamas e de pelos pubianos, alta estatura e acne facial.

- **Diagnóstico mais provável:** Puberdade precoce central idiopática.
- **Próximo passo na avaliação:** Questionar sobre a história do parto, doenças pregressas, hospitalizações, medicamentos, estado de saúde de irmãos e história familiar de puberdade precoce e de doenças. Dosagem dos níveis séricos do hormônio folículo-estimulante (FSH, do inglês *follicle-stimulationg hormone*) e do luteinizante (HL) e radiografias para a idade óssea são úteis.

ANÁLISE

Objetivos

1. Conhecer as causas subjacentes da puberdade precoce.
2. Descrever os achados laboratoriais e radiológicos úteis na determinação da etiologia da puberdade precoce.
3. Estabelecer o tratamento e o acompanhamento necessários para uma criança portadora de puberdade precoce.

Considerações

Essa menina de 5 anos de idade apresenta sinais de puberdade precoce (desenvolvimento de mamas e de pelos pubianos e alta estatura). Ela pode ser portadora de puberdade precoce verdadeira (central) ou de pseudopuberdade (não central). Uma causa originada no sistema nervoso central (SNC) deve ser descartada nesse caso porque a menina tem menos de 6 a 8 anos de idade, assim como uma causa do SNC deve ser descartada em meninos de qualquer idade abaixo dos 9 anos.

ABORDAGEM À
Puberdade precoce

DEFINIÇÕES

PUBERDADE RETARDADA: Ausência de sinais de puberdade em meninas com 13 anos de idade ou em meninos com 14 anos de idade. Pode ser causada por insuficiência gonadal, anormalidades cromossômicas (síndrome de Turner, síndrome de Klinefelter), hipopituitarismo, doença crônica ou desnutrição.

PUBERDADE PRECOCE: Surgimento de características sexuais secundárias antes dos 6 a 8 anos de idade nas meninas e antes dos 9 anos nos meninos. Crianças de diferentes grupos étnicos entram na puberdade em épocas diferentes; meninas afro-americanas costumam entrar na puberdade antes das meninas brancas.

PUBERDADE PRECOCE VERDADEIRA (CENTRAL): Gonadotrofina-dependente. Ativação do eixo hipotalâmico-hipofisário-gonadal, levando a características sexuais secundárias.

PSEUDOPUBERDADE PRECOCE (NÃO CENTRAL): Gonadotrofina-independente. Sem ativação do eixo hipotalâmico-hipofisário-gonadal. Em geral, os hormônios são exógenos (pílulas anticoncepcionais, cremes de estrogênio) ou de tumores suprarrenais/ovarianos.

ADRENARCA PREMATURA (OU PUBARCA): Produção precoce de androgênios suprarrenais (em meninas entre os 6 e os 8 anos de idade), desenvolvimento progressivo e gradual dos pelos pubianos/axilares e de odor no corpo.

TELARCA PREMATURA: Desenvolvimento precoce das mamas (em meninas entre as idades de 1 a 4 anos), sem o desenvolvimento de pelos pubianos/axilares ou de aceleração do crescimento linear.

ABORDAGEM CLÍNICA

A **puberdade precoce verdadeira, mais comum nas meninas,** deriva da **secreção do GnRH hipotalâmico** com apresentação normal, mas precoce, da progressão dos eventos puberais. A precocidade sexual é **idiopática em mais de 90% das meninas,** e a **anormalidade estrutural do SNC está presente em 25 a 75% dos meninos.**

Meninas com pseudopuberdade precoce independente da gonadotrofina possuem uma fonte autônoma de estrogênio causadora das alterações puberais. Deve-se considerar a presença de uma fonte exógena de estrogênio (pílulas anticoncepcionais, reposição hormonal) ou a **produção de estrogênio por um tumor de ovário ou da glândula suprarrenal.** As lesões no sistema nervoso central, que provocam a puberdade precoce sem sintomas neurológicos, quase nunca são malignas e com frequência não precisam de intervenção neurocirúrgica.

Uma história detalhada oferece indícios importantes a respeito do início da puberdade. Três padrões principais de progressão da puberdade precoce podem ser identificados, em especial nas meninas. A maioria das meninas com menos de seis anos de idade, no início da puberdade, apresenta uma precocidade sexual de progresso acelerado, caracterizado pela maturação física e óssea, com perda da altura final potencial. Meninas com mais de 6 anos de idade costumam apresentar uma variante de progressão mais lenta, com a maturação óssea e o crescimento linear progredindo em paralelo, com consequente preservação da altura final potencial. Em um pequeno percentual de meninas há uma regressão espontânea ou puberdade precoce insustentada em uma idade mais jovem, com retomada do desenvolvimento puberal normal na idade esperada.

A anamnese neurológica pode identificar história pregressa de hidrocefalia, trauma craniano e meningoencefalite ou a presença de cefaleia, de problemas visuais ou de alterações comportamentais. O tipo, a sequência e a idade em que as alterações puberais foram observadas pela primeira vez (desenvolvimento de mamas e de pelos pubianos/axilares, maturação da genitália externa, menarca) fornecem informações valiosas a respeito da etiologia do problema. Questionamentos importantes englobam:

- Os calçados e roupas ficam logo pequenos devido ao crescimento da criança (evidência de aceleração do crescimento linear)?
- O apetite da criança aumentou?
- A criança apresenta odor corporal?
- Existe a possibilidade de a criança ter sido exposta a fontes exógenas de esteroides sexuais (contraceptivos orais, reposição hormonal, esteroides anabolizantes)?
- Com que idade os pais e os irmãos entraram na puberdade?
- Existe algum caso conhecido ou suspeito na história da família de hiperplasia suprarrenal congênita?

O exame físico oferece informações adicionais importantes (Figs. 30.1 e 30.2). Mensurações sistemáticas da altura são essenciais para a determinação da velocidade de crescimento da criança. A pele deve ser examinada em busca de manchas com

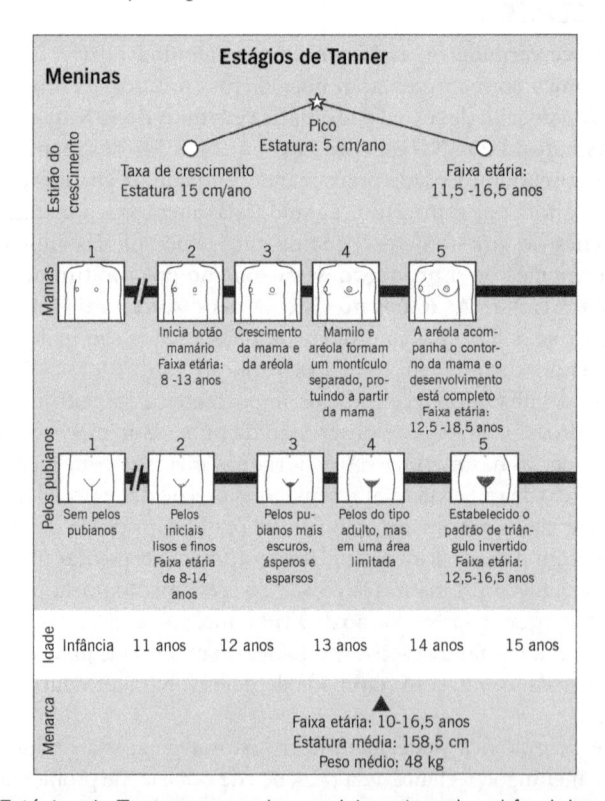

Figura 30.1 Estágios de Tanner para o desenvolvimento puberal feminino.

tonalidade café com leite (neurofibromatose, doença de McCune-Albright), oleosidade e acne. Deve-se documentar a presença de pelos axilares e de odor no corpo, a quantidade de tecido mamário e se os mamilos e as aréolas apresentam espessura e tamanho aumentados. A quantidade, a localização e a característica dos pelos pubianos também devem ser observadas. O abdome deve ser palpado em busca de massas. Meninos devem ser examinados quanto ao crescimento do pênis e dos testículos (>2,5 cm na puberdade precoce) e para afinamento do escroto (o escroto pré-pubertal é espesso, não vascularizado). Se os testículos forem diferentes em tamanho e consistência, deve-se considerar a presença de massa unilateral. A transiluminação testicular pode ser útil. Nas meninas, o clitóris, a vulva e o orifício vaginal devem ser examinados para a identificação de secreção vaginal, maturação dos pequenos lábios e estrogenização da mucosa vaginal (fosca, rosa-acinzentada e rugosa, em vez de brilhante, macia e vermelha). Um exame neurológico também deve ser realizado.

Na puberdade precoce, as concentrações séricas do hormônio sexual costumam estar apropriadas para o estágio atual da puberdade, mas inapropriadas para a idade cronológica da criança. Na presença de puberdade precoce, a concentração do estradiol sérico fica elevada nas meninas, e o nível sérico da testosterona fica elevado

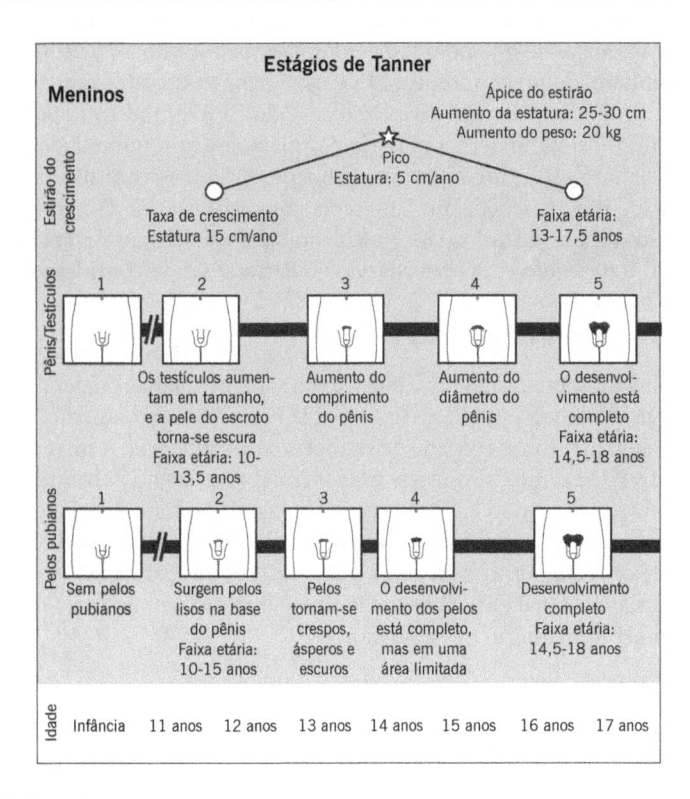

Figura 30.2 Estágios de Tanner para o desenvolvimento puberal masculino.

nos meninos. Devido à flutuação dos níveis do HL e do FSH, em geral, as amostras isoladas são inapropriadas. O teste imunométrico para HL é mais sensível do que o radioimunoensaio para análise de amostras de sangue aleatórias; nesse teste, as concentrações séricas de HL são indetectáveis nas crianças pré-púberes, mas detectáveis em 50 a 70% das meninas (e uma porcentagem ainda maior nos meninos) com puberdade precoce central. O teste de estimulação do hormônio liberador da gonadotrofina (GnRH), medindo o tempo de resposta e os valores de pico HL e FSH, após administração intravenosa do GnRH, é uma ferramenta diagnóstica de grande valor.

Na puberdade precoce, as radiografias para a idade óssea mostram um adiantamento em relação à idade cronológica. As causas orgânicas do SNC para a precocidade sexual central são descartadas pela tomografia computadorizada (TC) ou pelas imagens da ressonância magnética (RM), que devem ser realizadas especialmente nas meninas com menos de 6 anos de idade e em todos os meninos. A ultrassonografia pélvica está indicada se houver suspeita de causas independentes da gonadotrofina para a puberdade precoce (tumores/cistos ovarianos, tumores suprarrenais), com base no exame físico.

O objetivo do tratamento da puberdade precoce é o de evitar o fechamento prematuro das epífises, possibilitando que a criança atinja seu crescimento adulto total potencial. Os agonistas do hormônio liberador da gonadotrofina são utilizados no tratamento da puberdade precoce central. Esses análogos dessensibilizam as células gonadotróficas da hipófise para o efeito estimulador do GnRH produzido pelo hipotálamo. Quase todos os meninos, e a maioria das meninas, com puberdade precoce de progresso acelerado são candidatos ao tratamento. Meninas com um progresso lento da puberdade não se beneficiam da terapia com agonistas do GnRH em relação ao prognóstico da altura adulta. Um endocrinologista pediátrico deverá avaliar a criança na qual o tratamento com agonistas do GnRH está sendo considerado.

QUESTÕES DE COMPREENSÃO

30.1 Uma menina de 5 anos apresenta desenvolvimento de mamas bilateral, que foi percebido pela primeira vez há seis meses. Ela não está usando medicamento e não existe qualquer fonte exógena de estrogênio na residência. A história familiar é negativa. O exame físico revela uma menina que está no percentil 50 para peso e altura, com pressão arterial normal, pele normal sem oleosidade excessiva, mamas no estágio II de Tanner, abdome depressível sem massas palpáveis, ausência de odor no corpo, sem pelos pubianos/axilares e uma estrogenização discreta da vagina. Qual das opções a seguir é a explicação mais provável para o desenvolvimento mamário nessa criança?

A. Tumor suprarrenal.
B. Puberdade precoce central.
C. Hiperplasia suprarrenal congênita.
D. Adrenarca prematura.
E. Telarca prematura.

30.2 Em um menino de 4 anos foi iniciado o processo de crescimento de pelos pubianos, e a criança passou a adotar um comportamento agressivo na pré-escola. A história revela que o menino nasceu a termo sem complicações pós-natais. A criança não recebe qualquer medicação. A história familiar é negativa. Ele tem uma irmã menor que está bem. O exame físico revela peso e altura acima do percentil 95, um desenvolvimento muscular acentuado, desenvolvimento de pelos pubianos no estágio II de Tanner, escassos pelos axilares, testículos de tamanho pré-puberal, uma voz com tonalidade masculina e pele oleosa. O exame abdominal é normal. A idade óssea da criança é de 6 anos. Qual das opções a seguir será o próximo passo mais apropriado no tratamento?

A. RM cerebral.
B. Teste de provocação com dexametasona.
C. Assegurar à família que nenhuma ação é necessária.
D. Nível sérico de 17α-hidroxiprogesterona.
E. Ultrassonografia dos testículos.

30.3 Uma mãe leva a filha de 13 anos ao seu ambulatório porque ela está aquém do crescimento esperado e, até o momento, não apresentou sinais das alterações da puberdade. O exame físico revela uma altura abaixo do percentil 5, sem sinais das características sexuais secundárias, mandíbula pequena, linha posterior de implantação dos cabelos baixa (na nuca), orelhas proeminentes e tórax largo (ou tórax em escudo ou em barril). Qual das opções a seguir será o próximo passo mais apropriado no tratamento?

A. Ultrassonografia abdominal.
B. Radiografia para determinação da idade óssea.
C. Análise cromossômica.
D. Tranquilizar a família e recomendar uma avaliação da altura em seis meses.
E. Tratar a paciente com injeções de hormônio do crescimento.

30.4 Um pai leva o filho de 14 anos ao seu consultório porque o professor do jovem está preocupado com seu baixo rendimento escolar e com seu comportamento desajustado. Ele apresenta notas baixas em todas as matérias, é extremamente tímido e sempre tem dificuldades para ajustar-se socialmente. O exame físico revela que ele está no percentil 95 para altura e no percentil 5 para peso. É muito difícil entabular uma conversa com ele. Seus testículos apresentam um tamanho pré-puberal, com hipospádia discreta e ainda não desenvolveu características sexuais secundárias. Qual das opções a seguir é a causa mais provável para o atraso da puberdade?

A. Hipopituitarismo.
B. Síndrome de Klinefelter.
C. Síndrome de Marfan.
D. Síndrome de Noonan.
E. Tumor testicular.

RESPOSTAS

30.1 **E.** Todos os achados dessa criança estão relacionados ao estrogênio. Ela não apresenta virilização. A causa postulada de telarca prematura inclui cistos no ovário e secreção transitória de gonadotrofina. Não há necessidade de qualquer tratamento.

30.2 **D.** Meninos com hiperplasia suprarrenal congênita apresentam virilização, ainda que com testículos pré-puberais. Isso resulta de um distúrbio da síntese dos esteroides, levando a uma deficiência em cortisol, e a uma superprodução de metabólitos intermediários androgênicos, como a 17α-hidroxiprogesterona.

30.3 **C.** Essa criança apresenta a síndrome de Turner (45, XO). Outras características incluem pescoço alado, palato em ogiva, nevos, anomalias renais, *cubitus valgus* e edema nas mãos e nos pés. O tratamento inclui hormônio do crescimento recombinante humano e terapia de reposição com estrogênio.

30.4 **B.** Em geral, a síndrome de Klinefelter (47, XXY) chama a atenção devido à presença de ginecomastia e de testículos pequenos. Esses meninos costumam ser clinicamente normais ao nascimento. O tratamento envolve terapia de reposição com testosterona de ação prolongada a partir da idade de 11 a 12 anos.

> ### DICAS CLÍNICAS
>
> ▶ A puberdade precoce verdadeira é o aparecimento das características sexuais secundárias antes dos 8 anos de idade, nas meninas, e antes dos 9 anos de idade, nos meninos. Ela deriva da secreção do hormônio liberador da gonadotrofina hipotalâmica, sendo mais comum nas meninas.
> ▶ A puberdade precoce é idiopática em mais de 90% das meninas, e uma anormalidade estrutural do sistema nervoso central está presente em 25 a 75% dos meninos.
> ▶ Quando comparado com o padrão para a idade da criança, o nível sérico do estradiol é elevado nas meninas e o nível de testosterona é elevado nos meninos com puberdade precoce. As radiografias para avaliação da idade óssea mostram que está avançada em relação à idade cronológica. O objetivo do tratamento da puberdade precoce é o de evitar o fechamento prematuro das epífises, permitindo que a criança atinja sua altura adulta total potencial.

REFERÊNCIAS

Garibaldi L, Chemaitilly W. Disorders of pubertal development. In: Kliegman RM, Stanton BF, St. Geme JW, Schor NF, Behrman RE, eds. *Nelson Textbook of Pediatrics.* 19th ed. Philadelphia, PA: WB Saunders; 2011:1886-1894.

Plotnick LP, Long DN. Puberty and gonadal disorders. In: McMillan JA, Feigin RD, DeAngelis CD, Jones MD, eds. *Oski's Pediatrics: Principles and Practice.* 4th ed. Philadelphia, PA: Lippincott Williams & Wilkins; 2006:2079-2084.

Styne DM, Cuttler L. Normal pubertal development. In: Rudolph CD, Rudolph AM, Lister GE, First R, Gershon AA, eds. *Rudolph's Pediatrics.* 22nd ed. New York, NY: McGraw-Hill; 2011:2074-2077.

White PC. Congenital adrenal hyperplasia and related disorders. In: Kliegman RM, Stanton BF, St. Geme JW, Schor NF, Behrman RE, eds. *Nelson Textbook of Pediatrics.* 19th ed. Philadelphia, PA: WB Saunders; 2011:1930-1939.

CASO 31

Lactente pesando 3.740 g, nascido de parto vaginal após 38 semanas de gestação sem complicações. Após o exame físico inicial, os médicos tiveram dificuldade para determinar se o recém-nascido era menino ou menina. O lactente apresenta o que parece ser um pequeno saco escrotal, que lembra os grandes lábios, não há testículos palpáveis e apresenta uma estrutura que pode representar tanto um microfalo com hipospádia quanto um clitóris aumentado. Não há abertura vaginal aparente. O restante do exame está normal.

▶ Qual é o diagnóstico mais provável?
▶ Qual é o próximo passo na avaliação?

RESPOSTAS PARA O CASO 31
Genitália ambígua

Resumo: Recém-nascido a termo com genitália ambígua.

- **Diagnóstico mais provável:** Hiperplasia suprarrenal congênita (HSRC).
- **Próximo passo na avaliação:** Análise do cariótipo, dosagem dos níveis séricos de eletrólitos e nível sérico da 17-α-hidroxiprogesterona.

ANÁLISE
Objetivos

1. Compreender as causas subjacentes da genitália ambígua.
2. Descrever os fatores que influenciam a determinação do gênero nos lactentes com genitália ambígua.
3. Descrever o tratamento e o acompanhamento dos lactentes após a determinação do gênero.

Considerações

Esse neonato com ambiguidade sexual representa uma emergência psicossocial. A atribuição do gênero correto para criação da criança e para instituição do tratamento médico apropriado possibilita que os indivíduos nascidos com genitália ambígua sejam capazes de ter uma vida bem-ajustada, com atividade sexual satisfatória. Chegar a um diagnóstico correto o mais cedo possível é essencial. **A determinação do gênero** no neonato nascido com ambiguidade sexual deverá ser influenciada pela possibilidade de se obter **estruturas genitais sexualmente funcionais e sem ambiguidade.** Discussões claras e abrangentes com os pais, levando em conta seu nível de compreensão, suas ansiedades, suas crenças religiosas, sociais e culturais, são cruciais para a atribuição correta do gênero. Uma vez determinado o gênero, ele deverá ser reforçado por medidas cirúrgicas, hormonais e psicológicas apropriadas.

ABORDAGEM À
Criança com genitália ambígua

DEFINIÇÕES

HIPERPLASIA SUPRARRENAL CONGÊNITA (HSRC): Distúrbio autossômico recessivo da produção suprarrenal de esteroides com uma deficiência enzimática (em geral, em 21-hidroxilase), causando produção inadequada de cortisol, produção excessiva de metabólitos androgênicos intermediários e virilização.

HERMAFRODITISMO: Discrepância entre a morfologia da gônada e da genitália externa.

ESTADO INTERSEXUAL: Lactente com genitália ambígua.

MICROFALO: Pênis de tamanho abaixo do percentil 5 para a idade; neonato com comprimento do pênis tracionado menor do que dois centímetros.

VIRILIZAÇÃO: Masculinização que ocorre quando meninas lactentes apresentam clitoromegalia, fusão e hiperpigmentação labial; os meninos lactentes costumam aparentar normalidade.

ABORDAGEM CLÍNICA

A avaliação do lactente com genitália ambígua deve ocorrer com rapidez para aliviar a ansiedade da família. Endocrinologista, geneticista clínico, urologista e psiquiatra são membros essenciais da equipe responsável pela avaliação intersexual. Os **objetivos da avaliação** são: determinar a **etiologia** do problema intersexual, **determinar o gênero** e **intervir com tratamento cirúrgico ou outro** o mais rápido possível.

As anomalias intersexuais incluem as seguintes:

Pseudo-hermafroditismo feminino: Cariótipo 46,XX; maior grupo de neonatos portadores de genitália ambígua; a etiologia predominante é HSRC, e as etiologias raras englobam exposição materna a androgênio/progesterona, com ausência vaginal congênita e com ausência ou anormalidade de útero. O grau de masculinização depende do estágio do desenvolvimento no momento da estimulação androgênica, bem como da potência e da duração da exposição.

Pseudo-hermafroditismo masculino: Cariótipo 46,XY; as etiologias possíveis são: defeito da síntese de testosterona, deficiência em 5-α-redutase/di-hidrotestosterona e diminuição da ligação do androgênio aos tecidos-alvo (síndrome da insensibilidade androgênica, forma mais comum do pseudo-hermafroditismo masculino); fenotipicamente, menina normal com tecido testicular funcionante, graus variáveis de virilização incompleta da genitália e vagina curta em fundo cego. Normalmente diagnosticada na puberdade quando é observada amenorreia primária. A recomendação é manter como menina e oferecer vaginoplastia.

Hermafroditismo verdadeiro: Cerca de 70% apresentam cariótipo 46,XX e o restante cariótipo 46,XY ou mosaico; compreende menos de 10% de todos os casos intersexuais. As pessoas com hermafroditismo verdadeiro podem ser ovotéstis bilaterais ou terem um ovário e um testículo em lados opostos. A presença de tecido testicular determina os vários graus de virilização, sendo que a determinação do gênero se baseia na aparência da genitália externa (quase 75% dos casos são determinados como gênero masculino). As estruturas reprodutivas contraditórias são removidas nos pacientes com mais idade e com gênero determinado.

Disgenesia gonadal mista: A maioria das pessoas apresenta cariótipo 46,XY/45,XO. A característica desse distúrbio é a presença de testículos que consistem em células de Sertoli e de Leydig, mas sem elementos germinativos, de um lado, e de gônada disgênica em fita do outro lado. A apresentação mais comum inclui hipospádia, fusão labioescrotal parcial e testículos não descidos (aparência de virilização masculina incompleta). Na maioria das vezes, esses indivíduos são determinados como do gênero feminino e submetidos à gonadectomia (25% das gônadas em fita desenvolvem neoplasias). Se houver descida dos testículos, atribui-se o gênero masculino.

Avaliação

Após obter a história detalhada, a árvore genealógica da família deverá ser construída para identificar consanguinidade e documentar os casos de ambiguidade genital, infertilidade, alterações puberais inesperadas e hérnias inguinais. Achados no exame físico poderão sustentar uma condição intersexual transmitida geneticamente. A história de um óbito neonatal inexplicado pode sugerir uma história familiar de HSRC. A exposição materna a androgênios endógenos ou exógenos deverá ser pesquisada.

Um exame físico completo é fundamental na determinação do diagnóstico e na atribuição do gênero mais adequado. Um achado crítico do exame físico é a presença ou a ausência de testículos no compartimento labioescrotal. Outros achados do exame físico incluem, hiperpigmentação das pregas labioescrotais (comum nos lactentes com HSRC); tamanho do falo e localização da abertura uretral; palpação de útero no exame bimanual; evidência de retardo de crescimento (falha na recuperação do peso de nascimento, perda progressiva de peso, vômitos) e desidratação. **O tamanho do falo é o fator mais importante na determinação do sexo do lactente.**

A análise do cariótipo utilizando linfócitos ativados é um primeiro passo importante na avaliação laboratorial dos lactentes portadores de genitália ambígua. Resultados com um alto grau de precisão ficam disponíveis em menos de 72 horas. Para determinar a presença de mosaicismo, estudos repetidos em múltiplos tecidos poderão ser necessários. Se houver suspeita de HSRC, os estudos bioquímicos deverão incluir o **nível sérico da 17-α-hidroxiprogesterona.** Os níveis plasmáticos de testosterona isolados não costumam ser úteis. Esteroides urinários e androgênios plasmáticos, medidos antes e após a administração de corticotrofina (hormônio adrenocorticotrófico [ACTH, do inglês *adrenocorticotropic hormone*]) e de gonadotrofina coriônica humana (hCG, do inglês *human chorionic gonodotropin*) auxiliam na determinação da existência de um bloqueio na síntese de testosterona ou de uma deficiência em 5-α-redutase.

A ultrassonografia ou a ressonância magnética (RM) pélvica, raio X do seio urogenital, após injeção de contraste, e endoscopia por fibra ótica também podem auxiliar na avaliação. Em geral, a laparoscopia é desnecessária nos recém-nascidos porque a ênfase primária ao se atribuir o gênero está na genitália externa e nas possibilidades de função sexual adequada no futuro.

Tratamento

A consideração mais importante no tratamento dos lactentes portadores de genitália ambígua é a possibilidade de se obter uma genitália externa estética e funcionalmente normal por meios cirúrgicos e hormonais. **Uma vez que a presença de genitália externa ambígua reforça a dúvida sobre a identidade sexual do lacten-**

te, a cirurgia reconstrutiva deve ser realizada logo que, do ponto de vista médico e cirúrgico, seja possível, em geral, antes dos 6 meses. Genitoplastia feminizante é o procedimento cirúrgico mais comum realizado nos pseudo-hermafroditas femininos, nos hermafroditas verdadeiros e nos pseudo-hermafroditas masculinos criados como meninas. O objetivo dessa cirurgia é reduzir o tamanho do clitóris enquanto são mantidas a vascularização e a inervação, feminizando as pregas labioescrotais e, por fim, criando uma vagina. Devido à alta incidência de tumores gonadais em indivíduos portadores de certas formas de disgenesia gonadal, a realização da gonadectomia concomitante com a correção inicial da genitália externa é mandatória.

Em geral, um paciente masculino com hipospádia requer múltiplos procedimentos para criar uma uretra fálica. A circuncisão é desaconselhada para essas pessoas porque o tecido do prepúcio costuma ser usado para a reconstrução.

Caso a produção de esteroides seja a etiologia subjacente do problema de intersexo, o tratamento é instituído para evitar uma virilização adicional. A administração de hidrocortisona nas pessoas portadoras de HSRC ajuda a inibir a produção excessiva de androgênios e a progressão da virilização. A terapia de reposição hormonal nos pacientes hipogonádicos é prescrita para que as características sexuais secundárias se desenvolvam no tempo puberal esperado. A substituição hormonal com estrogênio oral é iniciada nas meninas, e injeções para reposição de testosterona são administradas nos meninos. Com exceção dos pseudo-hermafroditas femininos e dos hermafroditas verdadeiros criados como meninas, os distúrbios que causam a genitália ambígua costumam levar à infertilidade.

QUESTÕES DE COMPREENSÃO

31.1 Lactente a termo, pesando 3.650 g, portador de genitália ambígua, incluindo clitóris aumentado ou microfalo e um testículo palpável na prega labioescrotal. A ultrassonografia revela útero e ovários. Qual das opções a seguir é a explicação mais provável para a genitália ambígua da criança?
   A. Deficiência em aromatase.
   B. Hiperplasia suprarrenal congênita.
   C. Pseudo-hermafroditismo feminino.
   D. Pseudo-hermafroditismo masculino.
   E. Hermafroditismo verdadeiro.

31.2 A mãe leva o filho com 1 semana de vida à consulta por ter vomitado quatro vezes nas últimas 24 horas. Ele não tem febre ou diarreia. O lactente não está aceitando bem o leite materno e parece "mole" na opinião da mãe. Ele urinou apenas 1 vez nas últimas 12 horas. O exame físico revela um lactente letárgico que perdeu 250 g desde o nascimento, com pulso de 110 bpm, mucosa oral ressecada, sem turgor cutâneo. Qual dos níveis a seguir deveria ser verificado após a estabilização e a mensuração dos eletrólitos?
   A. Cortisol sérico.
   B. Cortisol urinário.

C. 21-hidroxilase sérica.
D. 17-α-hidroxiprogesterona sérica.
E. Testosterona sérica.

31.3 A mãe leva a filha de 15 anos para consulta porque ela ainda não teve sua primeira menstruação. Ela é saudável sob os demais aspectos e não usa medicamentos. Sua história médica pregressa não revela intercorrências significativas, exceto por uma herniorrafia inguinal na infância. A história familiar é negativa. Ela está no percentil 75 para peso e altura e no estágio IV de Tanner para desenvolvimento mamário e não apresenta sinais de desenvolvimento de pelos pubianos ou axilares. O exame anogenital revela uma vagina curta em fundo cego. Qual das opções a seguir é a explicação mais provável para a amenorreia?
A. Tumor suprarrenal.
B. Hiperplasia suprarrenal congênita.
C. Tumor hipofisário.
D. Feminização testicular.
E. Síndrome de Turner.

31.4 Você examina no berçário um recém-nascido a termo, que pesa 3.780 g, e percebe que ele apresenta uma hipotonia acentuada, um pênis muito pequeno e criptorquidia unilateral. Qual das opções a seguir é a explicação mais provável para esses achados?
A. Hiperplasia suprarrenal congênita.
B. Pseudo-hermafroditismo masculino.
C. Tratamento materno com esteroides.
D. Disgenesia gonadal mista.
E. Síndrome de Prader-Willi.

RESPOSTAS

31.1 **E.** A gônada na prega labioescrotal sugere um testículo, mas um útero e um ovário na ultrassonografia são altamente sugestivos de hermafroditismo verdadeiro. A determinação do gênero, nesse caso, deverá ser baseada na possibilidade de correção cirúrgica da genitália externa. A determinação do sexo como feminino e a tentativa de preservar o tecido ovariano são apropriadas.

31.2 **D.** Lactentes masculinos portadores de HRSC perdedora de sal desenvolvem sintomas clínicos similares à estenose pilórica, à obstrução intestinal, à cardiopatia, à intolerância ao leite de vaca e a outras causas de falha de crescimento. Sua genitália aparenta normalidade. O nível sérico da 17-α-hidroxiprogesterona é elevado. Sem tratamento apropriado (hidrocortisona, mineralocorticoide e suplementação de sódio), o choque cardiovascular e o óbito poderão ocorrer em poucas semanas. Muitos Estados possuem programas de rastreamento neonatal para HRSC e, ainda assim, lactentes portadores de HRSC perdedora de sal (deficiência em 21-hidroxilase) podem ficar muito doentes e chegar ao óbito antes de os resultados da triagem serem conhecidos.

31.3 **D.** A feminização testicular resulta da diminuição da ligação do androgênio aos tecidos-alvo ou da insensibilidade ao androgênio. Os pacientes têm o cariótipo 46,XY e, mesmo assim, aparentam fenótipo feminino normal com atresia vaginal ou vagina curta. A insensibilidade ao androgênio é a forma mais comum de pseudo-hermafroditismo masculino. Manter a determinação do gênero feminino é apropriada e a vaginoplastia costuma ser necessária após a puberdade.

31.4 **E.** Apesar de a hipotonia grave, a falha de crescimento e o hipogonadismo caracterizarem a síndrome de Prader-Willi no início da vida, a hiperfagia, a obesidade, a deficiência intelectual e o comportamento bizarro manifestam-se até os 6 anos. Obesidade mórbida, função sexual limitada e anormalidades comportamentais graves podem ocorrer. A disgenesia gonadal mista é uma escolha razoável devido à criptorquidia unilateral e ao hipogonadismo, mas a hipotonia grave não costuma estar presente nesse distúrbio.

DICAS CLÍNICAS

▶ Os objetivos da avaliação de um neonato portador de ambiguidade sexual são: determinar a etiologia do problema de intersexo, determinar o gênero e intervir com tratamento cirúrgico ou outro o mais cedo possível.
▶ O tratamento da ambiguidade sexual está direcionado para a obtenção de futura genitália externa estética e funcionalmente normal por métodos cirúrgicos ou hormonais.
▶ A cirurgia reconstrutiva em um paciente portador de genitália ambígua deve ser realizada logo que seja possível do ponto de vista médico e cirúrgico, em geral, antes dos 6 meses.

REFERÊNCIAS

Ali O, Donohoue PA. Hypofunction of the testes. In: Kliegman RM, Stanton BF, St. Geme JW, Schor NF, Behrman RE, eds. *Nelson Textbook of Pediatrics*. 19th ed. Philadelphia, PA: WB Saunders; 2011:1943-1951.

Diamond DA. Pediatric Urology. In: Wein AJ, Kavassi LR, Novick AC, et al. *Campbell's Urology*. 9th ed. Philadelphia, PA: WB Saunders; 2007:3799-3829.

Donohoue PA. Disorders of sex development. In: Kliegman RM, Stanton BF, St. Geme JW, Schor NF, Behrman RE, eds. *Nelson Textbook of Pediatrics*. 19th ed. Philadelphia, PA: WB Saunders; 2011:1959-1968.

Grumbach MM. Disorders of sexual development (DSD). In: Rudolph CD, Rudolph AM, Lister GE, First R, Gershon AA, eds. *Rudolph's Pediatrics*. 22nd ed. New York, NY: McGraw-Hill; 2011:2063-2074.

Laufer MR, Goldstein DP. Pediatric and adolescent gynecology—Part I. In: Ryan KJ, Berkowitz RS, Barbieri RL, Dunaif A, eds. *Kistner's Gynecology and Women's Health*. 7th ed. St. Louis: Mosby; 1999:233-259.

White PC. Disorders of the adrenal glands. In: Kliegman RM, Stanton BF, St. Geme JW, Schor NF, Behrman RE, eds. *Nelson Textbook of Pediatrics*. 19th ed. Philadelphia, PA: WB Saunders; 2011:1923-1930.

CASO 32

Um adolescente de 15 anos chega ao seu consultório com queixa de sensação de dor no pênis há três dias. Ele nega polaciúria, alteração na aparência da urina ou secreção peniana. Relata uma história médica pregressa sem ocorrências significativas. É sexualmente ativo, sendo raro usar preservativos. O exame clínico é normal, exceto pela presença de uma ulceração superficial não dolorosa, de aproximadamente 1 cm de diâmetro, no aspecto dorsal da haste peniana. Não há secreção ou sangramento na lesão, mas observa-se discreta enduração ao redor da ulceração. O exame de urina é normal.

▶ Qual é o diagnóstico mais provável?
▶ Qual é o próximo passo na avaliação?

RESPOSTAS PARA O CASO 32
Sífilis primária

Resumo: Adolescente sexualmente ativo com cancro peniano.

- **Diagnóstico mais provável: Sífilis primária**
- **Próximo passo na avaliação:** Obter uma história completa e revisão de sistemas, focando na história sexual e nos sintomas consistentes com doença sexualmente transmissível (DST) e possível infecção extragenital. Realizar exame focado em anormalidades orofaríngeas, abdominais, geniturinárias (GU), articulares ou cutâneas. Realizar testagem para sífilis; a testagem para DSTs concomitantes (gonorreia, clamídia e HIV) deve ser sempre considerada.

ANÁLISE

Objetivos

1. Descrever a investigação diagnóstica e o tratamento da sífilis primária.
2. Conhecer os diversos estágios da sífilis não tratada
3. Descrever lesões geniturinárias ulcerativas e DSTs selecionadas, presentes na adolescência.

Considerações

Esse adolescente com uma ulceração peniana não dolorosa representa uma apresentação típica de sífilis primária. Os sintomas de apresentação e os achados do exame físico podem reduzir a lista de patógenos sexualmente transmitidos possíveis, mas os agentes causadores de DSTs costumam coexistir e os sinais físicos podem se sobrepor. É difícil estabelecer um diagnóstico preciso sem exames complementares. Deve-se considerar os exames de sangue, urina e secreções uretrais, ou aspirar ou realizar raspagem da lesão em infecções específicas, com base nos sintomas e achados específicos. Por exemplo, a microscopia de campo escuro ou a raspagem da ulceração podem ocasionalmente serem utilizadas para diagnosticar sífilis, ao passo que uma sondagem da urina para avaliação de clamídia pode ser útil em um paciente com disúria, secreção uretral clara e estearase leucocitária no exame de urina. A testagem para HIV e hepatite B deve ser considerada sempre que houver suspeita de DST.

ABORDAGEM AO
Adolescente com sífilis primária

DEFINIÇÕES

CANCRO: Ulceração não dolorosa com base endurada geralmente causada pelo *Treponema pallidum*.

CANCROIDE: Ulceração dolorosa com exsudato, causada pelo *Haemophillus ducreyi*.

LABORATÓRIO DE PESQUISA DE DOENÇAS VENÉREAS (do inglês, *venereal disease research laboratory* [VDRL]) E REAGENTE PLASMÁTICO RÁPIDO (RPR, do inglês *rapid plasma reagin*): São testes rápidos para rastreamento; chamados de testes não treponêmicos; medem os anticorpos a células afetadas pelo *Treponema pallidum*; podem ser falso-positivos (em casos de infecção viral, neoplasias ou doenças autoimunes) ou falso-negativos (até 25% de sororreversão [SR] possíveis); frequentemente usados para monitorar a resposta ao tratamento (redução de 4 vezes na titulação) ou definir reativação (aumento de 4 vezes na titulação).

ABSORÇÃO DO ANTICORPO TREPONÊMICO POR IMUNOFLUORESCÊNCIA-FTA-ABS (do inglês, *fluorescent treponemal antibody absortion*) E AGLUTINAÇÃO DE PARTÍCULAS DO *TREPONEMA PALLIDUM*- TP-PA (do inglês, *treponema pallidum; particle agglutination*). Ensaios quantitativos organismo-específicos, denominados testagem heparêmica; mensuração específica do anticorpo ao *Treponema Pallidum*; tipicamente utilizados para verificar infecção ou confirmar ensaios não heparêmicos falso-positivos ou falso-negativos (a soroconversão pode não ocorrer por semanas após a infecção inicial).

ABORDAGEM CLÍNICA

A época do surgimento e o conjunto de sinais e de sintomas GUs consistentes com DSTs podem ser úteis para reduzir a lista de diagnóstico diferencial e para indicar os exames laboratoriais e o tratamento apropriados. O questionamento deverá incluir a época em que **disúria, frequência, secreções ou alterações na aparência da urina** foram notados. Deve-se questionar a respeito de **lesões na genitália**, ao redor do ânus ou na pele da parte inferior do abdome, da virilha ou da região interna das coxas. Exantemas em outras partes do corpo também deverão ser pesquisados; **exantema pustular transitório associado a uma infecção gonocócica disseminada** ou exantema macular nas palmas das mãos de pacientes portadores de sífilis secundária deverá ser identificado. Em ambos os gêneros, as infecções GUs típicas podem se apresentar de forma atípica; a gonorreia pode se manifestar sem secreção uretral purulenta, e a infecção por herpes pode estar associada à secreção mucoide uretral.

A avaliação de um **adolescente com** uma lesão peniana deve começar com uma história sexual e GU tanto do paciente como de seu(s) parceiro(s) sexual(is), se conhecido(s). Múltiplos parceiros, atividade sexual precoce, uso inconsistente de preservativos e uso de drogas e álcool são fatores de risco conhecidos para DSTs.

Um cancro peniano em um indivíduo sexualmente ativo e saudável sob os demais aspectos deve levar à suspeita de sífilis. Achados do trato urinário, tais como disúria e secreção peniana, não são típicos de sífilis, mas podem ser encontrados. A linfadenopatia inguinal também é possível.

A prevalência de sífilis na população adolescente tem aumentado de forma constante ao longo dos últimos anos, em ambos os gêneros e todos os grupos raciais e étnicos, demonstrando um aumento de 20 a 25%.

A sífilis primária é caracterizada por uma ulceração não dolorosa que, em geral, apresenta erupção na genitália ou na região perianal (também é possível a ulceração orofaríngea) dentro de 2 a 3 semanas de transmissão e que se resolve espontaneamente em 4 a 6 semanas (Fig. 32.1). Se não tratada, a sífilis secundária pode se desenvolver dentro de 2 a 3 meses, com um quadro de mal-estar, febre, linfadenopatia e um exantema estereotípico (lesões maculares a papulares frequentemente encontradas nas regiões palmar e plantar), ou um exantema inespecífico que pode mimetizar uma dermatite alérgica ou um exantema viral. A sífilis terciária ocorre em aproximadamente 15% dos pacientes não tratados, frequentemente uma década ou mais após a

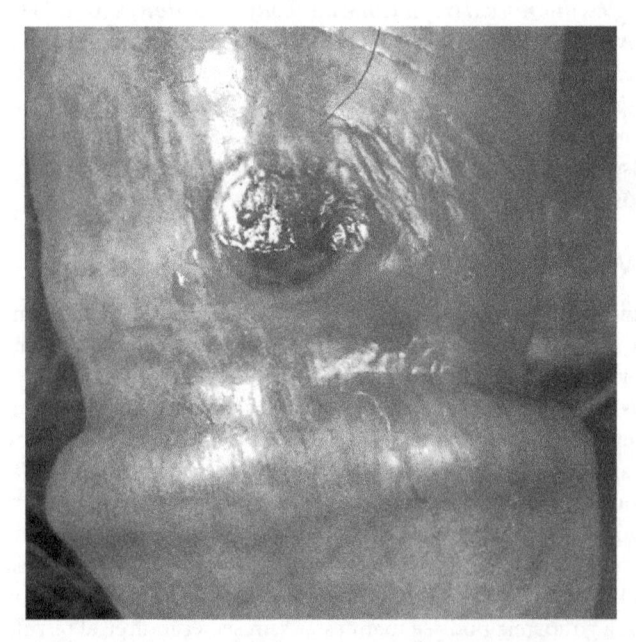

Figura 32.1 Cancro inicial com a apresentação de pápula plana, com erosão e bordas elevadas, enduradas e base lisa e limpa. (Reproduzida, com permissão, de Wolff K, Goldsmith LA, Katz SI, Gilchrest BA, Paller AS, Leffell DJ. Fitzpatrick's *Dermatology in General Medicine*, 7th ed. New York, NY: McGraw-Hill, 2007. Figure 200-2.)

CASOS CLÍNICOS EM PEDIATRIA   257

infecção, e pode envolver a pele (gomas), o sistema cardiovascular (aneurisma aórtico) ou o sistema nervoso central (neurossífilis com possível meningite, convulsões ou déficits sensórios e motores).

Outras doenças ulcerosas genitais com apresentação semelhante ao cancro sifilítico primário incluem o cancroide normalmente doloroso associado com a infecção por *Haemophillus ducreyi* e as lesões causadas pelo vírus herpes simples (HSV, do inglês *herpes simplex virus*), quando coalescidas e expostas após a ruptura das bolhas. O cancroide é caracterizado por uma ulceração genital exsudativa, não endurada e friável. Também pode ser observada linfoadenopatia inguinal dolorosa. As lesões do HSV podem iniciar com prurido localizado, que não é observado com frequência nas outras DSTs.

A avaliação inicial de um paciente com suspeita de sífilis envolve a obtenção de um VDRL ou RPR séricos. Se a suspeita diagnóstica for alta, pode-se considerar pular a etapa do teste de rastreamento e realizar diretamente MHA-TP ou TP-PA. Quaisquer sinais ou sintomas neurológicos em um paciente com suspeita de sífilis demanda a realização de uma punção lombar para contagem de células e VDRL ou FTA-ABS do líquido cerebrospinal, para excluir a possibilidade de neurossífilis.

O tratamento para sífilis no paciente adolescente depende da classificação da infecção, sendo a sífilis primária e secundária tratadas com penicilina G intramuscular, 1 a 3 doses semanais, dependendo da duração da doença (se desconhecida ou maior de um ano, estão indicadas três injeções semanais). A sífilis terciária requer um mínimo de 10 dias de penicilina G intravenosa. O grupo das tetraciclinas (doxiciclina) é uma alternativa terapêutica a considerar em adolescentes alérgicos à penicilina. Alguns autores defendem a dessensibilização dos pacientes alérgicos e subsequente tratamento com penicilina, em vez de usar um antibiótico potencialmente menos eficaz.

O rastreamento adequado, o tratamento instituído no momento certo e o seguimento clínico cuidadoso são importantes na sífilis, já que é possível um estado de portador assintomático prolongado após erupção primária. Assim, uma história detalhada, incluindo investigação dirigida a quaisquer sinais ou sintomas consistentes com infecção GU no passado ou no presente, e um exame físico completo são fundamentais para o diagnóstico e tratamento adequados de qualquer DST.

QUESTÕES DE COMPREENSÃO

32.1 Uma adolescente de 16 anos de idade apresenta-se com história de dor aguda na virilha esquerda há 1 dia, e secreção vaginal esbranquiçada e disúria discreta na última semana. Não houve sangramento vaginal anormal, sua última menstruação foi há três semanas. Ela relata ter apresentado uma infecção do trato urinário (ITU) desde sua menarca, mas sem DSTs. É sexualmente ativa desde o último ano e faz uso de contraceptivos orais. Seus parceiros usam preservativos de forma irregular. Ela está afebril, mas sente dor no quadrante inferior esquerdo e na região suprapúbica à palpação profunda, além de apresentar discreta reação de defesa. Qual das opções a seguir representa o próximo passo mais apropriado?

A. Solicitar avaliação cirúrgica de emergência.
B. Realizar exame de urina e teste de gravidez na urina.
C. Solicitar uma ultrassonografia pélvica.
D. Realizar um exame pélvico e um Papanicolaou.
E. Solicitar níveis de hormônio folículo-estimulante e do hormônio luteinizante.

32.2 Um adolescente de 14 anos, sexualmente ativo, queixa-se de leve sensação de queimação ao urinar há dois dias. Ele não apresenta polaciúria ou alteração na aparência da urina. Sua história médica pregressa não revela intercorrências significativas. Ele não é circuncisado e apresenta uma ulceração de 1,5 cm de diâmetro com bordos elevados na glande. Não há eritema ou secreção uretral. O restante do exame físico e o exame de urina são normais. Qual das opções a seguir é o próximo teste mais adequado para diagnosticar a condição mais provável?

A. Urocultura.
B. HIV.
C. Imunoglobulina G (IgG) HSV.
D. RPR.
E. Sondagem da urina para clamídia/gonorreia.

32.3 Uma adolescente de 17 anos apresenta-se com dores intensas no quadrante superior direito e refere um pouco de dor no ombro direito. Ela apresenta náuseas, febre e calafrios. A dor abdominal aumenta ao movimento ou com a manobra de Valsalva. No exame físico, você confirma dor sobre a região da vesícula biliar, mas também constata dor no quadrante inferior direito do abdome. Seu exame pélvico é significativo para secreção do orifício cervical e dor à movimentação da cérvice. Qual das opções a seguir é consistente com o diagnóstico mais provável?

A. Apendicite.
B. Gravidez ectópica.
C. Síndrome de Fitz-Hugh-Curtis.
D. Doença da vesícula biliar.
E. Pneumonia no quadrante inferior esquerdo.

32.4 Uma adolescente de 15 anos de idade apresenta sensação de queimação ao urinar, mas não tem febre, polaciúria, hematúria, secreção vaginal, lesões GU ou dor abdominal. Seus ciclos são regulares e o exame abdominal é normal. O exame GU revela eritema ao redor do introito vaginal, mas sem secreção vaginal, dor ou massas ao exame pélvico. O exame de urina é benigno. Qual das opções a seguir é a pista diagnóstica mais importante a ser obtida na anamnese?

A. Abortos no ano anterior.
B. Uso de ducha, duas vezes ao dia, no último mês.
C. Tratamento para ITU no ano anterior.
D. Tratamento para clamídia no ano anterior.
E. Uso de contraceptivo injetável trimestral.

RESPOSTAS

32.1 **B.** DST é uma preocupação nessa paciente com piúria e dor abdominal; nesse momento, uma avaliação cirúrgica não parece necessária. Além da doença inflamatória pélvica (DIP), as etiologias possíveis incluem ITU, torção ovariana, cisto ovariano e gravidez ectópica. O primeiro passo na avaliação deverá ser a realização de exame de urina e teste para gravidez. Exame pélvico e exame para gonococo e clamídia deverão ser incluídos na avaliação dessa paciente sexualmente ativa, mas é provável que o Papanicolaou não identifique a etiologia dos seus sintomas. A ultrassonografia pélvica poderá ser necessária caso o exame físico seja duvidoso.

32.2 **D.** Esse quadro é típico de sífilis primária. É razoável realizar um exame de urina de rastreamento (podem ser observados leucócitos ou estearase leucocitária), que pode guiar os testes adicionais para DSTs, mas uma urocultura provavelmente não ajudará a estabelecer o diagnóstico correto. A pesquisa de clamídia e gonorreia é uma consideração razoável para detectar a infecção por clamídia que frequentemente é assintomática, assim como a realização de um teste para HIV sempre que houver suspeita de DSTs, mas os esforços iniciais devem ser dirigidos à exclusão da sífilis. Finalmente, o quadro clínico nesse caso não é consistente com o HSV; a testagem de imunoglobulina HSV permanece controversa, com eficiência diagnóstica ainda a esclarecer.

32.3 **C.** É provável que essa jovem seja portadora da síndrome de Fitz-Hugh-Curtis. Essa doença pode ser observada em ambos os gêneros, mas é mais prevalente nas meninas e costuma estar associada a evidências de DIP aguda (embora nem sempre isso aconteça). A dor no quadrante superior direito é resultante da infecção pélvica ascendente e da inflamação da cápsula do fígado e do diafragma. Isso pode simular outras emergências abdominais e deve ser considerado nos adolescentes sexualmente ativos como um diagnóstico de exclusão. No passado, acreditava-se que essa condição fosse causada apenas pela *Neisseria gonorrhoeae*; mas provavelmente a infecção por *Chamydia trachomatis* seja mais comum. A fase aguda está descrita no texto e na questão; também podem ocorrer uma fase crônica de dor persistente no quadrante superior direito ou resolução total dos sintomas.

32.4 **B.** Uretrite química resultante do uso frequente de ducha é a causa provável. Outras etiologias possíveis para essa uretrite benigna são irritantes químicos (sabões), tecidos (rayon) e agentes secantes (talcos). Gestação anterior e história de distúrbio GU são importantes, mas de menor relevância nesse caso, em especial porque o exame pélvico e o exame de urina são benignos. O tratamento tradicional engloba eliminar o agente ofensor e aguardar a remissão dos sintomas.

> **DICAS CLÍNICAS**
>
> ▶ Os objetivos da avaliação de queixas GU são diagnóstico e tratamento das infecções que possam ameaçar a viabilidade dos órgãos reprodutores ou causar infecção extragenital ou sistêmica.
> ▶ Doenças sexualmente transmissíveis (DSTs) características podem se apresentar de forma atípica ou combinada, transformando em ferramentas importantes a história do paciente e do seu parceiro, o exame físico dirigido e os exames específicos para cada caso.

REFERÊNCIAS

American Academy of Pediatrics. Syphilis. In: Pickering LK, ed. *Red Book: Report of the Committee on Infectious Disease*. 28th ed. Elk Grove Village, IL: American Academy of Pediatrics; 2009:638-651.

Burstein GR. Sexually transmitted diseases. In: Kliegman RM, Behrman RE, Jenson HB, Stanton BF, eds. *Nelson Textbook of Pediatrics*, 19th ed. Philadelphia: WB Saunders, 2011:705-714.

Hwang LY, Mosicki, A-B, Shafer, M-A. Sexually transmitted infections. In: Rudolph CD, Rudolph AM, Lister GE, First, LR, Gershon AA, eds. *Rudolph's Pediatrics*, 22nd ed. New York: McGraw-Hill, 2011:923-933.

CASO 33

Uma menina de 10 anos, retorna de uma viagem que fez com o pai no feriado. Ela se queixa de um exantema generalizado, levemente pruriginoso, que envolve todo o corpo, poupando a maior parte da face, escalpo e porção distal dos membros. Ao exame, você observa que as lesões são ovais ou arredondadas, com cerca de 1 cm ou menos de diâmetro, com bordos elevados e coloração rósea. Algumas lesões aparentam ter escamas, dando à pele um aspecto "craquelado". No dorso, as lesões têm um formato mais oval e parecem se alinhar ao longo dos planos de clivagem cutânea. Ao questionamento mais detalhado, a mãe, que é a principal responsável pela guarda da criança, lembra de ter possivelmente visto uma lesão única semelhante na porção inferior de seu dorso enquanto ela e a filha estavam se preparando para a viagem.

▶ Qual é o diagnóstico mais provável?
▶ Qual é o melhor tratamento para essa condição?

RESPOSTAS PARA O CASO 33
Pitiríase rósea

Resumo: Uma menina de 10 anos de idade apresentando exantema anular difuso, discretamente pruriginoso, que se desenvolveu 10 dias após uma lesão isolada ter sido notada na região dorsal inferior.

- **Diagnóstico mais provável:** Pitiríase rósea
- **Melhor tratamento:** Tratamento de suporte com emolientes e, ocasionalmente, anti-histamínicos se o prurido for significativo.

ANÁLISE

Objetivos

1. Descrever os achados clínicos na ptiríase rósea.
2. Conhecer o diagnóstico diferencial da ptiríase rósea.
3. Explicar as opções terapêuticas para a ptiríase rósea.

Considerações

O surgimento de um novo exantema em uma criança pode refletir uma grande variedade de condições. A lesão inicial maior no dorso, seguida 5 a 10 dias após por um exantema mais generalizado, como descrito nesse caso, sugere pitiríase rósea. Em um adolescente sexualmente ativo, é importante considerar a possibilidade de sífilis secundária.

ABORDAGEM À
Ptiríase rósea

DEFINIÇÕES

PSORÍASE GUTATA: Uma variante da psoríase que, com frequência, se segue a uma infecção estreptocócica, na qual há erupção súbita de pequenas lesões psoriáticas arredondadas ou avais no tronco, na face e na porção proximal das extremidades.

DERMATITE NUMULAR: Lesões pruriginosas úmidas ou vesiculares arredondadas, que irrompem nas extremidades, nas nádegas e nos ombros. Quando cronificam, ocorre liquenificação.

PITIRÍASE LIQUENOIDE CRÔNICA: Múltiplas pequenas pápulas (3-5 mm) vermelho-acastanhadas cobertas por crosta acinzentada, que se desenvolvem no tronco e extremidades. O seu caráter crônico e a ausência de lesão precursora auxiliam a distinguir essa condição da pitiríase rósea.

PITIRÍASE RÓSEA: Erupção cutânea benigna da infância, com lesões ovais ou arredondadas, com aproximadamente 1 cm de diâmetro ou menos, com bordos elevados com coloração rósea, frequentemente com uma crosta na superfície. Uma lesão precursora (medalhão ou placa-mãe) é frequentemente observada de 5 a 10 dias antes da erupção generalizada; essa erupção frequentemente alinha-se no dorso ao longo dos planos de clivagem, resultando em um "padrão em árvore de natal".

ABORDAGEM CLÍNICA

A pitiríase rósea é uma condição benigna da infância. Embora ocasionalmente possa ser precedida de febre e mal-estar, esses sintomas raramente exigem atenção médica. O mais comum é uma lesão única de 1 a 10 cm de diâmetro, com bordos elevados e uma aparência craquelada (a lesão precursora – medalhão ou placa-mãe), que ocorre em qualquer lugar do corpo, precede o desenvolvimento de lesões mais generalizadas em cerca de 5 a 10 dias. As lesões do exantema generalizado subsequente são múltiplas e geralmente têm menos de 1 cm de diâmetro, são ovais ou redondas, apresentam borda elevada e têm coloração rósea ou acastanhada. No dorso, as lesões tendem a alinhar-se ao longo dos planos de clivagem, resultando em um "padrão em árvore de natal". A lesão precursora (placa-mãe) é algumas vezes confundida com uma lesão de *tinea corporis*; um esfregaço da lesão com KOH ajuda a distinguir essas duas condições (Fig. 33.1).

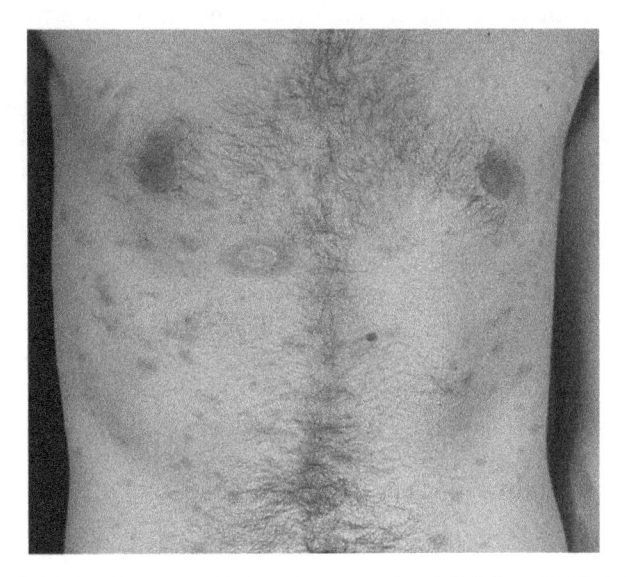

Figura 33.1 Pitiríase rósea com lesão precursora (medalhão) e distribuição simétrica no tórax. (Reproduzida, com permissão, de Wolff K, Johnson RA: *Fitzpatrick's Color Atlas and Synopsis of Clinical Dermatology*, 6th ed. New York, NY: McGraw-Hill; 2009. Figure 7-1A.)

A causa da pitiríase rósea é desconhecida, mas suspeita-se de uma etiologia viral. As lesões duram de 2 a 12 semanas e são geralmente assintomáticas. O tratamento consiste em um emoliente brando e, na criança que apresenta prurido, podem ser necessários anti-histamínicos orais ou corticoides tópicos.

A sífilis secundária faz parte do diagnóstico diferencial da pitiríase rósea. A investigação de sífilis deve ser considerada em qualquer adolescente sexualmente ativo com lesões sugestivas de pitiríase rósea, especialmente se forem observadas lesões nas regiões palmares ou plantares. Essas lesões são pouco usuais na pitiríase, mas comuns na sífilis.

A psoríase gutata é uma variante da psoríase na qual a criança apresenta súbita erupção de lesões psoriáticas típicas ao longo do tronco, face e regiões proximais dos membros. Essas lesões em geral são pequenas, ovais ou arredondadas, e ocorrem após uma faringotonsilite ou infecção perianal estreptocócicas. O tratamento antibiótico para a infecção estreptocócica frequentemente resulta em significativa melhora das lesões cutâneas.

As lesões da dermatite numular são caracterizadas por serem muito pruriginosas e terem o formato e tamanho de uma moeda, tipicamente nas extremidades, nádegas e ombros. As lesões podem ser úmidas, vesiculares, ou secas e escamosas. Elas são tratadas de forma similar à dermatite atópica, embora algumas vezes seja necessário o uso de corticoides tópicos mais potentes. Quando as lesões assumem a forma crônica, pode ocorrer liquenificação.

A pitiríase liquenoide crônica é considerada uma condição dermatológica benigna da infância, na qual uma erupção generalizada com numerosas pápulas vermelho-acastanhadas de 3 a 5 mm de diâmetro, cobertas por uma crosta acinzentada, são observadas no tronco e nas extremidades. As lesões podem se tornar vesiculares, hemorrágicas, incrustadas ou superinfectadas. Em 2 a 6 semanas as lesões tornam-se achatadas e hiper ou hipopigmentadas. A ausência de lesão precursora e a cronicidade das lesões podem ajudar a distinguir essa condição da pitiríase rósea. O tratamento consiste em lubrificantes e, ocasionalmente, esteroides tópicos. Em algumas crianças o tratamento com eritromicina pode acelerar a resolução do quadro.

Outras condições incluídas no diagnóstico diferencial são as erupções medicamentosas e os exantemas virais. Uma anamnese detalhada pode elucidar se algum medicamento está causando as erupções, e achados de sintomas relacionados a infecções virais ajudam a estabelecer o diagnóstico de exantema viral.

QUESTÕES DE COMPREENSÃO

33.1 Um menino de 4 anos é mandado para casa da creche por apresentar um exantema e vem ao serviço de saúde para avaliação. O "exantema" é um círculo de 2 cm em sua bochecha esquerda, eritematoso, escamoso e com bordos discretamente elevados. A pele no centro da lesão parece não ter sido afetada; ele coça ocasionalmente a lesão. O menino é saudável sob os demais aspectos e não apresenta nenhuma intercorrência digna de nota na história médica pregressa. O exantema é mais provavelmente:

A. Eczema numular.
B. *Tinea corporis*.
C. Pitiríase rósea.
D. Queimadura.
E. Psoríase.

33.2 Um menino de 7 anos, saudável sob os demais aspectos, apresenta há duas semanas um quadro com várias manchas hipopigmentadas no rosto. As lesões não são pruriginosas, mas parecem ter uma fina escamação. Não há eritema, formação de crostas, bordos elevados ou dolorimento. Os bordos da hipopigmentação não são bem demarcados, e não há outras áreas hipopigmentadas. O diagnóstico mais provável para esse paciente é:

A. Dermatite atópica.
B. Vitiligo.
C. *Tinea corporis*.
D. Pitiríase alba.
E. Dermatite de contato por níquel.

33.3 Uma adolescente de 15 anos vem à consulta para avaliação de um exantema. Está preocupada com uma placa eritematosa liquenificada e pruriginosa abaixo da região umbilical, que aparece e desaparece ao longo dos últimos anos. Recentemente, no entanto, ela desenvolveu uma lesão similar acima da região umbilical, próxima ao local em que colocou um *piercing*. Ela se pergunta se o estúdio que colocou o *piercing* não limpou bem os equipamentos. O diagnóstico mais provável para essa lesão é:

A. Dermatite atópica.
B. Intertrigo.
C. *Tinea corporis*.
D. Dermatite seborreica.
E. Dermatite de contato por níquel.

33.4 Você é chamado para avaliar um bebê de 9 meses com imunizações em dia, internado no hospital devido ao terceiro episódio de pneumonia lobar. Uma revisão da história médica pregressa também revela vários episódios de impetigo e otite média, um diagnóstico de dermatite atópica de difícil controle e um relato de formação de ecmoses ou hematomas com "qualquer batida". A revisão de sistemas identifica um sangramento oral ocasional após a escovação dos dois dentes que irromperam recentemente. Os testes laboratoriais mostram uma contagem de plaquetas de 60.000 plaquetas/mm^3. O diagnóstico mais provável para esse caso é:

A. Síndrome de trombocitopenia com ausência de rádio (TAR).
B. Síndrome de Wiskott-Aldrich (WAS).

C. Púrpura trombocitopênica idiopática (PTI).
D. Púrpura trombocitopênica trombótica (PTT).
E. Líquen simples crônico.

RESPOSTAS

33.1 **B.** A *Tinea corporis* (ou tinha do corpo) é uma infecção cutânea fúngica superficial causada principalmente por *Microsporum canis*, *Trichophyton tonsurans* a *T. Mentagrophytes*. A lesão geralmente inicia com uma pápula eritematosa que se expande para formar uma lesão eritematosa circular escamosa com bordos elevados. Com o crescimento da lesão, pode haver um clareamento da sua região central. O prurido não é um sintoma universal. O tratamento consiste em azois tópicos (p. ex., cetoconazol, clotrimazol) ou antifúngicos sistêmicos (como a griseofulvina) nos casos mais difusos. A pitiríase rósea (PR) e o eczema numular fazem parte do diagnóstico diferencial, pois ambos causam lesões cutâneas circulares. Os pacientes com PR progridem para o desenvolvimento de múltiplas lesões no tronco com padrão característico, tornando clara a distinção clínica. As lesões do eczema numular são bem delimitadas, circulares e pruriginosas; o clareamento central não é típico.

33.2 **D.** A pitiríase alba é uma condição comum em crianças e se manifesta por máculas hipopigmentadas com fina descamação, geralmente encontradas na face, no pescoço, na porção superior do tronco e na porção proximal das extremidades superiores. O prurido quase sempre está ausente. Essas lesões são benignas, e acredita-se que sejam uma manifestação da pele seca. As lesões são mais proeminentes em indivíduos de pele escura, assim como após exposição ao sol, quando a área circundante fica bronzeada, enquanto a lesão permanece clara. Os bordos não são nitidamente delimitados, diferenciando as lesões do vitiligo. As lesões da *Tinea corporis* (tinha do corpo) geralmente apresentam bordos eritematosos com clareamento central. A dermatite de contato por níquel é observada em áreas de pele expostas ao níquel (p. ex., abaixo da cicatriz umbilical ou nos lóbulos da orelha). A dermatite atópica, como descrito no caso inicial, é eritematosa, descamativa e pruriginosa. O tratamento da pitiríase alba consiste em hidratação da pele, e corticosteroides de baixa dosagem podem ser utilizados para aliviar o prurido. É importante informar ao paciente e à sua família que a repigmentação pode levar meses.

33.3 **E.** A dermatite de contato por níquel é observada em áreas de pele expostas ao níquel, como a região abaixo da cicatriz umbilical que está em contato com botões e fechos de calças; no pescoço, em crianças que usam colares; atrás das orelhas, naqueles que usam óculos e em qualquer local em que houver brincos ou *piercings*. Os indivíduos afetados podem evitar o uso de bijuterias mais baratas, escolhendo assessórios como brincos ou *piercings* com pinos de aço cirúrgico. A parte dos botões ou fechos que fica em contato com a pele pode ser pintada com esmalte de unhas, prevenindo assim o contato da pele com o metal ofensor.

A localização das lesões do presente caso não é típica de intertrigo, que ocorre em áreas de aposição cutânea.

33.4 **B.** O paciente apresenta Síndrome de Wiskott-Aldrich (WAS), um distúrbio raro ligado ao X e caracterizado por infecções bacterianas recorrentes, sangramento secundário a trombocitopenia em adição à disfunção plaquetária e dermatite crônica. Os achados cutâneos são idênticos aos da dermatite atópica. A contagem de plaquetas está entre 1.000 e 80.000 plaquetas/mm^3, e as plaquetas são pequenas e disfuncionais. A anemia hemolítica autoimune ocorre em cerca de um terço desses pacientes. A doença é progressiva; sem a realização do transplante de medula, a maioria dos pacientes evolui para o óbito até cerca dos 3 anos de idade. Os pacientes transplantados antes dos 5 anos de idade apresentam taxas de sobrevida de 71% (doador compatível não familiar) a 87% (doador irmão compatível). A PTT é uma microangiopatia trombótica mais comum em adultos. A PTI é uma trombocitopenia isolada, e a síndrome TAR é caracterizada pela ausência do rádio no antebraço e por trombocitopenia; nenhuma dessas condições é caracterizada pela disfunção imune ou dermatite crônica vistas nesse caso. O líquen simples crônico é uma dermatite crônica localizada com placas liquenificadas, redondas ou ovais; embora suas lesões possam parecer similares às descritas no presente caso, a história de exposição torna claro o diagnóstico.

DICAS CLÍNICAS

▶ A pitiríase rósea é uma erupção comum na infância, associada a uma lesão precursora (medalhão ou placa-mãe).
▶ As lesões da pitiríase rósea alinham-se ao longo dos planos de clivagem cutânea, resultando em um padrão de "árvore de natal".
▶ Um importante diagnóstico diferencial da pitiríase rósea é a sífilis secundária.

REFERÊNCIAS

Bellet JS, Mancini AJ. Skin infections and exanthems. In: Rudolph CD, Rudolph AM, Lister GE, First LR, Gershon AA, eds. *Rudolph's Pediatrics*. 22nd ed. New York, NY: McGraw-Hill; 2011:1299-1300.

Holland KE. Disorders of the epidermis. In: Rudolph CD, Rudolph AM, Lister GE, First LR, Gershon AA, eds. *Rudolph's Pediatrics*. 22nd ed. New York, NY: McGraw-Hill; 2011:1257-1261.

Leung DYM. Atopic dermatitis (atopic eczema). In: Kliegman RM, Stanton BF, St. Geme JW, Schor NF, and Behrman RE, eds. *Nelson Textbook of Pediatrics*, 19th ed. Philadelphia, PA: Elsevier; 2011:801-807.

Morelli JG. Disorders of the epidermis. In: Kliegman RM, Stanton BF, St. Geme JW, Schor NF, and Behrman RE, eds. *Nelson Textbook of Pediatrics*, 19th ed. Philadelphia, PA: Elsevier; 2011:2259-2267.

CASO 34

Um adolescente de 16 anos, interno de uma instituição para menores, com aparência saudável até esta manhã, desenvolveu cefaleia e febre de 41°C. Nas duas horas seguintes, ele apresentou rigidez da nuca e vômitos. Foi levado ao serviço de emergência quando passou a manifestar um estado mental alterado. Nenhuma outra pessoa na instituição apresenta sintomas. No SE, sua frequência cardíaca é de 135 bpm, a pressão arterial é de 120/70 mmHg, a frequência respiratória é de 25 mpm e a temperatura é de 40°C. Apresenta atitude combativa, não reconhece o local onde se encontra e não é capaz de seguir instruções. Apresenta sinais de Kernig e Brudzinski positivos.

▶ Qual é o diagnóstico mais provável?
▶ Como você confirmaria o diagnóstico?
▶ Qual é o tratamento indicado?
▶ Quais são as possíveis complicações?

RESPOSTAS PARA O CASO 34
Meningite bacteriana

Resumo: Um adolescente de 16 anos com febre, cefaleia, rigidez da nuca e estado mental alterado. Está taquicárdico, mas normotenso.

- **Diagnóstico mais provável**: Meningite bacteriana.
- **Confirmação do diagnóstico**: Punção lombar (PL).
- **Tratamento**: Antibiótico intravenoso.
- **Complicações**: Surdez, paralisia dos nervos cranianos e, muito raramente, hemiparesia ou lesão cerebral global.

ANÁLISE
Objetivos

1. Descrever a apresentação típica da meningite bacteriana.
2. Descrever como a idade do paciente afeta a apresentação e a evolução da meningite bacteriana.
3. Enumerar os patógenos típicos e as estratégias de tratamento apropriadas de acordo com a faixa etária.

Considerações

Esse adolescente apresenta a tríade sintomática típica na meningite: febre, cefaleia e rigidez da nuca; seu estado mental alterado é outro achado frequentemente observado. Outras causas para a alteração do estado mental incluem meningoencefalite viral, trauma, intoxicação intencional ou acidental por substâncias e hipoglicemia. Dentre essas alternativas, apenas a meningoencefalite viral explicaria a febre e a rigidez da nuca.

ABORDAGEM À
Meningite bacteriana

DEFINIÇÕES

SINAL DE BRUDZINSKI: Achado físico consistente com meningite; com o paciente em decúbito dorsal, o pescoço é passivamente flexionado, resultando em flexão involuntária do joelho e da articulação coxo-femural.

ENCEFALITE: Inflamação do parênquima cerebral, causando disfunção cerebral.

SINAL DE KERNIG: Achado do exame físico consistente com meningite; com o paciente em decúbito dorsal, as pernas são flexionadas na altura da articulação coxo-femural e do joelho em 90°, resultando em dor com a extensão da perna.

MENINGITE: Inflamação no espaço leptomeníngeo, de origem infecciosa, mas também pode ser causada por substâncias estranhas.

ABORDAGEM CLÍNICA

A microbiologia e a apresentação clínica da meningite variam de acordo com a idade do paciente. A incidência de **meningite neonatal** é de 0,2 a 0,5 casos para cada 1.000 nativivos, em geral, devido à ***Escherichia coli*** e ao **estreptococo do grupo B** (*Streptococcus agalactiae*). A *Listeria monocytogenes* e outros organismos (*Citrobacter* sp., *Staphylococcus* sp., *streptococci* do grupo D e *Candida* sp.) são mais raros. No grupo dos lactentes com maior risco para meningite estão aqueles de baixo peso ao nascimento, os nascidos a pré-termo e aqueles nascidos de mães com corioamnionite, após um período de tempo prolongado de ruptura das membranas amnióticas ou de parto traumático. A maioria dos casos de meningite bacteriana neonatal ocorre devido à disseminação hematogênica. Os sintomas clínicos nos lactentes são inespecíficos, não seguindo a tríade típica de cefaleia, febre e rigidez da nuca; em vez disso, os lactentes podem manifestar instabilidade térmica (em geral hipotermia), inapetência, vômitos, convulsões, irritabilidade e apneia. Também podem apresentar fontanela abaulada e hiper ou hipotonicidade generalizada.

Em geral, a **meningite bacteriana em crianças maiores** é causada pelo ***Streptococcus pneumoniae*** ou pela ***Neisseria meningitidis***; a vacinação praticamente eliminou o *Haemophilus influenza* tipo B. Outras causas raras nesse grupo etário são *Pseudomonas aeruginosa*, *Staphylococcus aureus*, *Staphylococcus epidermidis*, *Salmonella* sp. e *Listeria monocytogenes*.

A incidência da meningite pneumocócica é de 1 a 6 casos para cada 100.000 crianças ao ano, ocorrendo com mais frequência no inverno. Esse **patógeno é encapsulado**, e as crianças **com baço ausente ou com deficiência funcional do baço são de maior risco**. A incidência de infecção nas crianças com **doença falciforme** é 300 vezes maior do que nas crianças não infectadas. Outros fatores de risco são sinusite, otite média, pneumonia e trauma craniano com subsequente perda de líquido cerebrospinal (LCS).

A *Neisseria meningitidis* coloniza o trato respiratório superior em quase 15% dos indivíduos normais, sendo que o estado de portador nasal chega a 30% durante surtos de doença invasiva. A impressão é de que essa doença é causada por uma "nova" infecção, considerando-se que ocorre nas crianças portadoras há longo tempo. Nos Estados Unidos, a maior parte dos casos dessa doença é causada pelos sorotipos B e C. Membros da família e profissionais de saúde em contato próximo com crianças portadoras de meningite correm um risco de 100 a 1.000 vezes maior de contrair a doença. Inúmeros outros agentes bacterianos, virais, fúngicos e micobacterianos podem causar meningite.*

Os **sintomas clássicos da meningite observados nas crianças maiores e nos adultos** podem ser acompanhados por **alteração do estado mental, náuseas, vômitos, letargia, inquietação, ataxia, lombalgia, sinais de Kernig e de Brudzinski e paralisia dos nervos cranianos**. Durante o curso da doença, de um quarto a um terço dos pacientes manifesta **convulsões**. Os pacientes portadores da *N. meningitidis* apresentam petéquias ou exantema púrpura (*Purpura fulminans*), que estão associados à septicemia. Pacientes com septicemia, devido à *N. meningitidis*, frequentemente apresentam doença grave, com ou sem meningite associada.

O **exame diagnóstico de escolha para suspeita de meningite é a PL**, que pode ser realizada de forma segura na população pediátrica, com poucas complicações. As **contraindicações** incluem **infecção de pele na área planejada para a punção**, evidência ou suspeita clínica de **aumento da pressão intracraniana** e pacientes em condições críticas, com possibilidade de não tolerarem o procedimento. **A análise laboratorial do LCS inclui a coloração de células pelo método de Gram e o de cultura, contagem de leucócitos e de hemácias, além da dosagem dos níveis de proteína e de glicose**. O rastreamento para antígenos bacterianos pode ser realizado nos pacientes que receberam antibióticos antes da PL, porque esses antígenos costumam persistir por vários dias, mesmo quando a cultura é negativa. Os achados característicos da meningite bacteriana são pressão elevada à punção, centenas a milhares de leucócitos, com predominância de polimorfonucleares, e níveis elevados de proteína e reduzidos de glicose.

As estratégias de tratamento variam de acordo com a idade do paciente, os patógenos e os padrões locais de resistência. A **coloração do LCS pelo método de Gram pode guiar o processo de tomada de decisão**. No período neonatal, a ampicilina costuma ser combinada a uma cefalosporina de terceira geração ou a um aminoglicosídeo para cobrir as infecções causadas pelo estreptococo do grupo B, pela *L. monocytogenes* e pela *E. coli*. Neonatos em UTIs podem estar expostos a infecções nosocomiais, e os patógenos prevalentes nessa unidade devem ser considerados.

Em algumas localidades, mais da metade dos pneumococos isolados são de resistência intermediária ou total à penicilina. Em média, de 5 a 10% dos microrganismos são resistentes às cefalosporinas. Por isso, **nas suspeitas de meningite pneumocócica, a cefalosporina de terceira geração combinada com a vancomicina costuma ser a recomendação**. A maioria das cepas de *N. meningitidis* é suscetível à penicilina ou às cefalosporinas.

---

* N. de R.T. No Brasil, a doença é endêmica, com casos esporádicos durante todo o ano. As maiores epidemias registradas no país ocorreram na década de 1970 e foram determinadas pelos sorotipos A e C. Na década de 1980, o sorotipo B foi o mais frequente, com epidemia em 1988. Na década de 1990, o sorotipo C foi o segundo mais frequente e motivou a vacinação em massa de crianças e adultos, em 1995. Hoje, o sorotipo C volta a ser uma preocupação, em especial nos grandes centros urbanos, como o Rio de Janeiro.

CASOS CLÍNICOS EM PEDIATRIA   273

Complicações agudas da meningite podem incluir convulsões, paralisia dos nervos cranianos, infarto cerebral, herniação cerebral ou cerebelar, trombose do seio venoso, efusões subdurais e síndrome de secreção inapropriada do hormônio antidiurético (SIADH, do inglês *syndrome of inappropriate [secretion] of antidiuretic hormone*) com hiponatremia e diabetes insípido central. A sequela mais comum a longo prazo é a perda auditiva (até 30% dos pacientes com doença pneumocócica). Em geral, os pacientes portadores de meningite bacteriana fazem uma avaliação auditiva na conclusão do tratamento com antibióticos. Deficiência intelectual, problemas neuropsiquiátricos e de aprendizado, epilepsia, problemas comportamentais, perda da visão e hidrocefalia são menos comuns.

QUESTÕES DE COMPREENSÃO

34.1 Um rapaz de 13 anos apresenta-se com história de 1 dia de febre e letargia, tendo sido incapaz de acordar pela manhã. No setor de emergência, sua frequência respiratória é de 7 mpm, frequência cardíaca de 55 bpm, temperatura de 41°C e pressão arterial (PA) de 60/40 mmHg. Seu estado mental está alterado, apresenta rigidez da nuca e exantema purpúreo no tronco. Qual das opções a seguir é o próximo passo mais apropriado no tratamento desse paciente?
   A. Tomografia computadorizada encefálica.
   B. Antibióticos intravenosos.
   C. Intubação.
   D. Punção lombar.
   E. Bioquímica do sangue.

34.2 Uma menina de 8 anos tem febre e cefaleia persistentes. Seus pais relatam que há duas semanas ela se queixou de cefaleia frontal muito forte, o que a impediu de ir à escola. Ela apresenta elevações intermitentes de temperatura de até 38,3°C e há poucos dias passou a vomitar um líquido não sanguinolento e não bilioso. Os episódios de otite média e de sinusite são frequentes, mas sua última manifestação de otite média foi há cinco semanas. Ao exame físico, a menina apresenta-se letárgica e sem desconforto respiratório. Sua temperatura é de 37,7°C, a frequência cardíaca é de 109 bpm e a pressão arterial (PA) é de 100/60 mmHg, com rigidez da nuca e dolorimento na região sinusal frontal. Qual das opções a seguir será o próximo passo mais apropriado no tratamento dessa paciente?
   A. Tomografia computadorizada da cabeça.
   B. Prometazina intravenosa para vômitos.
   C. Punção lombar.
   D. Radiografias dos seios da face.
   E. Teste com sumatriptano subcutâneo para enxaqueca.

34.3 Um lactente de 2 semanas de vida apresenta temperatura de 38,9°C. A gestação e o parto foram sem complicações. O lactente apresenta irritação e agitação com uma frequência cardíaca de 170 bpm e uma frequência respiratória de 40 mpm. A fontanela anterior está abaulada, mas não há rigidez da nuca; o restante do seu exame físico não apresenta alterações. Qual das opções a seguir é o tratamento mais adequado para o lactente?

A. Encorajar a ingestão de líquidos e revisar no consultório em 24 horas.
B. Solicitar uma tomografia computadorizada de crânio seguida de uma PL.
C. Realizar PL; hemocultura, urocultura e determinar internação hospitalar.
D. Prescrever ceftriaxona intramuscular e revisar ambulatorialmente em uma semana.
E. Prescrever amoxicilina oral e revisar ambulatorialmente em uma semana.

34.4 Um adolescente de 14 anos refere ter febre há dois dias e apresenta rigidez da nuca. Sente dor de garganta e é incapaz de comer desde ontem por causa da dor. Ao exame físico, está alerta e orientado, mas apresenta rigidez da nuca e uma massa na linha média na orofaringe posterior. Ele saliva para evitar a dor ao engolir. Qual das opções a seguir é o melhor próximo passo no tratamento desse paciente?

A. Solicitar uma tomografia computadorizada do crânio.
B. Solicitar radiografias laterais do pescoço.
C. Realizar punção lombar.
D. Prescrever antibióticos intramusculares.
E. Prescrever antibióticos orais.

RESPOSTAS

34.1 **C.** O paciente em questão apresenta meningococcemia; ele está em choque e o risco de óbito é iminente. Os procedimentos básicos da reanimação (**ABC**) para vias **a**éreas, respiração (***b***reathing) e **c**irculação, sempre devem preceder quaisquer estudos diagnósticos. A *N. meningitidis* pode se apresentar como meningococcemia com púrpura e choque e em alguns casos os pacientes também apresentam meningite. Contudo, a PL deverá ser adiada até que ele esteja clinicamente estável. Líquidos intravenosos, administrados em um cateter de grande calibre, para melhorar seu estado cardiovascular, e antibióticos devem ser administrados o mais rápido possível após a estabilização da via aérea.

34.2 **A.** A história de sinusite dessa menina e a cefaleia prolongada, com agravo dos vômitos e rigidez da nuca, sugerem abscesso intracraniano como complicação da sinusite. No seu caso, imagens do SNC (com contraste) devem ser providenciadas antes da PL. A realização de uma PL na circunstância em que uma lesão maciça pode estar causando um aumento da pressão intracraniana poderá resultar em herniação cerebral e óbito do paciente. As radiografias dos seios faciais mostrarão sinusite, mas não revelarão um abscesso intracraniano. Tratar os seus sintomas apenas com prometazina ou sumatriptan retardará o diagnóstico do problema subjacente.

CASOS CLÍNICOS EM PEDIATRIA   **275**

34.3 **C.** Esse lactente apresenta uma infecção bacteriana grave, e uma avaliação completa, incluindo uma PL, deverá ser realizada. Lactentes não demonstram sinais de Kernig ou de Bruszinski confiáveis, e a ausência de rigidez da nuca não deve dispensar a necessidade de uma PL. É rara a necessidade de tomografia computadorizada antes da PL para um lactente em que a fontanela anterior ainda esteja aberta, uma vez que a herniação cerebral é excepcionalmente rara. A administração de antibióticos orais ou a dose única de ceftriaxona não é suficiente para tratar meningite ou septicemia.

34.4 **B.** O abscesso retrofaríngeo é a causa da rigidez da nuca desse menino; ele não tem meningite. Ele apresenta estado mental normal, disfagia e edema de orofaringe. As radiografias laterais do pescoço são uma forma simples de confirmar esse diagnóstico. A prescrição de antibióticos sem a identificação do diagnóstico não é apropriada nesse caso.

DICAS CLÍNICAS

▶ A manifestação tradicional da meningite em crianças maiores consiste em febre, cefaleia e rigidez da nuca.
▶ A rigidez da nuca não é um achado confiável de meningite até os 12 a 18 meses de idade.
▶ Doenças pneumocócicas (incluindo a meningite) são mais comuns nos pacientes portadores de asplenia funcional ou anatômica.
▶ Aproximadamente um terço dos pacientes com meningite manifesta convulsões em algum momento do curso da doença.
▶ Achados típicos do LCS na meningite bacteriana incluem nível de proteína elevado, concentração baixa de glicose e presença de centenas a milhares de leucócitos por milímetro cúbico.

REFERÊNCIAS

Bernard TJ, Knupp K, Yang ML, et al. Infections and inflammatory disorders of the central nervous system. In: Hay WW, Levin MJ, Sondheimer JM, Deterding RR, eds. *Current Diagnosis & Treatment Pediatrics*. 20th ed. New York, NY: McGraw-Hill; 2011:754-757.

Feigin RD. Bacterial meningitis beyond the newborn period. In: McMillan JA, Feigin RD, DeAngelis CD, Jones MD, eds. *Oski's Pediatrics: Principles and Practice*. 4th ed. Philadelphia, PA: Lippincott Williams & Wilkins; 2006:924-933.

Goldstein NA, Hammerschlag MR. Deep neck abscesses. In: McMillan JA, Feigin RD, DeAngelis CD, Jones MD, eds. *Oski's Pediatrics: Principles and Practice*. 4th ed. Philadelphia, PA: Lippincott Williams & Wilkins; 2006:1492-1496.

Lebel MH. Meningitis. In: McMillan JA, Feigin RD, DeAngelis CD, Jones MD, eds. *Oski's Pediatrics: Principles and Practice*. 4th ed. Philadelphia, PA: Lippincott Williams & Wilkins; 2006:493-496.

Maski KP, Ullrich NJ. Meningitis/meningoencephalitis. In: Rudolph CD, Rudolph AM, Lister GE, First LR, Gershon AA, eds. *Rudolph's Pediatrics*. 22nd ed. New York, NY: McGraw-Hill; 2011:2182-2184.

Prober CG, Dyner L. Acute bacterial meningitis beyond the neonatal period. In: Kliegman RM, Stanton BF, St. Geme JW, Schor NF, Behrman RE, eds. *Nelson Textbook of Pediatrics*, 19th ed. Philadelphia, PA: Elsevier; 2011:2087-2095.

Prober CG, Dyner L. Brain abscess. In: Kliegman RM, Stanton BF, St. Geme JW, Schor NF, Behrman RE, eds. *Nelson Textbook of Pediatrics*, 19th ed. Philadelphia, PA: Elsevier; 2011:2098-2099.

CASO 35

Você atende o telefonema da mãe de um menino de 2 anos de idade, previamente hígido. Na véspera, sua temperatura era de 40°C, ele apresentou cólicas abdominais, vômitos e diarreia aquosa frequente. A mãe achou que ele estava com a mesma gastrenterite que sua tia e outras crianças da creche. Contudo, hoje, apareceram muco e sangue nas suas fezes, e ele está mais irritado. Enquanto você pergunta sobre o estado atual de hidratação da criança, a mãe relata que ele está tendo uma convulsão. Você pede para ela chamar uma ambulância e depois notifica o serviço de emergência do hospital local sobre a chegada iminente da criança.

▶ Qual é o diagnóstico mais provável?
▶ Como você pode confirmar o diagnóstico?
▶ Qual é o melhor tratamento para essa doença?
▶ Qual é a evolução esperada dessa doença?

RESPOSTAS PARA O CASO 35
Enterite bacteriana

Resumo: Essa criança foi exposta na creche e em casa a uma doença gastrintestinal (GI). Ela tem febre, dor abdominal e diarreia aquosa, que progrediu para diarreia sanguinolenta e mucosa. Além disso, apresentou uma convulsão pela primeira vez.

- **Diagnóstico mais provável:** Enterite bacteriana com manifestações neurológicas.
- **Ferramentas diagnósticas:** Leucócitos fecais, pesquisa de sangue oculto nas fezes e coprocultura.
- **Tratamento:** Variando de acordo com a idade e com o organismo suspeito; a prioridade é a hidratação e a correção eletrolítica. Infecções por *Salmonella* são autolimitadas e, em geral, não precisam ser tratadas, exceto nos pacientes com menos de 3 meses de idade ou nos indivíduos imunocomprometidos; as infecções por *Shigella*, apesar de autolimitadas, são tratadas para encurtar o tempo da doença e diminuir a excreção do microrganismo. Os agentes que reduzem a motilidade não são utilizados.
- **Evolução:** Se mantida sem tratamento, a maioria das infecções GI em crianças saudáveis se resolve espontaneamente. Infecções extraintestinais são mais prováveis nas pessoas imunocomprometidas.

ANÁLISE

Objetivos

1. Descrever a apresentação clínica típica da enterite bacteriana.
2. Enumerar os patógenos potenciais da gastrenterite, considerando a idade do paciente.
3. Discutir as opções de tratamento e quando o tratamento é necessário.
4. Discutir as complicações potenciais de uma enterite bacteriana.

Considerações

O aparecimento de sangue nas fezes pode ser causado por uma grande variedade de doenças, nem todas infecciosas. Nessa criança, o sangramento GI também poderia ser causado por divertículo de Meckel, intussuscepção, púrpura de Henoch-Schönlein, síndrome hemolítico-urêmica, colite por *Clostridium difficile* e pólipos. Contudo, a descrição é mais consistente com enterite infecciosa típica por *Shigella* ou *Salmonella*.

ABORDAGEM À
Enterite bacteriana

DEFINIÇÕES

COLITE: Inflamação do colo.

DIARREIA: Evacuação frequente com fezes quase sempre moles ou aquosas.

DISENTERIA: Infecção intestinal resultando em diarreia sanguinolenta intensa com a presença de muco.

ENTERITE: Inflamação do intestino delgado, em geral, resultando em diarreia; podendo ser resultante de uma infecção, de resposta imune ou de outras causas.

ABORDAGEM CLÍNICA

Organismos *Salmonella* são bastonetes aeróbios gram-negativos capazes de sobreviver como anaeróbios facultativos. Eles são móveis e não fermentam a lactose. A infecção é **mais comum nos meses quentes**. Infecções por *Salmonella* podem ser divididas em doença não tifoide (gastrenterites, meningites, osteomielites e bacteriemia) e em febre tifoide (ou entérica), causada, em princípio, pela *Salmonella typhi*. Em geral, os casos de *Salmonella* ocorrem de forma esporádica, mas podem ser transmitidos por alimentos e ocorrerem em surtos. Muitos animais hospedam a *Salmonella*. É provável que a exposição a **aves** e a **ovos crus seja a fonte mais comum da infecção humana**; também são fontes as iguanas e as tartarugas. A infecção requer a ingestão de uma grande quantidade de microrganismos, o que torna rara a contaminação pessoa-pessoa.

A gastrenterite é a apresentação não tifoide mais comum da *Salmonella*. Nas crianças, ocorre o aparecimento súbito de náuseas, vômitos, cólica abdominal e diarreia aquosa ou sanguinolenta. A maioria das crianças desenvolve uma febre baixa; algumas apresentam **sintomas neurológicos** (confusão, cefaleia, sonolência e convulsões). Entre 1 e 5% dos pacientes infectados por *Salmonella* desenvolvem bacteriemia transitória, com infecções extraintestinais subsequentes (osteomielites, pneumonia, meningite e artrite), sendo que esses achados são mais comuns nos pacientes imunocomprometidos e nos lactentes.

A *Shigella* **é um pequeno bacilo gram-negativo**. É anaeróbia facultativa e não fermenta a lactose. Recentemente, demonstra-se que o microrganismo apresenta mobilidade. Quatro espécies de *Shigella* causam doença humana: *S. dysenteriae*, *S. boydii*, *S. flexneri* e *S. sonnei*. As infecções ocorrem com mais frequência nos meses quentes e nos primeiros 10 anos de vida (com pico no segundo e no terceiro anos). Em geral, a infecção é transmitida **pessoa-pessoa**, mas também pode ser transmitida pelo alimento e pela água. É necessária uma quantidade relativamente pequena de organismos de *Shigella* para causar a doença. É característico as crianças apresentarem febre, cólica abdominal, diarreia aquosa (em geral progredindo para evacuações de fezes pequenas e sanguinolentas), anorexia e aparência toxêmica. Se não tratada, a diarreia perdura por 1 a 2 semanas, resolvendo-se espontaneamente. **Achados neurológicos** podem incluir cefaleia, confusão, convulsão ou alucinações. A meningite por *Shigella* é rara. As complicações incomuns incluem prolapso retal, hepatite colestática, artrite, conjuntivite e cistite. É raro a *Shigella* ter uma apresentação rapidamente progressiva, semelhante à sepse (síndrome de Ekiri), que evolui para o óbito com rapidez.

Os estudos diagnósticos para *Salmonella* ou para *Shigella* incluem uma **coprocultura**, apesar de os resultados serem, com frequência, negativos mesmo nas pessoas infectadas. Os **leucócitos fecais costumam ser positivos** nas enterites bacterianas, mas esse achado inespecífico sugere apenas uma inflamação no colo. A pesquisa para sangue oculto nas fezes costuma ser positiva. Na **infecção por *Shigella***, em geral, a contagem da série branca periférica é normal, mas quase sempre existe um marcado **desvio para à esquerda**, com predominância de bastonados sobre os polimorfonucleares. Em geral, a infecção por *Salmonella* resulta em leucocitose discreta.

O foco do tratamento é sempre a correção hidreletrolítica. Em geral, a antibioticoterapia para *Salmonella* **não é necessária**; ela não encurta o curso da doença GI e **pode aumentar o risco de síndrome hemolítico-urêmica (SHU)**. Os lactentes com menos de 3 meses de idade e os indivíduos imunocomprometidos são tratados quando apresentam infecções GI porque apresentam maior risco para a doença disseminada. A *Shigella* também é autolimitada, mas os antibióticos encurtam o curso da doença e diminuem a duração do tempo em que os microrganismos são excretados. Os agentes que diminuem a motilidade intestinal não são indicados nas infecções por *Salmonella* ou *Shigella*.

Além dos microrganismos mencionados, a *Escherichia coli*, o *Campylobacter* sp. e a *Yersinia enterocolitica* podem causar disenteria acompanhada de febre, de cólica abdominal e de diarreia sanguinolenta. A *Yersinia* pode provocar um quadro semelhante ao do abdome agudo. A êntero-hemorragia (ou produção de Shiga toxina) por *E. coli* produz diarreia sanguinolenta, mas sem febre. A infecção por *Vibrio cholera* causa vômitos e diarreia aquosa, não sanguinolenta, profusa, com pouca ou nenhuma febre.

A síndrome hemolítico-urêmica, a causa mais comum da insuficiência renal aguda infantil, desenvolve-se em 5 a 8% das crianças com diarreia causada por *E. coli* (O157:H7) êntero-hemorrágica, sendo que esse quadro não costuma ser observado após infecções por *Shigella*, *Salmonella* e *Yersinia*. É frequente a sua ocorrência em crianças com menos de 4 anos de idade. O processo subjacente pode incluir microtrombos lesão microvasculares nas células endoteliais, o que causa anemia hemolítica microangiopática e trombocitopenia de consumo. A deposição nos glomérulos renais de um material não identificado leva ao espessamento da parede capilar e a um subsequente estreitamento do lúmen. A apresentação característica ocorre de 1 a 2 semanas após a diarreia, com surgimento agudo de palidez, irritabilidade, diminuição ou ausência do fluxo urinário e, até mesmo, acidente vascular encefálico; as crianças também podem desenvolver petéquias e edema. O tratamento é de suporte; algumas crianças necessitam de diálise. A maioria delas se recupera e a função renal volta ao normal; todas devem ser acompanhadas após a infecção para monitorar o surgimento de hipertensão e insuficiência renal crônica.

QUESTÕES DE COMPREENSÃO

35.1 Um menino de 2 anos desenvolveu vômitos e dor abdominal intermitente ontem, com fezes pouco volumosas parcialmente formadas. Seus pais não ficaram muito preocupados, pois a criança parecia bem entre os episódios dolorosos. Hoje, todavia, ele apresenta vômitos biliosos persistentes e algumas evacuações com fezes sanguinolentas. O exame físico revela uma criança letárgica, em regular estado geral; ele está taquicárdico e febril. Apresenta sensibilidade difusa à palpação do abdome e uma massa tubular maldelimitada no quadrante superior direito. O próximo passo mais apropriado no tratamento dessa condição é:
A. Tomografia computadorizada do abdome.
B. Enema contrastado com ar.
C. Antibióticos intravenosos para *Shigella*.
D. Tranquilização dos pais.
E. Coprocultura.

35.2 Uma menina de 2 anos de idade, previamente hígida, apresentou três dias de diarreia sanguinolenta na semana anterior, a qual se resolveu espontaneamente. Hoje, sua mãe acha que ela está pálida. Ao exame físico, você verifica que a criança não tem febre, sua frequência cardíaca é de 150 bpm e sua pressão arterial é de 150/80 mmHg. Ela está pálida e irritada, apresenta edema com formação de cacifo nas extremidades inferiores e petéquias disseminadas. Após exames laboratoriais apropriados, o tratamento inicial deve incluir:
A. Tratamento cuidadoso para equilíbrio hidreletrolítico.
B. Radiografias contrastadas seriadas do trato GI superior, com imagens tardias do intestino delgado.
C. Antibiótico intravenoso e transfusão de plaquetas.
D. Esteroides intravenosos e reanimação hídrica agressiva.
E. Intubação e ventilação mecânica.

35.3 Uma reunião familiar com piquenique foi subitamente abreviada quando a maioria dos presentes apresentou vômitos e diarreia aquosa com veios de sangue. Apenas aqueles que não comeram a salada de batatas não foram afetados. Algumas das pessoas afetadas estavam discretamente febris. Elas chegaram em grupo ao serviço de saúde, em busca de medicamentos. Qual das opções a seguir representa o tratamento mais apropriado para essa condição?
A. Medicação inibidora da motilidade gástrica.
B. Hidratação e acompanhamento cuidadoso.
C. Ceftriaxona intramuscular.
D. Amoxicilina oral.
E. Metronidazol oral.

35.4 Você foi chamado para ver um lactente com 1 mês de vida para uma segunda opinião diagnóstica. Durante um episódio breve, autolimitado, de diarreia não tratada, ocorrido na semana anterior, o médico solicitara uma pesquisa nas fezes para a toxina do *Clostridium difficile*; o resultado é positivo. Neste momento, o lactente está assintomático, ativo, sorrindo e bem-hidratado. O colega afirmara que não havia necessidade de tratamento, mas a mãe deseja uma segunda opinião. Qual das opções a seguir é a resposta mais apropriada?

A. *Clostridium difficile* costuma colonizar o intestino dos lactentes e não há necessidade de tratamento na ausência de sintomas.
B. O lactente deverá receber metronidazol oral por sete dias.
C. O lactente deverá receber vancomicina oral por 10 dias.
D. O lactente deverá ser hospitalizado para administração intravenosa de metronidazol.
E. É necessária a repetição da pesquisa para *C. difficile*.

RESPOSTAS

35.1 **B.** Essa criança possui uma intussuscepção. Apresenta sangue nas fezes e vômitos biliosos, sente cólicas abdominais e tem uma massa tubular no quadrante superior direito. O procedimento do enema contrastado com ar pode ser diagnóstico e terapêutico se realizado por um radiologista experiente. Certifique-se de que um cirurgião pediátrico e uma sala cirúrgica preparada estão disponíveis no caso de a redução por meio de um enema contrastado falhar ou resultar em perfuração intestinal. Embora a tomografia computadorizada possa diagnosticar a intussuscepção, o enema é preferível, porque tanto é terapêutico quanto diagnóstico.

35.2 **A.** A síndrome hemolítico-urêmica pode ser observada após diarreia sanguinolenta, apresentando-se com anemia, trombocitopenia e nefropatia. A criança em questão está hipertensa e apresenta edema; sendo assim, grandes quantidades de líquidos podem ser contraproducentes. De modo geral, os esteroides não ajudam. A trombocitopenia é de consumo, por isso, a menos que o paciente esteja sangrando ativamente, a transfusão de plaquetas não será de utilidade. A maior parte dos cuidados para esse paciente é de suporte, concentrando-se na reposição hidreletrolítica. Uma diálise precoce poderá ser necessária. Pacientes hipertensos deverão ter um controle apropriado da pressão arterial.

35.3 **B.** É provável que essa família tenha uma intoxicação alimentar por *Salmonella*. Antibióticos não são indicados para essas pessoas saudáveis, e os agentes inibidores do trânsito intestinal podem prolongar a doença. O hábito de lavar as mãos com frequência deverá ser enfatizado.

35.4 **A.** *Clostridium difficile* coloniza cerca da metade dos lactentes saudáveis nos primeiros 12 meses de vida. Nesse lactente sem história de tratamento com antibióticos ou sintomas atuais, o tratamento é desnecessário. A colite por *C. difficile* quase nunca ocorre sem uma história recente de uso de antibióticos.

DICAS CLÍNICAS

- Nas crianças sadias com mais de 3 meses de idade, as infecções intestinais isoladas por *Salmonella* não requerem tratamento com antibióticos; os antibióticos não abreviam o curso da doença.
- Em geral, os suspeitos de infecção intestinal por *Shigella* são tratados para reduzir a duração da doença e para diminuir a propagação do microrganismo.
- A síndrome hemolítico-urêmica, uma sequela potencial da enterite bacteriana, é a causa mais comum de insuficiência renal aguda em crianças.

REFERÊNCIAS

Bhutta ZA. Acute gastroenteritis in children. In: Kliegman RM, Stanton BF, St. Geme JW, Schor NF, Behrman RE, eds. *Nelson Textbook of Pediatrics*, 19th ed. Philadelphia, PA: Elsevier; 2011:1323-1338.

Brandt M. Intussusception. In: McMillan JA, Feigin RD, DeAngelis CD, Jones MD, eds. *Oski's Pediatrics: Principles and Practice*. 4th ed. Philadelphia, PA: Lippincott Williams & Wilkins; 2006:1938-1940.

Densmore JC, Lal DR. Intussusception. In: Rudolph CD, Rudolph AM, Lister GE, First LR, Gershon AA, eds. *Rudolph's Pediatrics*. 22nd ed. New York, NY: McGraw-Hill; 2011:1428-1429.

Eddy AA. Hemolytic uremic syndrome. In: Rudolph CD, Rudolph AM, Lister GE, First LR, Gershon AA, eds. *Rudolph's Pediatrics*. 22nd ed. New York, NY: McGraw-Hill; 2011:1727-1729.

Lum GM. Hemolytic uremic syndrome. In: Hay WW, Levin MJ, Sondheimer JM, Deterding RR, eds. *Current Diagnosis & Treatment Pediatrics*. 20th ed. New York, NY: McGraw-Hill; 2011:684.

Ogle JW, Anderson MS. Salmonella gastroenteritis. In: Hay WW, Levin MJ, Sondheimer JM, Deterding RR, eds. *Current Diagnosis & Treatment Pediatrics*. 20th ed. New York, NY: McGraw-Hill; 2011:1189-1191.

Ogle JW, Anderson MS. Shigellosis (bacillary dysentery). In: Hay WW, Levin MJ, Sondheimer JM, Deterding RR, eds. *Current Diagnosis & Treatment Pediatrics*. 20th ed. New York, NY: McGraw-Hill; 2011:1193-1194.

Pavia AT. *Salmonella*, *Shigella*, and *Escherichia coli* infections. In: Rudolph CD, Rudolph AM, Lister GE, First LR, Gershon AA, eds. *Rudolph's Pediatrics*. 22nd ed. New York, NY: McGraw-Hill; 2011:1082-1089.

Pickering LK. *Salmonella* infections. In: McMillan JA, Feigin RD, DeAngelis CD, Jones MD, eds. *Oski's Pediatrics: Principles and Practice*. 4th ed. Philadelphia, PA: Lippincott Williams & Wilkins; 2006:1112-1116.

Sheth RD. Hemolytic-uremic syndrome. In: McMillan JA, Feigin RD, DeAngelis CD, Jones MD, eds. *Oski's Pediatrics: Principles and Practice*. 4th ed. Philadelphia, PA: Lippincott Williams & Wilkins; 2006:2600-2602.

CASO 36

Uma adolescente de 15 anos apresenta dor periumbilical que começou há oito horas, desde então, ela vomitou 1 vez e teve um episódio de evacuação diarreica. Sua última refeição foi há 12 horas e não está com fome. Ela nega disúria, aumento da frequência urinária e atividade sexual. Sua última menstruação ocorreu há 1 semana e foi normal. Ao exame físico, ela está moderadamente desconfortável, levemente taquicárdica, com febre de 38,6ºC; seus demais sinais vitais estão normais. O exame abdominal revela poucos ruídos hidroaéreos, rigidez do músculo reto-abdominal e dor à palpação, em especial na região periumbilical. A ausculta pulmonar é límpida e não há presença de exantemas. Seu exame pélvico não mostra presença de secreção vaginal, mas observa-se uma sensibilidade abdominal à palpação bimanual delicada. Ela refere dor no quadrante inferior direito ao exame digital retal.

▶ Qual é o diagnóstico mais provável?
▶ Qual é o próximo passo no tratamento dessa paciente?

RESPOSTAS PARA O CASO 36
Apendicite

Resumo: Uma adolescente de 15 anos com dor periumbilical há oito horas, seguida de anorexia, vômitos e evacuação diarreica. Não apresenta disúria, nega atividade sexual e sua dor não parece estar associada à menstruação. Seu exame físico mostra um abdome rígido e sensível, com dor ao exame digital retal.

- **Diagnóstico mais provável:** Apendicite.
- **Próximo passo no tratamento:** Um cirurgião deverá ser consultado, uma vez que há suspeita de apendicite. A ultrassonografia abdominal é de alta sensibilidade para o diagnóstico de apendicite nos centros pediátricos experientes, mas é costume a utilização da tomografia computadorizada (TC) do abdome. O exame de urina é importante para a exclusão de infecções do trato urinário (ITU) como causa do desconforto da paciente e, em geral, um hemograma completo mostra leucocitose quando o paciente tem uma apendicite. Apesar de a adolescente negar atividade sexual, um teste de urina para gravidez deverá ser realizado.

ANÁLISE
Objetivos

1. Reconhecer os sinais clínicos de apresentação da apendicite.
2. Definir o diagnóstico diferencial da apendicite.
3. Reconhecer a importância da manutenção de um alto índice de suspeição de apendicite a fim de evitar possíveis complicações.

Considerações

Em geral, um diagnóstico definitivo de apendicite não é possível até a realização da cirurgia. Nessa paciente, a **dor abdominal inicial seguida de anorexia e vômitos** sugere apendicite. **A dor clássica da apendicite inicia na região periumbilical e depois migra para o quadrante inferior direito.** A dor pode ocorrer lateralmente (apêndice retrocecal) ou pode ser mais difusa (apêndice perfurado resultando em peritonite generalizada). A utilidade do exame retal em crianças com suspeita de apendicite é discutível, mas ele pode ser útil para a localização da fonte da dor nas meninas adolescentes.

A adolescente desse caso está no início do processo da sua doença e, a princípio, poderá ser observada, de forma segura, por algumas horas, se o diagnóstico permanecer inconclusivo. No entanto, no momento em que a apendicite for considerada provável, o tratamento cirúrgico deverá ocorrer em tempo hábil, uma vez que as taxas de perfuração são superiores a 65% quando existe um atraso de 36 a 48 horas no estabelecimento do diagnóstico após o início dos sintomas. Complicações, como a infecção da ferida operatória, formação de abscesso, obstrução intestinal e aderências são infrequentes (5-10%) após a apendicectomia sem intercorrências, mas aumentam nos casos de perfuração do apêndice (15-30%).

ABORDAGEM À
Apendicite

DEFINIÇÕES

APENDICITE: Inflamação do apêndice que ocorre após a obstrução do lúmen intestinal. Se o apêndice não for removido, a necrose de sua parede resulta em perfuração e consequente contaminação do peritônio.

PONTO DE McBURNEY: Corresponde ao ponto localizado entre o terço lateral e o terço médio da linha que liga a crista ilíaca anterossuperior direita à cicatriz umbilical (Fig. 36.1). Em geral, essa é a área de maior desconforto na presença de apendicite aguda.

SINAL DO PSOAS: Irritação do músculo psoas causada por flexão ativa da coxa direita ou pela extensão passiva do quadril direito nos pacientes com apendicite.

SINAL DO OBTURADOR: Irritação do músculo obturador causada pela rotação interna passiva da coxa direita nos pacientes com apendicite.

SINAL DE ROVSING: A palpação do quadrante inferior esquerdo provoca dor no quadrante inferior direito em pacientes com apendicite.

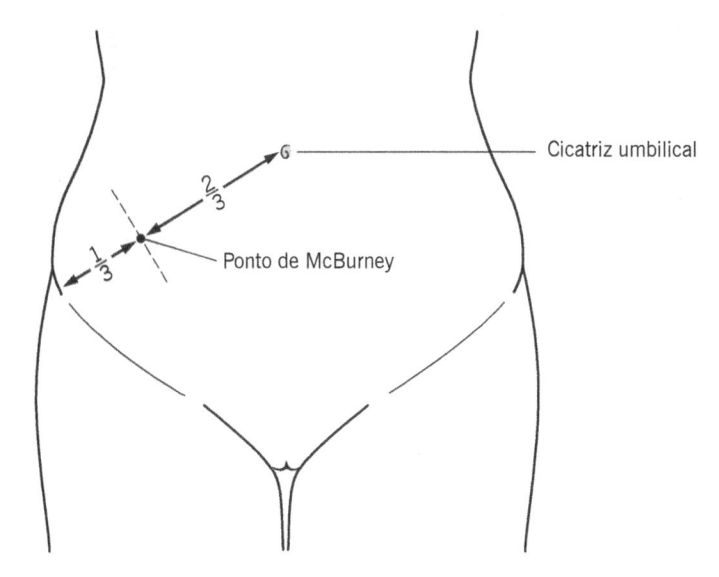

Figura 36.1 Ponto de McBurney.

ABORDAGEM CLÍNICA

O risco de uma pessoa apresentar apendicite ao longo de toda a sua vida é estimado entre 6 e 20%, com pico de incidência na adolescência. A obstrução intrínseca do apêndice, causada por impactação de material fecal (um fecalito), é encontrada em 30 a 50% dos pacientes no momento da cirurgia. Em geral, a compressão extrínseca é causada pelo aumento dos linfonodos em associação a uma infecção bacteriana ou viral. A obstrução provoca trombose vascular, isquemia e, por fim, perfuração.

O diagnóstico diferencial da dor abdominal aguda em crianças é extenso (Quadro 36.1). Dor abdominal progressivamente mais intensa na área periumbilical, com migração subsequente para o quadrante inferior direito, é característica da apendicite aguda. Da mesma forma, anorexia, náuseas e vômitos, que começam após o início da dor, são fortemente indicativos desse diagnóstico.

Um exame abdominal delicado pode fornecer informações valiosas, ao mesmo tempo que não amedronta a criança. Observar a criança no momento em que ela sobe na mesa de exame e que desce pode ser revelador; as crianças com apendicite evitam movimentos súbitos (p. ex., pular para sair da mesa de exame). Primeiro, ausculte o abdome para avaliar a presença de ruídos hidroaéreos, depois realize a palpação de forma delicada, buscando a área de maior rigidez e sensibilidade. Faça a percussão digital para pesquisa de irritação peritoneal ("dor de rebote"). Se for realizado o exame retal, este deverá ocorrer por último.

Apesar de não ser um achado específico, a **leucocitose com predominância de células polimorfonucleares (desvio à esquerda) no hemograma sugere um processo inflamatório.** Hematúria e piúria trazem a possibilidade de etiologia geniturinária, mas elas podem ocorrer na apendicite aguda, se essa também causar irritação da bexiga ou da parede do ureter. Radiografias simples do abdome podem ser solicitadas, mas pouco frequentemente são úteis. A obliteração da sombra do psoas, a dilatação intestinal no quadrante inferior direito, a escoliose em direção à região afetada e a presença de fecalito (vista em 10 a 20% dos casos) são sinais que sugerem apendicite. As radiografias do tórax eliminam a possibilidade de pneumonia como um diagnóstico alternativo. **A ultrassonografia é mais sensível do que a radiografia simples para a apendicite, sendo de grande utilidade nas meninas adolescentes**, cujo diagnóstico diferencial inclui cistos ovarianos e gravidez. A sua principal limitação é que nem sempre o apêndice pode ser visualizado. **A tomografia computadorizada** (TC) é o teste diagnóstico de escolha na maioria dos centros. A TC é de especial ajuda nos pacientes com **deficiência neurológica, supressão imune ou obesidade** ou para pacientes nos quais há suspeita de perfuração. As suas desvantagens são a quantidade de exposição à radiação gerada e o custo elevado, além de fornecer informações limitadas quando não é utilizado contraste.

O tratamento definitivo é a remoção cirúrgica do apêndice (apendicectomia), realizada tão logo haja forte suspeita diagnóstica, para evitar a perfuração (se ainda não ocorreu). Quando da perfuração do apêndice, o manejo inicial consiste em antibióticos intravenosos e reposição hídrica; o curso pode ser complicado por sepse, formação de abscesso ou íleo paralítico prolongado (4-5 dias).Cateteres percutâneos podem ser utilizados para a drenagem de abscessos, sendo a apendicectomia realizada em uma etapa posterior.

QUADRO 36.1 • Diagnóstico diferencial parcial da dor abdominal aguda em crianças após a fase de lactente

Patologia	Sinais e sintomas
Apendicite	Dor no quadrante inferior direito, defesa abdominal e dor rebote
Enterocolite bacteriana	Diarreia (podendo ser sanguinolenta), febre e vômitos
Colecistite	Dor no quadrante superior direito, em geral irradiando para a região subescapular
Constipação	Rara, fezes endurecidas e dor abdominal recorrente; em alguns casos, enurese
Cetoacidose diabética	História de polidipsia, poliúria e perda de peso
Gravidez ectópica	Dor no baixo ventre, sangramento vaginal e história de menstruação anormal
Gastrenterite	Febre, vômitos e ruídos hidroaéreos aumentados
Síndrome hemolítico-urêmica	Irritabilidade, palidez, diarreia sanguinolenta, anemia, trombocitopenia, diminuição do débito urinário, hipertensão
Púrpura de Henoch-Schönlein	Lesões purpúricas, em especial nas extremidades inferiores, e dor nas articulações, sangue nas fezes (teste do guaiaco positivo)
Hepatite	Dor no quadrante superior direito e icterícia
Doença inflamatória intestinal	Perda de peso, diarreia e mal-estar
Mittelschmerz	Início súbito de dor no quadrante inferior esquerdo ou direito que ocorre na ovulação; pode haver secreção vaginal mucoide abundante
Nefrolitíase	Hematúria, cólica abdominal
Cisto ovariano	Dor aguda nos casos de ruptura ou torsão; possível hipotensão e perda de consciência acompanhando hemorragia peritoneal
Pancreatite	Dor abdominal centro-epigástrica (intensa, em pontada), que pode se irradiar para o dorso ou piorar com a alimentação; vômitos persistentes; elevação de amilase e lipase séricas
Doença inflamatória pélvica	Dor à mobilização da cervice; leucócitos presentes na secreção vaginal
Pneumonia	Febre, tosse e sons crepitantes à ausculta torácica
Crise falciforme	Anemia e dor nas extremidades
Faringite estreptocócica	Febre, dor de garganta e cefaleia
Infecção do trato urinário	Disúria, febre, vômitos e dor no flanco, piúria, nitritos urinários

QUESTÕES DE COMPREENSÃO

36.1 Um menino de 7 anos apresenta dor abdominal à direita e febre de 38,9°C. Sua mãe conta que há dois dias ele está inapetente e com tosse; hoje cedo, evacuou fezes amolecidas duas vezes. Ao exame clínico, sua temperatura é de 38,7°C, a frequência cardíaca é de 120 bpm e a frequência respiratória é de 50 mpm. Na ausculta pulmonar, o murmúrio vesicular está reduzido e o abdome apresenta tensão difusa com diminuição dos ruídos hidroaéreos. Qual das opções a seguir ajudaria a concluir o diagnóstico?

A. Tomografia computadorizada do abdome.
B. Radiografia do tórax.
C. Testes de função hepática.
D. Pesquisa para leucócitos nas fezes.
E. Cultura de fezes para ovas e parasitos.

36.2 Uma adolescente de 14 anos, com história de três dias de dor abdominal, anorexia e vômitos e de um dia de febre, foi submetida a uma cirurgia laparoscópica por suspeita de apendicite, que já estava perfurado no momento da cirurgia. Ampicilina, gentamicina e clindamicina intravenosas foram iniciadas antes da cirurgia e mantidas no pós-operatório. No sétimo dia pós-operatório, ela continua com febre de 38,9°C. O próximo passo mais apropriado no tratamento deverá ser:

A. Adicionar metronidazol ao regime antibiótico.
B. Mudar os antibióticos para amicacina e cefalosporina.
C. Solicitar uma tomografia computadorizada imediata.
D. Solicitar exame de urina e urocultura.
E. Realizar um exame pélvico.

36.3 Um menino de 8 anos, previamente hígido, chega ao serviço de saúde com dor abdominal, anorexia e vômitos, que pioraram nas últimas 24 horas. A dor é localizada na região umbilical. Apesar dos vômitos, ele está bem hidratado. O hemograma completo revela uma contagem de leucócitos de 17.000 células/mm^3, com 50% de células polimorfonucleares. O exame de urina com fita reagente realizado em amostra (urina de jato médio) mostra leucócitos 2+ e proteínas 1+, mas sem a presença de nitratos. Qual o tratamento mais apropriado nesse momento?

A. Obter bioquímica completa e continuar a observá-lo no consultório.
B. Encaminhar imediatamente o paciente para um hospital para realização de ultrassonografia abdominal.
C. Prescrever trimetoprima-sulfametoxazol; marcar uma consulta de acompanhamento em dois dias para reavaliação da urina.
D. Proceder à internação hospitalar para administração intravenosa de antibióticos para tratar uma provável pielonefrite.
E. Marcar uma TC do abdome para a manhã seguinte.

36.4 Uma menina de 4 anos apresenta febre de 39,1°C, dificuldade para deglutir, vômitos e dor abdominal. O exame diagnóstico mais provável para comprovar o diagnóstico correto é:
A. Dosagem de antígeno para estreptococos ("teste de detecção rápida").
B. Dosagem de antígeno para o vírus Epstein-Barr ("monoteste").
C. Radiografia lateral do pescoço.
D. Ultrassonografia abdominal.
E. Hemograma completo.

RESPOSTAS

36.1 **B.** Pneumonia no lobo inferior pode causar dor abdominal, que pode ser o sintoma mais preocupante em crianças pequenas. A inflamação do diafragma pode resultar em um exame anormal do abdome, o que pode ser confundido com a causa da doença da criança. Essa criança apresenta tosse, febre, taquipneia e diminuição do murmúrio vesicular que, juntos, fazem da pneumonia o diagnóstico mais provável.

36.2 **C.** Essa adolescente apresenta risco para um abscesso intra-abdominal, apesar da apendicectomia e dos antibióticos intravenosos. As infecções do trato urinário ou a doença inflamatória pélvica não costumam causar febre persistente na vigência de antibióticos intravenosos de amplo espectro.

36.3 **B.** Os sintomas e os sinais do menino são muito consistentes com o diagnóstico de apendicite aguda. Uma infecção do trato urinário em um menino, previamente hígido, seria pouco usual. É provável que a piúria seja resultante da irritação das paredes da bexiga ou do ureter causada pelo apêndice inflamado.

36.4 **A.** Os sintomas são mais consistentes com faringite estreptocócica. Além da dor de garganta e da febre, as infecções por estreptococos do grupo A costumam causar dor abdominal e vômitos em crianças.

DICAS CLÍNICAS

▶ Apendicite aguda tipicamente causa dor abdominal periumbilical, que acaba migrando para o quadrante inferior direito. É mais comum os vômitos surgirem depois do início da dor, e não antes.
▶ O tratamento cirúrgico da apendicite deve ocorrer tão logo haja suspeita diagnóstica, para diminuir os riscos potenciais de perfuração e formação de abscesso intra-abdominal.
▶ Com frequência, a apendicite não é confirmada até a realização da cirurgia. A história e o exame físico, o exame de urina, o hemograma completo e a ultrassonografia abdominal ou a tomografia computadorizada são as ferramentas mais úteis para excluir outras possibilidades diagnósticas antes da cirurgia.

REFERÊNCIAS

Aiken JJ, Oldham KT. Acute appendicitis. In: Kliegman RM, Stanton BF, St. Geme III J, Schor N, Behrman R, eds. *Nelson Textbook of Pediatrics*. 19th ed. Philadelphia, PA: WB Saunders; 2011:1349-1355.

Egan JC, Aiken JJ. Acute appendicitis, typhlitis, and chronic appendicitis. In: Rudolph CD, Rudolph AM, Lister GE, First LR, Gershon AA, eds. *Rudolph's Pediatrics*. 22nd ed. New York, NY: McGraw-Hill; 2011:1473-1474.

Pegoli W. Appendicitis. In: McMillan JA, Feigin RD, DeAngelis CD, Jones MD, eds. *Oski's Pediatrics: Principles and Practice*. 4th ed. Philadelphia, PA: Lippincott Williams & Wilkins; 2006:2000-2002.

CASO 37

Uma estudante de 19 anos chegou ao plantão médico da universidade com vários dias de febre, dor de garganta, mal-estar e um exantema que surgiu hoje. Sua indisposição começou há 10 dias, com um mal-estar generalizado, cefaleia e náuseas. Há quatro dias, ela apresentou febre de 39,4ºC que ainda persiste. Sua dor de garganta piorou e tem dificuldade para deglutir alimentos sólidos, mas está ingerindo líquidos sem problemas. Ela nega vômitos, diarreia e contato recente com doentes. Usa um contraceptivo oral diário e, ontem, automedicou-se com duas doses de ampicilina (que sobraram de um tratamento anterior). O exame físico revela uma jovem bem-desenvolvida com exantema morbiliforme difuso, aparentando fadiga, mas sem sofrimento. Sua temperatura é de 39ºC. Os achados do exame físico digno de nota são edema supraorbitário discreto; aumento bilateral das tonsilas, que estão cobertas por um exsudato cinza irregular; algumas petéquias no palato e na úvula; presença de linfadenopatia cervical posterior bilateral e baço palpável 3 cm abaixo do rebordo costal esquerdo. Os resultados laboratoriais incluem contagem total de leucócitos de 17.000 células/mm^3, com 50% de linfócitos e 15% de linfócitos atípicos, e contagem plaquetária de 100.000/mm^3.

▶ Qual é o diagnóstico mais provável?
▶ Qual é o melhor teste para confirmar rapidamente o diagnóstico?
▶ Qual é o melhor tratamento para essa patologia?
▶ Qual é a evolução esperada para essa patologia?

RESPOSTAS PARA O CASO 37

Infecção aguda pelo vírus Epstein-Barr (mononucleose infecciosa)

Resumo: Estudante universitária com 10 dias de mal-estar, cefaleia e náuseas. No momento, está com febre, dor de garganta e exantema morbiliforme após uso de ampicilina. Seu exame revela febre, exantema, hipertrofia das tonsilas com exsudato, linfadenopatia cervical posterior e esplenomegalia. Ela apresenta leucocitose com predominância de linfócitos e trombocitopenia discreta.

- **Diagnóstico mais provável:** Infecção pelo vírus Epstein-Barr (EBV) (mononucleose infecciosa).
- **Melhor teste diagnóstico:** Dosagem de anticorpos heterófilos (monoteste).
- **Melhor tratamento:** Cuidados sintomáticos, evitar esportes de contato enquanto o baço estiver aumentado (em geral, 1-3 meses).
- **Evolução esperada:** A fase aguda da doença pode durar de 2 a 4 semanas, com recuperação gradual; a ruptura do baço é uma complicação rara, porém fatal. Em alguns casos mais raros, alguns pacientes apresentam fadiga persistente.

ANÁLISE

Objetivos

1. Descrever os sinais e os sintomas presentes na infecção aguda por EBV.
2. Comparar sintomas da infecção por EBV, em crianças pequenas, com aqueles em adolescentes e adultos.
3. Enumerar as complicações potenciais de uma infecção aguda por EBV.

Considerações

Esse caso é típico de adolescentes portadores de infecção primária pelo EBV, apesar de o edema supraorbitário ocorrer apenas em 10 a 20% dos pacientes. O diagnóstico diferencial inclui faringite estreptocócica β-hemolítica do grupo A, que, em geral, não apresenta um pródromo similar ao desse caso nem causa esplenomegalia. A infecção aguda por citomegalovírus (CMV) é outra possibilidade, e os achados coincidentes incluem esplenomegalia, febre e linfocitose atípica, mas dor de garganta exsudativa e linfadenopatia cervial posterior ocorrem com menos frequência. Apesar de a paciente negar contato recente com pessoas adoentadas, a infecção pelo EBV possui um período de incubação de 30 a 50 dias, e questionamento posterior revelou que seu namorado apresentou sintomas similares há seis semanas. O exantema é menos comum nos adolescentes com infecção pelo EBV, mas muitos pacientes desenvolvem exantema morbiliforme em resposta à ampicilina, à amoxicilina ou à penicilina.

ABORDAGEM À
Infecção pelo vírus Epstein-Barr

DEFINIÇÕES

VÍRUS EPSTEIN-BARR (EBV): Vírus herpes com dupla-hélice de DNA, que infecta tecidos orofaríngeos e salivares e linfócitos B humanos. Pode causar eliminação viral persistente, associada à leucoplasia oral de difícil controle em adultos infectados pelo HIV e à pneumonite linfoide intersticial em crianças infectadas pelo HIV, além de causar diversas neoplasias.

MONONUCLEOSE INFECCIOSA: Apresentação típica do EBV em crianças maiores e em adolescentes. Febre, adenopatia cervical posterior e dor de garganta são comprovadas em mais de 80% dos casos.

ABORDAGEM CLÍNICA

O EBV é ubíquo nos seres humanos. Nos países em desenvolvimento, a infecção ocorre em quase todas as crianças até 6 anos. No mundo industrializado, metade dos adolescentes apresenta evidência sorológica de infecção prévia pelo EBV e a cada ano, 10 a 15% dos estudantes universitários não infectados apresentam soroconversão. O vírus é excretado na saliva, e a infecção resulta do contato da mucosa com uma pessoa infectada ou do contato com fômites contaminados. A eliminação do vírus Epstein-Barr por meio da saliva, após uma infecção aguda, pode continuar por mais de seis meses, ocorrendo de forma intermitente pelo restante da vida.

Após a infecção, o EBV é replicado no epitélio orofaríngeo e, depois, nos linfócitos B. O período prodrômico pode levar de 1 a 2 semanas, com achados inespecíficos, como febre, náuseas, mal-estar, cefaleia, dor de garganta e dor abdominal. A dor de garganta e a febre pioram de forma gradual, levando com frequência o paciente a buscar auxílio médico. **Achados físicos durante a fase aguda da infecção pelo EBV podem incluir linfadenopatia generalizada, esplenomegalia e hipertrofia das tonsilas com a presença de exsudatos.** Achados de menor ocorrência incluem exantema e hepatomegalia. A infecção pelo EBV apresenta-se como uma mononucleose infecciosa típica em crianças maiores e em adultos, mas essa apresentação é menos comum em crianças menores e nos lactentes. Nas crianças menores, muitas infecções são assintomáticas. Nas crianças das demais faixas etárias, a febre pode ser o único sintoma de apresentação do EBV. Achados agudos adicionais em crianças menores incluem otite média, dor abdominal e diarreia. Hepatomegalia e exantema são vistos com mais frequência nas crianças pequenas do que nas crianças maiores.

O monoteste é um exame diagnóstico da infecção pelo EBV útil nas crianças com mais de 5 anos; os resultados não são confiáveis nas crianças menores. No início da doença, o monoteste pode ser falso-negativo. **Os exames mais definitivos incluem pesquisa de anticorpos contra o capsídeo viral do EBV (EBV-VCA, do inglês *EBV viral capsid antigen*), do antígeno precoce (EA, do inglês *early antigen*) e de anti-**

corpos contra o antígeno nuclear do Epstein-Barr (EBNA, do inglês *EB nuclear antigen*). De forma tradicional, a imunoglobulina G (IgG) e os anticorpos IgM para EBV-VCA aparecem primeiro. Os anticorpos antiEBNA aparecem 1 a 2 meses após a infecção, persistindo por anos. Anticorpos antiEA são vistos na maioria das crianças durante a infecção aguda e persistem por anos em quase um terço dos pacientes. A presença de anticorpos IgG para VCA e para EBNA indicam uma infecção prévia. A reação em cadeia da polimerase (PCR, do inglês *polymerase chain reaction*) também está disponível comercialmente e distingue-se dos testes anteriormente descritos por testar o antígeno, em vez do anticorpo. Outros achados laboratoriais incluem **leucocitose à custa de linfócitos**, com **20 a 40% de linfócitos atípicos**. A trombocitopenia discreta é comum, apenas raramente precipitando sangramento ou púrpura. Mais da metade dos pacientes com infecção pelo EBV apresenta um **discreto aumento nas provas de função hepática**, mas a icterícia é incomum.

As complicações da infecção pelo EBV são raras, mas podem ser letais. Entre as sequelas neurológicas estão: paralisia de Bell, convulsões, meningite asséptica ou encefalite, síndrome de Guillain-Barré, neurite ótica e mielite transversa. Podem ocorrer parotidite, orquite ou pancreatite. O comprometimento das vias aéreas pode ser resultante da hipertrofia tonsilar, e o tratamento pode incluir esteroides. A **esplenomegalia** é encontrada em metade dos portadores de mononucleose infecciosa; **a ruptura, embora rara, pode causar perda sanguínea com risco de vida**.

A mononucleose infecciosa típica requer apenas repouso. O repouso restrito ao leito não é útil, exceto para pacientes com fadiga debilitante. Crianças com esplenomegalia devem evitar os esportes de contato até a resolução dessa condição, para prevenir a ruptura do baço. O aciclovir, embora seja efetivo para retardar a replicação viral, não afeta a gravidade ou a evolução da doença.

O vírus Epstein-Barr inicialmente foi identificado em células tumorais do linfoma de Burkitt e foi o primeiro vírus associado a uma doença maligna humana. Outras neoplasias associadas ao EBV são a doença de Hodgkin, o carcinoma nasofaríngeo e os distúrbios linfoproliferativos. O vírus Epstein-Barr pode estimular a síndrome hemofagocítica. Os pacientes infectados pelo HIV podem desenvolver leucoplasia oral de difícil controle, tumores da musculatura lisa e pneumonite linfoide intersticial devido à infecção pelo EBV.

QUESTÕES DE COMPREENSÃO

37.1 Um adolescente de 17 anos apresenta dor no ombro esquerdo e no quadrante superior esquerdo do abdome, além de vômitos. Ele relata ter tido mononucleose no último mês, mas está completamente recuperado. Estava jogando futebol americano com seus amigos quando a dor iniciou, há uma hora. Ao exame físico, sua frequência cardíaca é de 150 bpm e sua pressão arterial é de 80/50 mmHg. Ele está pálido, fraco e parece desorientado. Apresenta dor abdominal difusa de rebote. O tratamento de emergência deve incluir:

A. Apendicectomia laparoscópica.
B. Reanimação hídrica e transfusão de sangue.
C. Antibióticos intravenosos.

D. Internação hospitalar para observação.
E. Cardioversão sincronizada para taquicardia supraventricular.

37.2 Você é o pediatra de uma cidade pequena e foi chamado para uma consultoria para avaliar um menino de 2 anos. Ele foi internado no hospital, há dois dias, pelo seu médico de família devido a uma febre de três dias. Exceto para linfadenopatia generalizada, ele está bem. Os resultados do monoteste e do teste para HIV e a dosagem de antígenos para CMV foram negativos, mas os valores do teste da função hepática estão discretamente elevados. No mês passado, o médico diagnosticou mononucleose para seu irmão de 7 anos. Você sugere:
   A. Iniciar imunoglobulina intravenosa e solicitar um ecocardiograma; é provável que o paciente esteja com a doença de Kawasaki.
   B. Solicitar cultura para EBV para confirmar a suspeita do médico da família.
   C. Tratar com aciclovir, por ele ter tido uma história positiva de exposição ao EBV.
   D. Solicitar exames IgG e IgM para EBV-VCA, EBV-EA e EBV-NA.
   E. Solicitar ultrassonografia ou tomografia computadorizada do fígado.

37.3 A mãe de uma adolescente de 15 anos, há pouco tempo diagnosticada com mononucleose infecciosa, ligou para obter mais informações. Ela conta que a filha, apesar de cansada, aparenta estar confortável e recuperando-se bem. Lembra que seu filho de 20 anos de idade teve a doença aos 10 anos e recebeu medicamentos orais. Solicita a mesma medicação para a filha. Qual das opções a seguir é o curso de ação mais apropriado?
   A. Explicar que medicamentos não são usados como rotina para infecções pelo EBV.
   B. Prescrever prednisona oral, 50 mg/dia, por cinco dias (1 mg/kg/dia).
   C. Prescrever aciclovir oral, 250 mg, quatro vezes ao dia (20 mg/kg/dia).
   D. Solicitar que a paciente venha ao serviço de saúde para administração de dose única metilprednisolona intravenosa, 50 mg (1 mg/kg).
   E. Prescrever amoxicilina oral, 250 mg, três vezes ao dia, por sete dias.

37.4 Um adolescente apresenta-se para uma revisão. Um amigo dele recebeu diagnóstico de mononucleose há pouco tempo. Ele está preocupado de ter contraído a mesma doença. Você explica que a transmissão do EBV:
   A. É comum entre amigos.
   B. Ocorre apenas em indivíduos imunodeficientes.
   C. Requer contato direto com a saliva (p. ex., beijar ou beber do mesmo copo).
   D. É transmitido apenas pelo contato sexual com uma pessoa infectada.
   E. Não ocorre depois que a pessoa infectada já se recuperou da infecção inicial.

RESPOSTAS

37.1 **B.** O paciente da questão está em choque hipovolêmico, sendo possível ter havido ruptura do baço com hemorragia intraperitoneal. Ele irá a óbito em pouco tempo se não for realizada animação agressiva com líquidos e sangue. A avaliação de um cirurgião para provável remoção do baço deverá ser imediata.

37.2 **D.** O teste de anticorpos heterófilos monoteste, embora de utilidade nas crianças maiores, não é confiável nesse grupo etário. A pesquisa de anticorpos contra os antígenos específicos do EBV é melhor para as crianças menores. Nenhum estudo por imagem é diagnóstico para EBV; e o aciclovir não é indicado para exposição ao EBV; a cultura para EBV não é prontamente disponível, exceto em laboratórios de referência; os estudos com anticorpos descritos acima tipicamente são adequados para estabelecer o diagnóstico. Embora a doença de Kawasaki deva ser considerada nos pacientes com febre persistente, a história de exposição torna o EBV mais provável.

37.3 **A.** Cuidados de suporte isoladamente são a melhor conduta para o paciente com infecção aguda pelo EBV. Embora os esteroides tenham sido empregados no passado, a literatura atual sugere seu uso apenas em vias aéreas com comprometimento de obstrução devido à hipertrofia das tonsilas ou outra complicação letal. O aciclovir inibe a disseminação viral aguda, mas não apresenta qualquer benefício a longo prazo, não sendo uma recomendação de rotina. A amoxicilina e a ampicilina são ineficazes como medicamentos antivirais e induzem o surgimento de exantema em alguns pacientes infectados pelo EBV.

37.4 **C.** O EBV é excretado pela saliva e transmitido pelo contato da mucosa com uma pessoa infectada (como no beijo) ou por meio de um objeto contaminado. O vírus se dissemina por um período prolongado de tempo após a resolução dos sintomas e sofre reativação intermitente, sendo transmitido de forma assintomática por vários anos.

DICAS CLÍNICAS

▶ A maioria dos adultos exibe evidências de infecção anterior pelo vírus Epstein-Barr, que é uma infecção mundialmente comum.
▶ Em geral, as crianças dos países industrializados mostram sintomas de infecção pelo EBV mais tarde do que as crianças dos países em desenvolvimento.
▶ O diagnóstico da infecção pelo vírus Epstein-Barr em crianças menores é mais fácil de ser obtido pelos exames de anticorpos específicos.
▶ A mononucleose infecciosa é autolimitada e, em geral, não requer tratamento. As complicações eventuais da infecção pelo vírus Epstein-Barr podem requerer a administração de esteroides.

REFERÊNCIAS

Hunt WG, Brady MT. Epstein-Barr virus mononucleosis. In: Rudolph CD, Rudolph AM, Lister GE, First LR, Gershon AA, eds. *Rudolph's Pediatrics*. 22nd ed. New York, NY: McGraw-Hill; 2011:1154-1158.

Jenson HB. Epstein-Barr virus. In: Kliegman RM, Stanton BF, St. Geme JW, Schor NF, Behrman RE, eds. *Nelson Textbook of Pediatrics*, 19th ed. Philadelphia, PA: Elsevier; 2011:1110-1115.

Levine MJ, Weinburg A. Infectious mononucleosis (Epstein-Barr virus). In: Hay WW, Levin MJ, Sondheimer JM, Deterding RR, eds. *Current Diagnosis & Treatment Pediatrics*. 20th ed. New York, NY: McGraw-Hill; 2011:1131-1133.

Luzuriaga K, Sullivan JL. Epstein-Barr virus infections in children. In: McMillan JA, Feigin RD, DeAngelis CD, Jones MD, eds. *Oski's Pediatrics: Principles and Practice*. 4th ed. Philadelphia, PA: Lippincott Williams & Wilkins; 2006:1241-1246.

CASO 38

A mãe conta que, há duas semanas, a filha de 2 anos apresenta prurido perineal e perianal. Ela diz que o prurido ocorre mais à noite, mas nega febre, diarreia ou vômitos. A menina frequenta um programa de recreação infantil três vezes na semana, os dias restantes passa sempre com a mãe. Ao exame físico, a região perianal está avermelhada e irritada, o tônus do esfíncter anal está normal e você não encontra evidências de trauma por penetração. A região perineal também está avermelhada e escoriada. Exceto pela secreção vaginal esbranquiçada, a região da fralda da criança está limpa.

▸ Qual é o diagnóstico mais provável?
▸ Como confirmar esse diagnóstico?
▸ Qual é o melhor tratamento para essa condição?

RESPOSTAS PARA O CASO 38
Oxiuríase

Resumo: Menina de 2 anos, hígida, com história de prurido perineal e perianal noturno há várias semanas.

- **Diagnóstico mais provável:** Infestação por *Enterobius vermicularis* (oxiúros).
- **Confirmação do diagnóstico:** Exame com fita adesiva para identificação microscópica de ovos de oxiúros (Fig. 38.1).
- **Melhor tratamento:** Mebendazol, pamoato de pirantel ou albendazol em dose única, tratando toda a família.

ANÁLISE

Objetivos

1. Descrever a apresentação da infestação por *E. vermicularis* na população pediátrica.
2. Explicar os métodos de tratamento e de prevenção de infestações posteriores.

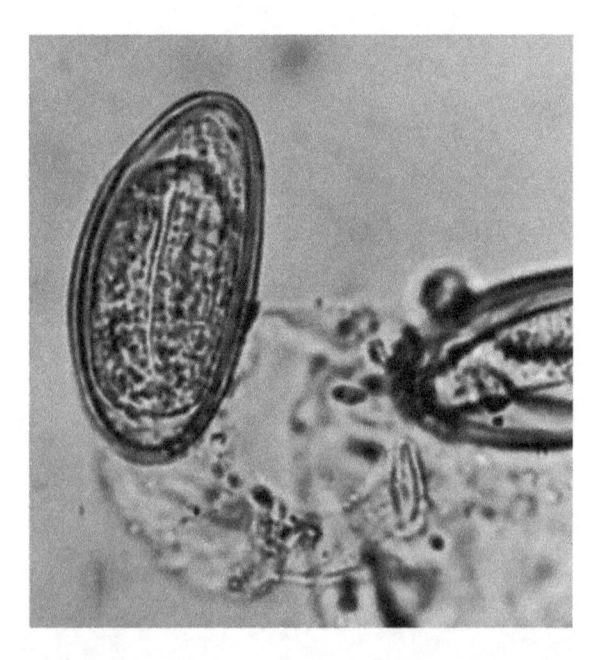

Figura 38.1 Ovos de oxiúros (*Enterobius vermicularis*) ao microscópio. (Reproduzida, com permissão, de Rudolph CD, Rudolph AM, Hostetter MK, Lister G, Siegel NJ, eds. *Rudolph's Pediatrics.* 21st ed. New York, NY:McGraw-Hill; 2003:1106.)

Considerações

Essa paciente apresenta uma história típica de infestação por oxiúros. Embora haja a possibilidade de abuso sexual, isso é improvável nesse caso por causa da história e do exame físico. A higiene pessoal precária é outro problema comum nas crianças com 2 anos, que estão em processo de adquirir controle esfincteriado e não se limpam adequadamente. Isso resulta em prurido e irritação perianal, ainda assim, o exame genital será normal. Às vezes, uma limpeza exagerada resulta em sintomas similares.

ABORDAGEM À
Infestação por *Enterobius vermicularis*

DEFINIÇÃO

NEMATOIDE (NEMATELMINTOS): Organismos cilíndricos com milhares de espécies, sendo que apenas algumas delas são parasitos (Quadro 38.1). A infestação por nematoides é um dos tipos mais comuns de infestação do ser humano.

ABORDAGEM CLÍNICA

A paciente com prurido perianal, principalmente à noite, deverá ser avaliada para infestação por *E. vermicularis*. Diferentemente de muitos outros parasitos, o exame das fezes para ovos não é de utilidade porque os ovos são poucos e pequenos. Alguns pais conseguem ver um parasito nas fezes, mas o *E. vermicularis* é difícil de ser identificado a olho nu. Em vez disso, **uma fita adesiva é aplicada na região perianal no início da manhã**; os **ovos do *E. vermicularis*** podem ser identificados com microscopia. Esses ovos são infectantes, devendo ser tomadas medidas adequadas de controle de infestação.

A infestação por *Enterobius vermicularis* é a **infestação por nematoides mais comum na América do Norte** e os humanos são seus únicos hospedeiros naturais. Os fatores de risco incluem a exposição a outras crianças no ambiente da creche ou do lar. O verme adulto tem um centímetro de comprimento e vive no trato GI humano, sendo raro migrar para o apêndice, o baço, o fígado, a bexiga e a vagina. O ciclo de vida dos oxiúros começa quando uma fêmea prenha migra para a região perianal para depositar seus ovos. Dentro de seis horas, cada ovo já estará abrigando uma larva; as larvas são viáveis por até 20 dias. Depois, esses ovos são transferidos para as roupas, dedos das mãos (a partir do ato de coçar) e roupas de cama. A infestação resulta da ingestão desses ovos. As larvas "eclodem" no duodeno e evoluem para sua forma adulta em 4 a 6 semanas.

Muitos dos pacientes infestados são assintomáticos. O sintoma descrito mais frequente é o **prurido perianal noturno**, resultante da hipersensibilidade aos vermes e aos ovos. Às vezes, os vermes fecundados migram para a região perineal, resultando

QUADRO 38.1 • Infestações comuns por nematoides nos seres humanos

Nome comum	Nome(s) do parasito	Fonte de infecção	Sinais e sintomas	Diagnóstico	Tratamento
Áscaris	*Ascaris lumbricoides*	Ingestão de ovos, em geral a partir de solo contaminado por fezes humanas	A maioria é assintomática; hemoptise, infiltrados pulmonares, dor abdominal, distensão; obstrução intestinal ocasional	Ovos embrionários e não embrionários nas fezes; às vezes vermes adultos podem ser vistos nas fezes ou escarros	Albendazol em dose única, mebendazol por 3 dias ou dose única de pamoato de pirantel; a obstrução pode ser eliminada com sais de piperazina (causa a paralisia e expulsão dos vermes)
Ancilóstomo	*Ancyclostoma duodenale; Necator americanus*	Penetração da larva no solo através da pele exposta	Prurido e exantema no local da entrada; dor epigástrica e diarreia; anemia devido à perda de sangue; sintomas respiratórios	Ovos ovoides característicos nas fezes	Mebendazol por 3 dias, ou albendazol em dose única ou pamoato de pirantel; pode-se incluir suplementação de ferro; uma vacina está em desenvolvimento
Oxiúros	*Enterobius vermicularis*	Ingestão de ovos	Muitas são assintomáticas; o mais comum é o prurido perianal noturno	Microscopia da fita adesiva aplicada ao ânus revela ovos; a rotina do exame de fezes para ovos e parasitos não é útil	Pamoato de pirantel, ou mebendazol ou albendazol em dose única com 1 segunda dose de 2-3 semanas depois
Estrongiloide	*Strongyloides stercoralis*	A larva penetra na pele e migra para os pulmões, em seguida para o intestino; também por autoinfestação as larvas podem migrar do intestino para a corrente sanguínea, chegar aos pulmões e, novamente, ao intestino	Pode ser assintomática; pode causar dor epigástrica, vômitos, diarreia, má-absorção, perda de peso	Ovos ovoides característicos nas fezes	Larvas nas fezes ou na amostra de líquido duodenal reveladas por exame de fita Ivermectina por 1-2 dias ou tiabendazol por 2 dias; podem ser necessárias até 2 semanas de terapia, com base nos exames de fezes subsequentes

(continua)

QUADRO 38.1 • Infestações comuns por nematoides nos seres humanos (continuação)

Nome comum	Nome(s) do parasito	Fonte de infecção	Sinais e sintomas	Diagnóstico	Tratamento
Larva migrans visceral e ocular	Toxocara canis; Toxocara cati; Toxocara leonina; Baylisascaris procyonis	Ingestão de ovos, em geral a partir do solo contaminado com fezes de cães ou de gatos	Febre, tosse, dor abdominal ocasional; hepatomegalia, sibilos e roncos difusos e lesões na pele ao exame físico	Apresentação clínica e exame sorológico; eosinofilia significativa (> 20%) com leucocitose; a microscopia dos tecidos afetados, às vezes, revela larvas	Visceral: nenhum, doença autolimitada. Ocular: dietilcarbamazina, albendazol por 3-5 dias ou mebendazol por 5 dias; administrar com cautela, uma vez que a morte dos parasitos pode precipitar uma reação inflamatória
Tricocéfalo	Trichuris trichiura	Ingestão de ovos	Muitas são assintomáticas; podem causar proctite, diarreia sanguinolenta, dor abdominal, prolapso retal	Ovos em formato de limão nas fezes	Mebendazol ou albendazol por 3 dias (dose única para infestações brandas)

em prurido e secreção vaginal. Apesar de o bruxismo ter sido historicamente associado à infestação por oxiúros, o prurido perianal é o único sintoma consistentemente relatado.

Alguns especialistas recomendam tratar toda a família (ou, pelo menos, lavar toda a roupa de cama potencialmente infectada); outros sugerem o tratamento global somente nos casos recorrentes. **O tratamento pode ser realizado com mebendazol, albendazol ou pamoato de pirantel** em dose única. Frequentemente, uma segunda dose é administrada duas semanas após a primeira, para eliminar novos vermes liberados por ovos ingeridos durante o período de tratamento.

QUESTÕES DE COMPREENSÃO

38.1 A mãe informa que o filho de 4 anos está com "dor nas nádegas". Ela relata a ocorrência de vários episódios de fezes com veios de sangue e prurido frequente na região. Ele está sem febre, mas sua região perianal está vermelho-vivo com bordas bem-delineadas com eritema. A área apresenta dor difusa, mas não são encontrados nódulos, flutuação ou trauma. O exame diagnóstico e a terapia apropriados incluem:

A. Exame de fezes para ovos e parasitos; tratamento com albendazol.
B. Exame com fita adesiva para pesquisa de ovos; tratamento com albendazol.
C. Teste rápido para estreptococos na região anal e antibióticos orais.
D. Hemocultura e antibióticos parenterais.
E. Administração de pomada para dermatite das fraldas.

38.2 Um menino de 6 anos, que veio há pouco tempo do sudoeste dos Estados Unidos, reclama que "alguma coisa está saindo" do seu ânus quando faz força para defecar, parecendo haver melhora quando ele relaxa. Ele também reclama de dor abdominal e sangue nas fezes na última semana. Seu exame físico revela região anal externa normal, sem evidências de trauma. Quando é solicitado a fazer força, protruiu do seu ânus uma massa mucosa rosa que retorna ao ânus quando ele relaxa. A avaliação diagnóstica inicial deverá incluir qual dos exames a seguir?

A. Teste com fita adesiva pela manhã, ao acordar.
B. Exame de fezes para ovos e parasitos.
C. Coprocultura.
D. Ultrassonografia abdominal.
E. Cultura para herpes.

38.3 Uma mãe traz amostras de fezes para inspeção. Nas fezes estão presentes alguns vermes de 15 a 20 cm de comprimento, arredondados e esbranquiçados. Você iniciará o tratamento com:

A. Amoxicilina.
B. Mebendazol.
C. Praziquantel.

D. Niclosamida.
E. Paramomicina.

38.4 Um adolescente de 14 anos, portador de HIV e Aids, apresenta-se para um exame físico antes de viajar para o sudoeste da Ásia. No seu aconselhamento sobre os riscos à saúde dessa região, você menciona que ele deverá sempre andar calçado, para prevenir a infestação por *Strongyloides*, que apresenta especial perigo para ele, porque:
A. Sua medicação antirretroviral o deixa mais suscetível.
B. Sua imunodeficiência tornará a erradicação impossível.
C. Agentes antiparasitários não estão disponíveis no sudoeste da Ásia.
D. É comum os adolescentes apresentarem doenças graves quando infestados.
E. Os *Strongyloides* podem provocar uma "hiperinfestação" nos hospedeiros imunocomprometidos.

RESPOSTAS

38.1 **C.** Apesar de as considerações diagnósticas incluírem infestação por oxiúros (assim como abuso sexual, dermatite das fraldas por contato e dermatite das fraldas por *Candida*), nesse caso, a apresentação é mais consistente com celulite perianal. Em geral, a infestação por oxiúros não provoca fezes com veios de sangue e nenhum eritema associado com oxiúros é bem demarcado. A celulite perianal costuma ser causada pelo *Streptococcus* e responde ao uso de antibióticos (mupirocine) orais ou tópicos.

38.2 **B.** Oxiúros não são conhecidos por causar prolapso retal, mas os tricocéfalos (*Trichuris trichiuria*) são. Os nematoides tricocéfalos vivem em áreas quentes e úmidas, sendo encontrados na zona rural do sudoeste dos Estados Unidos. Uma microscopia de rotina para ovos é o suficiente para o diagnóstico (os tricocéfalos produzem muito mais ovos do que os oxiúros). O tratamento é com albendazol ou com mebendazol. A fibrose cística também deverá ser considerada em qualquer criança com prolapso retal, mas nesse caso a história deveria incluir também pneumonias frequentes, retardo do crescimento ou fezes fétidas.

38.3 **B.** Vermes desse tamanho e com essa descrição são característicos dos *Ascaris*; o tratamento consiste em mebendazol ou albendazol. A amoxicilina é um agente antibacteriano. Praziquantel, niclosamida e paromomicina são eficazes contra cestódeos (tênias) e não são recomendados para nematoides.

38.4 **E.** O ciclo de vida dos *Strongyloides* não necessita de um período fora do hospedeiro. Sendo assim, o organismo pode "autoinfestar" o hospedeiro (a larva no intestino atravessa a parede intestinal, ganha a circulação, chega aos pulmões e retorna ao intestino). Essa autoinfestação pode levar a uma estrongiloidíase disseminada nos hospedeiros imunocomprometidos pela invasão maciça dos órgãos com subsequente destruição tecidual, podendo resultar em sepse por microrganismos intestinais gram-negativos.

> **DICAS CLÍNICAS**
>
> ▶ Pacientes com prurido perianal noturno devem ser avaliados para infestação por *Enterobius vermicularis*.
> ▶ Os exames típicos de fezes para pesquisa de ovos e parasitos podem não identificar ovos de *Enterobius vermicularis*, porque a contagem é baixa. O exame com fita adesiva é mais produtivo para a confirmação do diagnóstico de infestação por oxiúros.

REFERÊNCIAS

Cherian T. The nematodes. In: McMillan JA, Feigin RD, DeAngelis CD, Jones MD, eds. *Oski's Pediatrics: Principles and Practice*. 4th ed. Philadelphia, PA: Lippincott Williams & Wilkins; 2006:1361-1369.

Dent AE, Kazura JW. Enterobiasis (enterobius vermicularis). In: Kliegman RM, Stanton BF, St. Geme JW, Schor NF, Behrman RE, eds. *Nelson Textbook of Pediatrics*, 19th ed. Philadelphia, PA: Elsevier; 2011:1222.

Merritt DF. Vulvovaginitis. In: Kliegman RM, Stanton BF, St. Geme JW, Schor NF, Behrman RE, eds. *Nelson Textbook of Pediatrics*, 19th ed. Philadelphia, PA: Elsevier; 2011:1865-1869.

Oberhelman RA. Enterobiasis (pinworm). In: Rudolph CD, Rudolph AM, Lister GE, First LR, Gershon AA, eds. *Rudolph's Pediatrics*. 22nd ed. New York, NY: McGraw-Hill; 2011:1190-1191.

CASO 39

Um lactente com 5 meses chega ao serviço de emergência imobilizado em uma maca de transporte, utilizando um colar cervical. Ele estava no colo do pai, no assento do passageiro da frente, quando o motorista do carro perdeu o controle e bateu. A criança foi projetada para frente através do parabrisas dianteiro. Os paramédicos relatam que seu índice na escala modificada de coma de Glasgow é 6 (abre os olhos e geme aos estímulos dolorosos e demonstra extensão anormal); ele foi intubado no local do acidente. Sofreu uma convulsão tônicoclônica generalizada autolimitada com duração de dois minutos a caminho do hospital.

A avaliação revela alteração do estado mental da criança. O tubo endotraqueal está na posição correta e sua gasometria arterial reflete uma oxigenação e ventilação eficazes. Ele está eutérmico e taquicárdico. Não apresenta evidências de fraturas e seu exame abdominal é benigno. Há várias lacerações no couro cabeludo e na face. Sua fontanela anterior está abaulada, com as suturas levemente separadas e o exame de fundo de olho revela hemorragia retiniana bilateral.

▶ Qual é a etiologia mais provável para a alteração do estado mental dessa criança?
▶ Qual é o exame mais apropriado para confirmar essa etiologia?

RESPOSTAS PARA O CASO 39
Hematoma subdural

Resumo: Um lactente, que não usava um dispositivo de segurança, foi ejetado do carro através do parabrisas dianteiro. Apresenta alteração do estado mental, teve uma convulsão e seu exame físico é consistente com aumento da pressão intracraniana (PIC).

- **Diagnóstico mais provável:** Hematoma subdural.
- **Melhor estudo:** Tomografia computadorizada (TC) craniana em caráter de emergência.

ANÁLISE

Objetivos

1. Descrever os achados clínicos típicos do trauma craniano.
2. Comparar os achados típicos do hematoma subdural com aqueles do hematoma epidural.
3. Discutir as opções possíveis de tratamento da hemorragia intracraniana.

Considerações

Essa criança tem menos de 1 ano de idade, e os hematomas subdurais são mais comuns nessa faixa etária; os hematomas epidurais são mais frequentes em crianças maiores. As convulsões são comuns na presença de hematomas subdurais, ocorrendo em 75% dos pacientes afetados e acometem menos de 25% dos pacientes com hematoma epidural. Seu estado mental alterado poderia ter sido causado por uma concussão cerebral simples, mas nesse caso a TC seria normal ou exibiria alterações inespecíficas. A ejeção da criança no acidente automobilístico estabelece um mecanismo apropriado de lesão, tornando outras considerações (como a síndrome do bebê sacudido, hoje referida como trauma craniano por abuso físico) menos prováveis. O fato de a criança não estar em um assento especial para crianças durante a viagem de automóvel também deve ser abordado.

ABORDAGEM AO
Hematoma subdural

DEFINIÇÕES

CONCUSSÃO: Estado mental alterado logo após trauma craniano fechado; nenhuma anomalia cerebral consistente com os achados; pode causar perda de memória retrógrada ou anterógrada.

HEMORRAGIA EPIDURAL: Sangramento entre a dura-máter e o crânio; em geral ocorre com fratura craniana e laceração da artéria meníngea média, mas pode resultar da ruptura dos seios durais ou das veias meníngeas médias (Fig. 39.1).

ESCALA DE COMA DE GLASGOW (GCS, do inglês *Glasgow Coma Scale*): Ferramenta clínica desenvolvida para auxiliar na predição da gravidade do trauma craniano. Para lactentes e crianças pequenas, existem várias escalas modificadas, que tentam adaptar a porção verbal da escala de forma a refletir o desenvolvimento da linguagem, e outras que modificam o componente motor para refletir a ausência de movimentos intencionais nos lactentes pequenos (Quadro 39.1).

HEMORRAGIA SUBDURAL: Sangramento no espaço entre as membranas dura-máter e aracnoide; ocorre com a ruptura das veias cerebrais que conectam o córtex cerebral e os seios durais (Fig. 39.1).

ABORDAGEM CLÍNICA

A criança desse caso está gravemente doente, com evidências de aumento da PIC e hemorragia retiniana. É provável que apresente alguma forma de hemorragia cerebral. O tratamento inicial segue o **ABC** da reanimação: avaliar primeiro as vias **a**éreas, depois a respiração (*breathing*) e, por fim, a condição **c**irculatória, seguindo-se os cuidados direcionados às lesões.

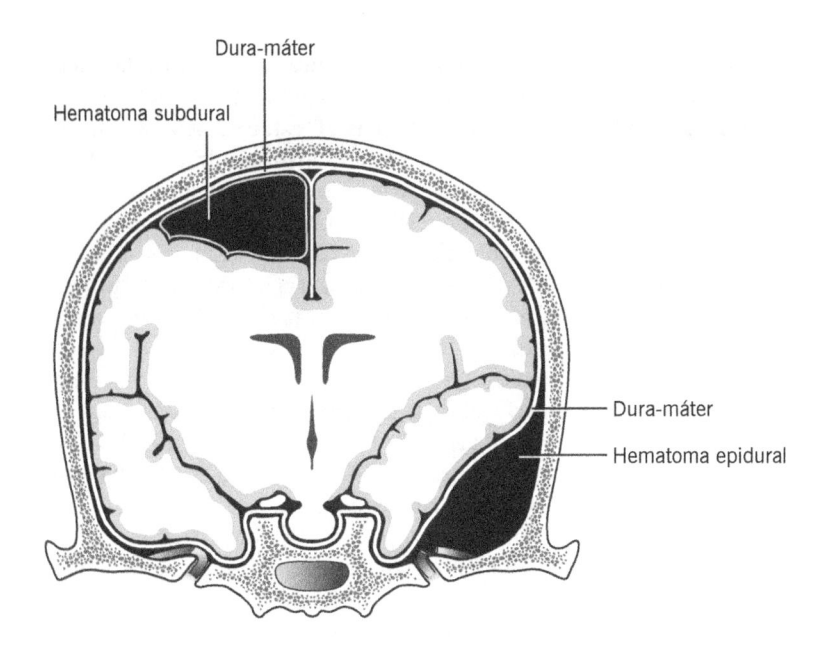

Figura 39.1 Anatomia dos hematomas subdural e epidural.

QUADRO 39.1 • Escala de coma de Glasgow modificada para crianças com idade inferior a 3 anos
Abertura ocular:
1 Nenhuma 2 À dor 3 A estímulos verbais 4 Espontânea
Comunicação verbal:
1 Sem resposta 2 Sons incompreensíveis 3 Palavras inadequadas 4 Conversação confusa, choro 5 Orientada, chora para indicar necessidades
Resposta motora:
1 Nenhuma 2 Resposta extensora anormal 3 Resposta flexora anormal 4 Retira com a dor 5 Localiza a dor 6 Movimentos espontâneos em lactentes com idade inferior a 6 meses e movimentos com propósito em crianças entre 6-36 meses

A **hemorragia subdural** é mais comum nas crianças com menos de 1 ano de idade e muito mais frequente do que a hemorragia epidural supratentorial. Um terço das hemorragias subdurais identificadas pela TC estão associadas a fraturas cranianas; quase todas são de origem venosa e **três quartos são bilaterais**. As imagens por TC exibem hematoma geralmente crescêntico. As **convulsões ocorrem em 60 a 90% dos pacientes afetados**, e com frequência as hemorragias retinianas estão associadas. O aumento da PIC é característico. Em geral, a hemorragia subdural está associada a uma menor mortalidade do que a hemorragia epidural, mas a morbidade a longo prazo é mais significativa na lesão epidural, porque o parênquima cerebral, na maioria das vezes, está envolvido.

Os hematomas subdurais podem ser agudos, subagudos ou crônicos. Nos hematomas agudos, os sintomas ocorrem nas primeiras 48 horas após a lesão. Os pacientes com hematoma subdural subagudo exibem os sintomas entre 3 e 21 dias após a lesão, e os hematomas crônicos causam sintomas após 21 dias. Os **hematomas subdurais são mais comuns nas crianças maiores** do que nos lactentes; os sintomas podem incluir vômitos crônicos, convulsões, hipertonia, irritabilidade, alterações de personalidade, desatenção, ganho de peso insuficiente, febre e anemia. As imagens por ressonância magnética são mais úteis do que a TC na avaliação dos hematomas subagudos e crônicos, porque o tempo de duração do hematoma pode ser estimado pela intensidade do sinal.

As hemorragias epidurais ocorrem com mais frequência nas crianças maiores e em adultos e costumam ser vistas no espaço infratentorial. **Dois terços das hemorragias epidurais estão associados a fraturas do crânio.** Embora a maioria das hemorragias epidurais em adultos seja de origem arterial, nas crianças quase a metade se origina de lesões venosas. **A maioria das hemorragias epidurais é unilateral**, estando localizada na região temporoparietal e aparecendo na TC como um hematoma no formato côncavo-convexo ou biconvexo. **Menos de 25% dos pacientes com hematoma epidural apresentam convulsões**, e as hemorragias retinianas são raras. **A mortalidade é maior na presença de hemorragia epidural do que de hemorragia subdural**, mas nos sobreviventes a morbidade a longo prazo é baixa.

O aumento da PIC, que pode ser causado por ambas as formas de hemorragia, é importante que seja reconhecido e tratado. É frequente os hematomas epidurais progredirem com rapidez, exigindo drenagem cirúrgica urgente, com identificação da fonte do sangramento. As hemorragias subdurais não costumam exigir drenagem urgente, mas podem necessitar desse procedimento em data posterior.

QUESTÕES DE COMPREENSÃO

39.1 Você é o médico de um time de futebol americano de uma escola local de ensino médio. Nos primeiros 15 minutos do primeiro tempo de um jogo do campeonato regional, você vê seu principal jogador de ataque ser atingido por uma cabeçada em uma jogada com o adversário, com choque de capacetes. Após o impacto inicial ele não se levanta. Você corre para o campo junto com o treinador e avalia o jogador machucado. Ele está respirando e seu pulso está estável, mas está inconsciente. Enquanto você prossegue com o exame, ele acorda. Ele se lembra do nome, mas não consegue lembrar o dia do mês em curso, sua posição no time ou como ele estava indo no jogo. Não apresenta déficit sensorial ou motor sugestivo de lesão da coluna cervical, então você termina de atendê-lo fora do campo. Após 15 minutos ele está completamente orientado e deseja voltar ao jogo. O técnico do time avisa que ele ficará no banco pelo restante do jogo. O jogador apela para você. Qual das opções a seguir é o procedimento mais apropriado?

A. Confirmar a decisão do técnico. Dizer ao jogador que ele necessitará de avaliações subsequentes antes de voltar a jogar.
B. Confirmar a decisão do técnico. Dizer ao jogador que ele poderá voltar e participar dos treinos regulares amanhã.
C. Refutar a decisão do técnico. Dizer ao jogador que ele pode retornar ao jogo naquele momento.
D. Refutar a decisão do técnico. Dizer ao jogador que ele poderá voltar após o intervalo.
E. Imobilizar o jogador em uma maca de transporte e levá-lo para o hospital.

39.2 Uma adolescente de 17 anos é levada ao hospital após um acidente de carro. Ela e o namorado beberam cerveja e voltavam para casa quando ela perdeu o controle do carro e bateu contra a parede lateral da delegacia local de polícia.

Contou ter tido uma rápida perda de consciência, mas, agora, está orientada quanto ao seu nome, espaço e tempo. Responde de forma adequada às suas perguntas. Enquanto espera pelas radiografias da coluna cervical, ela vomita e fica inconsciente. Agora, está bradicárdica e sua respiração é irregular. Qual das lesões cerebrais a seguir é a mais provável nesse caso?

A. Hemorragia subdural.
B. Hemorragia epidural.
C. Hemorragia intraventricular.
D. Epilepsia pós-traumática.
E. Concussão.

39.3 Alguns dias após o tratamento de emergência, a adolescente da questão anterior é transferida da unidade de tratamento intensivo para a enfermaria geral. Ela está preocupada com seu prognóstico. Qual das afirmativas a seguir está correta?

A. Ela necessitará de uma avaliação neuropsiquiátrica extensa antes de retornar à escola.
B. É provável que tenha cefaleias, sinta fadiga, náuseas e apresente distúrbios do sono.
C. É provável que desenvolva convulsões e precise de dois anos de medicamentos profiláticos anticonvulsivantes.
D. Ela não poderá mais dirigir porque sofreu uma cirurgia cerebral.
E. Ela terá poucos problemas a longo prazo.

39.4 Uma criança de 7 meses chega ao serviço de emergência após relato da queda da sua cadeira alta de alimentação. Os pais não mencionam perda de consciência, outros traumas ou problemas médicos. Seu exame clínico revela algumas equimoses antigas, mas nenhuma evidência de trauma agudo ou fratura. Ele está irritado, então você solicita uma TC cerebral sem contraste. O radiologista pediátrico atesta a presença de hematomas subdurais frontais e duas fraturas em consolidação, que ele entende terem ocorrido há duas semanas. Qual das opções a seguir será o melhor próximo passo no tratamento da criança?

A. Observar por seis horas na sala de emergência.
B. Avaliar o tempo de sangramento e o tempo de protrombina.
C. Solicitar ressonância magnética encefálica.
D. Dar alta do serviço de emergência com orientações sobre as precauções a tomar em situações de trauma cefálico.
E. Solicitar uma eletrencefalografia e uma avaliação neurológica.

RESPOSTAS

39.1 **A.** Apesar de controversa, a resposta correta é aquela que impede o rapaz de jogar pelo restante do dia, pois ele sofreu uma concussão resultando em perda de consciência. O relatório clínico mais recente da American Academy of Pediatrics a respeito das condições que afetam a participação esportiva endossa as conclusões da 3rd International Conference on Concussion in Sport (Terceira conferência internacional sobre concussão no esporte) de 2008. Esse relatório sugere que reavaliações individuais e frequentes do jogador, ao longo do tempo, e um retorno cauteloso aos jogos têm mais utilidade do que um período predeterminado de afastamento do esporte.

39.2 **B.** Essa adolescente exibe um curso típico de hemorragia epidural em adulto (com um período inicial de estado mental alterado [concussão inicial], seguido de um período de lucidez e, depois, o retorno ao estado mental alterado e sintomas de aumento da PIC [efeito do hematoma]). Crianças pequenas não costumam exibir esse padrão. Uma avaliação neurocirúrgica imediata se faz necessária.

39.3 **E.** A taxa de mortalidade por hemorragia epidural aguda é maior do que por hemorragia subdural aguda, mas a morbidade a longo prazo nos indivíduos sobreviventes é menor. As queixas da resposta B são comuns após hemorragia subdural. Embora um distúrbio convulsivo possa ser impedimento para conduzir veículos automotores, o simples fato de ter sido submetida a uma cirurgia craniana não é.

39.4 **C.** Essa criança apresenta evidência de fraturas cranianas antigas com hematomas subdurais. A ressonância magnética da cabeça ajudaria na determinação da idade do hematoma. Se a idade do sangue do hematoma estiver relacionada com a idade estimada das fraturas cranianas, maus-tratos à criança deverão ser considerados. O neurologista poderá ser de ajuda mais tarde na avaliação da criança, pois uma consulta imediata traria benefícios limitados antes de informações adicionais serem coletadas. Nesse caso, a alta hospitalar com as informações apresentadas é perigosa; a criança precisa de internação hospitalar e do envolvimento do serviço social. As provas de coagulação provavelmente não serão úteis inicialmente, mas podem ser necessárias em algum momento se houver suspeita de abuso infantil e houver a possibilidade de um processo judicial. A criança em questão não apresenta história consistente com distúrbio da coagulação, e um distúrbio da coagulação não explicaria as fraturas antigas.

DICAS CLÍNICAS

▶ A hemorragia subdural é mais comum em crianças com menos de 1 ano e ocorre no espaço supratentorial; as convulsões e a hemorragia retiniana são achados que estão associados com frequência. O aumento da PIC é típico.

▶ As hemorragias epidurais costumam ser vistas em crianças maiores e em adultos, ocorrendo no espaço infratentorial. Menos de 25% dos pacientes apresentam convulsões; a hemorragia retiniana é rara.

▶ Em geral, a taxa de mortalidade associada à hemorragia subdural é menor do que aquela observada na hemorragia epidural, mas a morbidade a longo prazo é mais significativa com lesões subdurais porque o parênquima cerebral está envolvido na maioria das vezes.

REFERÊNCIAS

Halstead ME, Walter KD, The Council on Sports Medicine and Fitness. Sports-related concussion in children and adolescents. *Pediatrics*. 2010; 126:597-611.

Kochanek PM, Bell MJ. Neurologic emergencies and stabilization. In: Kliegman RM, Stanton BF, St. Geme JW, Schor NF, Behrman RE, eds. *Nelson Textbook of Pediatrics*, 19th ed. Philadelphia, PA: Elsevier; 2011:296-301.

McCrory P, Meeuwisse W, Johnston K, et al. Consensus statement on concussion in sport – The 3rd International Conference on Concussion in Sport, held in Zurich, November 2008. *J Clin Neurosci*. 2009; 16:755-763.

Prasad MR, Ewing-Cobbs L, Swank PR, Kramer L. Predictors of outcome following traumatic brain injury in young children. *Pediatr Neurosurg*. 2002; 36:64-74.

Rosman NP. Acute head trauma. In: McMillan JA, Feigin RD, DeAngelis CD, Jones MD, eds. *Oski's Pediatrics: Principles and Practice*. 4th ed. Philadelphia, PA: Lippincott Williams & Wilkins; 2006:730-746.

Sobeih MM. Trauma to the nervous system. In: Rudolph CD, Rudolph AM, Lister GE, First LR, Gershon AA, eds. *Rudolph's Pediatrics*. 22nd ed. New York, NY: McGraw-Hill; 2011:2158-2164.

Teasdale G, Jennett B. Assessment of coma and impaired consciousness: a practical scale. *Lancet*. 1974; 2:81-84.

CASO 40

Uma adolescente de 16 anos chega ao serviço de saúde onde você trabalha, com queixa de sangramento menstrual intenso nos últimos seis meses. Ela conta que seus ciclos são regulares, ocorrendo a cada 29 dias, com duração de 10 dias; utiliza de 10 a 12 absorventes por dia. Seu último ciclo terminou há 1 semana e, agora, ela reclama de tontura quando fica de pé. Ela nega secreção vaginal ou dor abdominal concomitantes. Sua história médica pregressa e familiar não contemplam problemas de sangramento. Sua menarca foi aos 12 anos e o ciclo menstrual regular foi estabelecido aos 14 anos. Ela também nega todas as formas de atividade sexual. Seu exame clínico é significativo para taquicardia discreta em repouso e hipotensão ortostática. A matriz ungueal e a conjuntiva estão pálidas. O exame de urina para gravidez é negativo e sua hemoglobina é 10 g/dL.

▶ Qual é o diagnóstico mais provável?
▶ Como você trataria essa paciente?

RESPOSTAS PARA O CASO 40
Sangramento uterino disfuncional

Resumo: Uma adolescente queixa-se de sangramento menstrual intenso, mas regular, que resultou em anemia e hipotensão ortostática.

- **Diagnóstico mais provável:** Sangramento uterino disfuncional (SUD).
- **Tratamento:** Suplementação de ferro e anticoncepcionais orais (ACOs) monofásicos em dose baixa por 3 a 6 meses com verificação da hemoglobina em seis semanas.

ANÁLISE

Objetivos

1. Relacionar as possibilidades diagnósticas para sangramento uterino anormal.
2. Descrever a avaliação apropriada do sangramento uterino anormal.
3. Diferenciar os vários tratamentos do SUD com base nos sintomas e tipos de sangramento.

Considerações

O sangramento menstrual que leva à anemia e à hipotensão ortostática não é típico e exige investigação adicional. O sangramento excessivo pode ser causado por gravidez; embora a jovem tenha negado atividade sexual, o exame de urina para gravidez deve fazer parte da avaliação. As doenças sexualmente transmissíveis, as neoplasias e o trauma também deverão ser considerados.

ABORDAGEM AO
Sangramento uterino disfuncional

DEFINIÇÕES

MENORRAGIA: Sangramento uterino excessivo e/ou prolongado no ciclo menstrual regular.

METRORRAGIA: Sangramento uterino irregular entre os ciclos menstruais.

MENOMETRORRAGIA: Sangramento uterino irregular com fluxo excessivo e/ou prolongado.

ABORDAGEM CLÍNICA

O sangramento uterino disfuncional refere-se a um fluxo anormal que ocorre em excesso tanto em um ciclo regular (menorragia) quanto em um irregular, não estando relacionado ao fluxo menstrual normal (metrorragia). O SUD é um diagnóstico de exclusão; outros diagnósticos devem ser considerados primeiro. Das mulheres jovens com sangramento vaginal anormal, cerca de 9% apresentam uma causa orgânica, como gravidez ectópica ou ameaça de aborto; outras causas potenciais incluem infecções (cervicite, papilomavírus humano [HPV, do inglês *human papillomavirus*], tricomoníase), traumas, contraceptivos hormonais e outras medicações, hipotireoidismo, corpo estranho ou neoplasias. As demais mulheres não apresentam causas evidentes para o sangramento e são diagnosticadas com sangramento uterino disfuncional ou anormal.

A apresentação típica é a da adolescente com ciclo menstrual regular que desenvolve sangramentos menstruais prolongados ou intensos, ou sangramentos irregulares. O sangramento costuma ser indolor. Aspectos importantes da história incluem episódios anteriores de sangramento, duração do ciclo, número de dias de sangramento e severidade do sangramento (que pode ser estabelecida pelo número de absorventes usados por dia). A história familiar deverá investigar a presença de outras pessoas com problemas de sangramento, como hemorragia pós-cirúrgica excessiva ou a necessidade de uma histerectomia após o parto.

Após certificar-se de que a paciente não está grávida, a próxima avaliação laboratorial mais importante é a hemoglobina. O grau de anemia ajuda a categorizar a severidade do sangramento e a direcionar o tratamento (Fig. 40.1). Mulheres com hemoglobina acima de 12 g/dL são consideradas com sangramento discreto e podem ser tratadas com suplemento de ferro isolado e um acompanhamento cuidadoso. Uma hemoglobina entre 9 e 12 g/dL é considerada o resultado de um sangramento moderadamente severo; o tratamento inclui ferro e ACO monofásico. Mulheres portadoras de hemoglobina abaixo de 9 g/dL são consideradas com sangramento severo e podem necessitar de internação hospitalar e transfusão de sangue. O estrogênio intravenoso (Premarin) e contraceptivos orais em altas doses são administrados até que cesse o sangramento; a persistência do sangramento, na vigência dessas medidas, pode exigir dilatação e curetagem. Embora essas doses altas de estrogênio suscitem preocupações teóricas relacionadas a eventos trombóticos, nenhum evento foi relatado com o uso em curto prazo, como o necessário nessa condição.

Pacientes com SUD devem manter os contraceptivos orais por 3 a 6 meses. Após a regularização do ciclo menstrual e a resolução do sangramento irregular, a retirada criteriosa do ACO poderá ser tentada, se desejado, com acompanhamento rigoroso. A suplementação de ferro deverá continuar por dois meses após resolução da anemia.

Pacientes com sangramento uterino disfuncional

```
                    História ──────┤── Hemograma completo com contagem
                                   │    diferencial, plaquetária e de reticulócitos
                 Exame físico ─────┤── Considerar:
                                   │    Tempo de protrombina, tempo parcial
        Identificar:        ←──────┤    de tromboplastina, teste para o fator
        Distúrbios de coagulação   │    de von Willebrand, provas de esfregaço
        Distúrbios da tireoide     │    para pesquisa de gonococo e Chlamydia
        Gravidez ectópica          │    Exames para a função da tireoide
        Ameaça de aborto           │    Exame de gravidez
        Cervicite                  │    Ultrassonografia
                                   ▼
                        ┌─────────────────────────┐
                        │ Avaliar a gravidade da doença │
                        └─────────────────────────┘
```

Discreta (Hb > 12 g/dL)	Moderada (Hb 9-12 g/dL)	Severa (Hb < 9 g/dL)
Prescrever suplementação de ferro (ACOs caso sexualmente ativa)	Suplementação de ferro	Hospitalizar, se hemodinamicamente instável. Estabilizar circulação. Considerar: Transfusão de sangue
Acompanhamento em 2 meses		Consulta ginecológica. Considerar: Premarin IV em combinação com ACO em dose alta
Tranquilizar a paciente		

		Boa resposta	Resposta insatisfatória
Sem sangramento atual	Com sangramento atual	Reduzir ACO em dose alta, e continuar por um ciclo iniciar suplementação de ferro	Ultrassonografia. Considerar: Dilatação e curetagem
ACO monofásico em dose baixa 1/d x 3-6 meses	ACO monofásico em dose baixa 2-4d reduzir após 21 dias	Mudar para ACO em dose baixa após 1 mês x 3-6 meses	
Repetir Hb em 6 semanas		Acompanhamento mensal	

Continuar a suplementação de ferro por 6-8 semanas após resolução da anemia

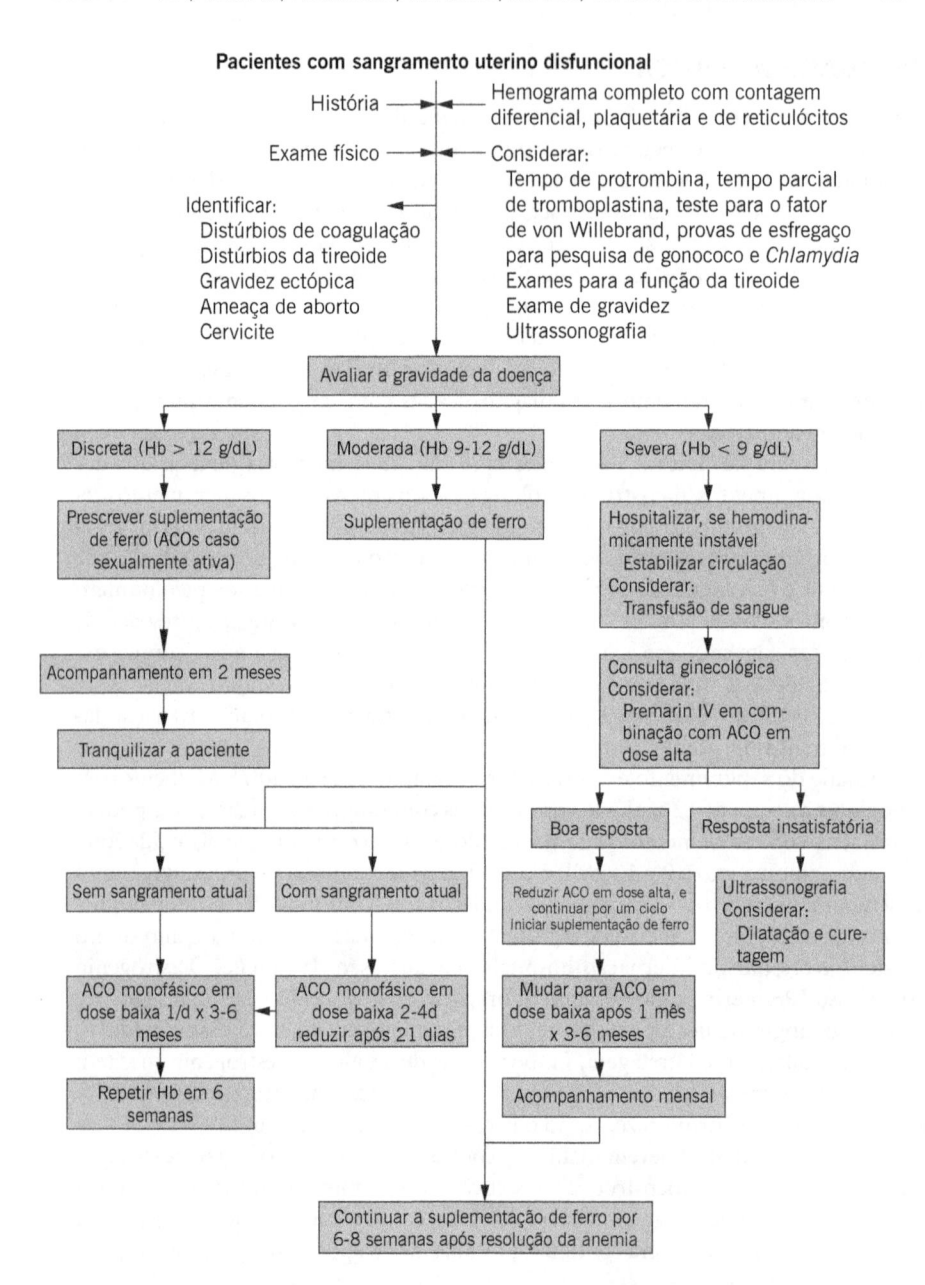

Figura 40.1 Avaliação do SUD. Hb, hemoglobina; ACO, anticoncepcional oral. (Reproduzida, com permissão, do Kaplan DW, Love-Osborne L. Adolescence.In: Hay WW, Levin MJ, Sondheimer JM, Deterding RR, eds. *Current Diagnosis and Tratment in Pediatrics*. 19th ed. New York, NY:McGraw-Hill; 2009:128.)

QUESTÕES DE COMPREENSÃO

40.1 Uma adolescente de 15 anos chega ao serviço de emergência do hospital local queixando-se de vários dias de dor abdominal lateral esquerda, sangramento vaginal discreto e tontura. Após várias perguntas, você descobre que ela teve episódios de pré-síncope quando, por algumas vezes, tentou ficar de pé. Ela nega febre, atividade sexual, episódios prévios de sangramento vaginal no meio do ciclo e trauma abdominal ou geniturinário. Ao exame físico, ela está pálida e taquicárdica e à palpação sente dor abdominal com defesa abdominal e rebote nos quadrantes superior e inferior esquerdos, que irradia para a região lombar. Sua hemoglobina é de 5 g/dL, a contagem leucocitária é de 12.000/mm^3 e a contagem plaquetária é de 210.000/mm^3. Seu β-hCG sérico é de 1.800 mUI/mL. Qual das opções a seguir é o diagnóstico mais provável?
   A. Metrorragia com anemia subsequente.
   B. Doença inflamatória pélvica.
   C. Superdosagem de salicilatos.
   D. Gravidez ectópica rota.
   E. Neoplasia uterina.

40.2 Uma adolescente de 13 anos vai ao seu consultório para exame pré-participação em esportes físicos, antes do início da estação de basquete. Ela não tem queixas, mas deseja conversar sobre a vacina para papilomavírus humano (HPV), que algumas das amigas já receberam. Qual das opções a seguir é a afirmação mais precisa sobre o papilomavírus humano e a vacina?
   A. A vacina HPV é indicada apenas quando a mulher se torna sexualmente ativa.
   B. O HPV tipos 6 e 11 são sorotipos de alto risco para câncer e estão contidos na vacina.
   C. A vacina HPV ajuda na prevenção do câncer cervical, mas não de verrugas genitais.
   D. O HPV tipos 16 e 18 estão associados à maioria dos cânceres cervicais.
   E. Há relatos de síncope após a injeção, sendo essa única reação adversa relacionada à vacina HPV.

40.3 Uma adolescente de 16 anos chega ao serviço de saúde com queixa de sangramento vaginal persistente. Ela havia sido atendida há três meses, quando você percebeu uma anemia discreta de 13 g/dL, diagnosticou-a com sangramento uterino disfuncional e iniciou a suplementação de ferro. Hoje, ela está desatenta e pálida. As aferições realizadas no serviço de saúde são: hemoglobina, 6 g/dL, contagem plaquetária normal; o exame de urina para a gravidez permanece negativo. Você providencia a internação dela no hospital local e solicita transfusão de uma bolsa de concentrado de hemácias. Além da estabilização do seu sistema circulatório, qual das opções a seguir representa o próximo passo mais apropriado no tratamento agudo dessa condição?

A. ACO.
B. Estrogênios conjugados intravenosos (Premarin) combinados com ACO em dose alta.
C. Histerectomia.
D. Alta hospitalar após transfusão com suplementação de ferro.
E. ACO trifásico em dose baixa.

40.4 Uma adolescente de 19 anos apresenta-se com uma temperatura de 38,4°C, dor no baixo ventre, secreção vaginal sanguinolenta e dispareunia. Ela não tem náuseas ou vômitos e sua tolerância aos líquidos é boa. Manifesta sensibilidade à mobilização da cérvice durante o exame. Seu exame de urina para gravidez é negativo e a ultrassonografia do quadrante inferior direito é negativa para apendicite. Qual das opções a seguir é o tratamento ambulatorial apropriado para sua provável condição?
A. Levofloxacina, 500 mg/oral, uma vez ao dia, por 14 dias, como monoterapia.
B. Ofloxacina, 400 mg/oral, duas vezes ao dia, por 14 dias, como monoterapia.
C. Ceftriaxona, 250 mg/IM, em dose única, como monoterapia.
D. Levofloxacina, 500 mg/oral, uma vez ao dia, e doxiciclina, 100 mg/oral, duas vezes ao dia, ambos por 14 dias.
E. Ceftriaxona, 250 mg/IM em dose única e doxiciclina, 100 mg/oral, duas vezes ao dia, ambos por 14 dias.

RESPOSTAS

40.1 **D.** A tríade clássica composta de dor abdominal, sangramento vaginal e amenorreia só ocorre em 50% dos casos de gravidez ectópica. Devido à gravidez ectópica ser a principal causa de óbitos relacionados à gravidez no primeiro trimestre, o médico deve considerar o diagnóstico para qualquer mulher em idade fértil com dor abdominal. Os fatores de risco para gravidez ectópica incluem doença inflamatória pélvica (DIP), dispositivo intrauterino (DIU), gravidez ectópica anterior, cirurgia tubária prévia, idade, uso de medicamentos para fertilização e tabagismo. Uma vez que a paciente está hemodinamicamente instável, a internação e a cirurgia são indicadas; entretanto, as pacientes hemodinamicamente estáveis com gestação ectópica não rota e boa possibilidade de acompanhamento clínico podem ser manejadas com tratamento expectante ou com metotrexato.

40.2 **D.** A vacina quadrivalente para o papilomavírus humano (Gardasil) foi licenciada em 2006 e está indicada para a prevenção do HPV tipos 6, 11, 16 e 18. Os tipos 6 e 11 causam cerca de 90% das verrugas genitais, mas são de baixo risco para neoplasias.[*] Os tipos 16 e 18 são responsáveis por dois terços de todos os casos de câncer cervical. A época ideal para a imunização é antes da primeira relação

---

[*] N. de R.T. No Brasil, a vacina Gardasil foi autorizada pela Anvisa em 2006. No entanto, ela ainda não está disponível no Sistema Único de Saúde, apenas em clínicas particulares especializadas.

sexual, mas as mulheres que possuem uma vida sexual ativa também podem se beneficiar da vacina; como não há exames para triagem disponíveis no mercado que determinem os sorotipos aos quais a mulher foi exposta, a vacina pode fornecer alguma proteção. Os meninos também recebem a vacina com início aos 11 anos de idade, em um esforço para prevenir as verrugas e a disseminação do vírus. São necessárias três doses da vacina para a imunização. Os efeitos colaterais comuns incluem cefaleia e dor no local da injeção. Anafilaxia à levedura é uma contraindicação. A síncope é relatada na população adolescente em todas as doses; a recomendação atual é que as adolescentes fiquem em observação por 15 minutos após a imunização.

40.3 **B.** Com base na anemia observada, o sangramento uterino disfuncional da adolescente é classificado como severo e necessita de hospitalização. A estabilização da circulação é prioritária, seguida das providências para estancar o sangramento. Estrogênio conjugado (Premarin) intravenoso em conjunto com ACO em dose alta é o próximo passo. Se esse tratamento for eficaz na redução do sangramento, ela poderá continuar com ACO em dose alta por 1 mês e, depois, passar para ACO em dose baixa. Se o sangramento persistir após o Premarin IV e o ACO em dose alta, serão necessárias a dilatação e a curetagem.

40.4 **E.** Mais de um milhão de mulheres desenvolvem doença inflamatória pélvica (DIP) nos Estados Unidos a cada ano e mais de um quarto são hospitalizadas. A DIP é mais comum na população adolescente, a incidência diminui com o aumento da idade. Como os sinais e os sintomas da apresentação são variados, o diagnóstico pode ser difícil. O CDC (Centers for Disease Control and Prevention) recomenda que o tratamento empírico seja iniciado se a jovem em risco de DIP apresentar dor abdominal inferior ou pélvica, se nenhuma outra causa para a dor for identificada e se a mulher apresentar (1) dor à mobilização da cérvice, (2) dor uterina ou (3) dor anexial. O tratamento objetiva tanto a gonorreia quanto a clamídia. Pesquisas recentes realizadas pelo CDC mostram que a gonorreia resistente à fluoroquinolona está disseminada nos Estados Unidos; por isso, esses medicamentos não são mais recomendados para o tratamento de DIP.*

DICAS CLÍNICAS

- Gravidez e DSTs devem ser consideradas para qualquer adolescente com sangramento vaginal anormal.
- O SUD pode apresentar um fluxo excessivo com intervalos normais (menorragia) ou um fluxo com intervalos irregulares (metrorragia).
- Em geral, a cessação do sangramento pode ser obtida pelo uso de ACOs; às vezes, há necessidade de estrogênio intravenoso.

---

* N. de R.T. No Brasil, em 2004, foram internadas 93.040 mulheres com DIP (DATASUS).

REFERÊNCIAS

Buzzini SR, Gold MA. Menstrual disorders. In: McMillan JA, Feigin RD, DeAngelis CD, Jones MD, eds. *Oski's Pediatrics: Principles and Practice.* 4th ed. Philadelphia, PA: Lippincott Williams & Wilkins; 2006:561-566.

Centers for Disease Control and Prevention. Sexually transmitted diseases treatment guidelines, 2010. *MMWR* 2010; 59(No. RR-12):63-67.

Cromer B. Abnormal uterine bleeding. In: Kliegman RM, Stanton BF, St. Geme JW, Schor NF, Behrman RE, eds. *Nelson Textbook of Pediatrics*, 19th ed. Philadelphia, PA: Elsevier; 2011:688-690.

Cunningham FG, Leveno KJ, Bloom SL, et al., Ectopic pregnancy. Cunningham FG, Leveno KJ, Bloom SL, et al: *Williams Obstetrics*, 23e. Available at: http://www.accessmedicine.com/content.aspx?aID=6020319. Accessed April 24, 2012.

Daley M F, O'Leary ST, Simoes E A, Nyquist A-C. Immunization. In: Hay WW, Levin MJ, Sondheimer JM, Deterding RR, eds. *Current Diagnosis & Treatment Pediatrics.* 20th ed. New York, NY: McGraw-Hill; 2011:267-268.

Edman JC, Shafer M. Dysfunctional uterine bleeding. In: Rudolph CD, Rudolph AM, Lister GE, First LR, Gershon AA, eds. *Rudolph's Pediatrics.* 22nd ed. New York, NY: McGraw-Hill; 2011:298-299.

Sass AE, Kaplan DW. Dysfunctional uterine bleeding. In: Hay WW, Levin MJ, Sondheimer JM, Deterding RR, eds. *Current Diagnosis & Treatment Pediatrics.* 20th ed. New York, NY: McGraw--Hill; 2011:132, 134-135.

CASO 41

O Serviço de emergência (SE) avisa que um dos seus pacientes está sendo avaliado para uma crise convulsiva de início recente. O menino de 2 anos apresentava boa saúde até esta manhã, quando se queixou de cefaleia e apresentou queda ao solo. Enquanto você espera que o médico do SE chegue até o telefone, você revisa a ficha desse paciente e verifica que seu desenvolvimento é normal. Sua história familiar só é relevante para um único episódio de convulsão, de etiologia desconhecida, que seu pai teve aos 4 anos de idade. De acordo com o médico do SE, a mãe do garoto contou que os espasmos musculares estavam concentrados nos braços e nas pernas. Quando a ambulância chegou, cinco minutos após o chamado, a convulsão havia cessado, mas o menino não despertara; a frequência cardíaca era de 108 bpm, a frequência respiratória de 16 mpm, a pressão arterial de 90/60 mmHg e a temperatura de 40°C. A glicemia era de 135 mg/dL. No momento em que o menino chegou ao SE, ele estava acordado e reconhecia os pais. O exame físico realizado no SE foi significativo apenas para o achado de uma membrana timpânica abaulada e avermelhada. O hemograma e exame de urina foram normais.

▶ Qual é o diagnóstico mais provável?
▶ Qual é o melhor tratamento para essa condição?
▶ Qual é o curso esperado para essa condição?

RESPOSTAS PARA O CASO 41
Convulsão febril simples

Resumo: Um menino de 2 anos, previamente hígido, com uma história familiar de convulsão isolada no pai, aos 4 anos, apresenta convulsão rápida, generalizada, autolimitada e associada a uma temperatura elevada. Seu exame físico não apresenta particularidades. Sua recuperação foi completa 1 a 2 horas após a convulsão.

- **Diagnóstico mais provável:** Convulsão febril simples.
- **Melhor conduta:** Orientar os pais sobre a prevenção de lesões durante a convulsão e o controle da febre.
- **Evolução esperada:** Outras convulsões associadas à febre poderão ocorrer, mas o provável é que essa condição desapareça entre 5 e 6 anos. O esperado é que não haja sequelas e que o desenvolvimento seja normal.

ANÁLISE

Objetivos

1. Descrever uma convulsão febril simples.
2. Explicar a evolução típica das convulsões febris.
3. Relacionar os fatores que aumentam o risco de convulsões posteriores.

Considerações

É provável que esse paciente tenha apresentado uma convulsão febril simples. A convulsão foi curta, autolimitada e generalizada, sem achados focais. A criança teve uma temperatura elevada e tem idade entre 6 meses e 6 anos. Ele apresentou um estado pós-convulsivo breve, retornando rápidamente à normalidade. O menino já possui idade suficiente para exame do pescoço e de rigidez da nuca com achados confiáveis e não apresenta evidências de irritação das meninges. O pai pode ter tido uma convulsão febril quando criança, mas não existem informações suficientes para essa conclusão.

ABORDAGEM À
Convulsão febril

DEFINIÇÃO

EPILEPSIA: Atividade convulsiva recorrente, podendo ou não ter uma causa identificável.

CONVULSÃO FEBRIL: Convulsão que ocorre na ausência de infecção do sistema nervoso central (SNC), com temperatura elevada, em uma criança entre os 6 meses e os 6 anos.

CONVULSÃO: Atividade elétrica anormal do cérebro, resultando em um estado mental alterado e/ou atividade neuromuscular involuntária.

ABORDAGEM CLÍNICA

O diagnóstico de convulsão febril só deverá ser estabelecido após a consideração de uma infecção do SNC como causa. **Dois achados físicos clássicos** sugerem irritação **meníngea: sinal de Kernig** (com o paciente em decúbito dorsal, pernas flexionadas até o quadril e os joelhos em um ângulo de 90°, a dor é induzida pela extensão das pernas) e **sinal de Brudzinski** (com o paciente em decúbito dorsal, a flexão passiva do pescoço resulta em flexão involuntária do quadril e dos joelhos). Se o **exame neurológico for anormal** depois da convulsão, essa ocorreu quando já havia vários dias de doença, ou se a **criança é incapaz de responder de forma adequada** durante o exame do pescoço, uma **punção lombar (PL) poderá ser necessária**. Os sinais meníngeos previamente descritos **não costumam ser confiáveis nas crianças com menos de 1 ano de idade**; por isso, **recomenda-se a PL quando esses pacientes apresentam febre e convulsão. Imagens cerebrais contrastadas deverão ser realizadas antes da PL nos casos de lesão expansiva, como no abscesso cerebral.**

Convulsões febris são uma entidade exclusivamente pediátrica. **Essas convulsões, que tanto angustiam os pais, ocorrem entre os 6 meses e os 6 anos** e apenas raramente representam risco para a criança. Elas são comuns, ocorrendo em 2 a 4% de todas as crianças; aparentemente têm **base genética** (muitas das crianças possuem uma história familiar de convulsão febril). O risco da convulsão febril aumenta (10 a 20%) quando um **parente de primeiro grau** já recebeu esse mesmo diagnóstico.

As convulsões febris costumam ser classificadas como simples ou complexas; a distinção ajuda a identificar o risco de recorrência e o prognóstico. **Convulsões febris simples duram menos de 15 minutos e não apresentam sinais focais ou de lateralização, nem sequelas.** Se ocorrer mais de uma convulsão em um curto espaço de tempo, a duração total do episódio deve ser menos de 30 minutos. Uma convulsão febril complexa dura mais de 15 minutos e pode apresentar sinais de lateralização. Se várias convulsões ocorrerem em um curto espaço de tempo, a duração total do episódio poderá levar mais de 30 minutos.

O momento da ocorrência da convulsão febril em relação à elevação da temperatura é variável. Muitas crianças apresentarão uma convulsão febril durante o aumento inicial da temperatura (muitos pais desconhecem que a criança está doente até o momento da convulsão e da subsequente aferição da temperatura) e outras em momentos diferentes durante a doença febril.

Em geral, a convulsão febril é autolimitada. Convulsões que se prolongam por mais de cinco minutos podem ser interrompidas com lorazepam ou diazepam. O manejo das vias aéreas continua sendo prioritário, porque às vezes as benzodiazepinas causam depressão respiratória. Uma convulsão não responsiva ao lorazepam ou ao diazepam poderá ser interrompida com a fosfenitoína.*

A avaliação de uma convulsão febril simples não precisa ser muito extensa (Fig. 41.1). A eletrencefalografia não é recomendada, a não ser que sinais de localização focal estejam presentes durante ou após a convulsão, ou no caso de a convulsão ser prolongada. A eletrencefalografia não é preditiva de futuras convulsões febris ou afebris. Em geral, os exames laboratoriais (exceto aqueles para esclarecer a causa da febre) e os exames de imagens cerebral não acrescentam benefícios. O uso de imagens poderá ser indicado nos casos de convulsão febril complexa ou para os pacientes com evidência de aumento da pressão intracraniana. A PL não é um procedimento de rotina, exceto na situação previamente descrita.

Em geral, a medicação profilática não é necessária. Nas diretrizes clínicas publicadas em 2008, a American Academy of Pediatrics enfatizou que o uso rotineiro de medicamentos profiláticos para as condições benignas de convulsão febril não era de utilidade.

O prognóstico costuma ser bom; a maioria das crianças que manifesta convulsão febril não terá consequências neurológicas ou do desenvolvimento. **Crianças**

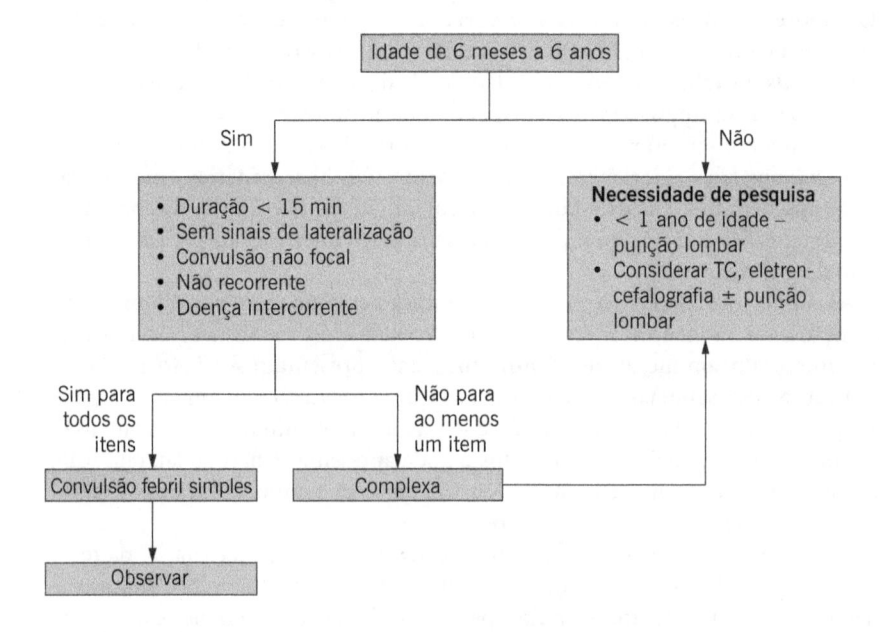

Figura 41.1 Algoritmo para o manejo das convulsões febris.

---

* N. de R,T. Fosfenitoína não está disponível no Brasil.

CASOS CLÍNICOS EM PEDIATRIA   **327**

com menos de 12 meses de idade, na ocorrência da primeira convulsão, apresentam de 50 a 65% de chances de ter outra convulsão febril; crianças maiores apresentam de 20 a 30% de chances de recorrência. As chances de desenvolvimento da epilepsia aumentam de 0,5%, na população em geral, para 1% nas crianças com uma história de convulsão febril. Crianças de altíssimo risco para desenvolver epilepsia após a convulsão febril costumam ter uma história de problemas neurológicos e convulsões febris complexas preexistentes; o risco de uma dessas crianças desenvolver epilepsia é de 30 a 50 vezes maior do que qualquer outra criança.

QUESTÕES DE COMPREENSÃO

41.1 Os paramédicos levam ao SE uma lactente de 7 meses em crise convulsiva. O pai relata que ela estava bem de saúde até três dias atrás, quando passou a ter febre, tendo sido diagnosticada pelo seu médico com uma infecção viral do trato respiratório superior. Há 30 minutos ela apresentou abalos no braço esquerdo, que progrediram para todo o corpo. O episódio cessou espontaneamente a caminho do hospital. Os sinais vitais incluem frequência cardíaca de 90 bpm, frequência respiratória de 25 mpm e temperatura de 38 °C. Durante o exame físico, a menina está dormindo e não apresenta desconforto respiratório. A fontanela anterior da criança está abaulada. A orofaringe está limpa e há crosta de muco nas narinas. As membranas timpânicas estão escuras e apresentam perda das marcas anatômicas normais. Os pulmões estão limpos e os exames abdominal e cardíaco estão normais. Ela apresenta uma equimose sobre a nuca e várias equimoses paralelas ao longo da coluna vertebral. Qual das opções a seguir será o melhor próximo passo no tratamento?
   A. Tomografia computadorizada (TC) do encéfalo.
   B. Eletrencefalografia.
   C. Punção lombar.
   D. Observação.
   E. Fenobarbital.

41.2 Um menino de 2 anos, que teve convulsão febril simples, chega ao serviço de saúde 1 dia após ter sido atendido no SE. Agora, ele está sem febre e se distrai puxando animadamente o esfigmomanômetro da parede. Está recebendo antibióticos para uma infecção na orelha diagnosticada na véspera. Sua mãe deseja saber o que esperar no futuro a respeito do seu estado neurológico. Você responderá:
   A. Ele não apresenta nenhum risco de novas convulsões, porque já está com 2 anos no evento da primeira convulsão febril.
   B. Ele necessitará de medicação anticonvulsivante por 6 a 12 meses para prevenir novas crises convulsivas.
   C. Você deseja agendar uma eletrencefalografia e uma ressonância magnética do encéfalo.

D. Apesar de ele apresentar riscos aumentados de futuras convulsões febris, as convulsões desse tipo costumam ser benignas, sendo provável que não mais ocorram com o crescimento.

E. Essa foi uma situação isolada, e a criança não terá novas convulsões.

41.3 Um menino de 10 meses chega ao SE com história de 1 dia de febre de 40°, irritabilidade crescente, redução da aceitação do leite materno e recusa de alimentos sólidos. Seus pais o trouxeram após dois episódios de 30 segundos de abalos generalizados que ocorreram em um período de 20 minutos. Seu exame revela um lactente acordado, porém letárgico. A fontanela anterior está plana, as membranas timpânicas e a orofaringe estão úmidas sem eritema, seus pulmões estão limpos e os exames cardíaco e abdominal estão normais. Ele não apresenta achados neurológicos focais. Qual das opções a seguir representa o melhor próximo passo no tratamento?

A. Ceftriaxona intravenosa.
B. Internação por uma noite para observação.
C. TC encefálica.
D. Alta do SE, revisão com seu pediatra em 24 horas.
E. Punção lombar.

41.4 O pai de uma menina de 4 anos liga para o serviço de saúde onde você trabalha para contar sobre um segundo episódio de convulsão febril da filha. Ele diz que a convulsão foi idêntica àquela que ocorreu há quatro meses: ela desenvolveu uma temperatura elevada e, em pouco tempo, apresentou uma convulsão generalizada que durou 90 segundos. Em seguida, dormiu por quase dois minutos. Ao acordar, recebeu ibuprofeno. Agora, ela está correndo pela casa, brincando com o chiuaua da família. Os pais desejam saber se ela precisa de anticonvulsivantes, já que esse foi o segundo episódio convulsivo. Você informa que:

A. Em geral, as convulsões febris são recorrentes, mas não costumam apresentar efeitos significativos a longo prazo.
B. Você prescreverá um anticonvulsivante para reduzir o risco de epilepsia no futuro.
C. Você solicitará uma eletrencefalografia e uma TC encefálica que deverão ser realizadas ambulatorialmente.
D. Ele necessitará levar a menina para internação hospitalar.
E. Ele deverá interromper o ibuprofeno e observar a curva térmica.

RESPOSTAS

41.1 **A.** A história dessa criança é preocupante pelo trauma. A fontanela está abaulada, há equimoses ao longo da coluna vertebral e na nuca, além disso ela apresenta hemotímpano. A TC é de vital importância; é provável que a convulsão dessa criança tenha sido causada por uma hemorragia intracraniana aguda associada a maus-tratos. Embora ela esteja febril e dentro da faixa de idade própria da convulsão febril, a história e os achados físicos são mais consistentes com um diagnóstico diferente de convulsão febril. A realização de uma PL em um paciente que pode apresentar elevação da pressão intracraniana não é aconselhável, uma EEG talvez não revele o diagnóstico e o fenobarbital não é uma necessidade imediata para um paciente que não apresenta uma convulsão ativa no momento.

41.2 **D.** Faz parte do aconselhamento preventivo aos pais de crianças que apresentaram convulsão febril deixar claro que a criança poderá apresentar nova convulsão febril, da mesma forma que é importante enfatizar a habitual natureza benigna dessa condição. Em geral, na convulsão febril simples, exames de imagens e EEG não são recomendados, nem anticonvulsivantes profiláticos. Devido ao fato de a convulsão febril parecer possuir uma base genética, é possível que os filhos do seu paciente também venham a apresentar convulsão febril simples.

41.3 **E.** Apesar de, no final, essa criança poder até vir a ser diagnosticada como tendo tido uma convulsão febril, a idade dela (< 1 ano) impede que a pesquisa de rigidez da nuca seja confiável. Uma PL é necessária para avaliar a possibilidade de meningite. A administração de antibióticos antes da PL (ou antes que sejam obtidos outros exames culturais) é desaconselhável, a menos que a condição do paciente não permita a realização do procedimento.

41.4 **A.** Algumas crianças desenvolvem convulsões febris recorrentes. Os medicamentos anticonvulsivantes diminuirão o risco de novas convulsões febris, mas eles não diminuirão o risco do desenvolvimento da epilepsia. As possíveis reações adversas a medicamentos antiepilépticos são numerosas, incluindo reações alérgicas graves e interferência no desempenho escolar; em geral, os riscos não compensam o benefício. A redução da febre com medicamentos costuma ser encorajada para crianças com história de convulsão febril. A internação hospitalar e exames diagnósticos não são necessários nas convulsões febris simples.

> **DICAS CLÍNICAS**
>
> ▶ Em geral, convulsões febris são benignas e autolimitadas. Elas não carecem de uma avaliação diagnóstica extensa, exceto se forem prolongadas ou focais.
> ▶ O diagnóstico de convulsão febril só deverá ser feito depois de ter sido considerada como causa da convulsão a possibilidade de uma infecção do sistema nervoso central.
> ▶ É raro as convulsões febris levarem à epilepsia; os fatores de risco para convulsões não febris incluem anomalias do desenvolvimento e convulsões febris complexas preexistentes.

REFERÊNCIAS

Bernard TJ, Knupp K, Yang ML, et al. Febrile seizures. In: Hay WW, Levin MJ, Sondheimer JM, Deterding RR, eds. *Current Diagnosis & Treatment Pediatrics.* 20th ed. New York, NY: McGraw-Hill; 2011:720-722.

Feigin RD. Bacterial meningitis beyond the newborn period. In: McMillan JA, Feigin RD, DeAngelis CD, Jones MD, eds. *Oski's Pediatrics: Principles and Practice.* 4th ed. Philadelphia, PA: Lippincott Williams & Wilkins; 2006:924-933.

Fishman MA. Febrile seizures. In: McMillan JA, Feigin RD, DeAngelis CD, Jones MD, eds. *Oski's Pediatrics: Principles and Practice.* 4th ed. Philadelphia, PA: Lippincott Williams & Wilkins; 2006:2297-2299.

Mikati MA. Febrile seizures. In: Kliegman RM, Stanton BF, St. Geme JW, Schor NF, Behrman RE, eds. *Nelson Textbook of Pediatrics,* 19th ed. Philadelphia, PA: Elsevier; 2011:2017-2018.

Murray TS, Baltimore RS. Bacterial meningitis. In: Rudolph CD, Rudolph AM, Lister GE, First LR, Gershon AA, eds. *Rudolph's Pediatrics.* 22nd ed. New York, NY: McGraw-Hill; 2011:913-916.

Prober CG, Dyner L. Acute bacterial meningitis beyond the neonatal period. In: Kliegman RM, Stanton BF, St. Geme JW, Schor NF, Behrman RE, eds. *Nelson Textbook of Pediatrics,* 19th ed. Philadelphia, PA: Elsevier; 2011:2087-2095.

Steering Committee on Quality Improvement and Management, Subcommittee on Febrile Seizures. Febrile seizures: clinical practice guideline for the long-term management of the child with simple febrile seizures. *Pediatrics.* 2008;121:1281-1286.

Takeoka M. Febrile seizures. In: Rudolph CD, Rudolph AM, Lister GE, First LR, Gershon AA, eds. *Rudolph's Pediatrics.* 22nd ed. New York, NY: McGraw-Hill; 2011:2204-2206.

CASO 42

Os pais de um menino de 4 anos estão preocupados com a habilidade de caminhar do filho. Ele começou a andar aos 16 meses de idade, era desajeitado e caía com frequência, mas foram tranquilizados por outro pediatra que disse que com o crescimento o problema seria "resolvido". Hoje, ele ainda é mais desajeitado do que seus colegas da mesma idade, cai durante tarefas simples e desenvolveu uma marcha "cambaleante". Desde o último mês ele apresenta uma dificuldade crescente para levantar-se quando está sentado no chão.

▶ Qual é o diagnóstico mais provável?
▶ Qual é o exame diagnóstico de escolha?
▶ Qual é o mecanismo da doença?

RESPOSTAS PARA O CASO 42
Distrofia muscular

Resumo: Um menino de 4 anos com retardo no desenvolvimento da marcha, é desajeitado e apresenta marcha vacilante e fraqueza na musculatura proximal.

- **Diagnóstico mais provável:** Distrofia muscular (DM), provavelmente de Duchenne.
- **Exame diagnóstico:** Análise do DNA do sangue periférico ou exame imuno-histoquímico para detecção de distrofina anormal em biópsia de secção do tecido muscular.
- **Mecanismo da doença:** A DM de Duchenne é uma doença recessiva ligada ao cromossomo X. O gene anormal está situado no *locus* Xp21.2 e codifica uma forma anômala da proteína distrofina.

ANÁLISE

Objetivos

1. Conhecer a apresentação da DM hereditária em crianças.
2. Conhecer o padrão hereditário das DMs comuns.
3. Compreender a progressão da DM.

Considerações

Esse menino de 4 anos exibe sinais clássicos da distrofia muscular de Duchenne (DMD): **marcha cambaleante** e **fraqueza progressiva da musculatura proximal progressiva**. A investigação diagnóstiva inicial inclui avaliação da creatina quinase (CK, do inglês *creatine kinase*) sérica e análise do DNA do sangue periférico. Após o diagnóstico de DMD, a família deverá ser encaminhada a organizações de apoio e receber aconselhamento genético. Devem ser realizadas avaliações cardíacas seriadas de rotina para monitoramento do desenvolvimento de miocardiopatia. O tratamento médico é de suporte, ou seja, paliativo.

ABORDAGEM À
Distrofia muscular

DEFINIÇÕES

SINAL DE GOWER: Descreve pacientes com fraqueza muscular proximal ao erguerem-se do solo. As pernas são trazidas para baixo do tronco e o peso é transferido para as mãos e os pés. As mãos se aproximam dos pés e passam para as coxas à medida que o paciente tenta se levantar.

MARCHA DE TRENDELENBURG: Uma oscilação pélvica devido à fraqueza da musculatura proximal.

ABORDAGEM CLÍNICA

A **DMD é a doença degenerativa neuromuscular hereditária mais comum**, com uma incidência **de 1 para cada 3.300 nascimentos masculinos**; 30% dos casos são de novas mutações. É a miopatia primária progressiva mais grave na infância.

Em geral, a DMD é assintomática durante a infância, com aquisição dos marcos do desenvolvimento normal ou levemente atrasada, mas dos 3 aos 5 anos os pacientes apresentam um aumento da lordose lombar (secundária à fraqueza dos glúteos), **quedas frequentes, dificuldade de subir escadas, oscilação do quadril e fraqueza da musculatura proximal (sinal de Gower)**. O aumento do volume de **músculos, causado pela hipertrofia das fibras musculares e pela infiltração de gordura e proliferação de colágeno**, leva a uma **pseudo-hipertrofia muscular** na panturrilha, glúteos e deltoides e uma sensação de que as áreas afetadas "são de madeira". Há o desenvolvimento de contraturas dos músculos flexores do quadril, dos tendões dos calcanhares e das bandas, limitando a amplitude dos movimentos das articulações afetadas. Os achados do ECG podem ser compatíveis com **miocardiopatias**, revelando aumento da amplitude das ondas R nas derivações precordiais direitas e profundidade das ondas Q nas precordiais esquerdas. O déficit intelectual não progressivo é comum (QI médio de 80); a atrofia cerebral pode ser identificada na TC cerebral.

É comum os pacientes tornarem-se dependentes da cadeira de rodas ao redor dos 10 ou 13 anos e apresentarem uma rápida progressão da escoliose após a perda da deambulação. A musculatura distal mantém-se funcional, permitindo uma destreza manual adequada. O envolvimento da musculatura respiratória associado à escoliose resulta na redução da função pulmonar e em infecções pulmonares recorrentes. A disfunção orofaríngea pode levar à aspiração, comprometendo ainda mais a capacidade respiratória.

A análise do DNA do sangue periférico é diagnóstica em dois terços dos casos. O teste de biópsia do tecido muscular para distrofina anormal pode ser realizado quando as amostras do sangue não forem diagnósticas. Achados na biópsia muscular incluem proliferação do tecido conectivo endomisial, infiltrados de células inflamatórias, áreas de regeneração intercaladas com áreas de degeneração e áreas de necrose. Outro achado laboratorial é a elevação dos níveis de CK. Essa enzima eleva-se antes do surgimento dos sinais clínicos (o que é de utilidade no diagnóstico precoce nos casos familiares). Em **80% dos casos, as mulheres portadoras apresentam níveis elevados de CK**. Achados eletromiográficos revelam miopatia, mas pacientes portadores da DM de Becker também apresentam defeito genético no *locus* Xp21.2, resultando em uma doença similar, porém menos grave.

O tratamento consiste em terapia clínica para retardar a progressão da doença. A intervenção ortopédica, incluindo órtese e alongamento dos tendões, pode prolongar a duração da deambulação e diminuir a progressão da escoliose. Deve haver cautela com as intervenções cirúrgicas, porque esses pacientes apresentam maior risco de hipertermia com anestesia. A fisioterapia pode retardar o início das contraturas, mas não é indicada para o fortalecimento muscular porque exercícios intensos podem acelerar a degeneração muscular. A American Academy of Neurology e a Child Neurology Society recomendam oferecer aos meninos afetados com idade de 5 anos ou mais o tratamento com prednisona (dose ideal 0,75 mg/kg/dia). É importante que os benefícios potenciais e os riscos da terapia com esteroides sejam discutidos com o paciente e sua família. **Todos os pacientes portadores de DMD apresentam algum grau de miocardiopatia**, que não está correlacionado com o grau do envolvimento esquelético. Por isso, uma avaliação cardíaca de rotina é necessária. A disfunção cardíaca precoce pode ser responsiva à digoxina.

A insuficiência respiratória é a causa de óbito mais comum. As infecções pulmonares devem ser tratadas precocemente e de forma agressiva; a exposição a doenças respiratórias deverá ser limitada tanto quanto possível. As imunizações de rotina deverão ser suplementadas com a vacinação anual contra o vírus da influenza.

O estado nutricional dos pacientes com DMD deve ser monitorado para assegurar uma ingestão calórica apropriada. As necessidades calóricas são menores para os pacientes cadeirantes por causa da sua atividade reduzida. Deve-se realizar uma cuidadosa avaliação a fim de verificar se a ingestão de cálcio e vitamina D é adequada; a suplementação de cálcio poderá ser necessária para minimizar a osteoporose. Os pacientes apresentam maior risco para depressão, resultando, muitas vezes, em aumento da ingestão, ganho de peso e em sobrecarga adicional para as já limitadas funções musculares.

Outra forma comum de DM é a distrofia muscular miotônica, o segundo tipo mais comum de distrofia nos Estados Unidos. Ela é herdada como uma característica autossômica dominante. Lactentes nascidos com essa condição podem apresentar lábio superior em forma de V invertido, bochechas finas e emaciação dos músculos temporais. A cabeça é anormalmente estreita e o palato é alto e arqueado. Ao longo do primeiros anos, a fraqueza dos músculos distais leva a desafios progressivos na deambulação. Uma variedade de outros achados pode ser encontrada, incluindo dificuldades na fala, problemas do trato gastrintestinal, endocrinopatias, deficiências imunológicas, catarata, déficit intelectual e envolvimento cardíaco.

QUESTÕES DE COMPREENSÃO

42.1 Os pais de uma criança de 3 anos estão preocupados porque ela é aparentemente desajeitada, apresenta quedas frequentes e sua marcha é cambaleante. A criança apresentou desenvolvimento normal de suas habilidades motoras durante o primeiro ano de vida e apresenta um desenvolvimento normal da linguagem. Qual das opções a seguir é consistente com a distrofia muscular de Duchenne?

A. Gênero feminino.
B. Hipertrofia do quadríceps.
C. Irmã de 22 anos portadora de distrofia muscular de Becker.
D. Sinal de Gower.
E. Fator antinuclear positivo no sangue.

42.2 Qual das opções a seguir é o melhor exame de rastreamento para a criança discutida na Questão 42.1?

A. Biópsia muscular.
B. Avaliação da creatinina sérica.
C. Eletromiografia.
D. Análise sanguínea para fatores antinucleares.
E. Avaliação dos níveis séricos da creatina quinase.

42.3 Um menino hígido de 12 anos percebeu uma certa fraqueza muscular. Ele tem tido dificuldade crescente de levantar sua mochila e caminhar distâncias longas. Não apresenta qualquer problema nos seus trabalhos escolares e continua a tocar piano e a jogar videogames sem apresentar fadiga. Há pouco tempo, seu tio materno de 38 anos tornou-se cadeirante por razões inexplicadas. Qual das opções a seguir é o diagnóstico mais provável?

A. Paralisia cerebral.
B. Distrofia muscular de Duchenne.
C. *Miastenia gravis*.
D. Distrofia muscular de Becker.
E. Síndrome de Guillain-Barré.

42.4 Uma jovem de 16 anos acaba de dar à luz a uma criança por parto cesáreo; seu prontuário registra que a indicação para a cirurgia foi por "contrações uterinas ineficazes". O recém-nascido apresenta contraturas de múltiplas articulações, lipoatrofia facial, hipotonia e fraqueza generalizadas. O recém-nascido foi transferido via helicóptero para sua instituição. Na unidade neonatal de terapia intensiva percebe-se que a sucção do lactente é fraca, sugerindo a necessidade de alimentação por gavagem, mas o estado respiratório da criança piora, exigindo intubação e ventilação de suporte. Pouco da história pré-natal é conhecida até a chegada da bisavó materna. Ela conta que a mãe da criança frequenta um colégio de educação especial e que anda com ajuda de órteses; ela não sabe muito além disso, porque só há pouco tempo a neta foi morar com ela. Qual das opções a seguir é a melhor explicação para a condição da criança?

A. Botulismo infantil.
B. Distrofia miotônica congênita.
C. Distrofia muscular de Duchenne.
D. Síndrome de Guillain-Barré.
E. Distrofia muscular de Becker.

RESPOSTAS

42.1 **D.** A distrofia muscular de Duchenne é uma doença recessiva ligada ao cromossomo X e clinicamente evidente apenas no gênero masculino. Meninos afetados podem apresentar hipertrofia das panturrilhas compensatória pela **fraqueza muscular proximal**. Em geral, com o passar do tempo, eles desenvolverão o sinal de Gower.

42.2 **E.** Um diagnóstico definitivo só pode ser feito pela biópsia do tecido muscular, mas a avaliação da creatina quinase sérica é preferível, porque é menos invasiva e os resultados podem ser obtidos com rapidez. A eletromiografia revelará uma miopatia inespecífica.

42.3 **D.** Esse paciente não apresenta fraqueza muscular que impeça a utilização da musculatura distal (mãos) ou limite sua destreza manual. A apresentação da doença na criança, aos 12 anos, e no tio materno cadeirante, aos 38 anos, sugere um diagnóstico de DM de Becker.

42.4 **B.** Uma forma congênita grave de distrofia miotônica pode ser vista nos recém-nascidos filhos de mães portadoras de distrofia miotônica. Aqueles que necessitam de ventilação mecânica por mais de 30 dias apresentam um maior risco de desfecho desfavorável. Para nenhuma das outras entidades mencionadas seriam esperados achados desde o período intrauterino.

DICAS CLÍNICAS

- A distrofia muscular de Duchenne (DMD) é um distúrbio recessivo ligado ao cromossomo X.
- O sinal de Gower reflete fraqueza da musculatura proximal e é uma característica clássica da DMD.
- Os níveis de creatina quinase são elevados nos pacientes com DMD e em muitas mulheres portadoras do gene.

REFERÊNCIAS

Darras BT. Myopathies. In: Rudolph CD, Rudolph AM, Lister GE, First LR, Gershon AA, eds. *Rudolph's Pediatrics.* 22nd ed. New York, NY: McGraw-Hill; 2011:2241-2244.

DeVivo DC, DiMauro S. Hereditary and acquired types of myopathy. In: McMillan JA, Feigin RD, DeAngelis CD, Jones MD, eds. *Oski's Pediatrics: Principles and Practice.* 4th ed. Philadelphia, PA: Lippincott Williams & Wilkins; 2006:2322-2324.

Sarnat HB. Muscular dystrophies. In: Kliegman RM, Stanton BF, St. Geme JW, Schor NF, Behrman RE, eds. *Nelson Textbook of Pediatrics.* 19th ed. Philadelphia, PA: WB Saunders; 2011:2119-2129.

CASO 43

Uma lactente de 10 dias de vida apresenta uma história de febre, irritabilidade e diminuição da ingestão oral há 12 horas. Ela nasceu via parto vaginal após 39 semanas de gestação, de mãe GIIPI, cuja gestação transcorreu sem complicações e tendo recebido os cuidados pré-natais de rotina. A lactente foi para casa no segundo dia de vida. Ela recuperou o peso adequadamente, ultrapassando o peso de nascimento de 3.700 g e estava bem até hoje. Ao exame físico, apresenta temperatura de 38,6ºC e inquietação. Seu único achado ao exame físico está no lado parietal do couro cabeludo, um pequeno conjunto de vesículas de 2 mm preenchidas com líquido e circundadas por uma base eritematosa. Durante o exame, ela inicia um episódio de abalos do lado direito do corpo que depois generalizam para o restante do corpo. O episódio durou dois minutos e em seguida ela ficou sonolenta. Os resultados iniciais da punção lombar mostram 850 leucócitos, sendo 90% de linfócitos, 200 hemácias e 200 mg/dL de proteína; a contagem do sangue revela contagem plaquetária de 57.000/mm^3.

▶ Qual é o diagnóstico mais provável?
▶ Quais são as complicações potenciais para essa condição?

RESPOSTAS PARA O CASO 43
Herpes neonatal

Resumo: Uma lactente de 10 dias de vida, previamente hígida, com febre, irritabilidade, diminuição da ingestão oral e vesículas no couro cabeludo, apresenta episódio de atividade convulsiva. Os estudos laboratoriais revelam meningite linfocítica e trombocitopenia.

- **Diagnóstico mais provável:** Herpes neonatal.
- **Complicações potenciais dessa condição:** Sem tratamento, a maioria dos lactentes com infecção disseminada ou do sistema nervoso central (SNC) evolui para o óbito. O uso de terapia antiviral intravenosa em altas doses, de ação prolongada, reduz a mortalidade e melhora os resultados a longo prazo entre os sobreviventes.

ANÁLISE
Objetivos

1. Enfatizar a importância do reconhecimento precoce da infecção neonatal por herpes.
2. Saber como diagnosticar a infecção neonatal por herpes.
3. Conhecer o tratamento apropriado para a infecção neonatal por herpes.

Considerações

Uma **lactente com febre e irritabilidade é suspeita de ser portadora de uma infecção bacteriana ou viral grave**. As causas bacterianas nessa idade incluem estreptococos do grupo B, *Listeria* e patógenos gram-negativos. Neste caso, a história de **convulsão focal**, o achado de **vesículas no couro cabeludo da lactente** e os **achados laboratoriais tornam o vírus herpes simples HSV o patógeno mais provável**. A ausência de história materna para herpes não é rara; apenas de 15 a 20% das mães de lactentes infectados por HSV apresentam uma história de herpes e apenas 25% apresentam sintomas relevantes durante o parto. O risco da transmissão materna do HSV para o neonato é mais alto nos casos de manifestações primárias de herpes, porque a inoculação viral no trato genital é muito alta e os anticorpos protetores estão ausentes. A maioria dos casos de transmissão ocorre durante o parto. A infecção pós-parto é infrequente, mas tem apresentação clínica similar. A infecção intrauterina costuma causar coriorretinite e microcefalia antes do nascimento.

Amostras de sangue, de urina e do líquido cerebrospinal (LCS) são coletadas para as culturas bacterianas de rotina; a cultura para HSV é realizada com amostra do sangue, da nasofaringe, dos olhos, da urina, das fezes ou do reto, do LCS e de qualquer lesão vesicular. O LCS é testado pela reação em cadeia da polimerase (PCR, do inglês *polimerase chain reaction*) para HSV. Hemograma completo, provas de função hepática e coagulação podem revelar anormalidades. Enquanto aguarda os resultados dos testes, essa lactente deverá ser submetida à terapia antibiótica e antiviral intravenosa.

ABORDAGEM À
Suspeita de infecção neonatal por herpes

DEFINIÇÕES

NEONATO: criança com 60 dias de vida ou menos.

HERPES GENITAL: Infecção do trato genital por HSV do tipo 1 ou 2, a maioria causada pelo HSV-2.

PRIMOINFECÇÃO POR HERPES: Infecção por HSV em um hospedeiro previamente soronegativo. A maioria das infecções primárias é subclínica, mas pode causar lesões localizadas ou sintomas sistêmicos graves.

INFECÇÃO RECORRENTE: Reativação de uma infecção latente em um hospedeiro imune. As lesões tendem a ser localizadas e não estão associadas aos sintomas sistêmicos.

ABORDAGEM CLÍNICA

Quase 20 a 30% das mulheres norte-americanas em idade fértil possuem anticorpos contra o HSV-2, com uma prevalência maior entre as mulheres de grupos socioeconômicos mais desfavorecidos e entre aquelas que vivem em condições de alta densidade populacional. Cerca de 75% dos casos de herpes congênito são causados pelo HSV-2. Em geral, o HSV-2 é transmitido por meio do contato sexual, e a maioria das doenças genitais é resultante de infecção pelo tipo 2; o HSV-1 também pode ser transmitido sexualmente e, às vezes, é encontrado no trato genital. O HSV-2 está associado a uma maior morbidade entre os sobreviventes de infecções congênitas do que o HSV-1.[*]

O parto por cesárea costuma ser indicado para as mulheres com manifestação de herpes genital ou com sintomas de infecção por HSV. O risco do lactente para infecção por HSV aumenta de forma significativa no caso de o surto materno ser uma **primoinfecção**. Até 50% dos bebês podem se infectar nos casos de primoinfecto no caso de parto vaginal, ao passo que menos de 5% adquirirão a doença se a manifestação for de doença recorrente. Os exames culturais para pesquisa do HSV não são recomendados para gestantes; as mulheres que apresentam grande risco de infectar seus filhos são aquelas que não possuem história de infecção anterior.

A doença neonatal por HSV tem uma das seguintes manifestações: comprometimento localizado na pele, nos olhos e na boca (POB), ou doença do SNC/encefalite, ou doença disseminada com envolvimento de múltiplos órgãos. A doença em geral manifesta-se com 1 ou 2 semanas de vida; ela requer tratamento intravenoso para prevenir a progressão às outras formas de apresentação. A doença do SNC ocorre com duas a três semanas de vida. A febre é incomum, e apenas 60%

---

[*] N. de R.T. No Brasil, não há dados disponíveis sobre a incidência nacional do HSV-2 em mulheres na idade fértil, mas estudos realizados no Rio de Janeiro e em São Paulo apontam uma incidência de 29,1% de HSV-2, sendo 7% em mulheres com história prévia de herpes, o que se assemelha aos índices de outros países.

dos casos apresentam vesículas. O bebê pode estar letárgico, irritável ou apresentar convulsões. O reconhecimento dos sintomas e achados laboratoriais é importante, pois 50% dos neonatos que não recebem tratamento evoluem para o óbito. A doença **disseminada** tem múltiplos sinais e sintomas clínicos no **recém-nascido de 1 a 2 semanas:** febre, letargia, irritabilidade, anorexia, vômitos, desconforto respiratório, apneia, icterícia, fontanela abaulada, convulsões (focais ou generalizadas), postura descerebrada ou coma. As **vesículas cutâneas** ocorrem em aproximadamente dois terços dos casos. **Hepatite, pneumonite, choque e coagulação intravascular disseminada** (CIVD) podem acontecer em casos graves; 30% desses recém-nascidos não sobrevivem.

A cultura viral de amostras coletadas de vários locais do corpo e PCR do LCS são os exames diagnósticos mais importantes. Exames sorológicos para o herpes vírus não auxiliam no quadro agudo (porque a titulação aumenta mais tardiamente no curso da doença). A **preparação de Tzanck** das lesões e os métodos de detecção de antígenos realizados para as amostras podem auxiliar no **diagnóstico rápido, mas a sensibilidade é baixa.** Em geral, os indivíduos infectados apresentam leucocitose periférica moderada, níveis séricos elevados das transaminases hepáticas, hiperbilirrubinemia e trombocitopenia. Quando o SNC está envolvido, o LCS costuma conter um elevado número de hemácias, linfócitos e proteínas; a glicose do LCS quase sempre é normal, mas pode estar reduzida. O eletrencefalograma (EEG) exibe padrões característicos das infecções agudas nos lactentes e a tomografia computadorizada (TC) cerebral pode se tornar anormal à medida que a doença progride. A encefalite por HSV no período neonatal tende a ser global, mas o EEG e a ressonância magnética (RM) dos pacientes que ultrapassaram esse período podem exibir anomalias no lobo temporal.

O **aciclovir parenteral é o tratamento de escolha.** Ele pode interromper a replicação viral no sítio de inoculação (pele, boca, narinas, olhos). Do contrário, o HSV pode se disseminar, no recém-nascido, para o trato respiratório, distalmente através dos neurônios, ou penetrar na corrente sanguínea, permitindo a disseminação hematogênica para o fígado, suprarrenais e SNC. Crianças com doença isolada da pele, dos olhos e da boca costumam apresentar resultados melhores. O uso do aciclovir em altas doses, por longo prazo, reduz a mortalidade entre as crianças portadoras da doença localizada no sistema nervoso central para 4%, e para cerca de 30% nas crianças com a doença disseminada. A maioria dos sobreviventes de infecção do SNC apresenta sequelas neurológicas, mas 80% dos sobreviventes de infecção disseminada apresentam desenvolvimento normal aos 12 meses de idade.

QUESTÕES DE COMPREENSÃO

43.1 Um lactente de 10 dias de vida apresenta um exantema vesicular doloroso e hiperemiado na região das fraldas. Ele está um pouco irrequieto, mas não apresenta febre e sua ingestão oral é boa. Qual das opções a seguir é o tratamento mais apropriado para esse lactente?

    A. Hospitalizar o paciente, coletar amostras para cultura do HSV e iniciar o aciclovir parenteral.

B. Solicitar a realização imediata de EEG e RM cerebral.
C. Realizar a preparação de Tzanck do esfregaço e enviar o paciente para casa caso o resultado seja negativo.
D. Prescrever um creme antifúngico e acompanhar por telefone em 24 horas.
E. Marcar uma consulta com um dermatologista pediátrico.

43.2 Uma mulher comparece para sua primeira consulta pré-natal com nove semanas de gestação. Ela conta que sua saúde geral é boa, exceto por ter manifestações de herpes genital cerca de 1 vez ao ano. Para evitar a transmissão do vírus para a criança, seu médico deverá:
   A. Antecipar o parto por cesariana.
   B. Solicitar titulação para determinar se a infecção é por HSV-1 ou por HSV-2.
   C. Realizar culturas virais genitais semanais a partir da 36ª semana de gestação
   D. Realizar uma cesariana, caso as lesões herpéticas ou os sintomas prodrômicos estejam presentes depois de iniciado o trabalho de parto.
   E. Nenhuma alteração no tratamento é indicada; o risco de transmissão para a criança é baixo mesmo que o herpes se manifeste durante o parto.

43.3 Uma menina de 5 anos queixa-se de disúria. Ao exame físico, são encontradas lesões herpéticas genitais. Qual das opções a seguir representa o melhor próximo passo no tratamento?
   A. Solicitar que os pais saiam da sala e perguntar à menina de forma clara se ela foi tocada em sua parte íntima de maneira inapropriada.
   B. Prescrever aciclovir oral e solicitar que retornem em dois dias para acompanhamento.
   C. Proceder à internação hospitalar para terapia antiviral parenteral.
   D. Perguntar qual a periodicidade das manifestações de herpes genital da mãe.
   E. Solicitar uma urocultura e sugerir que a mãe aplique vaselina nas lesões até que elas cicatrizem.

43.4 Os resultados de uma PCR do LCS de um adolescente de 15 anos com encefalite mostra uma infecção por HSV. Seus pais perguntam sobre seu prognóstico. Qual das opções a seguir é a mais provável de ser verdadeira?
   A. É provável que ele evolua para óbito.
   B. É provável que ele sobreviva, mas com certeza terá sequelas neurológicas graves.
   C. A maioria das crianças com encefalite por HSV sobrevive; embora muitas (mas não todas) apresentem algum déficit neurológico permanente.
   D. Eles deverão considerar a internação dele em uma instituição para cuidados de longo prazo após a alta hospitalar.

RESPOSTAS

41.1 **A.** Ao contrário das crianças maiores e dos adultos, os lactentes com lesões na pele possivelmente causadas por herpes requerem terapia antiviral parenteral para prevenir sequelas mais graves.

43.2 **D.** Apesar de o risco de transmissão viral ser baixo, no caso de uma manifestação de HSV recorrente, o parto por cesariana é indicado se as lesões estiverem presentes no momento do parto. Culturas de controle não são recomendadas; os resultados negativos poucos dias antes do parto não impedem uma manifestação posterior, e os resultados das análises de uma amostra mais recente podem não estar disponíveis.

43.3 **A.** A possibilidade de abuso sexual é sempre considerada para uma criança que apresenta herpes genital após o período neonatal. É importante saber quem ajuda a dar banho na criança e se essa pessoa já manifestou herpes, já que a transmissão não sexual também é possível.

43.4 **C.** Apesar de a maioria das crianças com encefalite por HSV apresentar deficiência neurológica permanente, bons resultados são possíveis com a terapia clínica e de reabilitação apropriadas.

> **DICAS CLÍNICAS**
>
> ▶ A maioria dos lactentes com infecção neonatal por herpes vírus simples são filhos de mães sem história anterior de infecção por vírus herpes simples.
> ▶ Os sinais e os sintomas da apresentação da infecção neonatal por herpes vírus simples podem ser inespecíficos, podendo não haver qualquer lesão herpética visível.
> ▶ Recém-nascidos com suspeita de infecção pelo vírus herpes simples devem ser hospitalizados para exames e, enquanto aguardam os resultados, devem receber tratamento antiviral parenteral.
> ▶ Recém-nascidos com doença herpética da pele, dos olhos e da boca (POB), em geral, apresentam bons resultados, ao passo que a maioria dos lactentes com doença do SNC desenvolve sequelas neurológicas. Quase 30% dos lactentes com infecção sistêmica evoluem para óbito, apesar da terapia antiviral agressiva.

REFERÊNCIAS

American Academy of Pediatrics. Herpes simplex. In: Pickering LK, Baker CJ, Kimberlin DW, Long SS, eds. *Red Book: 2009 Report of the Committee on Infectious Diseases.* 28th ed. Elk Grove Village, IL: American Academy of Pediatrics; 2009:363-373.

Hong DK, Prober CG. Herpes simplex virus infections. In: Rudolph CD, Rudolph AM, Lister GE, First LR, Gershon AA, eds. *Rudolph's Pediatrics.* 22nd ed. New York, NY: McGraw-Hill; 2011:1149-1152.

Kimberlin DW, Palazzi DL, Whitley RJ. Therapy for perinatal and neonatal infections. In: Rudolph CD, Rudolph AM, Lister GE, First LR, Gershon AA, eds. *Rudolph's Pediatrics.* 22nd ed. New York, NY: McGraw-Hill; 2011:902-904.

Sánchez PJ, Siegel JD. Herpes simplex virus. In: McMillan JA, Feigin RD, DeAngelis CD, Jones MD, eds. *Oski's Pediatrics: Principles and Practice.* 4th ed. Philadelphia, PA: Lippincott Williams & Wilkins; 2006:516-520.

Stanberry LR. Herpes simplex virus. In: Kliegman RM, Stanton BF, St. Geme III J, Schor N, Behrman R, eds. *Nelson Textbook of Pediatrics.* 19th ed. Philadelphia, PA: WB Saunders; 2011:1097-1104.

CASO 44

A mãe leva a filha de 11 meses à consulta devido a um exantema facial persistente. A criança não dorme direito à noite e se coça durante o sono. Exceto por isso, ela está saudável. O exame físico revela uma menina branca, bem nutrida e de aparência saudável com áreas hiperemiadas, secas e descamadas na bochecha, no queixo e ao redor da boca, assim como nas superfícies extensoras das extremidades. Na bochecha, a aparência é de placa exsudativa. A área da fralda está íntegra. O restante do exame físico da criança está normal.

▸ Qual é o diagnóstico mais provável?
▸ Qual é o próximo passo mais apropriado na avaliação?
▸ Qual é o melhor manejo para essa condição?

RESPOSTAS PARA O CASO 44
Dermatite atópica

Resumo: Uma lactente de 11 meses apresenta áreas hiperemiadas, secas e descamadas nas superfícies extensoras da pele e na bochecha, no queixo e ao redor da boca, com a área da fralda íntegra.

- **Diagnóstico mais provável:** Dermatite atópica (DA).
- **Próximo passo na avaliação:** Obter mais dados da história para determinar a duração do exantema e os fatores de exacerbação, além da história familiar para DA, rinite alérgica e asma.
- **Melhor manejo:** Corticosteroides tópicos, uso frequente de emolientes e controle do prurido.

ANÁLISE

Objetivos

1. Descrever a incidência, a etiologia e os fatores de risco para DA.
2. Discutir os critérios diagnósticos e o diagnóstico diferencial para a dermatite atópica.
3. Descrever o tratamento e o acompanhamento da DA.
4. Familiarizar-se com outras condições associadas à DA.

Considerações

O surgimento de um exantema em uma criança pode refletir uma infecção viral, já que vários vírus têm manifestações cutâneas. No entanto, a ausência de sintomatologia associada, como febre, tornam a infecção pouco provável. A história e o exame dessa criança, no entanto, são consistentes com DA. O levantamento da história pode revelar fatores de risco adicionais para doenças alérgicas. O tratamento envolve evitar fatores agravantes e uma intensiva hidratação da pele.

ABORDAGEM À
Dermatite atópica

DEFINIÇÕES

DERMATITE ATÓPICA (DA): Placa de tecido cutâneo eritematoso com prurido intenso; a erupção eczematosa mais comum na infância.

DERMATITE DE CONTATO: Uma reação adversa da pele a um agente externo. Inclui dermatite por irritante primário (p. ex., dermatite das fraldas) e dermatite de contato alérgica (p. ex., hera venenosa, alergia ao níquel).

ECZEMA: Termo geral para uma condição cutânea consistindo em pápulas e placas agudamente inflamadas, com frequência associadas com secreção serosa e prurido. As erupções eczematosas incluem dermatite atópica, dermatite seborreica e dermatite de contato.

EMOLIENTE: Creme ou loção que recupera o equilíbrio hídrico e lipídico da epiderme; aqueles que contêm ureia ou ácido láctico têm propriedades lubrificantes e podem ser mais eficazes; os cremes são mais espessos e lubrificantes do que as loções.

ÁREAS FLEXURAIS: Áreas de extensão e flexão repetitivas, que costumam transpirar com o esforço (fossa antecubital, pescoço, punho e tornozelo).

LIQUENIFICAÇÃO: Espessamento da epiderme, com acentuação das linhas normais da pele.

DERMATITE SEBORREICA: Erupção autolimitada, descamativa, eritematosa e/ou com crostas, limitada às áreas de pele com alta concentração de glândulas sebáceas (p. ex., a crosta láctea).

ABORDAGEM CLÍNICA

A dermatite atópica (DA) (eczema) tem a característica de produzir prurido, é recorrente, tendo distribuição flexural nas crianças maiores e simétrica nos adultos. O termo "atopia" foi cunhado para descrever um grupo de pacientes que apresentava uma história pessoal ou familiar de febre do feno (rinite alérgica), asma, hiperidrose cutânea e eczema. Mais de 15 milhões de norte-americanos adultos e crianças apresentam dermatite atópica. O pico de incidência da dermatite atópica é constatada entre as crianças, e sua prevalência cumulativa é de 20% nas crianças dos 3 aos 11 anos de idade. Sessenta e cinco porcento dos pacientes desenvolvem sintomas no primeiro ano de vida e 90% antes dos 5 anos de idade.[*] A etiologia é desconhecida, mas considera-se que esteja relacionada a fatores imunes. Setenta porcento dos pacientes atópicos apresentam história familiar de asma, de rinite alérgica ou eczema.

Acredita-se que a causa da DA seja multifatorial, envolvendo anormalidades genéticas da barreira epidérmica, a função imune, exposições ambientais e infecção. Estudos recentes relatam uma associação entre uma barreira epidérmica anormal e a presença de mutações no gene da filagrina (FLG, do inglês *fillagrin gene*). Os estudos iniciais apontaram uma associação entre mutações com perda de função do gene FLG e a icitiose vulgar; pesquisas mais recentes, com base na associação conhecida entre icitiose vulgar e DA, levaram a evidências sugerindo que essas mesmas mutações são importantes fatores de risco para a DA. A função anormal da barreira epidérmica resulta em aumento das perdas transepidérmicas de fluidos, levando ao

---

[*] N. de R.T. No Brasil, de acordo com pesquisa realizada pela Escola Paulista de Medicina da Universidade Federal de São Paulo – UNIFESP-EPM –, até os 13 anos, a prevalência da DA é de 6%. Das crianças de 6 e 7 anos, 14% apresentam os sintomas. A prevalência da DA na população geral é de 15% (Estudo ISAAC-2006).

achado ubíquo de pele seca nos pacientes com DA. A epiderme anormal também permite a entrada facilitada de alérgenos e bactérias, estimulando a reação imune.

A DA ocorre em três fases: lactência (**do nascimento aos dois anos**), **infância (dos 2 aos 12 anos)** e adulta (>**12 anos**). Os bebês raramente apresentam DA ao nascimento, mas costumam desenvolver os primeiros sinais de inflamação durante o terceiro mês de vida. Um quadro clínico comum é aquele do bebê que, durante os meses de inverno, desenvolve um quadro de hiperemia, pele seca e descamação das regiões malares, sem o envolvimento perioral ou paranasal. Em geral, há envolvimento do queixo; a área da fralda quase sempre fica íntegra. O lactente sente desconforto devido ao prurido intenso e não consegue descansar durante o sono. A DA resolve em 50% dos lactentes em torno dos 18 meses. O achado mais comum na fase da infância é a inflamação das áreas flexurais. A transpiração estimula a sensação de queimação e o prurido, iniciando um ciclo pruriginoso, com piora das lesões pela arranhadura. As pápulas iniciais coalescem com rapidez, formando placas que apresentam liquenificação pela arranhadura. As lesões exsudativas típicas da fase da lactência não são comuns na fase da infância. A fase adulta começa próxima ao início da puberdade. A razão para o ressurgimento da inflamação pode estar relacionada às alterações hormonais. A doença na fase adulta inclui inflamação nas áreas flexurais, em geral acompanhada de dermatite nas mãos, de inflamação ao redor dos olhos e de liquenificação na área anogenital. Pode ocorrer demografismo branco, demonstrado ao se realizar um traçado na pele de um paciente com DA com um objeto rombo; após o desenvolvimento da linha vermelha inicial, essa é substituída por uma linha branca sem a formação de pápula. Outros achados incluem ceratose pilar, acentuação das pregas palmares, pequenas fissuras na base dos lóbulos da orelha e pregas de Dennie-Morgan sob as pálpebras.

Duas concepções errôneas a respeito da DA são comuns. A primeira é que o eczema é um distúrbio emocional. Pacientes com inflamação na pele, que permanece por meses ou anos, costumam ser irritadiços, uma resposta normal a um distúrbio frustrante. A segunda é que a doença atópica da pele seja precipitada por uma reação alérgica. Em geral, indivíduos atópicos apresentam alergias respiratórias e, quando a pele é testada, são informados de que são "alérgicos a tudo". As pessoas com atopia podem reagir com um halo após punção durante o teste cutâneo, mas isso é uma característica da pele atópica e não necessariamente uma resposta alérgica. Até o momento, as evidências indicam que a maioria dos casos de DA é precipitada pelo estresse ambiental na pele geneticamente comprometida e não pela interação com alergênicos.

Avaliação do paciente

A avaliação da criança com DA envolve a exclusão de outras causas potenciais de exantema por meio da história pessoal (Quadro 44.1), da história familiar e do exame físico completos com objetivo de obter um diagnóstico correto para iniciar o tratamento. A avaliação da pele busca a localização e a natureza de áreas afetadas

> **QUADRO 44.1** • Perguntas a serem formuladas na pesquisa de exantemas
>
> Há quanto tempo os sintomas estão presentes? Houve outros episódios similares?
> Qual a intensidade do prurido da área afetada? A criança encontra-se irritável ou acorda à noite devido ao prurido e às arranhaduras?
> Os sintomas parecem piorar com a exposição ao tempo frio, à lã, à transpiração ou ao estresse?
> Outros membros da família apresentam eczema, asma ou doença alérgica?
> A criança apresentou febre ou outros sintomas de infecção?

(manchas, exsudação, liquenificação), o grau e extensão das áreas de pele ressecada e a presença de calor ou de eritema (possível infecção secundária). Olhos, nariz, garganta e tórax são examinados para evidências de rinite alérgica ou asma (olhos lacrimejantes, semicírculos escuros sob os olhos, secreção nasal hialina, sibilos).

Estudos laboratoriais não são de especial utilidade no diagnóstico da DA. **Os níveis séricos da imunoglobulina E (IgE) costumam estar elevados.** A cultura da pele é realizada no caso de haver suspeita de uma superinfecção.

O diagnóstico diferencial inclui dermatite seborreica (crosta láctea), que costuma iniciar no couro cabeludo nos primeiros meses de vida e pode envolver orelhas, nariz, sobrancelhas e pálpebras. As escamas cinza-acastanhadas da dermatite seborreica são diferentes das lesões eritematosas úmidas e crostosas da DA do lactente. Outras hipóteses incluem escabiose, dermatite irritativa (dermatite perioral por suco de frutas cítricas), dermatite alérgica de contato (hera venenosa) e dermatite eczematoide (lesão infecciosa que se desenvolve próxima à orelha, na vigência de secreção auricular). Condições raras incluem a ictiose, imunodeficiência grave combinada (IDGC), síndrome de Wiskott-Aldrich, deficiência de zinco, reações medicamentosas e doença de Letterer-Siwe.

Tratamento

O objetivo do tratamento consiste em preservar e restaurar a barreira cutânea pelo uso de emolientes, eliminando a inflamação e a infecção com medicamentos, reduzindo as arranhaduras com o uso de antipruriginosos e controlando os fatores exacerbantes. Alguns especialistas recomendam que os banhos sejam rápidos, com água a uma temperatura tépida e com produtos de limpeza suaves, de preferência sem sabão. Sabonetes secantes devem ser evitados. Lubrificantes são aplicados logo após o banho, deixando secar ao ar. Alguns produtos contêm ureia ou ácido láctico; eles possuem qualidades hidratantes especiais e podem ser mais eficazes do que os outros produtos. Loções e cremes podem produzir uma sensação de formigamento logo após a aplicação devido às bases ou a ingredientes específicos, como o ácido lático. Se o prurido e a sensação de formigamento continuarem nas outras aplicações, outro produto deverá ser adotado.

Os **corticosteroides tópicos** usados para controlar a inflamação variam em potência; a porcentagem expressa após o nome do corticoide tópico não é indicativa da sua potência. Preparados de baixa potência (glucocorticoides grupos VI e VII) podem ser usados por longos períodos de tempo no tratamento de sintomas crônicos envolvendo o tronco e as extremidades. Os corticosteroides de baixa potência costumam ser utilizados em lactentes e podem ser adicionados aos hidratantes para cobrir vastas áreas de pele afetada. Os esteroides de baixa dose não apresentam paraefeitos endocrinológicos adversos. O propionato de fluticasona é o único corticosteroide tópico aprovado em creme pela Food and Drug Administration (FDA) para uso em lactentes com menos de 3 meses de idade. **Geralmente, deve ser evitado o uso corticosteroides fluorados na face, na genitália e nas regiões intertriginosas, porque eles podem causar despigmentação e atrofia da pele.** Corticosteroides de alta potência (glucocorticoides grupos I e II) são usados apenas por curtos períodos de tempo e nas áreas liquenificadas; evita-se a face e as dobras da pele. Em geral, os preparados em forma de pomadas são preferíveis por resultarem em melhor penetração do corticosteroide, o que reduz a incidência de reações irritantes e de hipersensibilidade. A aplicação costuma ser feita de 1 a 2 vezes ao dia, dependendo da preparação utilizada. **Deve ser utilizada a preparação com a menor potência esteroide efetiva.** A lubrificação frequentemente é mantida após a interrupção do uso do corticosteroide.

O tacrolimo e o pimecrolimo são imunomoduladores não esteroides tópicos para o tratamento da DA. O tacrolimo na concentração de 0,03% e o pimecrolimo a 1% estão aprovados para uso em crianças com idade igual ou superior a 2 anos. Esses agentes são recomendados na terapia intermitente de curto e de longo prazo, com a posologia de duas vezes ao dia, nos pacientes que respondem de forma insatisfatória, ou com intolerância à terapia convencional. Nenhum dos agentes é aprovado pela FDA para uso em crianças de menos de 2 anos de idade, e ambos apresentam uma faixa preta no rótulo, alertando para a possível associação com neoplasias quando utilizados por períodos prolongados. **Seu papel exato para uso em crianças está sob investigação; a consulta a um dermatologista pediátrico pode ser indicada.**

Anti-histamínicos orais são usados para amenizar o prurido. Em virtude de os sintomas da DA piorarem à noite, anti-histamínicos orais com efeito sedativo (hidroxizina, difenidramina) podem oferecer vantagens sobre os agentes não sedativos. Entre os agentes menos sedativos estão a loratadina (Claritin) e a cetirizina (Zyrtec). A doxepina (Sinequan) possui efeito de antidepressivo tricíclico e de anti-histamínico e pode ser benéfica em alguns casos. Os anti-histamínicos tópicos devem ser evitados por causa do seu potencial para irritação da pele ou de toxicidade quando absorvidos. As unhas das mãos devem ser cortadas curtas para evitar mais danos à pele por arranhões.

Em geral, os pacientes com infecções bacterianas secundárias (*Staphylococcus* ou *Streptococcus* sp.) precisam de terapia antibiótica. O tratamento com antibióticos tópicos com mupirocina (Bactroban) pode ser empregado nas áreas restritas de infecção no nariz ou para reduzir o estado de portador crônico do *Staphylococcus aureus*. Os antibióticos orais são indicados para áreas mais extensas de infecção. As cefalosporinas de primeira geração – eritromicina, penicilinas resistentes à penicilinase ou clindamicina – são escolhidas com base nos padrões de suscetibilidade local. Os pacientes com evidências de superinfecção pelo vírus herpes simples precisam de aciclovir oral ou intravenoso.

O papel da alergia alimentar no tratamento da DA é polêmico. A intervenção dietética pode ser benéfica na criança (em geral com menos de 3 anos de idade) com uma história sugestiva de exacerbação dos sintomas após a exposição a algum alimento específico. A experiência de excluir ovos e leite do cardápio da criança por um período de 4 a 6 semanas, seguida da reapresentação, pode ser justificável, em especial na criança que não responde ao tratamento de primeira linha.

O encaminhamento a um dermatologista pediátrico pode ser necessário para os pacientes de diagnóstico duvidoso, que não respondem ao tratamento ou que apresentam extenso envolvimento cutâneo. O ecaminhamento também pode ser apropriado para os pacientes com complicações de uma infecção ocular ou de uma infecção grave e para aqueles que necessitam de terapia com esteroide oral.

Outras erupções cutâneas podem ser confundidas com a dermatite atópica. A **dermatite de contato** é a reação da pele a um agente externo. Essa categoria de erupções eczematosas inclui tanto a **dermatite de contato por irritantes primários** como a **dermatite de contato alérgica**. A dermatite por irritantes primários pode ser causada por detergentes e sabonetes, sabonete líquido, saliva, urina e fezes. Exemplos de dermatite de contato por irritantes primários incluem dermatite das fraldas e dermatite dos lábios (causada pelo hábito de lamber os lábios) na população pediátrica e a dermatite causada pelas caneleiras em jogadores de futebol e hóquei. A dermatite de contato alérgica é uma reação retardada de hipersensibilidade de células-T (tipo IV), que ocorre de 7 a 14 dias após a exposição inicial e de 1 a 4 dias após exposições subsequentes. A causa mais comum é a exposição a plantas do gênero *Toxicodendron* (anteriormente denominado *Rhus*), que inclui carvalho venenoso, hera venenosa e sumagre. Também é comum na população pediátrica a alergia ao níquel, causando irritação abaixo da cicatriz umbilical, região que entra em contato com botões e fechos de calças, ou nos lóbulos das orelhas em pacientes que usam brincos contendo níquel. A dermatite de contato alérgica também pode desencadear reações do tipo "ide", de pápulas pruriginosas disseminadas em áreas não expostas.

QUESTÕES DE COMPREENSÃO

44.1 A mãe leva o filho de 2 semanas de vida para uma consulta de puericultura. Sua única preocupação é com o exantema na face e no couro cabeludo, o qual iniciou há uma semana. O exame clínico revela um menino branco sadio com sinais vitais normais, exceto pelas placas amareladas, de aparência cérea e aderentes ao couro cabeludo, à testa, às bochechas e às dobras nasolabiais. Qual das terapias a seguir é a apropriada para essa condição?

   A. Esteroide tópico de alta potência.
   B. Mupirocina tópica.

C. Fototerapia.
D. Cetoconazol tópico ou esteroide de baixa potência.
E. Antifúngicos tópicos.

44.2 Uma menina de 8 anos de idade chega ao consultório queixando-se de exantema, que coça muito pouco, no tórax, no abdome e nos braços. Tudo começou com uma pequena área descamativa avermelhada no tórax e depois espalhou-se. Ela não está usando medicamentos. O exame físico revela erupções ovais de coloração salmão, planas e finamente descamativas no tórax, no abdome, no dorso e nos membros superiores. Qual das opções a seguir representa o melhor aconselhamento para conduta nesse caso?

A. Mupirocina tópica.
B. Esteroide de alta dose.
C. Tranquilização ou terapia de "suporte".
D. Três semanas consecutivas de penicilina injetável.
E. Antifúngicos tópicos.

44.3 O pai leva a filha de 8 meses de idade ao serviço de emergência devido à piora do exantema na pele e por causa da febre. Ele conta que a menina costuma apresentar lesões úmidas e vermelhas na face que são relativamente bem controladas com banhos usando sabonete suave, uso de emolientes e esteroides tópicos e administração de anti-histamínicos orais. Contudo, nos últimos dias, o exantema apresentou piora progressiva e a criança "piorou". O exame físico revela uma criança letárgica com temperatura oral de 39,4 °C. As suas bochechas estão avermelhadas, contendo numerosas vesículas vermelhas, umbilicadas e com bordas elevadas; algumas lesões são pustulares. Qual das opções a seguir você prescreveria?

A. Aciclovir intravenoso.
B. Prednisolona.
C. Bacitracina tópica.
D. Metilprednisolona intravenosa.
E. Aciclovir tópico.

44.4 Uma criança de 8 meses de idade apresenta eczema refratário percebido pela primeira vez aos 2 meses de vida. Sua história médica pregressa revela múltiplos episódios de otite média e pneumonia. Agora, ela desenvolveu um epistaxe grave. Você suspeita de imunodeficiência primária. Qual das opções abaixo é o melhor teste diagnóstico para ser feito a seguir em sua avaliação?

A. Análise cromossômica.
B. Tomografia computadorizada de tórax.
C. Hemograma completo.
D. Contagem de células CD4.
E. Encaminhamento ao otorrinolaringologista para endoscopia nasal.

RESPOSTAS

44.1 **D.** A dermatite seborreica apresenta-se na infância e na adolescência. A erupção crônica e simétrica, caracterizada pela produção excessiva de seborreia, afeta o couro cabeludo, a testa, a região retroauricular, o meato auditivo, as sobrancelhas, as bochechas e as pregas labionasais. Mais comumente conhecida como "crosta láctea" em lactentes, essa erupção autolimitada se desenvolve entre os 2 e 3 meses de idade, principalmente no escalpo. A crosta é amarelada e gordurosa e em geral é eliminada com lavagens frequentes. A crosta pode ser afrouxada com uma pequena quantidade de óleo. Em lactentes que não respondem à lavagem com xampu para bebês, pode ser útil um xampu anticaspa contendo medicação antifúngica (Nizoral) ou selênio, assim como corticosteroides tópicos de baixa ou média potência.
O tratamento inclui amolecimento das escamas com óleo mineral, evitando esfregar, e uso diário de xampu suave. O uso tópico de xampu com corticosteroides ou cetoconazol de baixa a média potência pode ser benéfico.

44.2 **C.** Pitiríase rósea é precedida por um "medalhão" (*herald patch*), uma lesão anular, descamativa e eritematosa. As lesões são de coloração salmão e na forma de "árvore de natal", acompanhando as linhas da pele. A causa é desconhecida. O tratamento pode incluir anti-histamínicos, loções e cremes antipruriginosos, corticosteroides tópicos em dose baixa e fototerapia. O exantema perdura por até seis semanas, depois se resolve. A pitiríase rósea pode ser confundida com o eczema numular e a tinea versicolor. Nos adolescentes sexualmente ativos, a sífilis também deverá ser considerada.

44.3 **A.** Lactentes atópicos podem desenvolver um início rápido do herpes simples cutâneo difuso. A doença é mais comum nas áreas de DA ativa ou recentemente cicatrizada. Febre alta e adenopatia ocorrem de 2 a 3 dias após o aparecimento das vesículas. A septicemia viral pode ser fatal. O eczema herpético em lactentes pequenos é uma emergência médica. A criança deverá ser internada de imediato para administração de aciclovir intravenoso.

44.4 **C.** Esse paciente apresenta, mais provavelmente, a síndrome de Wiskott-Aldrichs, que é uma condição ligada ao cromossomo X com infecções recorrentes, trombocitopenia e eczema. Infecções e sangramentos costumam ser percebidos nos primeiros seis meses de vida. Infecções potenciais incluem otite média e pneumonia causadas por uma resposta insatisfatória dos anticorpos aos polissacarídeos capsulares e às septicemias fúngicas e virais, causadas pela disfunção das células-T. Um hemograma completo pode auxiliar no diagnóstico; a trombocitopenia em geral está na faixa de 15.000 a 30.000/mm^3, e as plaquetas são pequenas. Além do eczema, essas crianças apresentam distúrbios autoimunes e uma alta incidência de linfoma e de outras neoplasias.

> **DICAS CLÍNICAS**
>
> ▶ A DA é uma doença crônica que causa prurido e frequentemente inicia na infância. Nos lactentes, essa erupção é encontrada na face e nas bochechas; na infância, ela é observada nas áreas flexurais.
> ▶ A terapia básica para a DA é evitar sabonetes secantes e reidratar a pele com emolientes; os esteroides tópicos podem ser necessários.

REFERÊNCIAS

Buckley RH. Immunodeficiency with thrombocytopenia (Wiskott-Aldrich syndrome). In: McMillan JA, Feigin RD, DeAngelis CD, Jones MD, eds. *Oski's Pediatrics: Principles and Practice*. 4th ed. Philadelphia, PA: Lippincott Williams & Wilkins; 2006:2467-2468.

Chatila TA. Wiskott-Aldrich syndrome. In: Rudolph CD, Rudolph AM, Lister GE, First LR, Gerson AA, eds. *Rudolph's Pediatrics*. 22nd ed. New York, NY: McGraw-Hill; 2011:761-762.

Holland KE. Atopic dermatitis. In: Rudolph CD, Rudolph AM, Lister GE, First LR, Gerson AA, eds. *Rudolph's Pediatrics*. 22nd ed. New York, NY: McGraw-Hill; 2011:1257-1259.

Leung DYM. Atopic dermatitis (atopic eczema). In: Kliegman RM, Stanton BF, St. Geme JW, Schor NF, Behrman RE, eds. *Nelson Textbook of Pediatrics*. 19th ed. Philadelphia, PA: WB Saunders; 2011:801-807.

Sampson HA. Atopic dermatitis. In: McMillan JA, Feigin RD, DeAngelis CD, Jones MD, eds. *Oski's Pediatrics: Principles and Practice*. 4th ed. Philadelphia, PA: Lippincott Williams & Wilkins; 2006:2423-2427.

CASO 45

Um pai relata que a filha de 3 anos tem menos energia, perda do apetite e apresenta um aumento progressivo do abdome há algumas semanas. De forma intermitente, apresenta vômitos desde ontem. O exame físico revela palidez, proptose, descoloração periorbital e uma massa abdominal grande e irregular ao longo do flanco esquerdo, cruzando a linha média. Seus sinais vitais e o restante do exame físico estão normais.

▶ Qual é o diagnóstico mais provável?
▶ Qual é o próximo passo na avaliação?

RESPOSTAS PARA O CASO 45
Neuroblastoma

Resumo: Uma criança de 3 anos, com inapetência, descoloração periorbital e massa abdominal envolvendo múltiplos quadrantes.

- **Diagnóstico mais provável:** Neuroblastoma.
- **Próximo passo na avaliação:** Selecionar os exames laboratoriais e de imagem para determinar as características genéticas, a localização e a extensão do tumor e o impacto nas estruturas adjacentes. Estadiamento e estratificação do risco ajudam a orientar as decisões a respeito da quimioterapia e/ou irradiação pericirúrgica.

ANÁLISE

Objetivos

1. Reconhecer os sinais e os sintomas do neuroblastoma.
2. Descrever o diagnóstico e o tratamento do neuroblastoma.

Considerações

Uma vez que a origem e a progressão do neuroblastoma variam de paciente para paciente e que a massa nem sempre está aparente ao exame físico, os clínicos devem investigar detalhadamente a anamnese e realizar um exame físico minucioso e abrangente para garantir um diagnóstico rápido e preciso, objetivando diminuir o potencial para doença metastática no momento do diagnóstico. A avaliação diagnóstica inclui questionamento e exames para síndromes associadas ao neuroblastoma.

ABORDAGEM À
Suspeita de neuroblastoma

DEFINIÇÕES

SÍNDROME DE HORNER: Caracterizada pela ptose palpebral e lentificação do reflexo pupilar; relacionada à disfunção do sistema nervoso simpático.

SÍNDROME PARANEOPLÁSICA: Caracterizada por hipertensão e diarreia secretora; relacionada à produção tumoral de catecolaminas e peptídeos intestinais vasoativos.

SÍNDROME OPSOCLONIA-MIOCLONIA: Caracterizada por movimentos irregulares e rápidos dos olhos (opsoclonia) e dos músculos (mioclonia); descrita como "olhos e pés dançantes"; relacionada à produção de autoanticorpos contra os elementos neuronais.

ABORDAGEM CLÍNICA

O neuroblastoma é constituído de tecido neuroendócrino primitivo. Sua etiologia é pouco conhecida, mas acredita-se ser multifatorial. Na maioria dos casos, é um tumor sólido, extracraniano, responsável por mais da metade de todas as neoplasias da infância. A maioria surge no abdome a partir da glândula suprarrenal, podendo também ter outras origens: gânglios neuronais intratorácicos e paraespinais.

Os sinais e os sintomas relacionados ao neuroblastoma dependem da localização do tumor; tumores nos gânglios cervicais podem causar a síndrome de Horner, tumores intratorácicos (mais comuns na infância) podem estar associados à sibilância e ao desconforto respiratório, e tumores paraespinais podem causar neuralgias compressivas, dor lombar e retenção urinária e fecal. As massas abdominais são compactas, irregulares e atravessam a linha média. Dependendo da localização do tumor e do impacto sobre as estruturas adjacentes, a indicação da cirurgia descompressiva intratorácica ou paraespinal pode ser emergencial.

A doença metastática tipicamente envolve a pele, os pulmões, o fígado e os ossos. A descoloração azulada da pele (em geral na infância) representa uma infiltração subcutânea. O envolvimento pulmonar pode promover o aumento do esforço respiratório, a dispneia e a pneumonia. A infiltração na medula óssea pode causar dor óssea e pancitopenia; também podem ser observadas petéquias, cianose, palidez e fadiga. Se os ossos orbitais estiverem envolvidos, proptose e descoloração cianótica periorbital (equimose periorbital), descrita como "olhos de guaxinim" poderão ser encontradas. A linfadenopatia generalizada também é comum. Alguns pacientes desenvolvem a síndrome paraneoplásica relacionada aos mediadores tumorais neuroendócrinos ou a síndrome opsoclonia-mioclonia (um fenômeno autoimune mediado que pode ser caracterizado por ataxia cerebelar).

A mais importante diferenciação diagnóstica a ser considerada é o tumor de Wilms. É comum esses tumores estarem associados à hematúria, à hipertensão e à presença de uma massa abdominal localizada, que não costuma cruzar a linha média. Em geral, os pacientes com neuroblastoma são um pouco mais jovens e com maior comprometimento do estado geral do que os portadores do tumor de Wilms.

As imagens da tomografia computadorizada (TC) ou da ressonância magnética (RM) são de utilidade na identificação e na avaliação da extensão do neuroblastoma. Os marcadores laboratoriais incluem **níveis elevados do ácido vanilmandélico e do ácido homovanílico (metabólitos catecolamínicos), observados em quase 90% dos pacientes com neuroblastoma**; outros marcadores englobam níveis séricos elevados de enolase, ferritina e lactato desidrogenase.

O tratamento envolve a excisão cirúrgica do tumor, em geral, após a quimioterapia e/ou radioterapia para redução do seu tamanho. A quimioterapia e radioterapia combinadas com multiagentes costumam ser empregadas nos pacientes com neuroblastoma em estágio avançado. O estadiamento depende da localização e da extensão do tumor, e a avaliação do risco e a decisão terapêutica são determinadas com base em variáveis como a idade no momento do diagnóstico e o estadiamento

(p. ex., doença no estágio 2 localizada no abdome de lactente de 1 ano requer apenas uma limitada quimioterapia pós-excisão *versus* doença no estágio 4 com metástase óssea em uma criança maior, o que demanda quimioterapia com multiagentes e transplante de medula óssea). Outras terapias em estudo incluem imunoterapia de anticorpos monoclonais e radioterapia.

O percentual geral de cura do neuroblastoma pode exceder 90%, sendo característico **um melhor prognóstico para os lactentes do que para as crianças maiores.** As características específicas, como metástase esquelética ou amplificação dos oncogenes N-*myc* em nível celular, quase sempre indicam um diagnóstico desfavorável.

QUESTÕES DE COMPREENSÃO

45.1 Recentemente uma mãe percebeu uma massa no abdome do filho de 4 anos durante o banho e leva-o ao seu consultório para avaliação. Ele não possui história de vômitos, fezes anormais e dor abdominal. O exame físico revela pressão arterial em repouso de 130/88 mmHg, frequência cardíaca de 82 bpm, palidez e uma firme massa abdominal lateral esquerda que não cruza a linha média. Qual das seguintes opções é a explicação mais provável para esses achados?

   A. Constipação.
   B. Intussuscepção.
   C. Neuroblastoma.
   D. Tumor de Wilms.
   E. Volvo.

45.2 Um lactente com 1 semana de vida apresenta uma massa abdominal no quadrante médio direito e diminuição do fluxo urinário. Não há instabilidade na temperatura, irritabilidade ou aparência anormal das fezes ou da urina. Qual dos testes a seguir seria mais útil para determinar a etiologia da massa abdominal nesse lactente?

   A. Hemograma completo.
   B. Ultrassonografia abdominal.
   C. Catecolaminas urinárias.
   D. TC abdominal.
   E. Enema de bário.

45.3 O pai leva a filha de 15 meses, previamente hígida, ao serviço de emergência com tosse, vômitos pós-tosse e febre (que ele não chegou a medir), que iniciou há três dias. Ele também acha que o estômago dela está doendo. Ontem, começou uma diarreia, mas refere que a criança apresentava evacuações "regulares" antes dessa doença. Sua ingestão de líquidos está normal e ela tem molhado a fralda. O exame físico revela sinais vitais normais, narinas congestas, linfadenopatia, com vários linfonodos pequenos palpáveis na cadeia cervical e abdome levemente distendido com dor aparente, sem defesa abdominal. Qual das opções abaixo é o melhor passo a ser dado a seguir em sua avaliação?

A. Obter uma TC abdominal.
B. Realizar biópsia de linfonodos.
C. Coletar urina de 24 horas para dosar catecolaminas urinárias.
D. Internar no hospital para laparotomia exploradora.
E. Tranquilizar os pais e aguardar resolução espontânea.

45.4 Durante a consulta de puericultura de um garoto de 3 anos, você nota uma massa abdominal irregular envolvendo os quadrantes inferiores. A mãe revela não ter percebido isso antes e diz que o filho, de modo geral, é saudável. Também não há desconforto gastrintestinal nem dor abdominal aparente. Exceto a massa abdominal e a palidez das conjuntivas, seus sinais vitais e o exame físico estão normais. Qual dos exames a seguir ajudará mais na determinação da etiologia da massa abdominal?

A. Radiografia abdominal.
B. Radiografia de tórax.
C. Catecolaminas urinárias.
D. Hemograma completo.
E. Mioglobina urinária.

RESPOSTAS

45.1 **D.** O contexto clínico apresentado é típico de tumor de Wilms. Na propedêutica do tumor de Wilms, devem ser considerados: imagem abdominal, exame de urina para pesquisa de hematúria, provas de função renal e hepática e hemograma completo para avaliar a presença de anemia.

45.2 **B.** Esse lactente apresenta, mais provavelmente, uma obstrução do trato urinário. Nos recém-nascidos, uma massa abdominal palpável costuma ser rim hidronefrótico ou displásico multicístico, que em geral pode ser identificado facilmente por meio da ultrassonografia.

45.3 **E.** Sintomas de infecção do trato respiratório superior, linfadenopatia cervical e diarreia são consistentes com viremia; pode ocorrer aumento dos linfonodos mesentéricos por mediação viral e causar dor abdominal inespecífica. A tranquilização dos pais é adequada na criança saudável sob os demais aspectos com sinais de viremia clássica. Uma TC pode mostrar linfonodos difusos com discreto aumento na linfadenite mesentérica, mas a realização de exames de imagem raramente é recomendada, exceto se a dor abdominal permanecer indeterminada.

45.4 **C.** A história e o exame desse menino são consistentes com neuroblastoma. Em virtude de a grande maioria dos pacientes com neuroblastoma apresentar catecolominas urinárias elevadas, uma avaliação quantitativa de 24 horas desses metabólitos deverá ser confirmatória.

> **DICAS CLÍNICAS**
>
> ▶ O neuroblastoma pode se apresentar como uma massa abdominal, palidez, proptose e "olhos de guaxinim".
> ▶ Em geral, as massas são descobertas por acidente por um membro da família ou no exame físico de rotina.
> ▶ Pacientes com neuroblastoma são um pouco mais jovens e aparentam maior comprometimento do estado geral do que os pacientes com tumor de Wilms.
> ▶ Quase 90% dos pacientes com neuroblastoma apresentam níveis elevados dos metabólitos catecolamínicos, ácido vanilmandélico e ácido homovanílico.

REFERÊNCIAS

Anderson PM, Dhamne CA, Huff V. Neoplasms of the kidney. In: Kliegman RM, Stanton BF, St. Geme JW, Schor NF, Behrman RE, eds. *Nelson Textbook of Pediatrics*. 19th ed. Philadelphia, PA: WB Saunders; 2011:1757-1760.

Hogarty MD, Brodeur GM. Neuroblastoma. In: Rudolph CD, Rudolph AM, Lister GE, First LR, Gerson AA, eds. *Rudolph's Pediatrics*. 22nd ed. New York, NY: McGraw-Hill; 2011:1647-1651.

Strother DR, Russell HV. Neuroblastoma. In: McMillan JA, Feigin RD, DeAngelis CD, Warshaw JB, eds. *Oski's Pediatrics: Principles and Practice*. 4th ed. Philadelphia, PA: Lippincott Williams & Wilkins; 2006:1778-1781.

CASO 46

A mãe conta que a filha de 4 anos reclama de dor na garganta e dificuldade para engolir há três dias. A menina tem apresentado irritabiidade e se recusa a movimentar o pescoço. Seu apetite e a ingestão diminuíram e ela vomitou duas vezes durante a noite. Ela não exibe sintomas de infecção do trato respiratório superior (ITRS). É saudável sob os outros aspectos e suas vacinas estão atualizadas. Seu exame físico é significativo para febre de 38,9ºC, exsudatos tonsilares bilaterais e orofaringe posterior eritematosa, com edema da parede posterior direita da faringe.

▶ Qual é o diagnóstico mais provável?
▶ Qual é o próximo passo mais apropriado na avaliação?

RESPOSTAS PARA O CASO 46
Abscesso retrofaríngeo

Resumo: Uma criança com comprometimento do estado geral, dor de garganta, odinofagia, febre e exame orofaríngeo anormal.

- **Diagnóstico mais provável:** Abscesso retrofaríngeo.
- **Próximo passo na avaliação:** Os exames laboratoriais deverão incluir imunoensaio e cultura para estreptococo β-hemolítico do grupo A (GAS, do inglês *group A beta-hemolytic streptococcus*). A avaliação radiológica deverá incluir raio X cervical lateral e tomografia computadorizada (TC) ou ressonância magnética (RM) para elucidar a localização e a extensão da infecção.

ANÁLISE

Objetivos

1. Discutir o diagnóstico e o tratamento do abscesso retrofaríngeo.
2. Diferenciar entre as várias formas de abscesso cervical.
3. Discutir as condições do pescoço que apresentam similaridades com o abscesso retrofaríngeo.

Considerações

A história e o exame dessa criança com odinofagia, febre e edema posterior da faringe são consistentes com abscesso retrofaríngeo. Como várias lesões da cabeça e do pescoço podem ter apresentação semelhante, o desafio diagnóstico está na determinação da presença de infecção bacteriana, da extensão da infecção e da possível necessidade de uma intervenção cirúrgica, além da existência potencial de disseminação para as estruturas vitais adjacentes.

ABORDAGEM AO
Abscesso retrofaríngeo

DEFINIÇÕES

ESPAÇO RETROFARÍNGEO: Limitado por camadas da fáscia cervical profunda; localizado posterior ao esôfago; contém linfonodos que drenam a orelha média, seios da face e nasofaringe; contíguo com o mediastino posterior.

ESPAÇO PARAFARÍNGEO (LATERAL): Compreende os compartimentos posterior e anterior contendo linfonodos, nervos cranianos e bainha carotídea; as infecções no espaço lateral podem ser oriundas da orofaringe, da orelha média e dos dentes.

ESPAÇO PERITONSILAR: Limitado pelas tonsilas e pela musculatura faríngea; de forma característica, o abscesso peritonsilar é uma extensão da tonsilite aguda.

EPIGLOTITE: Infecção da estrutura cartilaginosa protetora das vias aéreas durante a deglutição; a etiologia bacteriana (*Haemophilus influenzae*) requer antibiótico intravenoso; sintomas comuns incluem febre, salivação e toxemia; pode ocorrer obstrução das vias aéreas, requerendo intervenção de emergência.

IMUNOENSAIO (TESTE RÁPIDO): Com fita reativa, detecta antígeno para GAS pelo ensaio aglutinação de látex ou pelo enzimaimunoensaio (Elisa); de alta especificidade e de sensibilidade variável com possíveis resultados falso-negativos.

MONOTESTE: Testa a aglutinação de látex dos anticorpos heterófilos para eritrócitos na infecção pelo vírus Epstein-Barr (EBV); possui alta especificidade e sensitividade nos pacientes com mais de 3 anos; a infecção pode ser confirmada pelo anticorpo imunoglobulina (IgM) para EBV, caso seja negativo para heterófilo.

ESTRIDOR: Som respiratório anormal agudo e musical, resultante da obstrução de uma via aérea principal.

DISFAGIA: Dificuldade de engolir.

ODINOFAGIA: Dor ao engolir.

TRISMO: Incapacidade de abrir a boca, secundária à dor ou à inflamação, ou efeito de massa, envolvendo a neuromusculatura facial.

ABORDAGEM CLÍNICA

A classificação das infecções cervicais profundas é baseada na combinação dos **achados do exame físico** e dos exames de **imagens do pescoço**. O tipo e a extensão da infecção determinam se o paciente precisa de cirurgia e se pode haver risco de infectar as estruturas vitais adjacentes, incluindo o mediastino. Múltiplos compartimentos são encontrados dentro do pescoço, circundados pela musculatura e pela fáscia, contendo várias estruturas neurovasculares (nervos cranianos e artérias carótidas); a infecção pode se espalhar com facilidade ao longo dos planos fasciais.

Algumas predileções etárias são observadas no abscesso cervical. Um paciente pediátrico típico com **abscesso retrofaríngeo**, por exemplo, é a **criança com menos de 4 anos**, coincidindo com a faixa etária de maior ocorrência dos casos de infecção das vias aéreas superiores (IVASs) e otites. **Abscesso peritonsilar** pode ser visto em qualquer idade, mas **a prevalência é maior na adolescência ou nos adultos jovens**. De todos os tipos, **o abscesso peritonsilar é o mais comum na população pediátrica**.

As infecções dos vários compartimentos do pescoço podem apresentar similaridades. São comuns febre, irritabilidade e toxemia, com os pacientes queixando-se de dor de garganta, disfagia, odinofagia ou trismo, sendo esse último mais frequente com a infecção peritonsilar ou parafaríngea. **A salivação e o aumento do trabalho respiratório ou estridor franco** também podem ser observados. Ao exame físico, a linfadenopatia é encontrada com mais frequência nos pacientes com abscesso peritonsilar e parafaríngeo. Edemas peritonsilares ou palatais discretos são mais proeminentes com o abscesso peritonsilar. Um paciente que **recusa a movimentação passiva do pescoço secundária à dor apresenta maior probabilidade de ter uma infecção retrofaríngea.**

A investigação dignóstica com exames de imagem do paciente com suspeita de abscesso cervical inicia pelo **raio X cervical lateral**. A evidência radiológica de abscesso retrofaríngeo em uma radiografia lateral inclui o alargamento do espaço retrofaríngeo. Achados em uma radiografia lateral em pacientes com dor de garganta podem conduzir a um diagnóstico alternativo, como aquele do paciente com edema de epiglote e o **"sinal do polegar"** clássico da **epiglotite**. A TC cervical é excelente para determinar se o paciente apresenta apenas celulite e edema circundando o espaço ou hipodensidade e realce das margens da lesão consistentes com abscesso. Essas imagens também mostram se há extensão para as estruturas contíguas. Uma RM é uma alternativa quando há preocupação de infecção envolvendo um compartimento com elementos neurovasculares e quando uma visualização mais precisa é desejada.

Infecções específicas dos espaços cervicais possuem origens e complicações específicas. As infecções envolvendo os dentes, as orelhas e os seios da face podem se disseminar para o espaço parafaríngeo e podem **afetar os elementos neurovasculares do espaço lateral**, tanto por efeito de massa como por erosão. As cadeias linfáticas que drenam os seios da face e a orofaringe podem semear o espaço retrofaríngeo, com **potencial de disseminação para o mediastino**, onde poderia haver um impacto nas funções cardiorrespiratórias ou desenvolvimento de mediastinite; uma infecção em um compartimento sempre pode se disseminar para outro. De modo geral, os abscessos cervicais ocorrem quando há uma disseminação contígua de uma infecção bacteriana no paciente com faringite, infecção odontogênica, otite, mastoidite, sinusite ou outra infecção da cabeça e do pescoço.

As etiologias bacterianas do abscesso cervical incluem *Streptococcus pyogenes, Staphylococcus* sp. *Haemophilus influenzae, Peptostreptococcus* sp., *Bacteroides* sp. e *Fusobacterium* sp. As infecções polimicrobianas são frequentes e costumam refletir os organismos mais comuns encontrados nas infecções que envolvem a orofaringe, as orelhas ou os seios da face.

As etiologias virais incluem EBV, citomegalovírus, adenovírus e rinovírus e podem se apresentar de forma semelhante àquelas da infecção bacteriana. As viroses podem se apresentar com exsudato orofaríngeo e salivação ou com massas no pescoço na forma de linfadenopatia. O processo viral, em geral, pode ser diferenciado do processo bacteriano mais preocupante por meio dos exames complementares previamente descritos e levando em consideração a sintomatologia mais frequente observada na viremia. Por exemplo, uma faringite exsudativa com achados no pescoço, rinorreia e tosse é mais consistente com uma infecção viral.

O tratamento-padrão inclui penicilinas intravenosas, cefalosporinas de geração avançada ou carbapenem. Clindamicina ou metronidazol são adicionados no caso de suspeita da presença de anaeróbios, quando uma cobertura ampla é desejável. A clindamicina costuma ser uma boa escolha para monoterapia nos pacientes alérgicos à penicilina. Antibióticos de amplo espectro são iniciados nos pacientes com abscesso cervical, com modificação no tratamento, caso seja identificado um organismo originado das amostras orofaríngeas ou cirúrgicas. O pediatra e o cirurgião devem decidir entre manter uma abordagem expectante com observação cuidadosa, enquanto o paciente recebe antibióticos, ou proceder com rapidez com punção por agulha ou incisão e drenagem, com base na extensão da infecção e no impacto atual sobre as estruturas adjacentes e pelas expectativas de progressão.

Outras anormalidades não relacionadas com infecções profundas no pescoço também podem causar dor de garganta, odinofagia ou salivação e dor na orofaringe ou pescoço. Elas compreendem variações anatômicas, como cisto do ducto tireoglosso ou cisto da segunda fenda branquial. Originados de estruturas vestigiais, esses cistos podem sofrer infecção secundária e desenvolver dolorimento e eritema, o que poderia ser confundido com uma infecção profunda. Tireoidite e sialadenite também se apresentam com achados evidentes localizados no pescoço. Dependendo da localização, pode-se também considerar nódulo tireoidiano, bócio ou tumor das glândulas salivares, em especial no caso de uma massa inicialmente não dolorosa e de crescimento lento.

QUESTÕES DE COMPREENSÃO

46.1 A mãe percebe uma protuberância no pescoço do filho de 5 anos de idade. Ele queixa-se de dor na região e tem dificuldades para engolir. O apetite e a ingestão estão normais. Ao exame físico, ele está sem febre, com uma área de 3 cm × 3 cm de eritema leve, flutuação e dor na parte central anterior do pescoço. A massa desloca-se para cima quando ele abre a boca. Sua orofaringe está limpa. Qual dos seguintes sintomas estava mais provavelmente presente na semana anterior?

A. Diarreia.
B. Dor abdominal.
C. Tonturas.
D. Polaciúria.
E. Tosse.

46.2 Uma menina de 9 anos de idade queixa-se de dor de garganta e na parte anterior do pescoço há 1 dia, além de congestão nasal e tosse há três dias. Não apresenta náuseas ou alteração no apetite. Ela diz que "caroços estão crescendo no seu pescoço" desde a véspera. Sua história médica pregressa não apresenta eventos significativos. Ela está sem febre, com a orofaringe posterior limpa e o pescoço flexível. Apresenta quatro massas submandibulares firmes, fixas e minimamente doloridas, sem alterações perceptíveis na pele; a massa maior mede 1 cm de diâmetro. Qual das opções a seguir é a explicação mais provável para esses achados?

A. Linfadenopatia.
B. Abscesso peritonsilar.
C. Abscesso retrofaríngeo.
D. Sialadenite.
E. Faringite estreptocócica.

46.3 O pai afirma que a filha de 7 anos apresenta história de 1 semana de dor na boca e no pescoço. Ela sente dor ao mastigar e ao engolir. Um pequeno edema ao redor da mandíbula inferior direita foi percebido ontem. Ela não tem febre e não exibe sintomas de ITRS. Seu exame revela uma temperatura de 37,9ºC, com edema, dor e calor na mandíbula posterior direita, sem flutuações ou alterações na pele. Observa-se a presença de linfadenopatia bilateral esparsa no pescoço. Sua orofaringe posterior está um pouco hiperemiada, com um acentuado edema e dor na gengiva ao redor dos molares posteriores da mandíbula direita. Qual das opções a seguir representa o próximo passo mais apropriado?

A. Proceder à internação hospitalar imediata para antibióticos intravenosos.
B. Iniciar antibióticos de amplo espectro e sugerir que vá ao odontologista o mais rápido possível.
C. Solicitar uma consulta cirúrgica imediata.
D. Solicitar uma TC cervical e obter, hoje mesmo, uma consultoria de um otorrinolaringologista.
E. Realizar um imunoensaio com fita (teste rápido) no ambulatório.

46.4 Menino de 4 anos, previamente hígido, apresenta história de 1 dia de febre. Ele recusa líquidos e vomitou esta manhã. Não apresenta sintomas de ITRS ou diarreia. Ao exame físico, está sonolento, mas acordado e apresenta uma temperatura de 39,3ºC. Sua orofaringe posterior está bastante hiperemiada, com aumento das criptas tonsilares, que ficam recobertas por exsudato. Vários linfonodos pequenos na cadeia cervical podem ser palpados. Ele move a cabeça vigorosamente no esforço de impedir o exame. Qual das opções abaixo é o melhor próximo passo a seguir em sua avaliação?

A. Punção lombar.
B. TC cervical.
C. Aspiração tonsilar com agulha.
D. Teste rápido para estreptococo.
E. Hemograma completo.

RESPOSTAS

46.1 **E.** Cistos do ducto tireoglosso, originários do trato tireoglosso embrionário, localizam-se na linha média, em geral movem-se com a protrusão da língua e frequentemente são percebidos após uma ITRS. O tratamento habitual é a remoção cirúrgica, algumas vezes precedida por imagens de TC do pescoço, para avaliação da anatomia do cisto e da tireoide. Em cerca da metade dos casos, pode haver infecção secundária do cisto.

46.2 **A.** Essa paciente apresenta sintomas de ITRS viral, mais provavelmente causando uma linfadenopatia reativa. Tratamento de suporte, como analgésicos, seria uma recomendação razoável. Em geral, testes rápidos para estreptococos não são necessários na presença de sintomas clássicos de ITRS; faringite estreptocócica apresenta-se com dor de garganta, cefaleia, náuseas e/ou febre. Os sinais de viremia e o exame do pescoço não sugerem sialadenite ou abscesso cervical.

46.3 **B.** Abscesso dentário é o diagnóstico mais provável, como evidenciado pela inflamação gengival óbvia e outros sinais de infecção ativa na área, independentemente da ausência de pus evidente oriundo de uma cárie aparente. Os organismos potenciais causadores são *Streptococcus mutans* e *Fusobacterium nucleatum*. A terapia inclui antibiótico (amoxicilina ou clindamicina) e o encaminhamento ao odontologista nas próximas 24 horas. A infecção profunda do pescoço é improvável; exames de imagem e antibióticos intravenosos não são necessários nesse momento.

46.4 **D.** Essa criança nitidamente apresenta um exame clássico para tonsilite estreptocócica. A probabilidade de processo retrofaríngeo ou paratonsilar é reduzida pela falta de assimetria tonsilar, de alterações no palato mole e de rigidez da nuca. Um teste rápido para estreptococos seria um teste inicial adequado, esfregaço para cultura também. A terapia-padrão incluiria penicilina oral ou intramuscular em paciente não alérgico e um analgésico/antipirético. Mesmo quando o teste rápido para estreptococos é negativo, alguns especialistas iniciam o tratamento de pacientes com história e exame consistentes com infecção por estreptococos enquanto aguardam o resultado da cultura.

DICAS CLÍNICAS

▶ Infecções envolvendo compartimentos específicos do pescoço apresentam complicações específicas, como o potencial para mediastenite no paciente com abscesso retrofaríngeo.
▶ Etiologias bacterianas e virais múltiplas, incluindo GAS e vírus Epstein-Barr (EBV), são possíveis de ocorrer no paciente com sintomas constitucionais e achados cervicais. A disseminação dessas infecções nos compartimentos cervicais pode representar risco para as estruturas vitais adjacentes e exigir cirurgia.
▶ Várias anomalias da cabeça e do pescoço (cisto do ducto tireoglosso infectado ou linfadenopatia reativa extensa) podem simular uma infecção cervical profunda.

REFERÊNCIAS

Inkelis SH. Disorders of the pharynx. In: Osborn LM, DeWitt TG, First LR, Zenel JA, eds. *Pediatrics*. Philadelphia, PA: Elsevier Mosby; 2005:460-470.

Milczuk H. Disorders of the neck and salivary glands. In: Osborn LM, DeWitt TG, First LA, Zenel JA, eds. *Pediatrics*. Philadelphia, PA: Elsevier Mosby; 2005:471-479.

Pappas DE, Hendley JO. Retropharyngeal abscess, lateral pharyngeal (parapharyngeal) abscess, and peritonsillar cellulitis/abscess. In: Kliegman RM, Stanton BF, St. Geme JW, Schor

NF, Behrman RE, eds. *Nelson Textbook of Pediatrics*. 19th ed. Philadelphia, PA: WB Saunders; 2011:1440-1442.

Weed HG, Forest LA. Deep neck infection. In: Flint PW, Haughey BH, Lund VJ, Niparko JK, Robbins KT, Thomas JR, Richardson MA, eds. *Cummings Otolaryngology: Head and Neck Surgery*. 5th ed. Philadelphia, PA: Elsevier-Mosby; 2010:201-208.

CASO 47

Recém-nascido a termo, de parto vaginal, pesando 3,7 kg, de mãe gesta II com 27 anos, cuja gravidez foi sem complicações. Pouco após o nascimento, ele começa a tossir, seguindo-se um episódio de aspiração de secreções e cianose. Durante a reanimação, a colocação de uma sonda orogástrica encontra resistência a 10 cm. Ele é transferido para a unidade neonatal de tratamento intensivo para avaliação e manejo do desconforto respiratório.

▶ Qual é o diagnóstico mais provável?
▶ Qual é o melhor exame para avaliação?

RESPOSTAS PARA O CASO 47

Atresia de esôfago

Resumo: Um recém-nascido com tosse, aspiração e cianose apresenta resistência à passagem de uma sonda orogástrica.

- **Diagnóstico mais provável:** Atresia de esôfago, possivelmente com fístula traqueoesofágica (FTE) associada.
- **Melhor exame diagnóstico:** Uma radiografia de tórax e do abdome com sonda orogástrica inserida mostrará a extremidade da sonda enrolada na extremidade em fundo cego do esôfago.

ANÁLISE

Objetivos

1. Familiarizar-se com a apresentação da FTE.
2. Entender as variações anatômicas da FTE.
3. Conhecer o tratamento de emergência em recém-nascidos com FTE.

Considerações

Suspeita-se de atresia esofágica quando não é possível a introdução de uma sonda orogástrica em um recém-nascido com aspiração e tosse. Lactentes com atresia de esôfago não conseguem eliminar as secreções orais e precisam de drenagem constante do coto esofágico para evitar a aspiração. Eles são monitorados na unidade neonatal de tratamento intensivo enquanto aguardam pela intervenção cirúrgica.

ABORDAGEM À

Atresia de esôfago

DEFINIÇÕES

ASSOCIAÇÃO: Ocorrência esporádica concomitante de dois ou mais achados clínicos em uma frequência maior do que a esperada, mas sem uma causa identificável.

POLIDRÂMNIOS: Diagnóstico de uma quantidade acima do normal de líquido amniótico.

SÍNDROME: Uma constelação de achados com uma causa comum (como os achados da síndrome de Down causados pela trissomia do 21).

ABORDAGEM CLÍNICA

A atresia de esôfago ocorre em 1 para cada 2.500-3.000 recém-nascidos vivos, em geral acompanhada de FTE. Polidrâmnios, que também estão presentes na atresia do duodeno, é uma complicação comum da gravidez com FTE. São cinco as variações anatômicas de FTE, a mais comum (87%) associada a uma atresia proximal (coto esofágico) com uma fístula distal (Fig. 47.1).

Em geral, os lactentes com FTE apresentam, no período neonatal, secreção oral excessiva e tosse, engasgamento e cianose secundária à aspiração das secreções orais ou da alimentação inicial. Os lactentes com **fístula "tipo H"** (quase 4% dos casos)

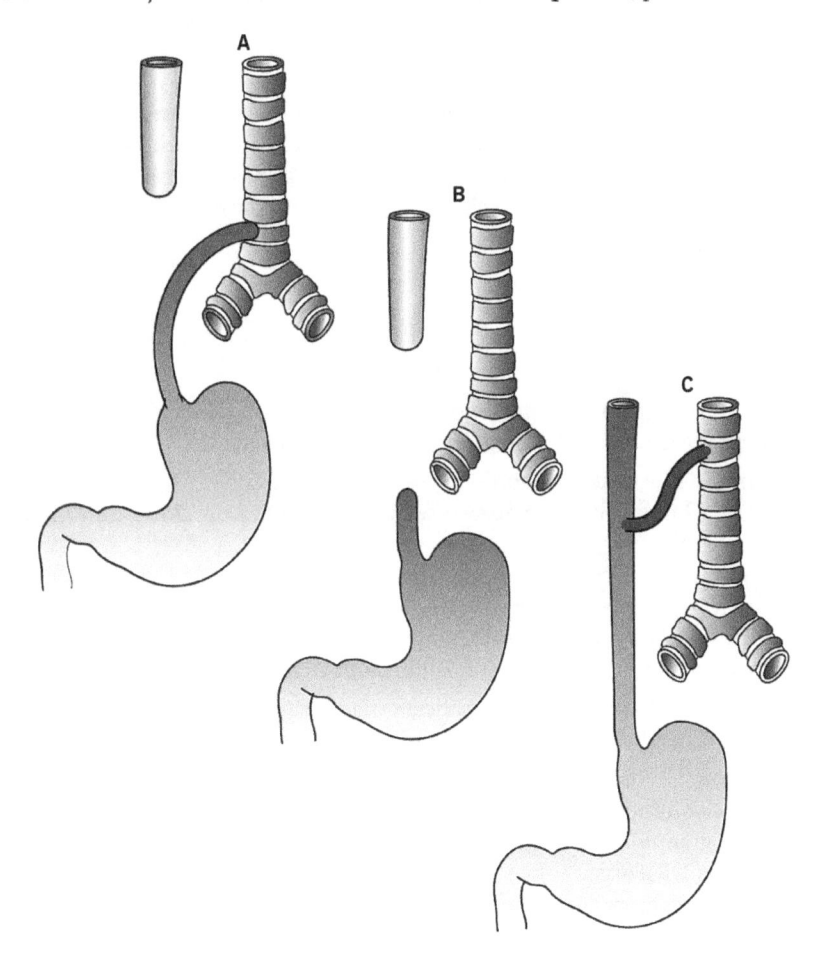

Figura 47.1 Tipos de atresia esofágica/fístula traqueoesofágica. **A.** Atresia esofágica proximal com fístula distal (80-90%). **B.** Atresia esofágica (10%). **C.** Fístula traqueoesofágica tipo H (3%).

posteriormente evoluem para pneumonia de aspiração recorrente ou dificuldades de alimentação. Outras anomalias congênitas ocorrem em 30 a 50% dos pacientes com FTE, devendo ser investigadas. A mais comum é a **associação de VATER** (inclui anomalia **V**ertebral, **Â**nus imperfurado, fístula **T**raqueoesofágica e anomalia **R**adial e **R**enal).

Neonatos com FTE ou com atresia de esôfago apresentam risco aumentado de comprometimento respiratório devido à aspiração. O conteúdo esofágico requer sucção constante enquanto o paciente aguarda a cirurgia de ligadura da fístula e de anastomose do esôfago. Uma cirurgia estadiada é necessária quando as condições anatômicas impedem a anastomose primária. A dismotilidade esofágica pode persistir no pós-operatório e o refluxo gastresofágico crônico é comum.

QUESTÕES DE COMPREENSÃO

47.1 Um recém-nascido a termo, com 2 horas de vida, apresenta tosse, aspiração e cianose antes da alimentação. Uma sonda nasogástrica é introduzida e encontra resistência a 10 cm. A história pré-natal é significativa para polidrâmnios. Qual das opções a seguir é a situação mais provável de ser encontrada nesse neonato?

   A. Catarata congênita.
   B. Hiperplasia gengival.
   C. Hepatosplenomegalia.
   D. Microcefalia.
   E. Fusão de duas vértebras torácicas inferiores.

47.2 Um lactente com história de pneumonias recorrentes é diagnosticado com FTE aos 8 meses de idade. Qual das opções a seguir está correta?

   A. É provável que o lactente apresente FTE do tipo H.
   B. É provável que o lactente apresente atresia esofágica proximal com uma fístula distal.
   C. É provável que o lactente apresente um achado associado de ânus imperfurado não detectado previamente.
   D. É improvável que o lactente apresente refluxo gastresofágico.
   E. É provável que o lactente apresente fibrose cística.

47.3 Uma menina de 2 anos com história de atresia esofágica e comunicação interventricular é hospitalizada com pneumonia por *Pneumocystis carinii*. Qual das opções a seguir é a provável causa da sua imunodeficiência?

   A. Agamaglobulinemia de Bruton.
   B. Doença granulomatosa crônica.
   C. Síndrome DiGeorge.
   D. Síndrome da hiperimunoglobulina E.
   E. Síndrome de imunodeficiência combinada grave.

47.4 Um menino de 2 anos de idade, morando com os pais adotivos há três semanas, apresenta uma dificuldade respiratória progressiva. Quando chegou na casa nova pela primeira vez, ele era ativo e brincalhão, mas agora está muito cansado para brincar. Eles conhecem poucos detalhes da sua história médica pregressa, mas sabem que foi submetido a uma cirurgia neonatal por algum problema de "conexão do esôfago aos pulmões" e que não usa qualquer medicação. Ao exame físico, ele está sem febre, diaforético, taquicárdico e taquipneico. Seus sintomas podem ser atribuídos mais provavelmente a qual das alternativas a seguir?

A. Problemas de ajuste à nova família.
B. Insuficiência cardíaca secundária a uma comunicação interventricular.
C. Doença de Kawasaki.
D. Doença reativa de vias aéreas.
E. Cardiopatia reumatismal.

RESPOSTAS

47.1 **E.** A probabilidade é de que o lactente apresente atresia esofágica. A associação VATER, como descrito no caso, pode apresentar anomalias vertebrais, como vértebras fundidas ou bífidas. Nenhum dos outros achados mencionados costuma estar associado a VATER.

47.2 **A.** Esse lactente apresenta FTE do tipo H, manifestada, mais tarde na infância, por pneumonias/pneumonites recorrentes e/ou dificuldades de alimentação. Os pacientes com atresia esofágica e fístula distal são reconhecidos em suas primeiras horas de vida pela sua incapacidade de deglutir as secreções orofaríngeas. Os lactentes com ânus imperfurado também são reconhecidos quando neonatos. Todos os pacientes com FTE são de alto risco para refluxo gastresofágico.

47.3 **C.** A síndrome de DiGeorge (hipoplasia tímica) resulta da malformação da terceira e da quarta bolsas faríngeas durante o desenvolvimento fetal. Em geral, as estruturas vizinhas, formadas durante o mesmo período de crescimento fetal, também são afetadas. As condições associadas incluem anomalias dos grandes vasos, atresia esofágica, úvula bífida, cardiopatias congênitas, filtro do nariz encurtado, hipertelorismo, fenda palpebral com inclinação antimongólica, hipoplasia mandibular e implantação baixa das orelhas. A síndrome de DiGeorge pode se apresentar nos neonatos como convulsões hipocalcêmicas secundárias à hipoplasia paratireoidea.

47.4 **B.** Essa criança pode ter sido submetida a um reparo de FTE e apresenta cardiopatia congênita associada, com sintomas de insuficiência cardíaca.

DICAS CLÍNICAS

▶ A associação de VATER – vertebral (anormalidade), anal (imperfuração), traqueoesofágica (fístula), radial e renal (anomalia) – costuma ser vista nos pacientes portadores de fístula traqueoesofágica.
▶ A atresia esofágica está associada à síndrome de DiGeorge.
▶ A fístula traqueoesofágica tipo H manifesta-se, mais tardiamente na infância, como pneumonites/pneumonias recorrentes, podendo ser de difícil diagnóstico.

REFERÊNCIAS

Khan S, Orenstein S. Esophageal atresia and tracheoesophageal fistula In: Kliegman RM, Stanton BF, St. Geme JW, Schor NF, Behrman RE, eds. *Nelson Textbook of Pediatrics*. 19th ed. Philadelphia, PA: WB Saunders; 2011:1262-1263.

Lal DR. Anatomic disorders of the esophagus. In: Rudolph CD, Rudolph AM, Lister GE, First LR, Gershon AA, eds. *Rudolph's Pediatrics*. 22nd ed. New York, NY: McGraw-Hill; 2011:1400-1403.

McEvoy CF. Developmental disorders of gastrointestinal function. In: McMillan JA, Feigin RD, DeAngelis CD, Jones MD, eds. *Oski's Pediatrics: Principles and Practice*. 4th ed. Philadelphia, PA: Lippincott Williams & Wilkins; 2006:369-370.

CASO 48

Recém-nascido a termo, com 38 semanas de gestação. Parto cesáreo eletivo por cesárea prévia, realizado antes do início do trabalho de parto. A mãe fez um pré-natal adequado, inclusive com cultura negativa para *Sptreptococcus* do grupo B. No parto verificou-se que o líquido amniótico estava claro e sem mau cheiro. Os índices de Apgar foram 8 no primeiro minuto e 8 no quinto minuto. Dentro das primeiras 4 horas de vida, o bebê apresentou taquipneia, batimento de asas do nariz e retrações leves. A ausculta torácica revela entrada de ar adequada em ambos os pulmões e alguns crepitantes esparsos.

▶ Qual é o diagnóstico mais provável?
▶ Qual é o melhor tratamento para essa condição?

RESPOSTAS PARA O CASO 48
Taquipneia transitória do recém-nascido

Resumo: Recém-nascido a termo, parto cesáreo, apresenta desconforto respiratório.

- **Diagnóstico mais provável:** Taquipneia transitória do recém-nascido (TTRN).
- **Tratamento:** De suporte, incluindo oxigênio suplementar, se necessário.

ANÁLISE

Objetivos

1. Conhecer a apresentação da TTRN.
2. Conhecer o tratamento médico para TTRN.

Considerações

Logo após o nascimento, esse lactente apresenta desconforto respiratório leve. A gravidez e o parto não apresentaram intercorrências. A avaliação do recém-nascido inicia com ausculta pulmonar e cardíaca.

ABORDAGEM À
Taquipneia transitória do recém-nascido

DEFINIÇÕES

TAQUIPNEIA TRANSITÓRIA DO RECÉM-NASCIDO: Absorção lenta do líquido pulmonar fetal com taquipneia resultante. A condição está mais associada aos partos cesáreos.

SÍNDROME DA ASPIRAÇÃO DE MECÔNIO: Aspiração do mecônio durante o parto, resultando em sofrimento respiratório. Achados radiológicos incluem hiperinsuflação com infiltrados grosseiros. Uma vez que o mecônio pode obstruir as vias aéreas de pequeno calibre, é comum a presença de áreas de alçaponamento de ar, o que pode levar ao desenvolvimento de pneumotórax.

SÍNDROME DO DESCONFORTO RESPIRATÓRIO: Condição de lactentes prematuros resultante da deficiência de surfactante. Achados radiológicos incluem um padrão retículo-nodular característico de opacidade em "vidro moído" com broncogramas aéreos e diminuição da aeração.

HÉRNIA DIAFRAGMÁTICA CONGÊNITA (HDC): Herniação do conteúdo abdominal através do forame posterolateral de Bochdalek para o interior da cavidade torácica. A incidência é de 1 para cada 5.000 recém-nascidos vivos.

OXIGENAÇÃO EXTRACORPÓREA POR MEMBRANA (ECMO, do inglês *extracorporeal membrana oxigenation*): Sistema que emprega um equipamento coração-pulmão modificado utilizado na insuficiência pulmonar grave. A canulação da artéria carótida e da veia jugular é necessária para conectar o neonato ao sistema.

ABORDAGEM CLÍNICA

A TTRN é uma condição autolimitada que ocorre em um **lactente a termo** após cesariana (mais comum) ou parto vaginal sem intercorrências. Acredita-se que a causa seja a absorção lenta dos líquidos pulmonares fetais. Bebês com TTRN desenvolvem desconforto respiratório logo após o nascimento, com a presença de taquipneia, retrações leves, batimento de asas do nariz e, nos casos mais graves, gemência e cianose. A radiografia de tórax revela **estrias peri-hilares e líquido nas fissuras**; os pulmões estão aerados. A maioria dos bebês com TTRN apresenta a resolução da taquipneia em 24 a 96 horas.

Em alguns RNs com taquipneia transitória, ocorre redução da saturação de oxigênio e necessidade de oxigênio suplementar; em geral, a necessidade de oxigênio não excede 40%. Em casos mais raros e graves de TTRN, deve-se considerar a possibilidade de aumento progressivo da resistência vascular pulmonar, levando a uma hipertensão pulmonar persistente. Recém-nascidos com TTRN não necessitam de terapia antimicrobiana; se o quadro não seguir a evolução esperada de sofrimento respiratório leve, há necessidade de avaliação para uma condição patológica mais grave.

Em geral, os lactentes com a **síndrome do desconforto respiratório (SDR)** são prematuros (menos de 34 semanas gestacional) e apresentam deficiência em surfactante. Logo após o nascimento, manifestam sintomas de sofrimento respiratório, incluindo oxigenação inadequada, gemência, retrações intercostais e entrada de ar insuficiente. As radiografias revelam achados que incluem padrão retículo-nodular com broncogramas aéreos e diminuição da aeração pulmonar. O tratamento de suporte engloba oxigênio suplementar, conforme a necessidade para manter a saturação do oxigênio entre 90 e 95% e líquidos intravenosos ou alimentação via sonda nasogástrica para manter a hidratação, uma vez que o grau de taquipneia costuma impedir a alimentação oral. Surfactante exógeno é administrado pela equipe de reanimação no esforço de amenizar os efeitos da deficiência em surfactante.

QUESTÕES DE COMPREENSÃO

48.1 Menino a termo, de mãe com 33 anos, que teve acompanhamento pré-natal inadequado. Logo após o nascimento, ele apresentou cianose e desconforto respiratório. A ausculta torácica na sala de parto revela bulhas cardíacas à direita e ausência de murmúrio vesicular à esquerda. Qual das opções a seguir é o próximo passo?
   A. Avaliar o abdome para uma possível hérnia diafragmática congênita.
   B. Solicitar uma tomografia computadorizada do tórax.

C. Solicitar uma ultrassonografia do tórax.
D. Realizar uma toracostomia com agulha para um possível pneumotórax.
E. Preparar o lactente para ECMO.

48.2 Menina a termo, nascida de cesariana (indicada por cesárea prévia) de mãe com 30 anos. Logo após o parto, ela apresentou desconforto respiratório leve. A ausculta torácica na sala de parto revela murmúrio vesicular bem audível. Qual das opções a seguir representa o próximo passo mais apropriado?
A. Intubação endotraqueal com sucção direta.
B. Iniciar a terapia intravenosa com antibióticos.
C. Instituir terapia com surfactante.
D. Observar e administrar oxigênio suplementar, conforme a necessidade.
E. Ventilar com dispositivo bolsa-máscara.

48.3 Menino nascido a termo, por via vaginal, de mãe primípara com 22 anos; a gravidez transcorreu sem complicações. Pouco antes do parto, uma bradicardia foi percebida no feto e, no momento do parto, a presença de mecônio espesso. O recém-nascido apresenta hipotonia e bradicardia. Qual das opções a seguir é o primeiro passo na reanimação?
A. Administração de epinefrina por meio do tubo endotraqueal.
B. Ventilação com dispositivo bolsa-máscara.
C. Intubação endotraqueal com sucção direta.
D. Administração de oxigênio por cânula junto às narinas.
E. Traqueostomia.

48.4 Após o recém-nascido da Questão 48.3 ser estabilizado e internado na unidade neonatal de tratamento intensivo, a radiografia de tórax revela padrão de infiltrado irregular bilateral, com estrias grosseiras, e retificação do diafragma. Subitamente ele apresenta um aumento das necessidades de oxigênio. O exame físico revela diminuição do murmúrio vesicular do lado direito. Qual das opções a seguir é a afirmativa verdadeira?
A. A pressão positiva no final da expiração (PEEP, do inglês *positive end-expiratory pressure*) alta é benéfica nessa condição.
B. Toracostomia por agulha é contraindicada.
C. É provável que a radiografia de tórax revele HDC.
D. É provável que a radiografia de tórax revele um padrão reticulonodular difuso.
E. É provável que a transiluminação do tórax permita observar maior transparência à direita.

RESPOSTAS

48.1 **A.** A avaliação de neonatos nascidos com desconforto respiratório e murmúrio vesicular unilateral inclui exame abdominal. Na presença de assimetria do murmúrio vesicular, devem ser considerados pneumotórax e HDC. O abdome escafoide desse lactente sugere HDC; a toracostomia por agulha é contraindicada por causa da possibilidade de perfuração intestinal. O paciente deve ser estabilizado, e a necessidade de ECMO é determinada após avaliação da sua resposta à terapia inicial. Muitos casos de HDC são diagnosticados por meio de ultrassonografia pré-natal.

48.2 **D.** Em razão da possibilidade de esse lactente apresentar TTRN, o próximo passo será observar e administrar oxigênio suplementar, conforme a necessidade.

48.3 **C.** A intubação endotraqueal com aspiração direta é realizada no lactente deprimido, com mecônio espesso detectado ao nascimento. A ventilação com o dispositivo bolsa-máscara ou a intubação endotraqueal sem sucção pode aumentar o volume de mecônio aspirado. Um recém-nascido vigoroso com uma frequência cardíaca maior que 100 batimentos por minuto, respiração vigorosa e um bom tônus muscular com líquido tinto de mecônio não necessita de aspiração imediatamente após o nascimento.

48.4 **E.** É provável que esse lactente apresente pneumotórax do lado direito; o aumento da transparência à transiluminação e a hiper-ressonância do lado direito na ausculta são eventos esperados. Lactentes que aspiraram mecônio e apresentam desconforto respiratório são de alto risco para pneumotórax, em especial se uma PEEP alta foi utilizada para a oxigenação adequada. Pode ser que o lactente necessite de um dreno torácico para aliviar o pneumotórax. Os lactentes com desconforto respiratório agudo ou envolvimento circulatório podem precisar de aspiração emergencial por agulha.

DICAS CLÍNICAS

▶ A TTRN está associada aos partos por cesariana.
▶ A TTRN é tratada com cuidados de suporte e não conduz à doença pulmonar crônica.

REFERÊNCIAS

Carlo WA, Ambalavanan N. Respiratory distress syndrome (hyaline membrane disease). In: Kliegman RM, Stanton BF, St. Geme JW, Schor NF, Behrman RE, eds. *Nelson Textbook of Pediatrics*. 19th ed. Philadelphia, PA: WB Saunders; 2011:581-590.

Galarza MG, Sosenko IRS. Abnormalities of the lungs. In: Rudolph CD, Rudolph AM, Lister GE, First LR, Gershon AA eds. *Rudolph's Pediatrics*. 22nd ed. New York, NY: McGraw-Hill; 2011:201-206.

Gross I. Meconium aspiration syndrome. In: McMillan JA, Feigin RD, DeAngelis CD, Jones MD, eds. *Oski's Pediatrics: Principles and Practice*. 4th ed. Philadelphia, PA: Lippincott Williams & Wilkins; 2006:315.

Gross I. Transient tachypnea of the newborn. McMillan JA, Feigin RD, DeAngelis CD, Jones MD, eds. *Oski's Pediatrics: Principles and Practice*. 4th ed. Philadelphia, PA: Lippincott Williams & Wilkins; 2006:311.

Hansen TN, Hawgood S. Respiratory distress syndrome. In: Rudolph CD, Rudolph AM, Lister GE, First LR, Gershon AA eds. *Rudolph's Pediatrics*. 22nd ed. New York, NY: McGraw-Hill; 2011:233-235.

CASO 49

Um recém-nascido a termo, com 1 semana de vida, apresenta vômitos biliosos e letargia. Sua mãe relata um pré-natal de curso normal e um parto sem complicações. No exame físico, é detectada uma distensão abdominal significativa e sangue nas fraldas.

- Qual é o diagnóstico mais provável?
- Qual é o melhor tratamento para essa condição?

RESPOSTAS PARA O CASO 49
Má rotação intestinal

Resumo: Recém-nascido a termo, com uma semana de vida, apresenta vômitos biliosos e letargia. Acompanha distensão abdominal significativa e sangue na fralda.

- **Diagnóstico mais provável:** Má rotação intestinal com volvo.
- **Melhor tratamento:** Intervenção cirúrgica para remoção de qualquer porção intestinal necrosada e para assegurar um suprimento sanguíneo adequado ao intestino remanescente.

ANÁLISE
Objetivos

1. Conhecer a apresentação da má rotação intestinal com volvo.
2. Conhecer o tratamento da má rotação.
3. Familiarizar-se com os diagnósticos diferenciais para dor abdominal aguda em crianças.

Considerações

Nesse neonato com vômitos biliosos, várias etiologias são possíveis (Quadro 49.1). As chaves para o diagnóstico são os vômitos biliosos, por causa da obstrução intestinal, a distensão abdominal, a perda de sangue pelo reto e a letargia. O próximo passo mais importante será a intervenção cirúrgica para evitar o óbito e a perda de intestino viável.

ABORDAGEM À
Má rotação intestinal

DEFINIÇÕES

VOLVO: Torção do mesentério do intestino delgado levando a uma diminuição da perfusão vascular, resultando em isquemia e, por fim, em necrose intestinal.

INTUSSUSCEPÇÃO: Condição em que uma porção proximal do trato gastrintestinal invagina em uma porção distal adjacente. A localização mais comum é a porção ileocólica do intestino.

ABORDAGEM CLÍNICA

A **má rotação ocorre quando a rotação intestinal é incompleta durante o desenvolvimento fetal.** No desenvolvimento fetal normal, no primeiro trimestre da gestação, o intestino médio cresce em extensão sofrendo herniação para a cavidade abdominal e rotação de 270° no sentido anti-horário, antes de retornar ao abdome. Após a rotação intestinal normal, a junção duodeno-jejunal (ligamento de Treitz) é fixada à parede posterior do corpo, à esquerda da coluna vertebral. Nos casos de má rotação, o ligamento de Treitz fica localizado à direita, e o intestino pode usar a pequena porção do mesentério anexado como eixo de rotação (volvo), levando à isquemia e a uma possível necrose.

Embora as pessoas com má rotação intestinal possam permanecer assintomáticas desde o nascimento até a vida adulta, a apresentação clássica é a do lactente com vômitos biliosos por causa da obstrução intestinal. Com a isquemia prolongada, o intestino sofre necrose e o paciente pode apresentar melena ou hematêmese, podendo desenvolver peritonite, acidose e sepse. Sem uma intervenção cirúrgica, o risco de óbito é significativo. Pacientes com má rotação intestinal associada a volvo parcial ou intermitente podem apresentar dor abdominal recorrente ou congestão linfática, levando ao retardo do crescimento, devido à má-absorção ou à ascite quilosa. Também há os casos de má rotação assintomática que são descobertos por acaso.

QUADRO 49.1 • Etiologias comuns da dor abdominal aguda em lactentes e crianças pequenas

Condição	Sinais e sintomas
Enxaqueca abdominal	Dor abdominal recorrente com vômitos
Apendicite	Dor no quadrante inferior direito, defesa abdominal e dor de rebote
Enterocolite bacteriana	Diarreia (podendo ser saguinolenta), febre e vômitos
Colecistite	Dor no quadrante superior direito, que pode se estender para a região subescapular
Diabetes melito	História de polidipsia, poliúria e perda de peso
Púrpura de Henoch-Schönlein	Lesões purpúricas, dor nas articulações, sangue na urina e sangue oculto nas fezes
Hepatite	Dor no quadrante superior direito e icterícia
Hérnia encarcerada (inguinal)	Massa inguinal, dor abdominal inferior ou na região inguinal, vômitos
Intussuscepção	Dor abdominal com cólicas e fezes em geleia de groselha
Má rotação intestinal (com volvo)	Distensão abdominal, vômitos biliosos, sangramento retal, em geral apresentação no período neonatal/lactente
Nefrolitíase	Hematúria, dor abdominal em cólica
Pancreatite	Dor abdominal epigástrica (intensa), febre e vômitos persistentes
Pneumonia (especialmente inferior esquerda)	Febre, tosse, presença de sons estertores à ausculta torácica
Obstrução do intestino delgado	Vômitos, em geral associados à história de cirurgia abdominal anterior
Faringite estreptocócica	Febre, dor de garganta, cefaleia
Torção testicular	Dor testicular e edema
Infecção do trato urinário	Febre, vômitos e diarreia em lactentes; dor lombar em crianças maiores

As radiografias abdominais podem se apresentar normais ou com achados inespecíficos nos casos de volvo; por isso, é comum a indicação para uma série de radiografias seriadas com contraste do trato gastrintestinal superior. O achado característico, no caso de volvo, é um padrão "olho do redemoinho" do duodeno ou "bico de ave" da segunda ou da terceira porção do duodeno. No caso de má rotação intestinal, com ou sem volvo, a posição anormal (do lado direito) do ligamento de Treitz ou o deslocamento do colo podem ser observados na radiografia com contraste.

Antes da intervenção cirúrgica de **emergência**, o tratamento inicial dos pacientes com má rotação intestinal e volvo inclui uma avaliação apropriada do estado hídrico, uma vez que esses pacientes podem sofrer perda significativa de líquidos por causa do desequilíbrio eletrolítico.

Em crianças que não estão em bom estado geral, recomenda-se a colocação de sonda nasogástrica, para auxiliar na descompressão gastrintestinal, e a iniciação de antibiótico parenteral, para tratar uma sepse potencial. A laparotomia exploratória é realizada, bem como a avaliação da viabilidade do intestino. As áreas necrosadas do intestino são retiradas e o procedimento de Ladd (para liberar o intestino de suas fixações anômalas) e a apendicectomia são realizados. As complicações abrangem a síndrome do intestino curto, no caso de uma parte significativa de intestino necrosado ser retirada, e formação de aderências, o que leva a uma obstrução. Por causa da mortalidade e da morbidade significativas associadas ao volvo, os pacientes assintomáticos com má rotação intestinal necessitam de intervenção cirúrgica.

QUESTÕES DE COMPREENSÃO

49.1 A ocorrência da má rotação intestinal com volvo é mais provável em qual dos seguintes pacientes?

   A. Lactente sadio, com 15 meses, apresentando dor abdominal paroxística grave e vômitos.
   B. Adolescente de 15 anos, sexualmente ativa, com dor no abdome inferior.
   C. Recém-nascido a termo, com 3 dias de vida, apresentando vômitos biliosos, letargia e distensão abdominal.
   D. Prematuro (33 semanas de gestação) com 4 dias de vida que iniciou alimentação nasogástrica há pouco tempo; no momento, ele apresenta distensão abdominal, fezes sanguinolentas e trombocitopenia.
   E. Menina de 7 anos de idade em bom estado geral, apresentando dor abdominal, vômitos, febre e diarreia.

49.2 Menino com 3 dias de vida apresenta-se com 12 horas de vômitos biliosos, dor e distensão abdominal. Qual das opções a seguir será o próximo passo mais apropriado no tratamento?

   A. Solicitar ultrassonografia abdominal.
   B. Solicitar tomografia computadorizada do abdome.
   C. Solicitar radiografias seriadas com contraste do trato GI superior.
   D. Solicitar enema com bário.
   E. Solicitar radiografia de tórax.

49.3 Um menino de 9 anos apresenta-se com 24 horas de dor abdominal persistente e vômitos. Seu exame físico revela defesa abdominal e dor em rebote no quadrante inferior direito. Qual dos diagnósticos a seguir é o mais provável?
   A. Apendicite.
   B. Gastrenterite.
   C. Refluxo gastresofágico.
   D. Intussuscepção.
   E. Estenose de piloro.

49.4 Um lactente com 18 meses, antes saudável, apresenta vômitos e dor abdominal paroxística excruciante (assumindo a posição preferencial com os joelhos flexionados junto ao peito), alternando com períodos de relativo conforto com abdome normotenso e levemente sensível. No exame abdominal, você encontra uma massa tubular. Ele não evacuou, mas você encontra sangue no exame digital retal. Qual das opções a seguir é a melhor conduta?
   A. Administrar morfina para controlar a dor.
   B. Solicitar tomografia computadorizada do abdome.
   C. Solicitar enema com contraste aéreo.
   D. Obter os níveis séricos de paracetamol.
   E. Iniciar antibióticos para *Escherichia coli* 0157:H7.

49.5 Lactente de 6 semanas de vida com vômitos em jato após alimentação. No exame abdominal, verifica-se uma massa abdominal no formato de uma azeitona. Qual das afirmativas a seguir é verdadeira?
   A. É provável que ele apresente alcalose metabólica hipoclorêmica.
   B. É provável que ele apresente acidose metabólica.
   C. Essa condição é mais comum em bebês do sexo feminino.
   D. Ele deverá reiniciar a alimentação quando os vômitos cessarem.
   E. É provável que ele desenvolva diarreia.

RESPOSTAS

49.1 **C.** O lactente a termo de 3 dias de vida, com vômitos biliosos e distensão abdominal, exibe as características clássicas de má rotação com volvo. Os sintomas da criança de 15 meses, com dor abdominal paroxística, são mais consistentes com intussuscepção. A adolescente deve ser avaliada para gravidez ectópica, doença inflamatória pélvica, apendicite, torção ovariana e ruptura de cisto ovariano. É provável que o lactente prematuro apresente enterocolite necrosante, enquanto a menina de 7 anos provavelmente apresente uma gastrenterite.

49.2 **C.** Solicitar radiografias seriadas com contraste do trato GI superior. O estado hídrico e eletrolítico também deverá ser avaliado.

49.3 **A.** É provável que essa criança apresente apendicite, com base em sua apresentação clínica.

49.4 **C.** O caso descreve a apresentação típica da intussuscepção. Embora o diagnóstico clínico possa ser realizado, o padrão-ouro para diagnóstico e tratamento é o estudo por enema contrastado. Em geral, o contraste aéreo é preferível porque o risco de complicação é menor do que com outros tipos de material contrastante. Antes da intervenção diagnóstica, o paciente deverá ter seus níveis séricos de eletrólitos e de hemoglobina aferidos e receber reanimação hídrica. Quando a suspeita de intussuscepção for alta, um cirurgião pediátrico deverá ser consultado. O achado clássico descrito como "fezes em geleia de groselha" (fezes misturadas com sangue e muco) é tardio. A recorrência da intussuscepção, após redução bem-sucedida, ocorre em 5 a 10% dos casos.

49.5 **A.** Esse lactente apresenta as características da estenose pilórica, uma condição quatro vezes mais comum em meninos e mais frequente em primogênitos. Em geral, os lactentes afetados apresentam um aumento dos vômitos em jato entre a terceira e a oitava semana de vida. O exame abdominal pode revelar massa em formato de azeitona e ondas peristálticas visíveis. Os níveis séricos de eletrólitos costumam revelar alcalose metabólica hipoclorêmica. A ultrassonografia é importante para a confirmação do diagnóstico.

DICAS CLÍNICAS

▶ O tratamento da má rotação com volvo inclui intervenção cirúrgica de emergência.
▶ As características clássicas da intussuscepção são febre, dor abdominal em cólica intermitente, fezes em geleia de groselha e massa abdominal tubular.
▶ As características clássicas da estenose pilórica englobam vômitos em jato, massa abdominal em formato de azeitona e alcalose metabólica hipoclorêmica.

REFERÊNCIAS

Aiken JJ. Malrotation and volvulus. In: Rudolph CD, Rudolph AM, Lister GE, First LR, Gershon AA eds. *Rudolph's Pediatrics*. 22nd ed. New York, NY: McGraw-Hill; 2011:1417-1419.

Bales C, Liacouras CA. Intestinal atresia, stenosis, and malrotation. In: Kliegman RM, Stanton BF, St. Geme JW, Schor NF, Behrman RE, eds. *Nelson Textbook of Pediatrics*. 19th ed. Philadelphia, PA: WB Saunders; 2011:1277-1281.

Brandt ML. Intussusception. In: McMillan JA, Feigin RD, DeAngelis CD, Jones MD, eds. *Oski's Pediatrics: Principles and Practice*. 4th ed. Philadelphia, PA: Lippincott Williams & Wilkins; 2006: 1938-1940.

Chu A, Liacouras CA. Ileus, adhesions, intussusception, and closed-loop obstructions. In: Kliegman RM, Stanton BF, St. Geme JW, Schor NF, Behrman RE, eds. *Nelson Textbook of Pediatrics*. 19th ed. Philadelphia, PA: WB Saunders; 2011:1287-1289.

Hunter AK, Liacouras CA. Hypertrophic pyloric stenosis. In: Kliegman RM, Stanton BF, St. Geme JW, Schor NF, Behrman RE, eds. *Nelson Textbook of Pediatrics*. 19th ed. Philadelphia, PA: WB Saunders; 2011:1274-1275.

McEvoy CF. Developmental disorders of gastrointestinal function. In: McMillan JA, Feigin RD, DeAngelis CD, Jones MD, eds. *Oski's Pediatrics: Principles and Practice*. 4th ed. Philadelphia, PA: Lippincott Williams & Wilkins; 2006:371-375.

Nazarey P, Sato TT. Gastrointestinal obstruction. In: Rudolph CD, Rudolph AM, Lister GE, First LR, Gershon AA eds. *Rudolph's Pediatrics*. 22nd ed. New York, NY: McGraw-Hill; 2011:1394-1396.

CASO 50

Uma menina de 13 anos queixa-se de "espinhas" na face e nos ombros. Ela usou medicamentos vendidos na farmácia sem necessidade de prescrição, à base de peróxido de benzoíla, sem sucesso, e, seguindo os conselhos da mãe, deixou de comer chocolates e batatas fritas. Foi convidada para apresentar-se na escola de dança e deseja melhorar sua aparência. Ela se queixa de cravos pretos, além de lesões profundas e dolorosas.

▶ Qual é o diagnóstico?
▶ Qual é o melhor tratamento para a condição dela?

RESPOSTAS PARA O CASO 50

Acne vulgar (ou juvenil)

Resumo: Uma adolescente apresenta acne na face e nos ombros.

- **Diagnóstico mais provável:** Acne vulgar.
- **Melhor terapia:** A terapia de primeira linha inclui o uso de sabonete antibacteriano, agente queratolítico (peróxido de benzoil), adição de agente comedolítico (tretinoína) e/ou antibiótico tópico (eritromicina). O tratamento de segunda linha inclui a adição de antibióticos orais (tetraciclinas). A isotretinoína (tretinoína oral) é destinada à acne nodulocística grave resistente.

ANÁLISE

Objetivos

1. Conhecer os vários tipos de acne vulgar.
2. Conhecer os tratamentos para os vários tipos de acne.
3. Discutir os efeitos colaterais potenciais da isotretinoína.

Considerações

A acne vulgar tem o potencial de ser tão prejudicial à psique quanto à pele. O tratamento de sucesso da acne envolve a compreensão do paciente sobre as bases do seu desenvolvimento, a criação de um regime de tratamento cuidadoso, específico para cada paciente, e a reavaliação periódica do controle da acne, no esforço de evitar cicatrizes emocionais e físicas.

ABORDAGEM À

Acne vulgar

DEFINIÇÕES

COMEDÃO: Comedões abertos (cravos pretos) são compostos de melanócitos compactados; comedões fechados (cravos brancos) contêm resíduos purulentos.

CISTO: Folículo intradérmico dilatado, em geral doloroso.

PÁPULA: Uma pequena protuberância eritematosa e inflamada sob a pele devido à reação no interior do folículo da secreção sebácea, dos ácidos graxos e das bactérias.

NÓDULO: Pápula maior de 5 mm, penetrando profundamente na derme.

PÚSTULA: Foco elevado de inflamação e exsudato purulento em torno de um comedão, ocorrendo na porção superficial da derme.

ABORDAGEM CLÍNICA

A explosão hormonal na puberdade leva ao aumento da produção de gordura pelas glândulas sebáceas. A proliferação das bactérias *Propionibacterium acnes* provoca a distensão das paredes foliculares, causando obstrução do fluxo sebáceo. As paredes atingem sua capacidade máxima de distensão e rompem, liberando o conteúdo inflamatório. Neutrófilos e enzimas lipossomais são liberados, causando piora da inflamação. Um resultado frequente pode ser a presença de cicatrizes e marcas permanentes.

As lesões da acne são categorizadas como inflamatórias ou não inflamatórias. As lesões não inflamatórias consistem em comedões abertos e fechados. As lesões inflamatórias são caracterizadas pela presença de pápulas, pústulas, nódulos ou cistos.

Os objetivos do tratamento são a eliminação dos comedões, das pápulas, dos cistos e dos nódulos, além da redução das cicatrizes (Quadro 50.1). É possível que as melhoras não sejam percebidas com menos de 1 mês de tratamento e pode haver novos surtos durante o tratamento. Os pacientes deverão ser desencorajados a espremer ou apertar as lesões, por causa da piora da inflamação e da formação de cicatrizes. A pele afetada deverá ser gentilmente lavada com sabonete antibacteriano e enxaguada por completo para evitar o acúmulo de sabão na sua superfície. Agentes esfoliantes e sabões fortes não devem ser utilizados, pois podem estimular uma maior produção de óleo e promover a acne.

O tratamento de primeira linha deverá iniciar com peróxido de benzoil tópico ou um agente comedolítico, como um retinoide (Retin-A). A combinação de peróxido de benzoil pela manhã e um agente comedolítico à noite poderá ser eficaz quando o emprego isolado de qualquer um desses agentes não foi efetivo. O peróxido de benzoil precisa ser lavado e retirado antes da aplicação da tretinoína, caso contrário, o retinoide será ineficaz. O peróxido de benzoil é um bactericida e queratolítico que causa esfoliação folicular. Ele pode ser encontrado em preparados vendidos sem prescrição médica com variada uniformidade, estabilidade e eficácia. Apesar de esses preparados eliminarem as bactérias da superfície da pele, eles não possuem um veículo que permita uma penetração profunda no orifício folicular. Portanto, é preferível a prescrição de um preparado de 2,5 a 10%, sendo o gel mais eficaz, embora algumas vezes seja também mais irritante, começando com a menor concentração recomendada. O banho com peróxido de benzoil é indicado quando as lesões estão amplamente distribuídas ou quando a adesão ao plano de tratamento é problemática. O produto pode ser aplicado no banho, sendo o enxágue feito em aproximadamente 30 segundos. Uma vez que o peróxido de benzoil pode manchar os tecidos, recomenda-se a secagem completa e cuidadosa do corpo.

Tretinoína tópica e derivados da vitamina A inibem a formação de microcomedões e aceleram a renovação celular. A terapia deverá iniciar de forma conservadora, a 0,025%, com 3 a 4 semanas de acomodação. Os pacientes deverão usar um sabonete suave, deixando a pele secar por 20 a 30 minutos antes de aplicar a tretinoína noturna. Hiperemia e escamação leves podem ocorrer, e os pacientes deverão evitar a exposição ao sol e usar o filtro solar. O adapaleno a 0,1% é uma formulação à base de retinoide que produz menos irritação e fotossensibilidade, apresenta maior atividade e pode ser usada junto com preparados de peróxido de benzoil. Uma combinação de adapaleno

QUADRO 50.1 • Tratamento dos vários tipos de acne	
Tipo de acne	Tratamento*
Acne comedônica pura	Tretinoína tópica ou adapaleno à noite
Acne papular discreta	Peróxido de benzoil de manhã e à noite
Acne papulopustular e cística (inflamatória)	Peróxido de benzoil e/ou antibióticos tópicos de manhã e tretinoína tópica ou adapaleno à noite
Acne pustolocística grave	Peróxido de benzoil e antibióticos orais
Acne cística grave	Retinoide oral (isotretinoína)

*Lavar todos os tipos de acne com sabonete antibacteriano pela manhã e à noite.

e peróxido de benzoil está disponível (Epiduo Gel 0,1% 72,5%). O tazaroteno a 0,1% é um retinoide ativo contra a psoríase. Esse agente é teratogênico e causa irritação; por isso, deverá ser empregado com cautela. Alguns especialistas acreditam que o ácido azelaico, aplicado duas vezes ao dia, por 4 a 6 meses, pode fornecer alívio da acne, em especial nas pessoas sensíveis a outros agentes, e na teoria também pode reduzir as cicatrizes.

Antibióticos tópicos, em vez de sistêmicos, são preferíveis porque apresentam menos efeitos colaterais. Os antibióticos tópicos (eritromicina, clindamicina) são frequentemente aplicados nas áreas afetadas duas vezes ao dia ou em combinação com o peróxido de benzoil ou com a tretinoína. A monoterapia antibiótica oral ou tópica prolongada não é recomendada devido ao potencial de desenvolvimento de resistência bacteriana. Preparações que contêm a combinação de peróxido de benzoil com antibiótico tópico podem ser particularmente benéficas e em geral não promovem resistência bacteriana. Os antibióticos orais são utilizados quando a acne inflamatória e pustular moderada à grave não responde ao tratamento tópico. A tetraciclina é o antibiótico oral mais usado por ser de baixo custo e por apresentar poucos efeitos colaterais. Para minimizar o potencial de resistência bacteriana, idealmente os antibióticos orais devem ser interrompidos após alguns meses. Os antibióticos, independentemente de sua formulação, devem ser interrompidos assim que as lesões inflamatórias estiverem sob controle adequado.

A isotretinoína é o **tratamento de escolha para a acne nodulocística resistente grave.** Em geral, um tratamento de 4 a 5 meses é eficaz nos casos graves de acne. A isotretinoína é altamente teratogênica e apresenta diversos efeitos colaterais, inclusive **queilite, conjuntivite, hiperlipidemia, discrasias sanguíneas, elevação das enzimas hepáticas e fotossensibilidade.** Durante o curso de tratamento, devem ser monitorados os níveis de lipídeos, enzimas hepáticas e o hemograma completo. As mulheres deverão apresentar um teste negativo para gravidez, antes de a isotretinoína ser iniciada, e deverão manter a contracepção efetiva antes, durante e após a terapia. Nos Estados Unidos, os profissionais prescritores e os pacientes devem estar registrados em um programa de prevenção da gestação e manejo de riscos, denominado iPledge®.*

---

* N. de R.T. No Brasil, a Anvisa alerta para a importância da prevenção do uso da isotretinoína durante a gravidez, com a divulgação de protocolos de correta utilização dessa substância. Para que haja a dispensação da isotretinoína, as pacientes devem se submeter a testes de gravidez, e recomenda-se utilizar contracepção adequada durante o tratamento.

Contraceptivos orais (*Ortho Tri-Cyclen*) estão aprovados para o tratamento da acne, e a terapia intralesional com esteroides é utilizada, às vezes, nos casos refratários.*

QUESTÕES DE COMPREENSÃO

50.1 Uma adolescente com acne cística grave iniciou o uso de isotretinoína há um mês. No início, a acne piorou, mas agora começa a melhorar. Contudo, ela relata que não está "se sentindo normal". Não quer ir à escola, chora com frequência e sente-se desesperançada, mas nega ideação suicida. Ela também sente todo o corpo dolorido. Qual das opções a seguir é a melhor conduta?
   A. Continuar com a isotretinoína e marcar consulta de acompanhamento em uma semana.
   B. Prescrever um antidepressivo.
   C. Interromper o uso da isotretinoína e encaminhá-la a um psiquiatra.
   D. Diminuir a dose de isotretinoína para verificar se os efeitos colaterais desaparecem.
   E. Dizer que esses sintomas se resolvem com o tempo.

50.2 Um adolescente relata uma história de "espinhas" faciais dolorosas e pruriginosas há várias semanas. Não há outras erupções. Ele apresenta pápulas inflamatórias e pústulas na região da barba e do bigode, além de uma linfadenopatia cervical discreta. Às vezes, ele trabalha nos finais de semana em um sítio. Qual das opções a seguir é a terapia mais apropriada?
   A. Isotretinoína tópica.
   B. Hidrocortisona tópica.
   C. Antifúngico oral.
   D. Mupirocina tópica.
   E. Aciclovir oral.

50.3 Um lactente de 7 dias de vida é levado ao seu consultório por causa de "espinhas" no peito e na fronte. Ele está se alimentando bem ao seio, e seus pais não têm outras preocupações. A pele ao redor das espinhas e no restante do corpo é normal, bem como o restante do seu exame. Qual das opções a seguir é o conselho ou terapia mais apropriado?
   A. Recomendar uso de um sabonete diferente.
   B. Prescrever triancinolona tópica.
   C. Prescrever eritromicina tópica.
   D. Não recomendar tratamento algum.
   E. Recomendar banhos mais frequentes.

50.4 Para uma jovem de 17 anos foram prescritas tetraciclina oral, tretinoína tópica e peróxido de benzoil tópico. Ela é sexualmente ativa e usa contraceptivo oral. Ela deve ser aconselhada a:
   A. Ingerir a tetraciclina junto com alimento ou com leite.
   B. Usar uma segunda forma de controle da concepção além do contraceptivo oral.

---
* N. de R.T. *Ortho Tri-Cyclen* = etinilestradiol e norgestimato, comercializado no Brasil com o nome de Prefest pelo laboratório Janssen-Cilag Farmacêutica Ltda.

C. Tomar mais sol para auxiliar no ressecamento da acne.
D. Evitar chocolates e frituras.
E. Evitar filtro solar porque ele irrita a pele da face.

RESPOSTAS

50.1 **C.** A depressão é um efeito colateral raro da isotretinoína, mas pode ocorrer de forma grave e há relatos de suicídios. As mialgias e as artralgias também acontecem como efeitos colaterais. Será melhor suspender o medicamento e encaminhar a paciente para uma avaliação para depressão.

50.2 **C.** A *tinea barbae* é causada por vários tipos de dermatófitos e assemelha-se muito com a *tinea capitis*. Pode ser adquirida pela exposição a animais contaminados, sendo mais comum em trabalhadores rurais. Preparados antifúngicos tópicos são ineficazes; os antifúngicos orais são necessários.

50.3 **D.** Quase 20% dos neonatos normais desenvolvem pelo menos alguns comedões no primeiro mês de vida. A causa da acne neonatal é desconhecida, mas tem sido atribuída à transferência placentária de androgênios maternos, à hiperatividade das glândulas suprarrenais e a uma resposta hipersensível dos órgãos-alvo neonatais aos hormônios androgênicos. Esses pacientes podem ficar predispostos a uma acne juvenil. Na maioria dos casos, a prescrição ou a alteração nos cuidados com a pele não é necessária.

50.4 **B.** Antibióticos orais podem diminuir a eficácia das pílulas anticoncepcionais. A tretinoína pode provocar fotossensibilidade; os pacientes deverão evitar exposição ao sol ou usar filtro solar. Não há indicações de que as dietas possuam efeito na acne. A tetraciclina deverá ser ingerida com o estômago vazio, uma vez que os produtos derivados do leite se ligam à tetraciclina.

DICAS CLÍNICAS

▶ A acne é um distúrbio do folículo sebáceo, em que o acúmulo excessivo de secreção sebácea, resíduos de queratina e bactérias produz microcomedões, que se tornam inflamados.
▶ O tratamento da acne depende da sua gravidade e distribuição e pode envolver um regime de agentes orais ou tópicos, isolados ou em combinação.

REFERÊNCIAS

Baldwin HE, Friedlander SF, Eichenfield LF, Mancini AJ, Yan AC. The effects of culture, skin color, and other nonclinical issues on acne treatment. *Semin Cutan Med Surg.* 2011; 30:S12-S15.

Dill SW, Cunningham BB. Acne and other disorders of the pilosebaceous unit. In: Rudolph CD, Rudolph AM, Lister G, First LR, Gerson AA, eds. *Rudolph's Pediatrics.* 22nd ed. New York, NY: McGraw-Hill; 2011:1287-1288.

Friedlander SF, Baldwin HE, Mancini AJ, Yan AC, Eichenfield LF. The acne continuum: an aged--based approach to therapy. *Semin Cutan Med Surg.* 2011; 30:S6-S11.

Habif TP. *Clinical Dermatology*. 5th ed. St. Louis, MO: Mosby-Year Book; 2010.

Mancini AJ, Baldwin HE, Eichenfield LF, Friedlander SF, Yan AC. Acne life cycle: the spectrum of pediatric disease. *Semin Cutan Med Surg*. 2011; 30:S2-S5.

Morelli, JG. Acne. In: Kliegman RM, Stanton BF, St. Geme JW, Schor NF, Behrman RE, eds. *Nelson Textbook of Pediatrics*. 19th ed. Philadelphia, PA: WB Saunders; 2011:2322-2328.

Tunnessen WW, Krowchuk DP. Acne. In: McMillan JA, Feigin RD, DeAngelis CD, Jones MD, eds. *Oski's Pediatrics: Principles and Practice*. 4th ed. Philadelphia, PA: Lippincott Williams & Wilkins; 2006:875-877.

Yan AC, Baldwin HE, Eichenfield LF, Friedlander SF, Mancini AJ. Approach to pediatric acne treatment: an update. *Semin Cutan Med Surg*. 2011; 30:S16-S21.

CASO 51

Lactente com 3.700 g, nascido de uma gestação de 38 semanas com cuidado pré-natal limitado. Após o parto, observa-se que ele apresenta jato urinário fraco e uma massa no baixo ventre. A ultrassonografia pós-natal revela hidronefrose bilateral com hipertrofia da parede vesical e dilatação da uretra.

- Qual é o diagnóstico mais provável?
- Qual é o próximo passo mais apropriado?

RESPOSTAS PARA O CASO 51
Válvula de uretra posterior

Resumo: Lactente a termo apresenta evidências de obstrução urinária grave.

- **Diagnóstico mais provável:** Válvula de uretra posterior (VUP).
- **Próximo exame mais apropriado:** Ultrassonografia (US) renal.

ANÁLISE

Objetivos

1. Conhecer as várias apresentações dos pacientes com VUP.
2. Conhecer as possíveis sequelas a longo prazo associadas à VUP.
3. Familiarizar-se com as massas abdominais comuns no período neonatal.

Considerações

Muitas condições causam massas abdominais nos recém-nascidos (Quadro 51.1). No caso desse lactente, o jato urinário gotejante sugere VUP. A ultrassonografia abdominal é uma ferramenta útil, não invasiva, que auxilia no diagnóstico.

QUADRO 51.1 • Massas abdominais que causam distensão

Hepatomegalia
- Insuficiência cardíaca, arritmias
- Tumores hepáticos (hamartoma mesenquimal, hemangioma, hemangioendotelioma, tumores metastáticos como neuroblastoma)
- Dirtúrbios metabólicos (doenças de depósito [lisossomas ou carboidratos], tirosinemia, galactosemia)
- Síndrome de Beckwith-Wiedemann
- Infecções congênitas (doença de inclusão citomegálica, sífilis, toxoplasmose, rubéola)

Massas pélvicas
- Cisto ovariano (folicular, dermoide, teratoma)
- Hidrocolpos, hidrometrocolpos
- Hímen imperfurado
- Atresia/estenose vaginal
- Cloaca

Massas suprarrenais
- Hemorragia suprarrenal
- Neuroblastoma

Massas renais
- Rim multicístico ou policístico
- Hidronefrose (válvula de uretra posterior, obstrução da junção uretrovesical ou uretropélvica)
- Trombose de veia renal

Massas retroperitoneais
- Neuroblastoma
- Tumor de Wilms
- Nefroma mesoblástico
- Teratoma sacrococcígeo
- Linfangioma

Massas gastrintestinais
- Duplicação
- Cisto mesentérico

(Fonte: Seashore JH. Distended abdome. In: McMillan JA, DeAngelis CD, Feigin RD, Warshaw JB, eds. Oski's Pediatrics. 3rd ed. Philadelphia, PA: Lippincott Williams & Wilkins; 1999:323.)

ABORDAGEM À Válvula de uretra posterior

DEFINIÇÕES

REFLUXO VESICOURETERAL (RVU): Fluxo urinário retrógrado no sentido da bexiga para o(s) ureter(es) e, quando grave, para os rins. Em geral, essa condição é mais comum nas mulheres e pode levar a infecções recorrentes do trato urinário (ITU) e à deterioração da função renal. De acordo com o grau do refluxo, o tratamento varia de profilaxia antibiótica até intervenção cirúrgica.

URETROCISTOGRAFIA MICCIONAL (UCM): É o estudo radiológico em que é feita a introdução de um cateter na uretra e conduzido até a bexiga, e por esse cateter é instilado o meio de contraste. Durante a micção, a uretra é visualizada e, nos casos de refluxo vesicoureteral, os ureteres também são visualizados.

ABORDAGEM CLÍNICA

A **ultrassonografia fetal** auxilia no diagnóstico pré-natal da obstrução do trato urinário. Os achados ecográficos incluem a **hidronefrose bilateral com distensão da bexiga, com um aspecto de "fechadura" (sinal do buraco da fechadura)**, principalmente no feto do sexo masculino. Nos casos graves, o oligodrâmnio é significativo e pode levar a um desenvolvimento pulmonar fetal incompleto, resultando em insuficiência pulmonar e hipodesenvolvimento congênito. A ultrassonografia pré-natal estabelece o diagnóstico na maioria dos casos de VUP.

As válvulas ureterais são folhetos de tecido localizados no lúmen distal da uretra, da próstata até o esfíncter externo. As **válvulas de uretra posterior são a causa mais comum de obstrução grave do trato urinário em meninos**, ocorrendo em 1 para cada 5.000 a 8.000 meninos nascidos-vivos; de 25 a 30% deles desenvolverão doença renal terminal ou insuficiência renal crônica. Neonatos apresentam-se com bexiga distendida, jato urinário fraco ou gotejante, rins palpáveis, redução da função renal ou ITU. Lactentes maiores apresentam retardo do crescimento, disfunção renal ou ITU. Meninos maiores podem apresentar dificuldades miccionais, como enurese diurna ou polaciúria. A válvula de uretra posterior é confirmada pela UCM ou pela US pós-natal. A avaliação completa deve incluir UCM e US renal.

O alívio imediato da obstrução por VUP inclui a sondagem vesical através da uretra com uma pequena sonda nasogástrica. Se houver suspeita de ITU, a terapia antimicrobiana deverá ser iniciada. Níveis séricos de eletrólitos, de ureia e de creatinina devem ser aferidos, e realizadas as devidas correções. O estado hemodinâmico é monitorado porque a sepse ou a insuficiência renal podem levar ao choque cardiovascular.

Após alívio da obstrução aguda e da estabilização do paciente, a ablação transuretral endoscópica poderá ser realizada se os níveis séricos de creatinina permanecerem normais e o tamanho da uretra permitir. Caso a creatinina sérica permaneça elevada, o lúmen uretral seja muito estreito ou a ITU não responda aos antibióticos, uma vesicotomia de emergência poderá ser necessária. Depois da ablação da válvula, podem ocorrer RVU e hidroureteronefrose persistente.

Seguimento clínico

Após a cirurgia, os pacientes necessitam de avaliação para função renal e para possível ITU. Muitos pacientes apresentarão poliúria secundária à diminuição da capacidade em concentrar a urina, o que os coloca em grande risco para desidratação.

O tratamento de rotina para meninos com história de VUP inclui monitoramento regular de exame de urina, US, níveis séricos de eletrólitos, pressão arterial e crescimento linear. No caso da presença de enurese diurna prolongada, poderá haver a necessidade de estudos urodinâmicos para avaliar a micção. A insuficiência renal é comum e alguns pacientes podem precisar de transplante renal.

QUESTÕES DE COMPREENSÃO

51.1 Um menino de 3 meses de idade apresenta febre de origem desconhecida. Como parte da sua avaliação é realizado exame de urina; há suspeita de ITU. Qual das opções a seguir representa o melhor próximo passo?
   A. Se a cultura de urina revelar ITU, deverão ser realizados US e UCM.
   B. Uma UCM só deverá ser realizada após diagnóstico de ITU.
   C. Antibióticos deverão ser iniciados após resultado da urocultura e antibiograma.
   D. Uma biópsia renal deverá ser realizada.
   E. Os métodos preferenciais de coleta para esse lactente incluem coleta da urina de jato médio com técnica asséptica e saco coletor de urina.

51.2 Uma menina de 2 meses apresenta febre e vômitos. Seu leucograma está elevado. O exame de urina revela 100 leucócitos por campo de grande aumento (não centrifugada), sendo positiva para nitratos e esterase leucocitária. Os resultados da urocultura confirmam ITU; a US e a UCM mostram uma hidronefrose de discreta à moderada e RVU de grau III do lado direito. Qual das opções a seguir representa o melhor próximo passo?
   A. Ela necessitará de reimplantação cirúrgica do ureter direito.
   B. Uma terapia profilática antimicrobiana deverá ser iniciada após a conclusão do atual curso de antibióticos.
   C. A UCM deverá ser realizada 1 vez por mês.
   D. As amostras subsequentes de urina só deverão ser obtidas por punção suprapúbica.
   E. Uma arteriografia renal é indicada.

51.3 Um lactente de 6 meses chega ao seu consultório com uma massa abdominal percebida pelos pais adotivos durante o banho da criança. Ao exame físico, você também encontra macroglossia e hemi-hipertrofia lateral direita. É provável que esse menino tenha:

A. Síndrome de Down com atresia duodenal.
B. Síndrome de Alagille e atresia biliar.
C. Síndrome Beckwith-Wiedemann com tumor de Wilms.
D. Neurofibromatose e neurofibromas abdominais.
E. Síndrome de Zellweger e hepatomegalia.

51.4 Um menino de 8 anos urina na cama 3 a 4 noites por semana "desde sempre". Ele apresenta jato urinário forte, continência urinária diurna e nenhuma ITU. Seu exame físico está normal. Qual das opções a seguir representa a conduta mais apropriada?
A. Estudos urodinâmicos.
B. Tranquilização; ele apresenta uma enurese noturna secundária.
C. Utilização de um alarme para enurese.
D. O acetato de desmopressina pode ser administrado a cada seis horas para controlar a enurese.
E. Modificação comportamental pela inclusão de punição por urinar na cama à noite e premiação para as noites em que isso não ocorrer.

RESPOSTAS

51.1 **A.** Para qualquer bebê do sexo masculino com ITU, a avaliação da anatomia e da função urinária é necessária. Os métodos preferíveis de coleta urinária incluem a sondagem vesical e punção vesical suprapúbica. A terapia antimicrobiana é iniciada empiricamente enquanto se aguardam os resultados da urocultura e o antibiograma.

51.2 **B.** Lactentes e crianças com RVU, como geralmente descrito, recebem terapia antimicrobiana profilática (embora o benefício dessa terapia na doença de grau leve seja questionado) e monitoramento constante para infecção, com realização de exame de urina e urocultura em intervalos de 3 a 4 meses. A trimetoprima-sulfametoxazol, a trimetoprima isolada e a nitrofurantoína costumam ser empregadas na profilaxia antimicrobiana. O RVU é graduado de I a V com base no grau do refluxo. O refluxo de grau mais alto apresenta uma probabilidade menor de resolução espontânea, além de causar danos renais.

51.3 **C.** Esse lactente com as características da síndrome de Beckwith-Wiedemann apresenta alto risco para desenvolver tumor de Wilms, hepatoblastoma e gonadoblastoma.

51.4 **C.** A enurese noturna ocorre em 15% das crianças de 5 anos, com taxa de resolução espontânea de 15% por ano. Os meninos são mais afetados do que as meninas e é comum a existência de história familiar. A avaliação inicial inclui história do padrão miccional, ITU anterior e história do desenvolvimento, social e emocional. O exame físico inclui palpação dos rins, exame neurológico e exame da região lombar para pesquisa de depressões no sacro ou de nevos pilosos. Alguns especialistas recomendam exame de urina e urocultura para descartar uma infecção oculta. O alarme de enurese apresenta uma taxa de sucesso de 70 a 90% e requer a participação dos pais. As intervenções farmacológicas incluem doses de imipramina ou de acetato de desmopressina oral, à noite ao deitar. As formulações intranasais de desmopressina não estão aprovadas para o tratamento da enurese noturna. Após o uso do acetato de desmopressina, a ingestão líquida deve sofrer restrição para evitar a hiponatremia. Em geral, o tratamento farmacológico é reservado para ocasiões especiais, quando a criança vai dormir na casa de um amigo, vai para um acampamento etc. A modificação comportamental não inclui punição.

DICAS CLÍNICAS

- A válvula de uretra posterior ocorre apenas em meninos.
- Meninos com válvula de uretra posterior apresentam grande risco para doença renal terminal mesmo após a terapia apropriada.

REFERÊNCIAS

Braga LHP, Bägli DJ. Urologic abnormalities of the genitourinary tract. In: Rudolph CD, Rudolph AM, Lister GE, First LR, Gershon AA eds. *Rudolph's Pediatrics*. 22nd ed. New York, NY: McGraw-Hill; 2011:1741-1743.

Chintagumpala MM. Wilms tumor. In: McMillan JA, Feigin RD, DeAngelis CD, Jones MD, eds. *Oski's Pediatrics: Principles and Practice*. 4th ed. Philadelphia, PA: Lippincott Williams & Wilkins; 2006:1775-1777.

Desmopressin Acetate (marketed as DDAVP Nasal Spray, DDAVP Rhinal Tube, DDAVP, DDVP, Minirin, and Stimate Nasal Spray). http://www.fda.gov/Safety/MedWatch/SafetyInformation/Safety-AlertsforHumanMedicalProducts/ucm152113.htm. Accessed June 9, 2011.

Elder JS. Posterior urethral valves. In: Kliegman RM, Stanton BF, St. Geme JW, Schor NF, Behrman RE, eds. *Nelson Textbook of Pediatrics*. 19th ed. Philadelphia, PA: WB Saunders; 2011:1845-1846.

Gonzales ET, Roth DR. Urinary tract infection. In: McMillan JA, Feigin RD, DeAngelis CD, Jones MD, eds. *Oski's Pediatrics: Principles and Practice*. 4th ed. Philadelphia, PA: Lippincott Williams & Wilkins; 2006:1836-1840.

Krasinski KM. Urinary tract infections. In: Rudolph CD, Rudolph AM, Lister GE, First LR, Gershon AA eds. *Rudolph's Pediatrics*. 22nd ed. New York, NY: McGraw-Hill; 2011:950-956.

Roth DR, Gonzales ET. Disorders of renal development and anomalies of the collecting system, bladder, penis, and scrotum. In: McMillan JA, Feigin RD, DeAngelis CD, Jones, MD, eds. *Oski's Pediatrics: Principles and Practice*. 4th ed. Philadelphia, PA: Lippincott Williams & Wilkins; 2006:1823-1826.

Sand-Loud N, Rappaport LA. Enuresis. In: McMillan JA, Feigin RD, DeAngelis CD, Jones, MD, eds. *Oski's Pediatrics: Principles and Practice*. 4th ed. Philadelphia, PA: Lippincott Williams & Wilkins; 2006:670-672.

Seashore JH. Distended abdomen. In: McMillan JA, DeAngelis CD, Feigin RD, Warshaw JB, eds. *Oski's Pediatrics: Principles and Practice*. 3rd ed. Philadelphia, PA: Lippincott Williams & Wilkins; 1999:321-325.

CASO 52

A mãe de um menino saudável de 8 anos está preocupada com o desempenho escolar do filho. Na última reunião de pais e mestres, sua professora relatou que ele se distrai com facilidade e que, com frequência, não completa os deveres de casa nem as tarefas de classe. A mãe conta que em casa ele também apresenta dificuldades de concluir suas tarefas e está quase sempre inquieto. Apesar de muito falante, ele não responde às perguntas com clareza. Seu exame físico é significativo apenas para a inquietação.

▶ Qual é o diagnóstico mais provável?
▶ Qual é o próximo passo no tratamento?

RESPOSTAS PARA O CASO 52
Transtorno do déficit de atenção/hiperatividade

Resumo: Menino de 8 anos com atividade hipercinética, que se distrai com facilidade e não consegue concluir as tarefas escolares ou concentrar-se nas tarefas em casa.

- **Diagnóstico mais provável:** Transtorno do déficit de atenção/hiperatividade (TDAH).
- **Próximo passo no tratamento:** Uma avaliação para TDAH, que inclui a coleta de informações comportamentais obtidas tanto dos seus cuidadores quanto dos seus professores.

ANÁLISE

Objetivos

1. Compreender as avaliações básicas da criança com sintomas de TDAH.
2. Conhecer as várias opções de tratamento disponíveis para essa condição.

Considerações

Esse menino exibe comportamentos do TDAH, incluindo fácil distratibilidade, incapacidade de manter o foco e de concluir tarefas, além de inquietação excessiva. O próximo passo será uma avaliação completa para TDAH, conforme descrito. Se os dados forem sugestivos de TDAH, ele deverá ser submetido a avaliações do desenvolvimento e psicológicas para identificar existência de condições psiquiátricas ou de deficiência de aprendizagem concomitantes. Após obtenção de uma avaliação completa, deverá ser traçada uma estratégia, sendo delineado um plano de tratamento abrangente que envolva o tratamento comportamental, intervenções em sala de aula e talvez o uso de medicação.

ABORDAGEM AO
Transtorno do déficit de atenção/hiperatividade

DEFINIÇÃO

TRANSTORNO DO DÉFICIT DE ATENÇÃO/HIPERATIVIDADE (TDAH): Condição consistindo em desatenção, hiperatividade e impulsividade inadequadas para a fase esperada do desenvolvimento.

ABORDAGEM CLÍNICA

O *Manual diagnóstico e estatístico de transtornos mentais*, quarta edição (DSM-IV) descreve os **critérios** de **desatenção** e de **hiperatividade/impulsividade** necessários para o diagnóstico de **TDAH**. Estima-se que o transtorno do déficit de atenção e hiperatividade afete de 3 a 10% das crianças em idade escolar com significativa predominância do sexo masculino; 25% dos pacientes com TDAH possuem um parente de primeiro grau com o mesmo diagnóstico. A fisiopatologia do TDAH permanece em estudo, mas as pesquisas sugerem que a diminuição da atividade de certas regiões cerebrais localizadas no lobo frontal possa ser a responsável.

Os critérios de desatenção do TDAH envolvem erros por descuido, dificuldade de prestar atenção e de completar tarefas designadas, parecer não ouvir evitar tarefas que exijam esforço mental sustentado, perder objetos com frequência, distrair-se com facilidade e apresentar esquecimentos nas atividades diárias.

Os critérios de hiperatividade envolvem inquietação frequente, abandono frequente da cadeira, não conseguindo permanecer sentado, correr ou escalar em excesso, dificuldade de brincar ou permanecer em silêncio, falar em excesso.

Os critérios de impulsividade envolvem responder com precipitação, ter dificuldade de aguardar a sua vez de falar e interromper ou intrometer-se com frequência nos assuntos alheios.

O transtorno do déficit de atenção/hiperatividade está subdividido em três tipos: TDAH/I (pelo menos 6 dos 9 sintomas do comportamento de desatenção); TDAH/HI (pelo menos 6 dos 9 sintomas do comportamento de hiperatividade/impulsividade) e TDAH/C (pelo menos 6 dos 9 sintomas do comportamento de desatenção e hiperatividade/impulsividade). Os sintomas devem estar presentes na criança por, **no mínimo, seis meses em dois ou mais contextos, e alguns deles devem se manifestar antes dos 7 anos; os sintomas necessariamente devem causar prejuízo funcional.** Cuidadores e professores prestam informações essenciais sobre o comportamento ao preencherem questionários específicos, como as escalas de Conners, o índice de TDAH, o questionário Swanson, Nolan e Pelham (SNAP) ou a Escala Abrangente de Pontuação para Professores (ACTeRS-ADD-H Comprehensive Teacher Rating Scale). De forma alternativa, a informação pode ser presumida por meio de narrativas ou entrevistas descritivas.[*]

Os testes psicológicos e do desenvolvimento são parte da avaliação de uma criança com TDAH; é frequente a coexistência de transtornos psicológicos e do aprendizado. As condições coexistentes mais comuns são o transtorno opositor-desafiante (35,2%), transtorno de conduta (25,7%), transtorno de ansiedade (25,8%) e transtorno depressivo (18,2%). Quase de 12 a 60% das crianças com TDAH apresentam transtorno de aprendizagem concomitante e podem se beneficiar dos serviços de educação especial.

O tratamento inclui a implementação de um programa de tratamento de longo prazo em colaboração com os cuidadores e os professores. Faz parte do plano de

---

[*] N. de R.T. No Brasil, foi elaborada uma versão para uso em português da escala SNAP-IV, utilizando uma metodologia de tradução, retrotradução, análise de equivalência semântica e sondagem em população-alvo. (Mattos P, Serra-Pinheiro MA, Rohde LA, Pinto D. Apresentação de uma versão em português para uso no Brasil do instrumento MTA-SNAP-IV de avaliação de sintomas de transtorno do déficit de atenção/hiperatividade e sintomas de transtorno desafiador e de oposição. Rev Psiquiatr Rio Gd Sul, 2006;28(3):290-7.)

tratamento o estabelecimento de objetivos específicos, como aumento da independência, diminuição do comportamento disruptivo, melhora no desempenho escolar, organização e conclusão de tarefas e melhora nos relacionamentos com os membros da família, professores e colegas. **As técnicas de modificação comportamental** podem ser empregadas de forma isolada ou em conjunto com **terapia farmacológica**. O reforço positivo (recompensas e privilégios) e as consequências negativas (castigo ou retirada dos privilégios) enfatizam o comportamento apropriado. Na escola, turmas com poucos alunos, trabalhos escolares estruturados e estimuladores e disposição apropriada das carteiras podem auxiliar na **diminuição do comportamento escolar disruptivo. Os medicamentos costumam ser utilizados para auxiliar o tratamento. Os medicamentos estimulantes são considerados a farmacoterapia de primeira linha para diminuição dos comportamentos típicos do TDAH.** Os fármacos estimulantes mais empregados são o **metilfenidato** e a **dextroanfetamina**. A **atomoxetina é um inibidor seletivo da recaptação da norepinefrina, não estimulante,** aprovado para adultos e crianças. Os antidepressivos tricíclicos, a clonidina e a bupropiona, em geral prescritos por um psiquiatra ou neurologista, também reduzem os sintomas típicos do TDAH.

As sequelas a longo prazo do TDAH compreendem dificuldade de estabelecer um relacionamento satisfatório com os pares, dificuldade de adquirir controle motor fino satisfatório e aumento do risco para acidentes. Os adolescentes podem desenvolver problemas de uso abusivo de substâncias como uma condição comórbida, mas essa não parece estar relacionada aos estimulantes empregados no tratamento do TDAH. Quase 50% das crianças estarão bem quando adultas, com evolução funcional adequada, mas outras demonstrarão sintomas constantes de desatenção e de impulsividade.

QUESTÕES DE COMPREENSÃO

52.1 Um menino de 8 anos é levado para uma consulta porque a mãe está preocupada com a possibilidade de ele apresentar TDAH. Em casa, ele está sempre desassossegado, parece nunca prestar atenção e perde coisas. Na sala de consulta, a criança está cooperativa e seu exame físico é normal. Qual das opções a seguir representa o melhor próximo passo no tratamento?

A. Fazer um teste terapêutico com medicação estimulante por duas semanas.
B. Obter informações adicionais com os pais e os professores.
C. Assegurar à mãe que esse comportamento é apropriado para a idade.
D. Encaminhar a criança para uma avaliação psicológica.
E. Encaminhar a criança para uma avaliação psiquiátrica.

52.2 Um menino de 7 anos é levado à consulta porque aparenta distração. Sua mãe conta que ele sonha acordado "todo o tempo" e quando está nesse estado não responde às suas perguntas. Ela descreve esses episódios como de curta duração (apenas alguns segundos), mas que ocorrem muitas vezes ao longo do dia. Quando não está sonhando acordado, ele presta atenção e consegue concluir as tarefas. Seu comportamento em aula não é disruptivo. Qual das opções a seguir representa o melhor próximo passo no tratamento?

A. Obter informações adicionais dos pais e dos professores por meio dos questionários de Conners.
B. Iniciar um programa de modificação comportamental.
C. Assegurar à mãe que esse comportamento é apropriado para a idade.
D. Solicitar uma eletrencefalografia.
E. Encaminhar a criança para uma avaliação psicológica.

52.3 Há pouco tempo um adolescente de 14 anos foi diagnosticado como portador de TDAH. Sua avaliação quanto aos transtornos psiquiátricos coexistentes é mais provável de identificar qual das opções a seguir?

A. Transtorno bipolar.
B. Transtorno opositor-desafiante.
C. Transtorno difuso do desenvolvimento.
D. Transtorno do estresse pós-traumático.
E. Esquizofrenia.

52.4 Um menino de 8 anos acaba de concluir sua avaliação inicial para TDAH, preenchendo 7 dos 9 critérios para desatenção e muitos para comportamento impulsivo. Qual das opções a seguir representa o próximo passo mais apropriado no tratamento?

A. Fazer um teste terapêutico com medicação estimulante por duas semanas.
B. Recomendar educação especial.
C. Encaminhar a criança para uma avaliação psicoeducacional completa.
D. Solicitar uma eletrencefalografia.
E. Assegurar à mãe que esse comportamento é apropriado para a idade.

RESPOSTAS

52.1 **B.** Um exame físico (com ênfase nos componentes neurológicos) deverá ser realizado para identificar qualquer sinal sutil de doença neurológica. Se nada for encontrado, ele deverá ser submetido a uma avaliação para TDAH com informações comportamentais específicas do índice de TDAH obtidas dos cuidadores e dos professores. O diagnóstico será considerado se ele apresentar comportamentos do índice de TDAH em dois ou mais contextos. Sua capacidade de manter o foco durante a breve visita ao serviço de saúde não exclui o diagnóstico de TDAH.

52.2 **D.** Essa criança não preenche os critérios clássicos para o TDAH. Os episódios de "sonhar acordado" por alguns segundos podem ser devido a convulsões do tipo pequeno mal ou crises de ausência; uma eletrencefalografia se faz necessário.

52.3 **B.** Condições comuns psiquiátricas coexistentes incluem transtorno opositor-desafiante (35,2%), transtorno de conduta (25,7%) transtorno de ansiedade (25,8%) e transtorno depressivo (18,2%).

52.4 **C.** Antes de desenvolver um plano de tratamento, a criança deverá ser avaliada para transtornos psiquiátricos e de aprendizagem coexistentes (testes psicoeducacionais). O tratamento pode incluir medicamentos estimulantes, modificação comportamental e terapia apropriada para as condições coexistentes.

> **DICAS CLÍNICAS**
>
> ▶ O transtorno do déficit de atenção/hiperatividade (TDAH) é considerado para crianças que apresentam comportamentos específicos em dois ou mais contextos, como em casa e na escola ou no trabalho.
> ▶ Crianças com TDAH quase sempre apresentam transtornos psiquiátricos ou de aprendizagem coexistentes, incluindo transtorno opositor-desafiante, transtorno de conduta, transtorno de ansiedade e depressão.
> ▶ Agentes farmacológicos de uso comum no tratamento de TDAH são o metilfenidato e a dextroanfetamina.

REFERÊNCIAS

American Academy of Pediatrics. Clinical practice guideline: diagnosis and evaluation of the child with attention-deficit/hyperactivity disorder. *Pediatrics*. 2000; 105:1158-1170.

American Academy of Pediatrics. Clinical practice guideline: treatment of the school-aged child with attention-deficit/hyperactivity disorder. *Pediatrics*. 2001; 108:1033-1044.

American Psychiatric Association. *Diagnostic and Statistical Manual of Mental Disorders*. 4th ed. (Text Revision). Washington: American Psychiatric Association; 2000:92.

Cunningham NR, Jensen P. Attention deficit hyperactivity disorder. In: Kliegman RM, Stanton BF, St. Geme JW, Schor NF, Behrman RE, eds. *Nelson Textbook of Pediatrics*. 19th ed. Philadelphia, PA: WB Saunders; 2011:108-112.

Cutting LE, Mostofsky SH, Denckla MB. School difficulties. In: McMillan JA, Feigin RD, DeAngelis CD, Jones MD, eds. *Oski's Pediatrics: Principles and Practice*. 4th ed. Philadelphia, PA: Lippincott Williams & Wilkins; 2006:674-680.

Stein MT, Reiff MI. Hyperactivity and inattention. In: Rudolph CD, Rudolph AM, Lister GE, First LR, Gershon AA eds. *Rudolph's Pediatrics*. 22nd ed. New York, NY: McGraw-Hill; 2011:321-327.

CASO 53

Um menino de 12 anos, previamente hígido, apresenta dor no joelho direito há três semanas. Ele é atlético, joga basquete e pratica corrida de rua; nega trauma recente. Descreve aumento da dor ao correr ou pular. Seu exame físico é normal, exceto por edema discreto e dor à palpação sobre a tuberosidade tibial direita.

▶ Qual é o diagnóstico mais provável?
▶ Qual é o próximo passo no tratamento?

RESPOSTAS PARA O CASO 53
Doença de Osgood-Schlatter

Resumo: Um menino de 12 anos apresenta dor no joelho direito, que aumenta com a atividade, além de sensibilidade e edema sobre a tuberosidade tibial do joelho afetado.

- **Diagnóstico mais provável:** Doença de Osgood-Schlatter.
- **Próximo passo no tratamento:** Para a maioria dos pacientes, repouso e gelo após a atividade; em casos graves, imobilização do joelho.

ANÁLISE

Objetivos

1. Conhecer a apresentação e o tratamento da doença de Osgood-Schlatter (OSD, do inglês Osgood-Schlatter disease).
2. Conhecer o diagnóstico diferencial para dor óssea e edema de extremidades em crianças.

Considerações

A história é fundamental para determinar a presença de outros sinais e sintomas nesse adolescente com dor e edema no joelho. A ausência de sinais e sintomas constitucionais (febre, eritema nas articulações, fadiga, perda de peso, suores noturnos, contusão e tosse) são indícios da natureza relativamente benigna dessa condição. Se algum desses sinais ou sintomas estiver presente, recomenda-se uma avaliação mais cuidadosa para condições letais potenciais, como neoplasias.

ABORDAGEM À
Doença de Osgood-Schlatter

DEFINIÇÃO

DOENÇA DE OSGOOD-SCHLATTER (OSD): Inflamação dolorosa da tuberosidade tibial.

ABORDAGEM CLÍNICA

A **dor no joelho da OSD** é causada pela **inflamação da tuberosidade tibial, uma extensão da epífise tibial ou placa de crescimento**. Os centros de ossificação começam a formar-se entre as idades de 9 e 13 anos, e sua conclusão ocorre entre as idades de 15 e 17 anos. Em geral, a OSD acomete os meninos e apresenta-se no final da infância ou no início da adolescência. **Movimentos repetitivos de correr ou saltar** causam tração e microfraturas na área em desenvolvimento, resultando em inflamação, edema, dor e alterações ósseas (Fig. 53.1).

O diagnóstico de OSD pode ser feito clinicamente. O paciente não apresenta história de trauma, mas reclama de dor no joelho que aumenta com exercício e esforço. O diagnóstico diferencial para dor no joelho em adolescentes inclui uma série de condições. A síndrome do estresse patelofemoral, também comum nos atletas, causa dor crônica, contínua e não localizada no joelho. O "joelho de saltador" (tendinite patelar) é causado por lesão microscópica no tendão patelar; a maioria dos pacientes afetados apresenta dor anterior crônica no joelho e sensibilidade na porção inferior da patela à palpação. A síndrome da fricção da banda iliotibial causa dor lateral no joelho de corredores. O **deslocamento da epífise femoral superior (DEFS)** ocorre nos **adolescentes** com peso elevado durante o estirão de crescimento, levando à claudicação e à dor na virilha ou na coxa; contudo, uma dor no quadril pode ser referida como sentida no joelho. O exame desses pacientes revela flexão, rotação interna e abdução limitadas do quadril. As radiografias do quadril (incidências anteroposte-

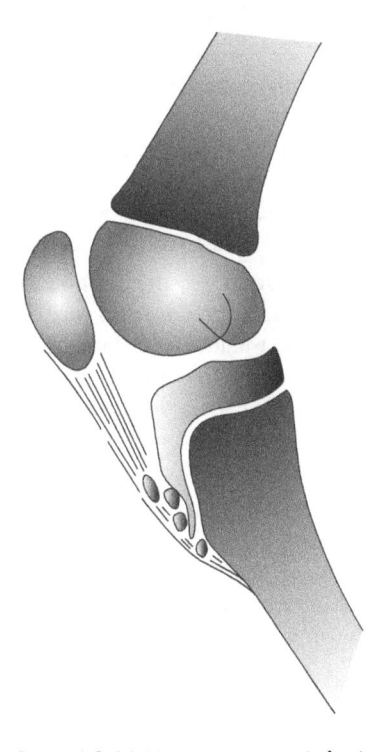

Figura 53.1 Doença de Osgood-Schlatter com proeminência da tuberosidade tibial e ossículos separados da borda anterior do tubérculo. (Reproduzida, com permissão, de Skinner HB. *Current Diagnosis and Treatment in Orthopedics*, 4th ed. New York, NY: McGraw-Hill; 2006. Figura 11-29.)

rior e em abdução e rotação externa – "perna de sapo") mostram alargamento da epífise femoral e osteopenia. Os pacientes portadores de DEFS apresentam risco para **necrose avascular** da epífise femoral e necessitam de avaliação ortopédica. Outros diagnósticos a serem considerados nos adolescentes com dor no joelho englobam trauma, tumor, leucemia e sepse articular.

O tratamento da OSD consiste na diminuição da atividade. Gelo após o exercício e uso de anti-inflamatórios não esteroides podem proporcionar algum alívio. Nos casos graves, a imobilização do joelho e o uso de muletas podem ser uma necessidade. Um ensaio clínico com injeção de dextrose hiperosmolar para doença de Osgood-Schlatter recalcitrante mostrou resultados promissores. Os sintomas podem recorrer até que a ossificação esteja concluída. O prognóstico a longo prazo é excelente.

QUESTÕES DE COMPREENSÃO

53.1 Um menino de 12 anos de idade reclama de dor no joelho direito que piora após correr. Sua dor iniciou três semanas após sua admissão na equipe de corrida de rua. Ao exame físico, ele sente dor à palpação da tuberosidade tibial. Qual das opções a seguir é a afirmativa correta?

   A. Uma órtese colocada no tênis esquerdo permitirá que ele continue a correr e aliviará a dor.
   B. A diminuição da atividade deverá aliviar a dor.
   C. A terapia inicial consiste em imobilização.
   D. A causa mais provável da dor é uma fratura por estresse.
   E. O diagnóstico mais provável é o deslocamento da epífise femoral.

53.2 Um adolescente de 13 anos de idade apresenta dor no joelho direito e claudicação há uma semana. Em sua curva de crescimento você determina que seu peso está acima do percentil 95 para a idade. Seu exame físico é significativo para acantose discreta e joelhos normais. O exame do quadril revela diminuição da capacidade de flexão e de rotação interna do fêmur direito. Qual das opções a seguir representa o melhor próximo passo no tratamento?

   A. Instruir o paciente a repousar e aplicar gelo na área afetada.
   B. Prescrever anti-inflamatórios não esteroides (AINEs) diários até a cessação da dor.
   C. Solicitar uma ressonância magnética do joelho e do quadril.
   D. Marcar uma consulta com um cirurgião ortopédico.
   E. Prescrever um período curto de esteroides orais para diminuir a inflamação.

53.3 Uma adolescente de 14 anos chega para uma consulta de revisão. Sua mãe conta que a filha está bem, mas deseja que você discuta a importância do uso do filtro solar, já que a menina foi a uma festa na piscina, há três semanas e não usou, tendo retornado para casa com queimaduras de sol nas bochechas e no nariz; a adolescente revira os olhos à afirmação da mãe. Quando a mãe deixa a sala, a paciente conta que usou filtro solar, mas que não deseja discutir com a mãe. Ela afirma que está bem, mas conta que há dois meses sente dor intermitente no joelho direito, que não parece estar relacionada ao exercício. Ao ser mais questionada, relata que não está se sentindo bem e se sente muito cansada. Seu exame físico revela queimaduras de sol na linha do nariz, mas nenhuma anormalidade no joelho nem na marcha. Qual das opções a seguir representa o próximo passo mais apropriado no tratamento?

A. Prescrever ibuprofeno e recomendar uso diário de filtro solar.
B. Solicitar radiografias do joelho.
C. Obter mais informações da história sobre febre, perda de peso, exantemas e artrite.
D. Recomendar o uso de um imobilizador de joelho.
E. Marcar uma consulta ortopédica emergencial para avaliação de possível DEFS.

53.4 Um adolescente de 15 anos apresenta-se com dor no joelho direito; no exame físico, ele não consegue apoiar seu próprio peso sobre a articulação afetada. O joelho está dolorido, edemaciado, quente, eritematoso e apresenta uma significativa redução da amplitude de movimento. Qual das opções a seguir representa o melhor próximo passo na avaliação?

A. Obter mais dados da história, incluindo história sexual.
B. Prescrever um curso de esteroides sistêmicos.
C. Administrar esteroides intra-articulares para diminuir a inflamação.
D. Prescrever anti-inflamatórios.
E. Marcar uma consulta ambulatorial com um cirurgião ortopédico.

RESPOSTAS

53.1 **B.** A história desse garoto é consistente com OSD. A terapia inicial inclui gelo após exercícios e repouso.
53.2 **D.** O diagnóstico mais provável é DEFS. O paciente é mantido em repouso no leito, sendo também necessária uma consulta com um cirurgião ortopédico.
53.3 **C.** Essa paciente queixa-se de dor nas articulações e mal-estar e apresenta exantema facial consistente com a erupção malar encontrada no lúpus eritematoso sistêmico (LES). O próximo passo será obter mais dados da história sobre outros sinais e sintomas de doença autoimune, uso de medicação (LES induzido por medicamentos) e história de viagens recentes (exposição ao carrapato da doença de Lyme).
53.4 **A.** Esse paciente apresenta sinais e sintomas de artrite séptica. A *Neisseria gonorrhoeae* é a maior causa de artrite séptica em adolescentes e jovens adultos sexualmente ativos. Se houver suspeita de artrite séptica, justificam-se uma avaliação ortopédica imediata e a administração de antibióticos intravenosos.

> **DICAS CLÍNICAS**
>
> ▶ A doença de Osgood-Schlatter é encontrada apenas em jovens adolescentes antes do fechamento da placa de crescimento.
> ▶ Edema e dor na tuberosidade tibial à palpação são achados clássicos da doença de Osgood-Schlatter.
> ▶ Deslocamento da epífise femoral pode ser a causa da claudicação, sendo mais comum nos adolescentes com sobrepeso.

REFERÊNCIAS

Cassidy JT. Rheumatic diseases of childhood. In: McMillan JA, Feigin RD, DeAngelis CD, Jones MD, eds. *Oski's Pediatrics: Principles and Practice*. 4th ed. Philadelphia, PA: Lippincott Williams & Wilkins; 2006:2543-2546.

Churchill RB, Gonzales BE. Bone, joint, soft tissue infections. In: Rudolph CD, Rudolph AM, Lister GE, First LR, Gershon AA eds. *Rudolph's Pediatrics*. 22nd ed. New York, NY: McGraw-Hill; 2011:934-939.

Herring JA. Disorders of the knee. In: Rudolph CD, Rudolph AM, Lister GE, First LR, Gershon AA eds. Rudolph's Pediatrics. 22nd ed. New York, NY: McGraw-Hill; 2011:851-852.

Landry GL. Sports medicine. In: McMillan JA, Feigin RD, DeAngelis CD, Jones MD, eds. *Oski's Pediatrics: Principles and Practice*. 4th ed. Philadelphia, PA: Lippincott Williams & Wilkins; 2006:897.

Patterson LER. Gonococcal infections. In: McMillan JA, Feigin RD, DeAngelis CD, Jones MD, eds. *Oski's Pediatrics: Principles and Practice*. 4th ed. Philadelphia, PA: Lippincott Williams & Wilkins; 2006:1088-1091.

Podeszwa DA. Developmental dysplasia of the hip. In: Rudolph CD, Rudolph AM, Lister GE, First LR, Gershon AA eds. *Rudolph's Pediatrics*. 22nd ed. New York, NY: McGraw-Hill; 2011:852-856.

Silverman ED. Systemic lupus erythematous. In: Rudolph CD, Rudolph AM, Lister GE, First LR, Gershon AA eds. *Rudolph's Pediatrics*. 22nd ed. New York, NY: McGraw-Hill; 2011:815-816.

Sponseller PD. Bone, joint, and muscle problems. In: McMillan JA, Feigin RD, DeAngelis CD, Jones MD, eds. *Oski's Pediatrics: Principles and Practice*. 4th ed. Philadelphia, PA: Lippincott Williams & Wilkins; 2006:2474, 2479.

Topol GA, Podesta LA, Reeves KD, Raya MF, Fullerton BD, Yeh HW. Hyperosmolar dextrose injection for recalcitrant Osgood-Schlatter disease. *Pediatrics*. 2011 Nov; 128(5):e1121-8. Epub 2011 Oct 3.

Wells L, Sehgal K. The knee. In: Kliegman RM, Stanton BF, St. Geme JW, Schor NF, Behrman RE, eds. *Nelson Textbook of Pediatrics*. 19th ed. Philadelphia, PA: WB Saunders; 2011:2351-2355.

CASO 54

Um recém-nascido com 2 semanas de vida apresenta-se com "pescoço torcido". Ele nasceu a termo, de parto vaginal distócico por causa do seu tamanho (4,5 kg). Ao exame físico, sua cabeça está inclinada para a direita, seu queixo está rotado para a esquerda e o músculo esternocleidomastóideo direito apresenta uma massa palpável, firme.

- Qual é o diagnóstico mais provável?
- Qual é o melhor tratamento?

RESPOSTAS PARA O CASO 54
Torcicolo do recém-nascido

Resumo: Menino grande para a idade gestacional, com 2 semanas de vida, nascido de parto distócico, tem torcicolo e o músculo esternocleidomastóideo apresenta uma massa palpável.

- **Diagnóstico mais provável:** Torcicolo muscular.
- **Melhor tratamento:** Inicialmente, alongamento passivo do músculo esternocleidomastóideo.

ANÁLISE

Objetivos

1. Reconhecer as causas comuns do torcicolo.
2. Reconhecer as diferenças no tratamento do torcicolo com base na etiologia.

Considerações

Esse recém-nascido, com 2 semanas de vida, teve dificuldades ao nascer devido ao seu tamanho grande para a idade gestacional. Ele apresenta torcicolo (cabeça inclinada para direita e queixo rotado para a esquerda) como resultado da diminuição da amplitude de movimento do músculo esternocleidomastóideo, causada pela massa. Lactentes grandes com parto complicado são de maior risco para torcicolo muscular por causa de lesões no músculo esternocleidomastóideo. As crianças nascidas de apresentação pélvica e aquelas portadoras de displasia do quadril e *metatarsus adductus* também são de maior risco para torcicolo.

ABORDAGEM AO
Torcicolo

DEFINIÇÕES

SÍNDROME DE KLIPPEL-FEIL: Fusão congênita das porções das vértebras cervicais, restrição do movimento do pescoço, pescoço curto e linha capilar baixa. As características associadas incluem a deformidade de Sprengel (ver adiante) e as anormalidades estruturais do trato urinário.

SÍNDROME DE SANDIFER: Refluxo gastresofágico (RGE), hérnia de hiato e postura anormal da cabeça.

DEFORMIDADE DE SPRENGEL: Elevação congênita da escápula.

ABORDAGEM CLÍNICA

Identifica-se o **torcicolo** quando o paciente apresenta **evidente torção do pescoço, cabeça inclinada para um dos lados e queixo inclinado para o lado oposto**. A causa mais comum do torcicolo são as lesões e as contraturas do **músculo esternocleidomastóideo**. O torcicolo ocorre durante ou logo após o nascimento; os lactentes podem ter sofrido trauma obstétrico e, em geral, apresentam uma massa palpável e firme no músculo afetado. Em geral, uma radiografia da coluna cervical é realizada para descartar malformações vertebrais.

Se a coluna cervical estiver livre de anormalidades congênitas, a terapia realizada pelo cuidador (às vezes, pelo fisioterapeuta) envolverá o **alongamento suave do músculo esternocleidomastóideo** (movendo a cabeça para a posição neutra). Se a condição persistir além do primeiro mês de vida, recomenda-se uma consulta ao ortopedista pediátrico. A ausência de intervenção em um **torcicolo persistente pode levar a uma assimetria facial**.

Malformações congênitas da coluna cervical podem causar torcicolo; um alongamento suave não melhora a condição e pode resultar em lesão. A radiografia mostra anomalias da coluna, como hemivértebras ou áreas de fusão ou subluxação de vértebras. A **síndrome de Klippel-Feil** pode se apresentar como torcicolo congênito e engloba fusão congênita de porções das vértebras cervicais, restrição dos movimentos do pescoço, pescoço curto e linha capilar baixa, deformidade de Sprengel e anomalias do trato urinário.

Torcicolo que ocorre após o primeiro ano de vida requer avaliação cuidadosa, porque as causas mais comuns são trauma e inflamação. O torcicolo traumático pode ocorrer depois de uma lesão das vértebras cervicais, com subsequente fratura ou subluxação ou lesão atlantoccipital, atlantoaxial ou de C2-3 ou lesão da musculatura cervical; para esses pacientes, uma avaliação radiográfica é essencial. Em geral, o torcicolo inflamatório ocorre depois de uma doença do trato respiratório superior, e os pacientes apresentam dor muscular, dor à palpação e avaliação neurológica normal. Outras causas inflamatórias incluem linfadenite cervical, abscesso retrofaríngeo, osteomielite de vértebra cervical, artrite reumatoide e pneumonia do lobo superior. As crianças portadoras de linfadenite cervical geralmente são afebris e apresentam linfonodos cervicais dolorosos à palpação. Os pacientes com abscesso retrofaríngeo podem se apresentar com febre, disfagia, dispneia, salivação ou estridor, secundários à compressão.

Uma variedade de condições neurológicas causa torcicolo: síndrome de Down, distúrbios visuais, reações distônicas a medicamentos (fenotiazina, haloperidol ou metoclopramida), tumores na fossa posterior ou na medula vertebral, siringomielia, doença de Wilson, distonia muscular deformante e *spasmus nutans*. O exame físico, com particular atenção ao exame neurológico, pode identificar achados associados a uma dessas causas neurológicas de torcicolo. Demais causas compreendem calcificação de disco cervical, síndrome de Sandifer, torcicolo paroxístico benigno, tumores ósseos, tumores de tecidos moles e distúrbios conversivos.

QUESTÕES DE COMPREENSÃO

54.1 Um lactente com 3 meses apresenta torcicolo intermitente e dor. Ele nasceu a termo, o pré-natal e o parto foram sem intercorrências. Regurgita com frequência após alimentação e apresentou um episódio de pneumonia. Qual das opções a seguir representa o melhor próximo passo no tratamento?

   A. Iniciar alongamento suave do músculo esternocleidomastóideo.
   B. Avaliar quanto à presença de doença do refluxo gastresofágico (DRGE).
   C. Encaminhar a criança para uma avaliação ortopédica.
   D. Solicitar radiografias da coluna cervical.
   E. Observar e, caso a condição persista, encaminhar o lactente para uma avaliação ortopédica.

54.2 Uma menina com 5 meses de vida apresenta-se com um torcicolo de início súbito e espasmos faciais, mas, exceto isso, ela está alerta e interativa. Seu estado geral é bom e está ganhando peso após terem sido prescritas ranitidina e metoclopramina para DRGE no último mês. Qual das afirmativas a seguir é verdadeira?

   A. É provável que ela esteja tendo uma convulsão complexa parcial e um eletrencefalograma se faz necessário.
   B. Deve ser realizada punção lombar para contagem celular, glicose e proteína.
   C. Não é necessária aferição dos níveis séricos de eletrólitos e glicose.
   D. É provável que ela esteja tendo uma reação distônica a um dos medicamentos em uso.
   E. É provável que a ressonância magnética da coluna cervical mostre uma anomalia congênita.

54.3 Um menino de 6 anos apresenta torcicolo, febre, dor de garganta e dificuldade para engolir sólidos e líquidos, mas sem salivação excessiva. Ele nega cefaleia e dispneia, apenas está menos ativo. O exame revela edema faríngeo posterior. Qual das opções a seguir representa o melhor próximo passo no tratamento?

   A. Solicitar exame do líquido cerebrospinal.
   B. Solicitar estudos de imagem das vias aéreas e dos tecidos moles do pescoço.
   C. Solicitar cultura de orofaringe e iniciar terapia com antibióticos baseada nos resultados da cultura.
   D. Iniciar penicilina oral.
   E. Prescrever ibuprofeno e exercícios de alongamento do pescoço.

54.4 Uma recém-nascida chega com os pais adotivos. A família refere que ela parece estar com o pescoço torcido. Eles sabem apenas que "o parto quase foi por cesariana porque o bebê estava de lado". Ela está se alimentando bem e a excreção urinária e fecal está adequada para as últimas 24 horas. O exame físico é significativo para torcicolo. Qual das afirmativas a seguir é verdadeira?

A. Ela apresenta um risco significativo para pneumonia de aspiração.
B. Os pais devem iniciar de imediato um programa de alongamento suave do pescoço.
C. Solicitação de radiografias da coluna cervical.
D. Marcação imediata de consulta ortopédica.
E. Marcação imediata de consulta neurológica.

RESPOSTAS

54.1 **B.** É provável que esse lactente apresente RGE com torcicolo intermitente (síndrome de Sandifer). Ele possui uma história de regurgitações frequentes e teve pneumonia (talvez por aspiração), o que indica a presença de RGE. Lactentes com a síndrome de Sandifer apresentam uma postura anormal da cabeça associada ao refluxo. Considera-se que os movimentos da cabeça sejam uma resposta à dor ou uma forma de proteger as vias aéreas.

54.2 **D.** Esse lactente apresenta um início súbito das características de torcicolo e espasmos faciais, resultantes prováveis da administração da metoclopramida. Contudo, indica-se a avaliação inicial para convulsões, incluindo avaliação dos níveis séricos de eletrólitos, glicose e cálcio. A administração de difenidramina pode reverter rapidamente a distonia induzida pelo medicamento. É provável que a ressonância magnética não revele uma anomalia cervical porque o início dos sintomas foi súbito. É provável que a análise do líquido cerebrospinal, como primeiro passo, não esclareça a causa desse tipo de torcicolo.

54.3 **B.** Essa criança apresenta sinais e sintomas de celulite ou abscesso retrofaríngeo. Esses pacientes podem apresentar febre, disfagia, salivação, rigidez de nuca, dispneia ou estridor. Os achados físicos incluem edema na linha média ou unilateral que pode evoluir para uma massa flutuante. O tratamento compreende terapia com antibióticos com possível incisão e drenagem do abscesso. Uma tomografia computadorizada pode ser útil na identificação precoce da formação do abscesso.

54.4 **C.** É provável que essa criança tenha tido um parto difícil, que causou o torcicolo muscular. Se a radiografia da coluna cervical não apresentar anormalidades, os pais poderão iniciar o alongamento suave para mover a cabeça para a posição neutra. Se a condição persistir, será necessário o encaminhamento a um ortopedista.

DICAS CLÍNICAS

▶ O torcicolo muscular é mais comumente observado em recém-nascidos, como resultado de trauma do músculo esternocleidomastóideo.
▶ A síndrome de Sandifer é caracterizada pelo refluxo gastresofágico e pela postura anormal da cabeça.
▶ A distonia induzida por medicamentos costuma ser causada pela fenotiazina, pela metoclopramida e pelo haloperidol.

REFERÊNCIAS

Goldstein NA, Hammerschlag MR. Peritonsillar, retropharyngeal, and parapharyngeal abscesses. In: McMillan JA, Feigin RD, DeAngelis CD, Jones MD, eds. *Oski's Pediatrics: Principles and Practice*. 4th ed. Philadelphia, PA: Lippincott Williams & Wilkins; 2006:1492-1494.

Jankovic J. Dystonia. In: McMillan JA, Feigin RD, DeAngelis CD, Jones MD, eds. *Oski's Pediatrics: Principles and Practice*. 4th ed. Philadelphia, PA: Lippincott Williams & Wilkins; 2006:2371-2373.

Khan S, Orenstein S. Gastroesophageal reflux disease. In: Kliegman RM, Stanton BF, St. Geme JW, Schor NF, Behrman RE, eds. *Nelson Textbook of Pediatrics*. 19th ed. Philadelphia, PA: WB Saunders; 2011:1266-1270.

Pappas DE, Hendley JO. Retropharyngeal abscess, lateral pharyngeal (parapharyngeal) abscess, and peritonsillar cellulitis/abscess. In: Kliegman RM, Stanton BF, St. Geme JW, Schor NF, Behrman RE, eds. *Nelson Textbook of Pediatrics*. 19th ed. Philadelphia, PA: WB Saunders; 2011:1440-1442.

Smith ME. Inflammatory disorders of the tonsils and pharynx. In: Rudolph CD, Rudolph AM, Lister GE, First LR, Gershon AA eds. *Rudolph's Pediatrics*. 22nd ed. New York, NY: McGraw-Hill; 2011:1327.

Spiegel DA, Dormans JP. Torticollis. In: Kliegman RM, Stanton BF, St. Geme JW, Schor NF, Behrman RE, eds. *Nelson Textbook of Pediatrics*. 19th ed. Philadelphia, PA: WB Saunders; 2011:2377-2379.

Sucato DJ. Disorders of the neck and spine. In: Rudolph CD, Rudolph AM, Lister GE, First LR, Gershon AA eds. *Rudolph's Pediatrics*. 22nd ed. New York, NY: McGraw-Hill; 2011:856-857.

CASO 55

Um recém-nascido a termo nasceu de parto vaginal após uma gestação sem intercorrências. Ao exame inicial, observa-se que a criança apresenta opacificação do cristalino de ambos os olhos, o que obscurece o reflexo vermelho. A história familiar é relevante quanto ao fato de o pai haver realizado cirurgia em uma idade precoce. Os demais aspectos do exame físico são normais.

▶ Qual é o diagnóstico mais provável?
▶ Qual é o próximo passo?

RESPOSTAS PARA O CASO 55
Catarata congênita

Resumo: Um recém-nascido a termo com opacificação bilateral do cristalino e história familiar de condição oftalmológica que necessitou de cirurgia.

- **Diagnóstico mais provável:** Catarata congênita
- **Próximo passo:** Avaliação oftalmológica e investigação completa para possíveis causas associadas hereditárias, metabólicas ou infecciosas.

ANÁLISE

Objetivos

1. Compreender as condições associadas à catarata congênita.
2. Compreender o desenvolvimento da ambliopia.

Considerações

Esse recém-nascido apresenta um achado ocular isolado consistente com catarata e uma história familiar positiva para doença ocular. É importante avaliar a criança para pesquisa de condições cromossômicas, metabólicas ou infecciosas comumente associadas com cataratas.

ABORDAGEM À
Catarata congênita

DEFINIÇÕES

CATARATA: Opacidade do cristalino. Dependendo do tamanho e da localização, a catarata pode afetar a visão.

AFACIA: Ausência do cristalino.

AMBLIOPIA: Perda de visão causada pela subutilização de um olho.

ABORDAGEM CLÍNICA

A catarata congênita ocorre em aproximadamente 2 a cada 10.000 recém-nascidos. É uma condição isolada em 50 a 60% dos casos e parte de uma síndrome em 20 a 25% dos casos. Muitos dos casos de catarata congênita isolada são de origem hereditária, sendo a maioria transmitida por herança autossômica dominante. O desenvolvimento de cataratas pode resultar de infecções pré-natais, como a toxoplasmose, infecção por citomegalovírus, sífilis, rubéola e herpes simples, ou ser secundário a doenças metabólicas como galactosemia, homocisteinemia, deficiência de galactoquinase, abetalipoproteinemia e doenças de Fabry, Hurlers, Nieman-Pick, Refsum e Wilson. As anormalidades intraoculares, incluindo a retinopatia da prematuridade, a retinite pigmentosa, a uveíte e o descolamento de retina, podem levar ao desenvolvimento de cataratas. As anomalias cromossômicas associadas com cataratas incluem as trissomias do 13, 18 e 21, a síndrome de Turner e várias síndromes de depleção e duplicação.

A avaliação de recém-nascidos que apresentam catarata congênita inclui exame físico, titulação STORCH, avaliação para galactosemia (que é parte do teste de rastreamento metabólico neonatal – teste do pezinho), exame oftalmológico completo e ultrassonografia ocular no caso de opacidade total do cristalino.

Se o prejuízo visual for significativo, é realizada a remoção cirúrgica do cristalino. A cirurgia pode ser feita tão precocemente quanto 2 a 4 semanas após o nascimento. Após a remoção, realiza-se o ajuste de lentes de contato de refração; a inserção de lentes intraoculares para substituir o cristalino é utilizada em crianças maiores e, mais recentemente, tem sido utilizada em crianças com menos de 2 anos. Crianças com catarata unilateral não operada podem necessitar de oclusão do olho saudável para prevenir o desenvolvimento de ambliopia de privação.

Além da ambliopia de privação (opacidade no eixo visual), outras formas de ambliopia incluem a estrábica (imagem formada de forma inadequada em razão do desvio ocular), ametrópica (erro refrativo alto em ambos os olhos) e anisometrópica (visão desigual entre os olhos). Para todas essas lesões, a causa comum para a condição patológica na criança é a interferência com a formação de imagens nítidas no período crítico de desenvolvimento do olho durante o período neonatal e a primeira infância. A ambliopia é geralmente assimétrica e diagnosticada quando o exame oftalmológico demonstra redução de acuidade não explicável por nenhuma etiologia orgânica. A detecção precoce dessa condição é fundamental, já que a recuperação da função ocular é mais provável na criança pequena.

O tratamento para a ambliopia deve inicialmente remover qualquer opacidade e, a seguir, assegurar que imagens retinianas bem focadas estejam sendo produzidas em ambos os olhos; o uso de óculos pode ser necessário. O estímulo à visão do olho "fraco" é atingido por meio da oclusão do olho "bom" (terapia de oclusão) ou utilizando-se colírio no olho "bom" (terapia de penalização). O acompanhamento cuidadoso de um oftalmologista pediátrico assegurará que o tratamento maximize os efeitos benéficos para o olho ambliópico sem provocar o desenvolvimento de ambliopia no olho não afetado.

QUESTÕES DE COMPREENSÃO

55.1 Recém-nascida a termo, pequena para a idade gestacional, apresenta catarata, petéquias e um sopro cardíaco contínuo, em maquinaria. Qual das afirmações a seguir é correta?
   A. A criança necessita de avaliação audiológica, pois a perda de audição neurossensorial é comumente associada a essa condição.

B. A criança necessita de ultrassonografia renal, pois provavelmente apresenta anomalias renais.
C. O tratamento da condição apresentada por essa criança inclui 14 dias de penicilina intravenosa após a avaliação do líquido cerebrospinal.
D. Provavelmente a condição apresentada por essa criança tenha sido causada por uma infecção materna durante o terceiro trimestre.
E. A terapia antiviral intravenosa deve ser iniciada, e culturas virais devem ser obtidas.

55.2 Uma lactente com 2 semanas de vida apresenta secreção ocular amarelada no olho esquerdo. A mãe recebeu cuidados pré-natais precocemente, o bebê nasceu de parto normal e teve alta com 48 horas de vida. Durante os primeiros dias de vida, a mãe observou lacrimejamento aumentado do lado esquerdo, que agora apresenta a secreção amarelada. A criança apresenta reflexo vermelho bilateral, as pupilas são isocóricas e reativas à luz, e não há congestão da esclera. Ela apresenta secreção ocular mucoide à esquerda. O próximo passo é:
A. Administrar terapia antimicrobiana intravenosa.
B. Iniciar um curso de terapia antimicrobiana oral.
C. Iniciar um curso de terapia antimicrobiana tópica, massagem do canal nasolacrimal e limpeza com água morna.
D. Incisar e drenar a área.
E. Encaminhar a criança para avaliação ambulatorial por um oftalmologista.

55.3 Um lactente de 4 meses apresenta lacrimejamento excessivo do lado direito. Sua mãe afirma que ele fica irritado com a claridade e se acalma em locais de penumbra. Ao exame físico, ele apresenta assimetria ocular, parecendo que o olho direito é maior do que o esquerdo. Qual das afirmativas a seguir é a mais precisa?
A. Compressas mornas e massagem suave são a terapia de primeira linha.
B. Na maioria dos casos, o tratamento é não cirúrgico.
C. O lactente apresenta os achados clássicos da síndrome de Down.
D. A terapia antibiótica sistêmica imediata reduzirá as complicações.
E. É necessário o encaminhamento imediato da criança a um oftalmologista pediátrico.

RESPOSTAS

55.1 **A.** Essa lactente apresenta as características clássicas da síndrome da rubéola congênita, incluindo baixo peso ao nascer, cardiopatia (persistência do canal arterial) e catarata congênita. Outros achados clínicos associados a essa síndrome incluem púrpura, hepatosplenomegalia, icterícia, retinopatia, glaucoma, estenose das artérias pulmonares, meningoencefalite, trombocitopenia e anemia hemolítica. As sequelas de longo prazo da rubéola congênita incluem perda de audição neurossensorial, anormalidades do neurodesenvolvimento, doença endócrina e hipogamaglobulinemia. A infecção materna pode ou não estar clinicamente aparente, e a infecção durante o primeiro mês apresenta maior probabilidade de resultar em infecção fetal com o envolvimento de múltiplos órgãos.

55.2 **C.** Essa criança apresenta aumento da produção lacrimal que evoluiu para secreção mucopurulenta, mas com o restante do exame oftlamológico normal. É importante notar que a conjuntiva não está inflamada e que a córnea não está envolvida. O tratamento inicial inclui antibioticoterapia tópica e massagem do ducto nasolacrimal 2 a 3 vezes por dia, com limpeza das pálpebras com água morna.

55.3 **E.** A história de lacrimejamento excessivo, fotofobia e aumento da córnea ao exame físico são indicativos para **imediata** avaliação de glaucoma congênito, pois o tratamento é cirúrgico. O **glaucoma infantil** ocorre em 1 para cada 100.000 nascimentos **com a tríade clássica de lacrimejamento, fotofobia e blefarospasmo.** O glaucoma pode ser isolado ou ocorrer associado a várias condições, por exemplo, rubéola congênita, neurofibromatose tipo 1, mucopolissacaridose I, síndrome oculocerebrorrenal de Lowe, síndrome de Sturge-Weber, síndrome de Marfan e várias anomalias cromossômicas. O aumento da pressão intraocular pode levar à expansão do globo ocular e a lesões na córnea.

DICAS CLÍNICAS

▶ A galactosemia está associada à catarata.
▶ A investigação diagnóstica de um recém-nascido com catarata inclui a dosagem de títulos TORCH.
▶ A ambliopia deve ser diagnosticada precocemente, para que a terapia oclusiva ou de penalização possa ser instituída no olho não afetado, a fim de maximizar a melhora da visão no olho afetado.

REFERÊNCIAS

Cazacu AC, Demmler GJ. Rubella (German measles). In: McMillan JA, Feigin RD, DeAngelis CD, Jones MD, eds. *Oski's Pediatrics: Principles and Practice.* 4th ed. Philadelphia, PA: Lippincott Williams & Wilkins; 2006:1272-1275.

Olitsky SE, Hug D, Plummer LS, Stass-Isern M. Abnormalities of the lens. In: Kleigman RM, Stanton BF, St. Geme JW, Schor NF, Behrman RE, eds. *Nelson Textbook of Pediatrics.* 19th ed. Philadelphia, PA: WB Saunders; 2011:2169-2172.

Olitsky SE, Hug D, Plummer LS, Stass-Isern M. Disorders of the lacrimal system. In: Kleigman RM, Stanton BF, St. Geme JW, Schor NF, Behrman RE, eds. *Nelson Textbook of Pediatrics.* 19th ed. Philadelphia, PA: WB Saunders; 2011:2165-2166.

Olitsky SE, Hug D, Plummer LS, Stass-Isern M. Disorders of vision. In: Kleigman RM, Stanton BF, St. Geme JW, Schor NF, Behrman RE, eds. *Nelson Textbook of Pediatrics.* 19th ed. Philadelphia, PA: WB Saunders; 2011:2152.

Quinn AG, Levin AV. Amblyopia. In: Rudolph CD, Rudolph AM, Lister GE, First LR, Gershon AA eds. *Rudolph's Pediatrics.* 22nd ed. New York, NY: McGraw-Hill; 2011:2291-2293.

Traboulski EI. Pediatric ophthalmology. In: McMillan JA, Feigin RD, DeAngelis CD, Jones MD, eds. *Oski's Pediatrics: Principles and Practice*. 4th ed. Philadelphia, PA: Lippincott Williams & Wilkins; 2006:801-819.

Walton DS. Visual impairment in children. In: Rudolph CD, Rudolph AM, Lister GE, First LR, Gershon AA eds. *Rudolph's Pediatrics*. 22nd ed. New York, NY: McGraw-Hill; 2011:2289-2290.

CASO 56

Um lactente de 13 meses é levado ao seu consultório pelos pais, que estão preocupados porque ele não pronuncia palavras reconhecíveis, nunca emitiu sons de bebê, como "baba" ou "dada", não obedece aos comandos verbais e não responde ao ser chamado pelo nome. Ele é carinhoso e mantém um bom contato visual com ambos os pais. A criança nasceu a termo, sem hospitalizações ou doenças frequentes. Sentou sem apoio aos 6 meses de idade e começou a andar aos 12 meses. Está ativo na sala de exame, mas não responde ao ser chamado pelo seu nome ou a estímulos verbais da mãe. Ele é bem desenvolvido e bem nutrido e apresenta exame físico normal.

- Qual é o diagnóstico mais provável?
- Qual é o próximo passo?

RESPOSTAS PARA O CASO 56
Déficit auditivo grave

Resumo: Lactente com 13 meses apresenta sinais de retardo grave de linguagem, mas com desenvolvimento motor normal.

- **Diagnóstico mais provável:** Déficit auditivo.
- **Próximo passo:** Avaliação audiológica.

ANÁLISE

Objetivos

1. Compreender os principais tipos de déficit auditivo.
2. Reconhecer as causas comuns do déficit auditivo.

Considerações

Esse menino com 13 meses nunca balbuciou sons de bebê, como "baba" ou "dada", que são os precursores normais do desenvolvimento da linguagem e costumam ser notados em torno dos 9 meses. Sua história e exame físico não direcionam para uma razão específica para esse atraso da fala (p. ex., retardo global no desenvolvimento, achados sindrômicos ou história de prematuridade associada com morbidade). O próximo passo será a avaliação audiológica.

ABORDAGEM AO
Déficit auditivo

DEFINIÇÕES

DÉFICIT AUDITIVO CONDUTIVO: Déficit auditivo causado por distúrbios da orelha externa (como atresia do canal auditivo externo e otite externa) ou da orelha média (como otite média e colesteatoma).

DÉFICIT AUDITIVO RETROCOCLEAR (CENTRAL): Déficit auditivo causado por distúrbios no nervo auditivo ou no sistema nervoso auditivo central.

DÉFICIT AUDITIVO NEUROSSENSORIAL (DANS): Déficit auditivo causado por distúrbios da cóclea (como lesões por infecção, ruído, agentes ototóxicos ou defeitos genéticos).

ABORDAGEM CLÍNICA

A audição pode ser dividida em várias categorias, variando desde audição normal (limiar de 0-5 decibéis [dB]) até o déficit auditivo profundo (>70 dB). O déficit auditivo leve (25-30 dB) é a incapacidade de ouvir algumas palavras pronunciadas; no déficit de audição moderado (30-50 dB), a maior parte da fala normal é incompreendida. De recém-nascidos para cada 1 a 2 recém-nascidos vivos apresentam DANS bilateral de moderada à profunda.

O **déficit auditivo neurossensorial pode ser congênito ou adquirido**. Quase metade dos casos de DANS resulta de **fatores genéticos**. O déficit auditivo pode ocorrer de forma isolada (70%) ou associado a outras anomalias sindrômicas. As **síndromes autossômicas dominantes** associadas ao DANS **mais comuns** são a **síndrome de Waardenburg tipos I e II** (albinismo parcial [em geral uma mecha branca de cabelo na região frontal], surdez, aumento da distância intercantal [telecanto], heterocromia da iris, confluência das sobrancelhas [sinofris] e alargamento da ponte nasal) e a **síndrome brânquio-otorrenal** (deficiência auditiva, apêndices pré-auriculares, fístulas branquiais, insuficiência renal e anomalias da orelha externa). Outras entidades associadas são a síndrome de Alport (nefrite, insuficiência renal progressiva, DANS, anormalidades oculares), a síndrome de Down, a neurofibromatose, a síndrome de Jervell e Lange-Nielsen (intervalo QT prolongado) e a síndrome de Hunter-Hurler. As anormalidades oftalmológicas ou craniofaciais, as malformações da orelha externa e os distúrbios metabólicos, neurológicos ou musculoesqueléticos podem estar associados ao DANS.

A **infecção pré-natal por citomegalovírus (CMV) é a causa infecciosa mais comum de DANS congênito**; ela pode causar déficit auditivo no primeiro ano de vida ou no período pré-escolar. Toxoplasmose, rubéola e sífilis podem levar ao DANS congênito, portanto, as avaliações auditivas constantes são importantes. As infecções pós-natais associadas ao DANS adquirido incluem sepse por estreptococos do grupo B e meningite por *Streptococcus pneumoniae*. A meningite por *Haemophilus influenzae*, caxumba, sarampo e rubéola eram causas comuns antes das práticas atuais de vacinação.

As condições pré-natais associadas a DANS incluem prematuridade, baixo peso ao nascer (< 1.500 g), baixo escore de Apgar (0-4 no primeiro minuto ou 0-6 no quinto minuto), ventilação mecânica por mais de cinco dias, hiperbilirrubinemia, meningite bacteriana, exposição a drogas ototóxicas e anomalias craniofaciais. As exposições a fármacos e a outras substâncias químicas podem causar DANS. Aminoglicosídeos, diuréticos de alça, agentes quimioterápicos (cisplatina), isotretinoína, chumbo, arsênico e quinino também podem causar DANS na exposição *in utero* ou pós-natal. Outras causas englobam fraturas do osso temporal, trauma craniano, oxigenação por membrana extracorpórea (ECMO, do inglês *extracorporal membrane oxygenation*), radioterapia e exposição prolongada a ruídos intensos.

O diagnóstico precoce do déficit auditivo pode ter um impacto significativo no desenvolvimento da capacidade de comunicação. A adequação da audição é avaliada nas consultas de puericultura perguntando-se aos pais se o bebê responde aos sons e sobre o desenvolvimento da pré-linguagem. A triagem auditiva neonatal universal pelo exame de emissão otoacústica (OAE, do inglês *otoacoustic emissions*) ou por audiometria de resposta evocada do tronco cerebral (ABR, do inglês *auditory brainstem-evoked response*) é recomendada e obrigatória na maioria dos estados norte-americanos; o objetivo é o diagnóstico do déficit auditivo antes dos 3 meses e a intervenção antes dos 6 meses. **Acredita-se que a intervenção precoce melhora as habilidades de comunicação e o desempenho escolar.**[*]

Vários métodos de triagem auditiva são empregados, dependendo do nível do desenvolvimento da criança e do grau do déficit auditivo. A audiometria de resposta evocada do tronco cerebral frequentemente é utilizada como o teste diagnóstico de escolha para o rastreamento mandatório nos recém-nascidos, mede a resposta eletrofisiológica e não necessita de cooperação. As emissões otoacústicas estarão ausentes no caso de o limiar auditivo estar acima de 30 a 40 dB. Crianças no início da idade pré-escolar podem ser avaliadas pela audiometria com reforço visual, audiometria comportamental ou audiometria lúdica; esses métodos revelam informações específicas de cada orelha. Com crianças cooperativas, pode ser realizada a audiometria de condução aérea usando fones de ouvido e tons puros entre 250 e 8.000 Hz. Os mesmos sons são apresentados por um diapasão, em geral colocado contra a mastoide, avaliando, dessa maneira, a condução óssea.

As crianças portadoras de DANS são avaliadas por um otorrinolaringologista, um audiologista e um fonoaudiólogo. Crianças com DANS apresentam um risco discretamente aumentado de meningite otogênica e necessitam de atenção cuidadosa em relação à vacinação para *Streptococcus pneumoniae*. Os pacientes com déficit auditivo de leve a moderado podem se beneficiar de dispositivos auditivos, que podem ser adaptados para lactentes a partir dos 2 meses. Nos casos de déficit auditivo grave e profundo, o tratamento convencional emprega uma combinação de dispositivos auditivos, linguagem de sinais leitura labial e uma educação apropriada das pessoas envolvidas no cuidado da criança. O implante coclear é uma opção de tratamento cirúrgico para crianças selecionadas acima dos 2 anos.

QUESTÕES DE COMPREENSÃO

56.1 Um menino com 26 meses é levado à consulta por causa da preocupação da mãe em relação à audição. Nas últimas semanas, a mãe precisou falar mais alto para que ele respondesse. Ele possui um vocabulário com mais de 50 palavras e consegue construir frases com 2 a 3 palavras. Três semanas antes da consulta, ele teve uma infecção do trato respiratório superior (ITRS). Qual das opções a seguir representa o melhor próximo passo no tratamento?

A. Solicitar o teste ABR.
B. Realizar uma otoscopia pneumática.
C. Encaminhar a criança para uma avaliação audiológica completa.
D. Realizar a triagem auditiva ambulatorial.
E. Explicar à mãe que crianças com 2 anos não costumam responder aos pais.

56.2 Um menino de 4 meses apresenta, ao exame físico, uma mecha de cabelos brancos na região frontal, alargamento da mandíbula e deslocamento lateral do canto

---

[*] N. de R.T. No Brasil, foi criado o Grupo de Apoio à Triagem Auditiva Neonatal Universal (GATANU) com o incentivo do órgão norte-americano NCHAM. Vários hospitais em todo o país praticam a triagem auditiva neonatal ainda no berçário.

medial dos olhos. Sua mãe também apresenta uma mecha de cabelos brancos. Qual das afirmativas a seguir é verdadeira?
   A. O exame de urina demonstrará níveis de proteína elevados.
   B. Ele não apresenta risco para déficit auditivo caso sua mãe tenha uma audição normal.
   C. Ele apresenta risco para DANS; solicitar uma avaliação audiológica.
   D. O padrão de herança desse distúrbio é recessivo ligado ao cromossomo X.
   E. Ele deverá ser submetido a uma triagem auditiva ambulatorial com encaminhamento para um exame auditivo formal caso anomalias sejam detectadas.
56.3 Qual dos grupos de crianças a seguir apresenta especial alto risco para déficit auditivo?
   A. Menino nascido a termo, grande para sua idade gestacional, cuja mãe é portadora de diabetes gestacional.
   B. Lactente com idade gestacional apropriada (IGA), nascido com 34 semanas de gestação, com índice de Apgar 7 e 8 no primeiro e no quinto minutos, respectivamente.
   C. Lactente a termo, de 3.300 g, nascido de cesariana, que apresentou um nível de pico de bilirrubina total de 18 mg/dL com 72 horas de vida.
   D. Bebê IGA, a termo, que recebeu cefotaxima e ampicilina por 48 horas devido a uma suspeita de sepse.
   E. Lactente IGA, a termo, de parto cesáreo devido ao descolamento de placenta, com índice de Apgar 3 e 5 no primeiro e no quinto minutos, respectivamente.
56.4 Qual das opções a seguir representa o desenvolvimento normal esperado da linguagem para uma criança de 24 meses de idade?
   A. Sua fala é 90% incompreensível.
   B. Vocabulário de 10 palavras, mas sem combinações de palavras.
   C. Vocabulário de 50 palavras e combinações de duas palavras na formação de sentença.
   D. Uso apropriado de pronomes.
   E. Vocabulário de 200 palavras e combinações de 4 a 5 palavras na formação de sentença.

RESPOSTAS

56.1 **B.** Essa criança apresenta desenvolvimento normal da fala e, há pouco tempo, foi observado um possível déficit auditivo. Devido à ITRS recente, ela está em risco de otite média com efusão e, portanto, de déficit auditivo condutivo. A otoscopia pneumática (insuflação suave de ar no ducto auditivo para determinar o movimento da membrana timpânica) ajuda na avaliação qualitativa das efusões da orelha média. A timpanometria é uma ferramenta quantitativa confiável para avaliação das efusões da orelha média. Caso ela já apresente déficit auditivo condutivo, está indicada uma avaliação adicional.

56.2 **C.** Essa criança apresenta características da síndrome de Waardenburg (albinismo parcial, em geral com uma mecha branca de cabelo na região frontal, DANS, telecanto, confluência das sobrancelhas e alargamento da ponte nasal e da mandíbula); o padrão de herança é autossômico dominante. Crianças com características sindrômicas fortemente associadas ao déficit auditivo precisam de avaliação auditiva completa.

56.3 **E.** Lactentes com índice de Apgar quatro ou inferior no primeiro minuto e igual ou inferior a seis no quinto minuto necessitam de avaliação audiológica. Outras crianças que deverão ser submetidas ao exame são aquelas que apresentam história familiar de DANS na infância; infecção por citomegalovírus, rubéola, sífilis, herpes ou toxoplasmose; anomalias craniofaciais; peso ao nascimento inferior a 1.500 g; hiperbilirrubinemia com indicação de exsanguineotransfusão; meningite bacteriana; ventilação mecânica por mais de cinco dias e sinais de síndromes associadas ao déficit auditivo, em especial aquelas com anormalidades renais.

56.4 **C.** Aos 24 meses de idade, em média, as crianças possuem um vocabulário de 50 palavras e formam sentenças de duas palavras. Uma criança com 12 meses de idade possui um vocabulário de 2 a 4 palavras, além de falar de forma adequada "mamã" e "papa". Aos 36 meses, a criança deverá apresentar um vocabulário de 250 palavras, construir sentenças de, pelo menos, três palavras e usar de forma apropriada os pronomes.

DICAS CLÍNICAS

- A infecção por citomegalovírus é a causa infecciosa mais comum do déficit auditivo neurossensorial congênito.
- Aminoglicosídeos e diuréticos de alça podem causar déficit auditivo neurossensorial.
- As crianças com síndromes associadas a anormalidades renais apresentam uma incidência maior de déficit auditivo.
- A triagem auditiva universal ao nascimento é recomendada.

REFERÊNCIAS

American Academy of Pediatrics. Newborn and infant hearing loss: detection and intervention. *Pediatrics.* 1999; 103:527-530.

Greinwald JH, Kenna MA, Papsin BC, Kerschner JK. Disorders of the ear. In: Rudolph CD, Rudolph AM, Lister GE, First LR, Gershon AA eds. *Rudolph's Pediatrics.* 22nd ed. New York, NY: McGraw-Hill; 2011:1309-1311.

Haddad J. Hearing loss. In: Kliegman RM, Stanton BF, St. Geme JW, Schor NF, Behrman RE, eds. *Nelson Textbook of Pediatrics.* 19th ed. Philadelphia, PA: WB Saunders; 2011:2188-2196.

Joint Committee on Infant Hearing, American Academy of Audiology, American Academy of Pediatrics, American Speech-Language-Hearing Association, and Directors of Speech and Hearing Programs in State Health and Welfare Agencies. Year 2000 position statement: principles and guidelines for early hearing detection and intervention programs. *Pediatrics.* 2000; 106:798-817.

Kasthan CE. Hereditary glomerulopathies. In: Rudolph CD, Rudolph AM, Lister GE, First LR, Gershon AA eds. *Rudolph's Pediatrics.* 22nd ed. New York, NY: McGraw-Hill; 2011:1729-1730.

Tlougan BE, Paller AS. Disorders of pigmentation. In: Rudolph CD, Rudolph AM, Lister GE, First LR, Gershon AA eds. *Rudolph's Pediatrics.* 22nd ed. New York, NY: McGraw-Hill; 2011:1266-1267.

CASO 57

Um menino de 3 anos, previamente hígido, apresenta-se com exantema de início súbito. A mãe conta que ele estava brincando quando ela percebeu pequenos pontos vermelhos e uma vasta área roxa na pele dele. Ele não apresenta febre, sintomas de infecção do trato respiratório superior (ITRS), perda de peso, dor óssea ou diarreia e não está usando medicamentos. Há três semanas, apresentou uma doença febril branda que se resolveu em 48 horas. Ao exame físico, ele está alegre, mas apresenta múltiplas petéquias e lesões púrpureas nas extremidades superiores e inferiores e no tronco. Não apresenta adenopatia nem esplenomegalia. Seu leucograma é de 8.500/mm^3, o nível de hemoglobina é de 14 mg/dL e a contagem plaquetária é de 20.000/mm^3.

▶ Qual é o diagnóstico mais provável?
▶ Qual é a próxima conduta?

RESPOSTAS PARA O CASO 57
Púrpura trombocitopênica idiopática

Resumo: Um menino saudável de 3 anos desenvolve trombocitopenia, com petéquias e equimoses. Ele está com boa aparência, mas tem uma história de doença febril recente. Sua contagem de leucócitos e nível de hemoglobina estão normais.

- **Diagnóstico mais provável:** Púrpura trombocitopênica idiopática (PTI).
- **Próximo passo no tratamento:** Avaliação do esfregaço do sangue periférico.

ANÁLISE

Objetivos

1. Conhecer as causas mais comuns da trombocitopenia na infância.
2. Compreender a história natural da PTI.

Considerações

Esse menino de 3 anos apresenta equimoses e petéquias resultantes da trombocitopenia. Ele não apresenta os sinais sistêmicos de doença esperadas, com a coagulação intravascular disseminada ou a síndrome hemolítico-urêmica (SHU). Em virtude do seu nível de hemoglobinas e do leucograma estarem normais, a infiltração da medula óssea é a causa menos provável da trombocitopenia. O esfregaço do sangue periférico deverá ser examinado para identificar leucócitos imaturos e para morfologia anormal das hemácias. As crianças portadoras de PTI apresentam esfregaços do sangue periférico normais sem evidências de leucemia ou de processos microangiopáticos. Essa criança apresenta uma contagem plaquetária de 20.000/mm^3 e ausência de evidências de sangramento ativo; portanto, o próximo passo será uma observação cuidadosa.

ABORDAGEM À
Trombocitopenia

DEFINIÇÕES

SÍNDROME HEMOLÍTICO-URÊMICA (SHU): Síndrome clínica que consiste em nefropatia, trombocitopenia e anemia hemolítica microangiopática. Está associada à *Escherichia coli* 0157:H7, à *Shigella* e à *Salmonella*. Um pródromo de diarreia sanguinolenta é comum.

PÚRPURA DE HENOCH-SCHÖNLEIN (PHS): Síndrome clínica de vasculite de pequenos vasos em crianças pequenas. A síndrome pode apresentar envolvimento dermatológico (*exantema* púrpureo/petéquia), renal (nefrite), gastrintestinal (dor abdominal, sangramento gastrintestinal, intussuscepção) e articular (artrite).

PÚRPURA TROMBOCITOPÊNICA IDIOPÁTICA (PTI): Condição em que há um aumento na destruição de plaquetas pelos anticorpos antiplaquetários circulantes, mais frequentemente a glicoproteína anti-IIb/IIIa.

ABORDAGEM CLÍNICA

A **PTI aguda é a causa mais comum de trombocitopenia em crianças previamente hígidas, em geral, entre os 2 e os 10 anos**. As evidências sugerem uma etiologia imunológica acionada por uma doença viral anterior, mas o mecanismo patofisiológico específico é desconhecido. A PTI aguda ocorre com incidência idêntica em ambos os gêneros. Em geral, crianças mais jovens apresentam início agudo de petéquias e púrpura e uma história de doença viral, 1 a 4 semanas antes. Pode ocorrer sangramento gengival e de outras membranas mucosas. Os achados do exame físico incluem petéquias e equimoses, em especial nas áreas de trauma. Se a criança apresentar linfadenopatia ou visceromegalia significativa, outras causas para a trombocitopenia deverão ser pesquisadas.

Achados laboratoriais incluem trombocitopenia, que pode ser grave (< 20.000/mm^3), mas o tamanho das plaquetas é normal ou aumentado. O número de leucócitos e o nível de hemoglobina são normais (exceto na ocorrência de sangramento excessivo). O tempo de protrombina (TP) e o tempo de tromboplastina parcial ativada (TTPa) também são normais. O esfregaço do sangue periférico pode revelar eosinofilia ou linfócitos atípicos; porém não são encontrados leucócitos imaturos e morfologia anormal de hemácias. Em geral, a aspiração da medula óssea não é necessária. Se o esfregaço do sangue periférico apresentar sinais preocupantes, a contagem de leucócitos for anormal ou houver presença de adenopatia ou visceromegalia, a **aspiração da medula óssea** auxiliará na determinação do diagnóstico apropriado, demonstrando um **aumento no número de megacariócitos** na PTI. No primeiro mês da apresentação, mais da metade das crianças não tratadas apresenta resolução completa da trombocitopenia e até 30% apresentam resolução em seis meses. A persistência acima de seis meses é considerada uma PTI crônica.

A complicação mais séria da PTI é a hemorragia intracraniana, que ocorre em menos de 1% das crianças afetadas. A intervenção clínica pode ser necessária para os pacientes com trombocitopenia grave (< 20.000/mm^3), sangramento intenso de mucosas, complicações graves (p. ex., sangramentos gastrintestinais maciços) ou na ausência de um ambiente protetor. O tratamento para diminuir a destruição de plaquetas inclui **imunoglobulina intravenosa** por 1 a 2 dias, **terapia anti-D intravenosa** ou um curso de **corticosteroides sistêmicos** por 2 a 3 semanas. A transfusão de plaquetas é reservada para sangramentos potencialmente letais. A **esplenectomia** pode ser considerada nas crianças com **complicações graves, que não respondem a outras terapias**. Após a esplenectomia, a vacina antipneumocócica e a profilaxia com penicilina são necessárias por causa do risco de sepse.

De 10 a 20% dos pacientes com PTI apresentam trombocitopenia crônica com duração superior a seis meses, ocorrendo com mais frequência nas crianças maiores e nas meninas; ela pode ser parte de outra doença autoimune ou ocorrer com uma infecção, por exemplo, infecção pelo vírus da imunodeficiência humana (HIV) ou pelo vírus Epstein-Barr (EBV, do inglês *Epstein-Barr virus*). As opções de tratamento para PTI previamente descritas estão disponíveis para os pacientes com PTI crônica; o objetivo continua sendo a prevenção das complicações graves da trombocitopenia.

Muitos agentes farmacológicos podem causar trombocitopenia imunomediada, inclusive penicilinas, trimetoprima-sulfametoxazol, digoxina, quinina, quinidina, cimetidina, benzodiazepina e heparina. A vacina contra sarampo, caxumba e rubéola (tríplice viral) está associada à trombocitopenia e é empregada com cautela nos pacientes com história de PTI.

QUESTÕES DE COMPREENSÃO

57.1 Uma menina de 2 anos apresenta exantema. Ela estava bem até duas semanas atrás, quando iniciou febre e sintomas de ITRS que resolveram sem tratamento. Ao exame físico, ela apresenta petéquias nas extremidades superiores e inferiores e no tronco. Sua contagem plaquetária é 25.000/mm³. A contagem de leucócitos é 9.000/mm³ e o nível de hemoglobina é 11 mg/dL. Qual das opções a seguir será o melhor próximo passo na conduta?

A. Solicitar uma revisão do esfregaço do sangue periférico.
B. Administrar imunoglobulina intravenosa.
C. Solicitar hemocultura e iniciar terapia antimicrobiana empírica.
D. Prescrever uma transfusão de plaquetas.
E. Providenciar biópsia de medula óssea.

57.2 Uma adolescente de 14 anos apresenta exantema nos braços e nas pernas. Ela foi diagnosticada com infecção do trato urinário há quatro dias, e está sendo tratada com trimetoprima-sulfametoxazol. Ela nega febre, vômitos, diarreia, cefaleia ou disúria. Ao exame físico, apresenta múltiplas petéquias nas extremidades superiores e inferiores. Sua contagem de leucócitos é 7.000/mm³ e o nível de hemoglobina é 13 mg/dL; a contagem plaquetária é 35.000/mm³. Qual das opções a seguir representa o melhor próximo passo no tratamento?

A. Enviar amostra de sangue para teste de fator antinuclear (FAN).
B. Repetir o exame de urina.
C. Interromper o uso de trimetoprima-sulfametoxazol.
D. Solicitar teste para HIV.
E. Administrar imunoglobulina intravenosa.

57.3 Um menino de 7 anos apresenta exantema nas extremidades inferiores e dor no joelho direito. Ele tem tido febre baixa e dor abdominal, além de sentir-se cansado. Ao exame físico, sua aparência é não tóxica, mas apresenta petéquias palpáveis nas extremidades inferiores e nas nádegas. Seu joelho direito está levemente edemaciado, mas ele consegue suportar carga na perna direita, apesar de sentir dor. O tempo de protrombina (TP), tempo de tromboplastina parcial (TTP) e contagem plaquetária estão normais. Qual das opções a seguir representa o melhor próximo passo no tratamento?

A. Iniciar tratamento com corticosteroides sistêmicos.
B. Iniciar terapia antimicrobiana empírica para sepse.
C. Solicitar exame de urina e instituir tratamento de suporte.
D. Realizar aspiração do líquido sinovial do joelho direito.
E. Administrar imunoglobulina intravenosa.

57.4 Um menino de 3 anos está pálido, letárgico e apresenta redução do fluxo urinário. Ele estava bem até a semana passada, quando desenvolveu um quadro de febre, vômitos e diarreia sanguinolenta (agora resolvido). Ao exame físico, ele está letárgico, apresenta hepatosplenomegalia e petéquias disseminadas. O exame de urina revela hematúria e proteinúria. Qual das afirmativas a seguir é verdadeira em relação a essa condição?
A. É provável que um hemograma completo revele trombocitose.
B. A terapia inicial inclui uso de corticosteroides sistêmicos.
C. Uma consulta emergencial com um oncologista deverá ser marcada para avaliar uma provável leucemia.
E. É provável que o esfregaço do sangue periférico revele queratócitos (células em forma de capacete) e equinócitos (hemácias em espículas).

RESPOSTAS

57.1 **A.** Essa criança apresenta as características clássicas da PTI: trombocitopenia isolada em uma criança de aparência saudável. Um exame clínico e o exame do esfregaço do sangue periférico são necessários. Caso não seja encontrada linfadenopatia ou visceromegalia e o esfregaço do sangue periférico seja normal, o tratamento inicial incluirá observação rigorosa e ambiente protegido.

57.2 **C.** A trombocitopenia pode ser resultante do trimetoprima-sulfametoxazol; o medicamento deverá ser interrompido e a contagem plaquetária monitorada. Se a trombocitopenia persistir, pode ser que a criança tenha PTI, devendo ser acompanhada para observar a evolução para PTI crônica. A PTI crônica ocorre em crianças maiores (com predominância nas meninas), podendo ser vista associada a uma doença autoimune, como o lúpus eritematoso sistêmico, ou a infecções crônicas, incluindo HIV.

57.3 **C.** Essa criança apresenta os sinais e os sintomas da PHS, uma vasculite dos pequenos vasos com envolvimento renal, gastrintestinal, articular e dermatológico. A terapia inicial consiste em hidratação e no controle da dor. No envolvimento renal, o exame de urina revela presença de hemácias, de leucócitos, de cilindros ou de proteínas. As complicações gastrintestinais compreendem hemorragia, obstrução e **intussuscepção**; (ver Caso 49, Questão 49.4, para uma discussão adicional sobre intussuscepção); a dor abdominal requer avaliação cuidadosa.

57.4 **E.** Essa criança apresenta as características da SHU, que costuma suceder uma gastrenterite; essa síndrome está associada à *E. coli* 0157:H7, à *Shigella* e à *Salmonella*. Os pacientes ficam pálidos, letárgicos e apresentam redução do fluxo urinário; alguns apresentam hepatosplenomegalia, petéquias e edema. Achados laboratoriais incluem anemia hemolítica e trombocitopenia; o esfregaço do sangue periférico mostra queratócitos, equinócitos e hemácias fragmentadas. A insuficiência renal aguda é manifestada pela hematúria, proteinúria e nível sérico elevado de creatinina sérica. O tratamento é de suporte, com monitoramento cuidadoso dos parâmetros renais e hematológicos, e poderá haver necessidade de diálise.

> **DICAS CLÍNICAS**
>
> ▶ A púrpura trombocitopênica idiopática é a causa mais comum de trombocitopenia aguda em crianças saudáveis.
> ▶ Quase 70 a 80% das crianças com púrpura trombocitopênica idiopática apresentam resolução espontânea dentro de seis meses.
> ▶ A síndrome hemolítico-urêmica consiste em nefropatia, trombocitopenia e anemia hemolítica microangiopática, estando associada à *E. coli* O157:H7, e à *Shigella*.

REFERÊNCIAS

Casalla JF, Pelidis MA, Takemoto CM. Disorders of platelets. In: McMillan JA, Feigin RD, DeAngelis CD, Jones MD, eds. *Oski's Pediatrics: Principles and Practice*. 4th ed. Philadelphia, PA: Lippincott Williams & Wilkins; 2006:1731-1736.

Davis ID, Avner ED. Hemolytic-uremic syndrome. In: Kliegman RM, Behrman RE, Jenson HB, Stanton BF, eds. *Nelson Textbook of Pediatrics*. 18th ed. Philadelphia, PA: WB Saunders; 2007:2181-2182.

Devarajan P. Hemolytic uremic syndrome (HUS). In: Rudolph CD, Rudolph AM, Lister GE, First LR, Gershon AA eds. *Rudolph's Pediatrics*. 22nd ed. New York, NY: McGraw-Hill; 2011:1727-1729.

Devarajan P. Henoch-Schönlein purpura (HSP) nephritis. In: Rudolph CD, Rudolph AM, Lister GE, First LR, Gershon AA eds. *Rudolph's Pediatrics*. 22nd ed. New York, NY: McGraw-Hill; 2011:1720-1721.

Higuchi LM, Sundel RP. Henoch-Schönlein syndrome. In: McMillan JA, Feigin RD, DeAngelis CD, Jones MD eds. *Oski's Pediatrics: Principles and Practice*. 4th ed. Philadelphia, PA: Lippincott Williams & Wilkins; 2006:2559-2562.

Neunert CE, Yee DL. Disorders of platelets. In: Rudolph CD, Rudolph AM, Lister GE, First LR, Gershon AA eds. *Rudolph's Pediatrics*. 22nd ed. New York, NY: McGraw-Hill; 2011:1581-1584.

Scott JP Montgomery RR. Hemolytic-uremic syndrome. In: Kliegman RM, Stanton BF, St. Geme JW, Schor NF, Behrman RE, eds. *Nelson Textbook of Pediatrics*. 19th ed. Philadelphia, PA: WB Saunders; 2011:1718.

Scott JP, Montgomery RR. Idiopathic (autoimmune) thrombocytopenic purpura. In: Kliegman RM, Stanton BF, St. Geme JW, Schor NF, Behrman RE, eds. *Nelson Textbook of Pediatrics*. 19th ed. Philadelphia, PA: WB Saunders; 2011:1714-1718.

Sheth RD. Hemolytic-uremic syndrome. In: McMillan JA, Feigin RD, DeAngelis CD, Jones MD, eds. *Oski's Pediatrics: Principles and Practice*. 4th ed. Philadelphia, PA: Lippincott Williams & Wilkins; 2006:2600-2602.

Van Why SK, Avner ED. Hemolytic-uremic syndrome. In: Kliegman RM, Stanton BF, St. Geme JW, Schor NF, Behrman RE, eds. *Nelson Textbook of Pediatrics*. 19th ed. Philadelphia, PA: WB Saunders; 2011:1791-1794.

CASO 58

Um menino de 4 meses apresenta irritabilidade há dois dias. Ele mora com a mãe, uma irmã com 21 meses e um irmão de 3 anos. Ao exame físico, o bebê apresenta sensibilidade à palpação e edema da coxa direita. As radiografias da extremidade inferior direita revelam fratura de fêmur.

▸ Qual é o diagnóstico mais provável?
▸ Qual é o próximo passo no tratamento dessa criança?

RESPOSTAS PARA O CASO 58

Abuso infantil

Resumo: Menino de 4 meses de idade apresenta uma história de dois dias de irritabilidade. A criança não tem história de trauma. Há fratura transversa na metáfise do fêmur direito.

- **Diagnóstico mais provável:** Abuso físico (maus-tratos).
- **Próximo passo:** Realizar uma avaliação de todo o esqueleto.

ANÁLISE

Objetivos

1. Compreender a importância de relatar as suspeitas de maus-tratos infantil.
2. Reconhecer a suspeita de maus-tratos, se houver inconsistências significativas entre a lesão física e a história do trauma. É imperativo que o nível de desenvolvimento da criança seja avaliado em relação ao possível papel da criança no acidente.

Considerações

A história de ausência de trauma é extremamente preocupante nesse lactente que não caminha ou engatinha. Uma preocupação adicional é a demora de dois dias, por parte da mãe, para procurar cuidados médicos, desde o início da dificuldade de caminhar da criança. Casos de suspeita de abuso são notificados às autoridades competentes e serviços de proteção infantil.* Portanto, os próximos passos serão obter uma avaliação esquelética completa, para avaliar a presença de outras lesões ósseas, e notificar esse possível caso de maus-tratos infantil.

ABORDAGEM AO

Abuso infantil

DEFINIÇÕES

SERVIÇO DE PROTEÇÃO INFANTIL: Agência governamental local responsável por investigar suspeitas de maus-tratos em crianças.

SÍNDROME DE MUNCHAUSEN POR PROCURAÇÃO: Tipo de maus-tratos em que o cuidador simula sintomas ou inflige lesões à criança para que ela necessite de intervenções médicas.

---

* N. de R.T. No Brasil, o órgão responsável por acolher e tratar as denúncias de violência infantil é o Conselho Tutelar. A Lei nº 8.069, de 13 de julho de 1990, dispõe sobre o Estatuto da Criança e do Adolescente.

TRAUMATISMO CRANIANO ABUSIVO (SÍNDROME DO BEBÊ SACUDIDO):
Lesão cerebral resultante da agitação vigorosa do lactente ou da agitação vigorosa seguida de colisão da cabeça contra uma superfície rígida. As crianças podem apresentar convulsão, parada respiratória, fontanela protuberante ou irritabilidade. A lesão intracraniana é verificada pela tomografia computadorizada (TC) ou pela ressonância magnética (RM), e as **hemorragias na retina** podem ser visualizadas no exame de fundo de olho. Lesões esqueléticas, como fraturas de costelas ou lesões metafisiárias clássicas, também podem estar presentes.

ABORDAGEM CLÍNICA

Os maus-tratos à criança são comuns, e a sua ocorrência chega a quase um milhão de casos verificados por ano nos Estados Unidos. Os maus-tratos englobam negligência e abuso físico, sexual e emocional; em geral, as crianças são submetidas a mais de um tipo de abuso. **A negligência é a forma mais comum de maus-tratos, consistindo na deficiência em fornecer nutrição, proteção, orientação e cuidados médicos adequados.** O abuso físico responde por 20% dos casos, ocorrendo quando os cuidadores infligem lesões físicas excessivas. Embora a definição de punição corporal "adequada" seja questionável, considera-se abuso físico quando existem marcas (p. ex., equimoses, lacerações, queimaduras ou fraturas).[*] O abuso sexual ocorre em 10% dos casos verificados de maus-tratos.

A síndrome de Munchausen por procuração é uma forma menos comum de maus-tratos à criança. As crianças afetadas são hospitalizadas repetidas vezes por condições não diagnosticadas ou inespecíficas. Elas também podem apresentar condições médicas subjacentes com sintomas anormais frequentes ou persistentes. A hospitalização é marcada por um grande interesse do cuidador em torno da equipe médica e das intervenções. Esse cuidador, muitas vezes, possui algum conhecimento médico. O cuidador cria um relacionamento com a equipe médica e de enfermagem e com frequência é considerado como um pai/mãe exemplar. A síndrome de Munchausen por procuração varia desde a simulação de sintomas pelo responsável até o envenenamento ou a sufocação real da criança.

Nos Estados Unidos, a notificação dos maus-tratos à criança é obrigatória desde a década de 1960, resultando no aumento da atenção pública e médica. Os médicos são legalmente obrigados a informar suspeitas de maus-tratos ao serviço de proteção à criança ou órgão legal responsável.[**]

A avaliação médica de crianças com suspeita de maus-tratos inclui a obtenção da história médica e uma avaliação da família, a realização de exame físico completo,

---

[*] N. de R.T. No Brasil, em média, 18 mil crianças (12%) menores de 14 anos são vítimas de violência doméstica por dia. Dados da Sociedade Internacional de Prevenção ao Abuso e Negligência na Infância (2007).
[**] N. de R.T. No Brasil, os médicos e profissionais de saúde também são obrigados por lei a denunciar qualquer suspeita de abuso contra a criança. Na falta do Conselho Tutelar, a notificação é dirigida ao Plantão Judicial local.

a realização de exames diagnósticos apropriados e de entrevistas com a criança e os familiares. A história clínica de rotina contém informações sobre doenças, hospitalizações, lesões e história familiar pertinente. A anamnese completa deverá ser registrada com precisão, uma vez que as divergências dos diferentes provedores ou dos diferentes cuidadores podem fornecer informações vitais. A **história do desenvolvimento neuropsicomotor** da criança ajuda a determinar se os eventos descritos pela família são explicações plausíveis para as lesões encontradas (p. ex., uma criança com 10 meses de idade é incapaz de subir na banheira, abrir o registro da água e provocar em si mesma queimaduras de segundo grau apenas nas nádegas). A documentação deve incluir quem mora na casa e quem cuida da criança.

O exame físico é realizado com atenção especial para qualquer lesão na pele. Esquemas gráficos para localização das lesões no corpo (ou fotografias) auxiliam no mapeamento das lesões. **Nas crianças com idade inferior a três anos, uma inspeção radiográfica completa do esqueleto (crânio, tórax, coluna e membros) auxilia na identificação de evidências de traumas anteriores.** Fraturas recentes podem não ser identificadas nas radiografias planas por 1 ou 2 semanas após a lesão; se necessário, estudos de imagens mostram fraturas nas 24 a 48 horas após a ocorrência da lesão. Em geral, as crianças com equimoses ao exame físico podem ser avaliadas com uma contagem plaquetária e provas de coagulação para excluir distúrbios hematológicos como causa provável dos achados físicos.

Apesar de as equimoses e as lacerações serem indicadoras comuns de maus-tratos, elas também são comuns em crianças bem-cuidadas. **Equimoses acidentais costumam ser encontradas sobre áreas ósseas** (joelhos, na região pré-tibial, ombros e fronte) e devem ser compatíveis com o nível de desenvolvimento neuropsicomotor da criança. As **equimoses no abdome, nas nádegas, nas coxas e na face interna dos braços ocorrem com menos frequência nos casos de trauma acidental.** Os padrões característicos da lesão por maus-tratos à criança incluem marcas circulares de cordas, (p. ex., cordas amarradas nos pulsos) lesões no formato de fivela de cinto, múltiplos hematomas em diferentes estágios de cicatrização, marcas de mãos e dedos, marcas de mordidas e marcas circulares ao redor do pescoço por estrangulamento. As lesões por queimaduras podem ser parecidas com os objetos agressores, como ferro de frisar o cabelo ou um ferro de engomar a vapor. **A imersão intencional em água quente costuma produzir margens bem-delimitadas; o padrão clássico de distribuição é no formato "meias ou luvas".** Queimaduras por cigarros são circulares e podem ter uma aparência semelhante ao impetigo ou a picadas de inseto.

O diagnóstico diferencial para equimoses múltiplas inclui hemofilia, púrpura trombocitopênica idiopática (PTI), púrpura de Henoch-Schönlein (ou outra vasculite) e coagulação intravascular disseminada (CIVD). Alguns padrões regulares de lesões podem ser resultantes da prática da medicina popular, como a aplicação de ventosas (um copo aquecido colocado sobre a pele deixa uma marca circular) ou africção com moeda (que produz marcas vermelhas lineares no dorso).* A história,

---

* N. de R.T. Técnica chinesa de friccionar a pele com moedas, também conhecida por Guasha.

o exame físico e alguns testes de rastreamento complementares podem auxiliar na exclusão dessas hipóteses diagnósticas.

Lesões esqueléticas suspeitas de maus-tratos compreendem as lesões na metáfise dos ossos longos, fraturas de costelas ou cranianas complexas e fraturas múltiplas (em especial aquelas em diferentes estágios de cicatrização). As fraturas em espiral ou oblíquas dos ossos longos podem ser o resultado de lesões por força rotacional não intencional; elas não são mais consideradas diagnósticas de maus-tratos. O "cotovelo de babá" (subluxação da cabeça do rádio) ocorre por acidente quando a criança pequena cai enquanto anda segurando a mão de um adulto (o deslocamento do cotovelo ocorre quando o membro é puxado e rotado). As condições pediátricas raras, que causam aumento do risco para lesões ósseas, compreendem a osteogênese imperfeita, o escorbuto, a hiperostose cortical e a doença de Menkes.

QUESTÕES DE COMPREENSÃO

58.1 Um menino com 2 anos de idade apresenta-se para consulta médica quatro horas após uma lesão no braço esquerdo. Ele tentou correr para a rua e sua mãe segurou sua mão esquerda com firmeza e ele caiu. Desde então ele não move mais o braço. Agora, ele mantém o braço junto ao corpo com o cotovelo fletido e o antebraço em pronação. O cotovelo não apresenta eritema nem edema. Ele chora quando o cotovelo é tocado. A melhor conduta a seguir é:

A. Solicitar radiografia do cotovelo esquerdo.
B. Solicitar radiografia de todo o esqueleto.
C. Colocar o braço esquerdo em uma tipoia.
D. Posicionar o antebraço em supinação enquanto aplica pressão sobre a cabeça do rádio.
E. Aplicar tração para o antebraço enquanto aumenta o grau de pronação.

58.2 Uma adolescente de 15 anos de idade apresenta dois dias de congestão nasal e tosse. Na ausculta do dorso, você nota as lesões mostradas na Figura 58.1. Qual das opções a seguir é a etiologia mais provável para essa condição?

A. Aplicação de ventosas.
B. Abuso físico.
C. Coagulação intravascular disseminada.
D. Púrpura de Henoch-Schönlein.
E. Fricção com moeda.

58.3 Qual das opções a seguir descreve a forma mais comum de maus-tratos à criança?

A. Abuso sexual.
B. Abuso físico.
C. Negligência.
D. Abuso emocional.
E. Síndrome de Munchausen por procuração.

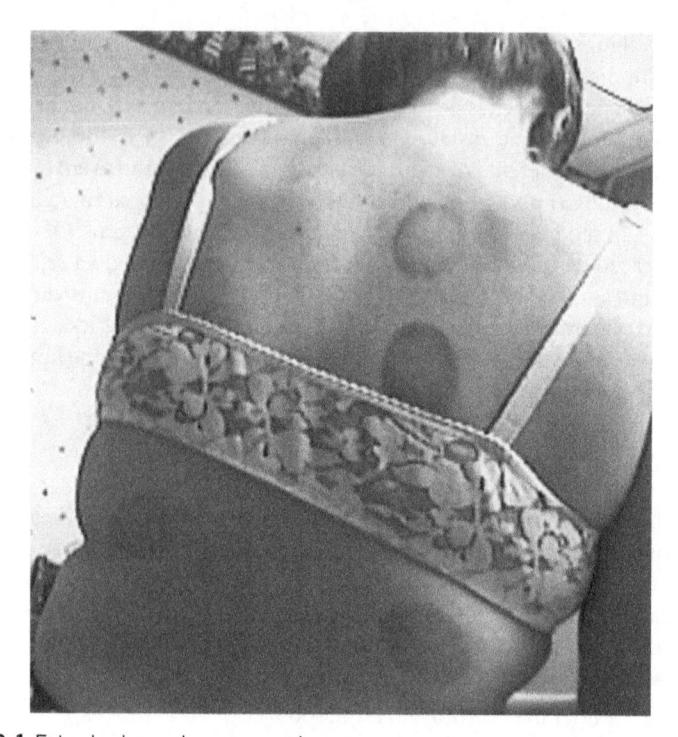

Figura 58.1 Foto do dorso de uma menina.

58.4 Uma lactente com 4 meses de idade está irrequieta, parece sentir dor à palpação da perna direita e apresenta esclerótica azulada. As radiografias revelam fratura do fêmur direito. Seus pais negam qualquer trauma grave, mas contam que ela já teve várias fraturas. É provável que a história familiar também apresente:
A. Amaurose.
B. Déficit auditivo.
C. Estatura alta.
D. Doença renal.
E. Aneurisma da aorta.

RESPOSTAS

58.1 **D.** A história dessa criança é consistente com lesão por tração envolvendo estiramento de membro superior. O cotovelo não está edemaciado e o braço é mantido na posição flexionada em pronação. É provável que a criança tenha sofrido uma subluxação do cotovelo ("cotovelo de babá"). Para reduzir a subluxação, o procedimento é aplicar pressão sobre a cabeça do rádio enquanto realiza supinação do braço. Quando o tratamento não é retardado, a criança começa a utilizar o braço logo após a manobra.

58.2 **A.** Essa adolescente apresenta no dorso múltiplas lesões em círculo perfeito, consistentes com aplicação de ventosas; quando questionada, ela conta que as marcas são resultantes dessa prática popular. É provável que as lesões por maus-tratos não tenham a mesma aparência. Os pacientes portadores de CIVD apresentarão manifestações sistêmicas significativas, e o padrão das equimoses não seria simétrico. A fricção com moedas causa equimoses em um padrão linear.

58.3 **C.** A forma mais comum de maus-tratos à criança é a negligência (deficiência em fornecer nutrição, proteção, orientação e cuidados médicos adequados).

58.4 **B.** Essa lactente apresenta sinais de fraturas de osteogênese imperfeita, um distúrbio genético autossômico dominante mais frequentemente causado por mutações pontuais em COL1A1 e COL1A2. As características englobam fraturas dos ossos longos e lesões vertebrais, mesmo com trauma mínimo, baixa estatura, surdez e escleróticas azuis. Existem quatro tipos: o tipo 1 é brando; o tipo 2 é letal (*in utero* ou logo após o nascimento); o tipo 3 é o mais grave e o tipo 4 é moderadamente grave. Os tipos 5 a 7, descritos mais recentemente, não apresentam mutações no colágeno tipo 1.

> **DICAS CLÍNICAS**
>
> ▶ Todos os casos de suspeita de abuso infantil devem ser relatados ao serviço de proteção infantil ou órgão legal apropriado. No Brasil, ao Conselho Tutelar local ou Plantão Judicial local.
> ▶ Se a história do trauma não for compatível com o padrão da lesão do paciente, deve-se suspeitar de abuso infantil.
> ▶ Se o desenvolvimento da criança for inconsistente com a história da lesão, deve-se suspeitar de abuso infantil.

REFERÊNCIAS

Carey JC, Bamshad MJ. Disorders of structural proteins of cartilage. In: Rudolph CD, Rudolph AM, Lister GE, First LR, Gershon AA eds. *Rudolph's Pediatrics.* 22nd ed. New York, NY: McGraw-Hill; 2011:720-721.

Dubowitz H, Lane WG. Abused and neglected children. In: Kliegman RM, Stanton BF, St. Geme JW, Schor NF, Behrman RE, eds. *Nelson Textbook of Pediatrics.* 19th ed. Philadelphia, PA: WB Saunders; 2011:135-142.

Leventhal JM, Asnes AG. Child maltreatment: neglect to abuse. In: Rudolph CD, Rudolph AM, Lister GE, First LR, Gershon AA eds. *Rudolph's Pediatrics.* 22nd ed. New York, NY: McGraw-Hill; 2011:137-143.

Marini JC. Osteogenesis imperfecta. In: Kliegman RM, Stanton BF, St. Geme JW, Schor NF, Behrman RE, eds. *Nelson Textbook of Pediatrics*. 19th ed. Philadelphia, PA: WB Saunders; 2011:2437-2440.

Reece RM. Child maltreatment. In: McMillan JA, Feigin RD, DeAngelis CD, Jones MD, eds. *Oski's Pediatrics: Principles and Practice*. 4th ed. Philadelphia, PA: Lippincott Williams & Wilkins; 2006:174-181.

Sponseller PD. Bone, joint and muscle problems (osteogenesis imperfecta). In: McMillan JA, Feigin RD, DeAngelis CD, Jones MD, eds. *Oski's Pediatrics: Principles and Practice*. 4th ed. Philadelphia, PA: Lippincott Williams & Wilkins; 2006:2495.

Wilson P. Injuries. In: Rudolph CD, Rudolph AM, Lister GE, First LR, Gershon AA eds. *Rudolph's Pediatrics*. 22nd ed. New York, NY: McGraw-Hill; 2011:865-866.

CASO 59

Um menino de 2 anos subitamente desenvolve estridor inspiratório, taquipneia e retrações torácicas. Antes do episódio, ele e o irmão de 6 anos brincavam sozinhos. Ele está sem febre e, com exceção do estridor, seus pulmões estão limpos e o exame físico geral está normal. A radiografia de tórax não revela anomalias.

- Qual é o diagnóstico mais provável?
- Qual é o próximo passo no tratamento desse paciente?

RESPOSTAS PARA O CASO 59
Aspiração de corpo estranho

Resumo: Menino de 2 anos, previamente hígido, apresenta disfunção respiratória súbita.

- **Diagnóstico mais provável:** Aspiração de corpo estranho.
- **Próximo passo no tratamento:** As vias aéreas da criança precisam ser avaliadas pela broncoscopia. O acesso intravenoso deverá ser estabelecido para a administração e manutenção de líquidos e de sedação exigidos para o procedimento; a criança deverá permanecer em NPO até a resolução da disfunção respiratória. A saturação do oxigênio deverá ser cuidadosamente monitorada.

ANÁLISE
Objetivos

1. Reconhecer os sinais e os sintomas de uma obstrução aguda das vias aéreas superiores na criança.
2. Conhecer o diagnóstico diferencial para obstrução das vias aéreas superiores na criança.
3. Conhecer os princípios do tratamento da obstrução das vias aéreas superiores na criança.

Considerações

A boa saúde da criança momentos antes da manifestação dos sintomas respiratórios é uma indicação importante para seu diagnóstico. As duas explicações mais prováveis para esses sintomas súbitos são aspiração de corpo estranho ou respostas anafiláticas a um alérgeno. A informação adicional de que as duas crianças brincavam sozinhas sugere um cenário onde o irmão mais velho tenha "compartilhado" um brinquedo, um pedaço de doce ou outro objeto sedutor com nosso paciente. O estridor pode ser confundido com sibilos por médicos menos experientes, o que poderá levar à consideração de etiologias das vias aéreas inferiores no diagnóstico diferencial. Contudo, o estridor é caracterizado por seu som monofônico (i. e., uma única frequência) bem audível na parte superior do tórax. Por outro lado, o sibilo representa o bloqueio das múltiplas pequenas vias aéreas e é caracterizado por um som polifônico (i.e., frequências múltiplas), mais bem auscultado com o estetoscópio posicionado nas bases dos pulmões.

ABORDAGEM À
Aspiração de corpo estranho

DEFINIÇÕES

ESTRIDOR: Som rude monofônico de alta frequência, em geral inspiratório; resultante da obstrução das vias aéreas. A obstrução pode ser supraglótica (isto é, acima das cordas vocais), glótica e/ou subglótica (isto é, abaixo das cordas vocais).

TAQUIPNEIA: Frequência respiratória mais rápida que a normal **para a idade do paciente.** A frequência respiratória em repouso para um lactente ou uma criança pequena é mais rápida do que para uma pessoa com mais idade. A frequência respiratória média em repouso para um lactente é de 30 mpm, e de 20 mpm para uma criança com 8 anos; o adulto tem frequência aproximada de 16 mpm.

DISPNEIA: Dificuldade subjetiva de respirar. Os pacientes podem descrever este sintoma como "falta de ar" ou "fôlego curto".

ATELECTASIA: Colapso de uma porção do pulmão. A atelectasia pode ser causada por fatores intrínsecos, como bloqueio da via aérea proximal ao tecido atelectásico, ou por fatores extrínsecos, como pneumotórax.

ABORDAGEM CLÍNICA

A aspiração de corpo estranho é uma causa comum de sofrimento respiratório em crianças pequenas e é a maior causa de morbidade e de mortalidade nesse grupo etário. As crianças com menos de 3 anos costumam explorar seu ambiente colocando objetos na boca. Os objetos mais frequentemente aspirados são amendoim, pipoca, sementes, pedaços de cenoura e de salsicha cruas, uvas, doces, pequenos brinquedos e moedas. Os objetos que se alojam na laringe ou na traqueia podem causar uma asfixia rápida seguida de óbito se não forem desalojados de imediato. Os pacientes em geral, apresentam-se com estresse respiratório, tosse e estridor; a afonia ("rouquidão") também pode estar presente. Mais comumente, os objetos alojam-se nos brônquios causando tosse, sibilância e redução dos ruídos respiratórios no lado afetado. Atelectasia ou pneumonia pode se desenvolver posteriormente. Cerca de 20% dos casos não são diagnosticados até cerca de 1 mês após o incidente, já que corpos estranhos aspirados e alojados nos brônquios podem mimetizar outras causas de tosse crônica e sibilância. Os corpos estranhos localizados no esôfago também podem induzir sintomas respiratórios por meio da pressão exercida na porção membranosa da traqueia. A obtenção da história detalhada, descrevendo **o estado da criança no momento anterior à manifestação dos sintomas, exame físico e uma revisão completa dos sistemas, em geral, são a chave** para a conclusão do diagnóstico correto. Se algum desses itens for sugestivo de aspiração, a broncoscopia deve ser realizada **mesmo que as radiografias sejam normais.**

O diagnóstico diferencial geral para uma criança com estridor, taquipneia e retração torácica inclui infecções e outras etiologias não infecciosas. Uma criança com febre, rouquidão, tosse ladrante e história recente de rinorreia ou congestão das vias superiores pode apresentar **crupe** (**laringotraqueobronquite**). Vários vírus podem causar crupe, sendo o mais comum o parainfluenza. O raio X do pescoço pode mostrar uma **via aérea subglótica "inclinada" (sinal do campanário)**.

A **epiglotite** (rara em função da vacinação em massa contra *Haemophilus influenzae* b) é identificada por seus sinais clínicos característicos: **salivação, preferência pela posição sentada com apoio dos braços ("tripé") ou pela posição ereta**, rouquidão, estridor inspiratório e ausência de tosse. A identificação da epiglotite é essencial por causa do alto risco para súbita obstrução completa das vias aéreas, o que exige tratamento imediato. A **traqueíte bacteriana**, causada pelo *Staphylococcus aureus* (ou menos comumente pela *Moraxella catarrhalis* ou pelo *H. influenzae* não tipável) pode ocorrer como uma sequela 5 a 7 dias após o crupe viral. Assim como a epiglotite, a traqueíte bacteriana pode causar uma obstrução das vias aéreas com risco letal e, portanto, pode exigir intubação ou traqueostomia emergencial. **Causas não infecciosas** que simulam a aspiração de corpo estranho compreendem abscesso retrofaríngeo, angioedema, **traqueomalácia, compressão extrínseca das vias aéreas (anel vascular/aórtico, tumor) e obstrução intraluminal (papiloma, hemangioma)**. O termo *crupe espasmódico* é utilizado para descrever a síndrome de manifestação súbita noturna de rouquidão, tosse ladrante ("de cachorro") e estridor inspiratório em uma criança previamente hígida e afebril. As infecções virais, alergias respiratórias, refluxo gastrintestinal e fatores psicossociais são considerados etiologias possíveis do crupe espasmódico.

Alguns objetos aspirados (p. ex., moeda metálica) são de fácil visualização e localização na radiografia. As moedas alojadas na traqueia aparecem na radiografia em AP como uma linha, porque os anéis cartilaginosos do lado anterior da traqueia forçam a moeda para essa posição. As moedas no esôfago resultam em disfagia e em sintomas respiratórios leves; elas aparecem na radiografia como círculos. **Os objetos que são pequenos o suficiente para irem além da carina, em geral, se alojam no brônquio direito**, porque ele é mais verticalizado do que o brônquio esquerdo. Objetos feitos de plástico e outros materiais radiolucentes não são visíveis nas radiografias, embora possam existir outras pistas radiográficas, como alçaponamento de ar nos locais onde o pulmão obstruído permanence insuflado na incidência PA expiratória e o deslocamento do mediastino para o lado do pulmão normal. A broncoscopia rígida é diagnóstica e terapêutica nos casos de aspiração de corpo estranho alojado no interior das vias aéreas; a endoscopia pode ser utilizada se o objeto estiver no esôfago.

QUESTÕES DE COMPREENSÃO

59.1 Um lactente com 7 meses com disfunção respiratória é levado ao serviço de emergência às 3 horas da manhã. Sua mãe conta que vários membros da família estiveram "resfriados" ao longo da semana passada. Primeiro ele desenvolveu tosse e coriza há três dias, depois a tosse adquiriu um caráter áspero e seco. Ao exame físico, ele apresenta uma temperatura axilar de 38°C, frequência respiratória de 55 mpm e frequência cardíaca de 140 bpm. Além disso, também são percebidos faringe moderadamente inflamada e estridor inspiratório. Qual das opções a seguir representa o próximo passo no tratamento desse paciente?

A. Assegurar aos pais da criança que seus sintomas respiratórios superiores resolverão sem antibióticos ou outra medicação.
B. Solicitar uma radiografia de tórax.
C. Obter uma amostra de esfregaço da garganta para teste rápido para *Streptococcus pyogenes*.
D. Administrar epinefrina racêmica em aerossol e corticosteroides de imediato.
E. Solicitar culturas de sangue, urina e líquido cerebrospinal e iniciar antibióticos parenterais.

59.2 Uma menina com 14 meses apresenta uma história de seis horas com febre de 39,2°C e mostra-se progressivamente mais toxêmica. Ela está ansiosa e não quer sair dos braços da mãe, mas apenas emite um choro fraco quando abordada. Sua frequência respiratória é de 70 mpm e sua nuca está hiperestendida. Uma mancha úmida é percebida no ombro da blusa da mãe. Qual das opções a seguir representa o próximo passo mais adequado no tratamento?

A. Realizar um exame físico completo com particular ênfase na boca e nas vias aéreas superiores.
B. Assegurar a permeabilidade das vias aéreas no serviço de emergência com intubação endotraqueal.
C. Obter transferência imediata para o bloco cirúrgico para garantir a permeabilidade das vias aéreas por meio de intubação traqueal ou traqueostomia.
D. Administrar epinefrina racêmica em aerossol e esteroides por nebulização.
E. Solicitar culturas de sangue, urina e líquido cerebrospinal e iniciar antibióticos parenterais.

59.3 Um menino de 2 anos é atendido no serviço de saúde após seus pais relatarem uma "noite difícil". Em continuação a alguns dias de sintomas respiratórios superiores leves, mas sem febre, na noite passada ele manifestou um episódio de estridor e aumento do esforço respiratório. A criança já apresentou esses sintomas duas vezes nos dois últimos meses, ficando bem após cada episódio. No intervalo entre as crises, ele esteve normal. Hoje, exceto pela rinorreia discreta, seu exame físico está normal. Qual das opções a seguir é a etiologia mais provável?

A. Crupe espasmódico.
B. Aspiração de corpo estranho.
C. Traqueomalácia.
D. Compressão extraluminal da traqueia por tumor.
E. Faringite por *S. pyogenes*.

59.4 Menino de 2 anos com uma história de três dias de congestão do trato respiratório superior e tosse. Hoje, apresenta estridor inspiratório, frequência respiratória de 50 mpm, retrações torácicas e febre de 38,3°C. Qual das opções a seguir representa a terapia do próximo passo no manejo dessa condição?

A. Pseudoefedrina e dextrometorfano.
B. Albuterol de cromolina.
C. Ampicilina e gentamicina.
D. Umidificador com vapor frio e chás caseiros.
E. Epinefrina racêmica em aerossol e esteroides.

RESPOSTAS

59.1 **D.** A história dessa criança e os achados do exame físico são característicos do crupe. É típico o crupe apresentar-se à noite, quando os sintomas costumam piorar. Em geral, utiliza-se um umidificador frio na tentativa de aliviar o espasmo laríngeo; a evidência que sustenta sua eficácia é fraca, exceto nos casos de crupe (espasmódico) alérgico. Epinefrina aerossolizada e esteroides orais ou aerossolizados são efetivos na redução do edema das vias aéreas e no alívio dos sintomas do crupe. Procedimentos potencialmente irritantes (uso de abaixador de língua ou agulhas) são evitados, exceto se necessários; agitação e choro agravam os sintomas respiratórios. A administração de líquidos parenterais pode ser indicada nos raros casos em que a criança não estiver ingerindo líquidos de forma satisfatória. A saturação do oxigênio deverá ser monitorada com rigor; uma saturação baixa no crupe indica obstrução iminente das vias aéreas.

59.2 **C.** O quadro clínico dessa criança é consistente com epiglotite, uma emergência médica. Ela deve ser mantida calma e levada para a sala cirúrgica onde as vias aéreas serão examinadas e mantidas permeáveis por um cirurgião e por um anestesista especializados em intubação traqueal e em traqueostomia. A tentativa de visualização da faringe no serviço de emergência pode causar a obstrução das vias aéreas. Apesar de rara nos Estados Unidos, a epiglotite, às vezes, é vista em crianças hipoimunizadas ou como resultado de uma infecção por *S. pyogenes*, *S. pneumoniae* ou *S. aureus*.*

59.3 **A.** Crianças com crupe espasmódico parecem bem durante o dia, mas desenvolvem estridor e dificuldades respiratórias à noite; a causa é desconhecida. Em virtude de os sintomas da criança resolverem durante o dia e da manifestação anterior de dois episódios similares, a aspiração de corpo estranho é menos provável (apesar de que sempre deve ser considerada em crianças pequenas com desconforto respiratório). Lactentes com traqueomalácia discreta apresentam estridor apenas de forma intermitente (p. ex., quando choram), mas o problema é observado no início da infância. Em geral, tumor que comprime a traqueia

---

* N. de R.T. No Brasil, a instituição efetiva do Programa Nacional de Imunização produz, desde 1999, nítida redução dos casos de doença invasiva por estreptococos (Ministério da Saúde).

causa sintomas persistentes ou progressivos, mas não um estridor intermitente. A faringite estreptocócica causa febre e dor de garganta, mas não costuma causar estridor significativo.

59.4 **E.** Epinefrina e esteroides aerossolizados são as únicas terapias que produzem melhora significativa dos sintomas do crupe (nesse caso, é mais provável que seja viral). Esteroides sistêmicos e nebulizados também reduzem o número de internações hospitalares, o tempo de permanência hospitalar e a reinternação hospitalar.

DICAS CLÍNICAS

▶ A aspiração de corpo estranho deverá ser considerada no diagnóstico diferencial de crianças pequenas, previamente hígidas, com manifestação súbita de estridor e desconforto respiratório, assim como para crianças, antes saudáveis, com tosse ou sibilância crônica.
▶ O diagnóstico diferencial de aspiração de corpo estranho também inclui crupe, epiglotite, traqueíte bacteriana, traqueomalácia, compressão extrínseca das vias aéreas e outras formas de obstrução intraluminal. A epiglotite e a traqueíte bacteriana exigem estabilização em um ambiente calmo, realizada por um profissional especializado no manejo imediato das vias aéreas. Asma e outras formas de doenças pulmonares obstrutivas crônicas deverão ser consideradas para as crianças com sibilância.
▶ Objetos aspirados que vão além da carina, em geral, alojam-se no ramo do brônquio direito.
▶ A broncoscopia rígida é diagnóstica e terapêutica nos casos de aspiração de corpo estranho.

REFERÊNCIAS

Adamiak T, Rudolph CD. Other esophageal disorders. In: Rudolph CD, Rudolph AM, Lister GE, First LR, Gershon AA, eds. *Rudolph's Pediatrics*. 22nd ed. New York, NY: McGraw-Hill; 2011:1412.

Aujla SJ. Disorders causing airway obstruction. In: Rudolph CD, Rudolph AM, Lister GE, First LR, Gershon AA, eds. *Rudolph's Pediatrics*. 22nd ed. New York, NY: McGraw-Hill; 2011:1949-1952.

Holinger LD. Foreign bodies of the airway. In: Kliegman RM, Stanton BF, St. Geme III J, Schor N, Behrman R, eds. *Nelson Textbook of Pediatrics*. 19th ed. Philadelphia, PA: WB Saunders; 2011:1453-1454.

Kenna MA. Foreign-body aspiration. In: Rudolph CD, Rudolph AM, Lister GE, First LR, Gershon AA, eds. *Rudolph's Pediatrics*. 22nd ed. New York, NY: McGraw-Hill; 2011:449-451.

Khan S, Orenstein SR. Ingestions. In: Kliegman RM, Stanton BF, St. Geme III J, Schor N, Behrman R, eds. *Nelson Textbook of Pediatrics*. 19th ed. Philadelphia, PA: WB Saunders; 2011:1271.

Roosevelt GE. Acute inflammatory upper airway obstruction (croup, epiglottitis, laryngitis, and bacteria tracheitis). In: Kliegman RM, Stanton BF, St. Geme III J, Schor N, Behrman R, eds. *Nelson Textbook of Pediatrics*. 19th ed. Philadelphia, PA: WB Saunders; 2011:1445-1450.

CASO 60

Um menino de 3 anos vem ao consultório pediátrico para sua segunda consulta. Há dois dias ele foi atendido devido a uma história de picos febris de 40°C e irritabilidade com quatro dias de duração. Nessa visita, seu exame foi significativo para conjuntivite bilateral, hiperemia de orofaringe e lábios secos e hiperemiados. Ele tomou cerca de 120 mL de uma solução de reidratação oral no consultório e retornou para casa com prescrições para tratamento sintomático. Hoje, ele voltou com febre persistente e irritabilidade. Além dos achados anteriores do exame físico, os quais ainda persistem, a criança também apresenta exantema maculopapular no tronco, edema nas mãos e nos pés e linfonodo aumentado não supurativo na cadeia cervical anterior direita.

▶ Qual é o diagnóstico mais provável?
▶ Qual é o melhor exame diagnóstico para esse distúrbio?
▶ Qual é o tratamento para esse problema?

RESPOSTAS PARA O CASO 60
Síndrome de Kawasaki

Resumo: Menino de 3 anos apresenta picos de febre alta e irritabilidade há seis dias. Ele desenvolveu conjuntivite bilateral, linfadenopatia cervical anterior unilateral, hiperemia de orofaringe, lábios secos e hiperemiados, exantema maculopapular e edema nas mãos e nos pés.

- **Diagnóstico mais provável:** Síndrome de Kawasaki (SK; também conhecida como síndrome do linfonodo mucocutâneo).
- **Melhor exame diagnóstico:** Nenhum exame laboratorial é diagnóstico. A ecocardiografia é utilizada para monitorar o desenvolvimento de aneurismas coronarianos, que é a complicação potencial mais grave dessa doença. Os achados de reagentes de fase aguda elevados (velocidade de hemossedimentação [VHS] e proteína C-reativa), anemia normocítica e trombocitose confirmam o diagnóstico.
- **Tratamento:** O início precoce da terapia anti-inflamatória com altas doses de imunoglobulina intravenosa (IGIV) e de ácido acetilsalicílico reduz o risco de complicações coronarianas.

ANÁLISE

Objetivos

1. Conhecer os critérios diagnósticos para a SK.
2. Reconhecer a importância do diagnóstico e do tratamento precoces para prevenção de complicações coronarianas.
3. Familiarizar-se com as outras possibilidades diagnósticas para o conjunto de sintomas encontrados na SK.

Considerações

O diagnóstico de SK pode ser difícil nos primeiros dias da doença, quando apenas poucos dos achados clínicos clássicos podem estar presentes. Talvez a infecção adenoviral tenha sido o diagnóstico presumido na primeira consulta, embora a febre intermitente e a irritabilidade por quatro dias pudessem ter sugerido a suspeita de outra etiologia. O diagnóstico da criança ficou mais óbvio no sexto dia da doença, quando ela manifestou sinais clínicos adicionais, embora outras condições possíveis ainda devam ser excluídas.

ABORDAGEM À
Febre e ao exantema

DEFINIÇÕES

HIDROPSIA DA VESÍCULA BILIAR: Quando a parede da vesícula biliar distende-se agudamente na ausência de cálculos ou inflamação; comumente associada com SK, infecção por estreptococo do grupo A, leptospirose ou púrpura de Henoch-Schoenlein.

EXANTEMA POLIMORFO: Um exantema que pode assumir várias formas entre as pessoas afetadas, como maculopapular, eritema multiforme, morbiliforme ou escarlatiniforme.

LÍNGUA DE MORANGO: Eritema da língua com papilas proeminentes, em geral observada apenas na escarlatina, na SK e na síndrome do choque tóxico.

TROMBOCITOSE: Contagem plaquetária acima de 450.000/mm^3. Na SK, essa elevação costuma ocorrer após o décimo dia da doença, podendo durar algumas semanas.

ABORDAGEM CLÍNICA

A SK é uma doença vasculítica das artérias de médio calibre, associada à febre e a exantema, de etiologia desconhecida, embora se acredite que possa ser infecciosa. Sua incidência é mais alta entre as populações **asiáticas**, mas é encontrada em todo o mundo. Ocorre com mais frequência nas **crianças com menos de 5 anos de idade** e incorre um pouco mais nos meninos do que nas meninas. É a causa mais comum de cardiopatias adquiridas na infância nos Estados Unidos.

O diagnóstico de SK se baseia na demonstração dos sinais característicos (Quadro 60.1), embora sejam conhecidos casos de crianças com poucos sinais que desenvolveram, mais tarde, **doença arterial coronariana (DAC)**. A adenopatia cervical é vista com menos frequência do que os outros critérios diagnósticos, ocorrendo em 30% dos pacientes; enquanto a conjuntivite ocorre em mais de 90% das crianças. A doença atípica ocorre com mais frequência nos lactentes, o grupo mais propício a desenvolver complicações coronarianas. Apesar de não haver exame laboratorial único que estabeleça o diagnóstico, certos achados laboratoriais são característicos. A **VHS e a proteína C-reativa são elevadas**, e a anemia normocítica e a leucocitose são comuns. No início, em geral, a contagem plaquetária é normal, mas costuma elevar-se para mais de 500.000 plaquetas após o décimo dia. **Leucocitúria-estéril, pleocitose liquórica e elevação discreta do nível das transaminases hepáticas** são as alterações mais comumente observadas quando outros sistemas orgânicos estão envolvidos. Outros sintomas gastrintestinais (GI) podem incluir dor abdominal, dor no quadrante superior direito e vômitos (os quais também podem ser sintomas de hidropsia da vesícula biliar). Os pacientes podem apresentar também artralgias, artrites ou uveíte anterior. O ecocardiograma pode identificar anomalias das artérias

> **QUADRO 60.1** • Critérios diagnósticos para a síndrome de Kawasaki
>
> **Febre persistente, no mínimo, por 4 dias** (ou menos dias caso a febre diminua em resposta à terapia precoce com IGIV) nas crianças sem evidências de outra patologia mais provável, além da presença de, pelo menos, 4 dos seguintes 5 sinais:
> 1. **Conjuntivite bulbar bilateral**, em geral sem secreção
> 2. Alterações na mucosa orofaríngea, incluindo **hiperemia de faringe, hiperemia ou fissuras nos lábios e língua em morango** (Fig. 60.1)
> 3. **Exantema eritematoso polimorfo generalizado** (em geral mais pronunciado no períneo, onde pode haver também descamação)
> 4. **Edema das mãos ou dos pés e eritema das regiões palmares e plantares** na fase aguda; descamação periungueal na fase subaguda
> 5. **Linfadenopatia cervical aguda não dolorosa** (geralmente unilateral e medindo 1,5 cm ou mais)
>
> Nota: *Pacientes com febre e três desses critérios podem ser diagnosticados com a SK, quando aneurisma ou dilatação coronariana é reconhecido pelo ecocardiograma 2-D ou pelo angiograma coronariano.*

coronárias, valvas pericárdio (derrames) ou do miocárdio (insuficiência cardíaca congestiva). O diagnóstico diferencial da SK engloba a exclusão de condições infecciosas e não infecciosas, como doença estreptocócica, toxina estafilocócica (síndrome do choque tóxico), infecção causada por riquétsias, sarampo, infecção por vírus Epstein-Barr, reações de hipersensibilidade a medicamentos, artrite idiopática juvenil sistêmica e leptospirose.

O sucesso do tratamento depende do **início rápido de altas doses de aspirina e de IGIV**. Em geral, com esse regime terapêutico, ocorre rápida defervescência, geralmente dentro de 2 a 3 dias. A seguir, a terapia com ácido acetilsalicílico é reduzida da dose anti-inflamatória para a dose antitrombótica e mantida por 6 a 8 semanas após a manifestação inicial da doença, quando há normalização da VHS. As crianças que desenvolvem DAC necessitam de terapia antitrombótica prolongada.

Mesmo com tratamento, quase 5% das crianças desenvolvem dilatação das artérias coronárias e 1% desenvolve aneurismas gigantes. Sem tratamento nos primeiros 10 dias, a febre tende a persistir, e 25% das crianças desenvolvem aneurismas. Os fatores de risco para aneurisma coronariano incluem gênero masculino, febre prolongada, idade inferior a 12 meses, contagem basal de bastonados mais elevada, níveis mais baixos de hemoglobina e contagem plaquetária inferior a 350.000/mm³. As crianças sem sequelas cardíacas conhecidas no primeiro mês retornam ao seu estado normal de saúde; aquelas com anomalias cardíacas persistentes podem apresentar morbidade significativa. O óbito é raro, e quando ocorre é causado por infarto do miocárdio ou, menos comumente, por ruptura de aneurisma coronariano.

QUESTÕES DE COMPREENSÃO

60.1 Um menino com 12 meses chega para uma consulta de puericultura. Ele esteve hospitalizado há dois meses por SK e interrompeu o tratamento com ácido ace-

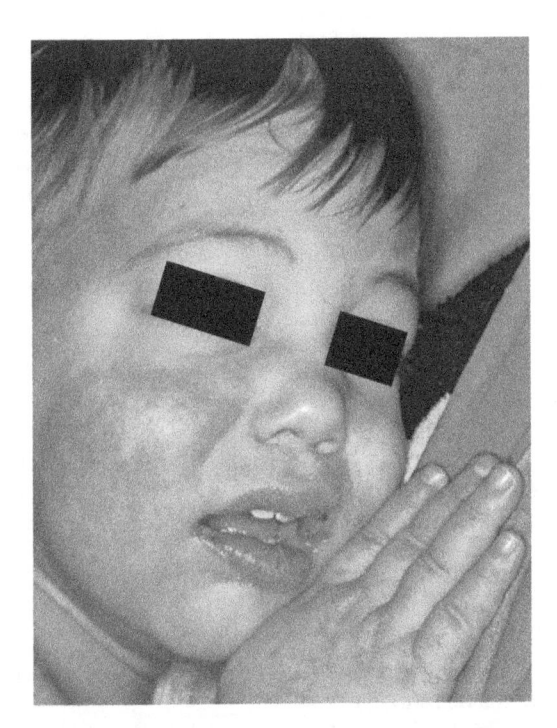

Figura 60.1 Criança com doença de Kawasaki, com lábios vermelho-framboesa e fissuras hemorrágicas, exantema eritematoso e edema das pontas dos dedos. (Reproduzida, com permissão, de Wolff K, Johnson RA. *Fitzpatrick's Color Atlas and Synopsis of Clinical Dermatology*. 6th ed. New York, NY: McGraw-Hill; 2009. Figure 14-44.)

tilsalicílico seis semanas antes dessa consulta. Seu ecocardiograma mais recente foi normal. Para esse paciente, uma consideração especial deverá ser dispensada com referência a:

A. Avaliação do desenvolvimento neuropsicomotor.
B. Exame abdominal.
C. Administração de vacina de vírus vivo.
D. Avaliação da hemoglobina sérica.
E. Avaliação para possível intoxicação por chumbo.

60.2 Um menino com 15 meses está em tratamento prolongado com ácido acetilsalicílico para anormalidades das artérias coronárias resultantes de SK. Além das vacinas de rotina exigidas pela escola, ele também deverá receber:

A. Vacina antipneumocócica.
B. Vacina contra influenza.
C. Vacina antimeningocócica.

D. Vacina oral contra pólio.
E. Vacina contra varicela.

60.3 Um lactente de 5 meses está irritado, com febre alta, exantema maculopapular na região da fralda, lábios avermelhados e edemaciados. Ele apresenta anemia normocítica discreta e leucograma de 15.000/mm³ com predominância de neutrófilos e formas imaturas. O exame de urina é normal, mas o líquido cerebrospinal mostra pleocitose e a coloração de Gram é negativa. Após 24 horas de ceftriaxona, ele continua com febre alta e desenvolveu edema nos pés. O tratamento subsequente dessa criança deverá incluir:

A. Nistatina para o exantema na região da fralda.
B. Repetição da punção lombar.
C. Uso de vancomicina ao regime antibiótico.
D. Consulta a um cardiologista pediátrico; início de infusão de IGIV e de ácido acetilsalicílico oral em altas doses.
E. Continuação da conduta atual e acompanhamento dos resultados das culturas.

60.4 Qual das crianças a seguir, portadoras de SK, apresenta maior risco para doença arterial coronariana?

A. Menino de 5 anos de idade há seis dias com febre alta, leucocitúria, exantema no tronco e língua de morango.
B. Menina de 3 anos de idade com cinco dias de febre alta e pleocitose liquórica.
C. Menina de 2 anos de idade com cinco dias de febre alta e VHS inicial de 80 mm/h.
D. Menino de 1 ano com febre alta há seis dias, exantema maculopapular e níveis com discreta elevação das transaminases hepáticas.
E. Menino de 6 meses de idade há 11 dias com febre alta e um pequeno derrame pericárdico no ecocardiograma inicial.

RESPOSTAS

60.1 **C.** Vacinas de vírus vivos (sarampo-caxumba-rubéola [tríplice viral] e varicela) são postergadas por 11 meses, após administração de altas doses de IGIV, devido ao seu potencial de interferir na resposta imune. A vacina do sarampo, em geral aplicada na forma tríplice aos 12 meses, será aplicada caso o risco de exposição da criança seja alto, mas a reimunização será necessária, exceto se os testes sorológicos indicarem uma titulação adequada de anticorpos.

60.2 **B.** Crianças em tratamento prolongado com ácido acetilsalicílico devem receber a vacina para influenza; eles apresentam maior risco para a síndrome de Reye, caso estejam infectadas e recebendo ácido acetilsalicílico. A síndrome de Reye compreende encefalopatia aguda e disfunção hepática, com um terço das crianças afetadas evoluindo para o óbito; aparentemente a síndrome foi ligada à presença de doenças virais, sobretudo influenza, com uso de ácido acetilsalicílico durante

CASOS CLÍNICOS EM PEDIATRIA 457

a doença. Embora frequentemente não seja exigido pelas creches ou pelas escolas, o Centers for Disease Control and Prevention recomenda que todas as crianças com 6 meses e acima sejam vacinadas anualmente para influenza.

60.3 **D.** A apresentação inicial dessa criança é consistente com SK, mas não diagnóstica (W 60.1). A febre persistente e o edema periférico nas extremidades aumentam a possibilidade da SK, suscitando a necessidade de investigação adicional e tratamento imediatos.

60.4 **E.** Entre os fatores de risco para desenvolvimento de aneurismas coronarianos estão os seguintes: gênero masculino, febre por mais de 10 dias, idade inferior a 12 meses, níveis séricos baixos de albumina ou hemoglobina, sinais cardíacos precoces (p. ex., regurgitação mitral ou derrame pericárdico) e trombocitopenia.

DICAS CLÍNICAS

▶ O diagnóstico da SK se baseia nos critérios clínicos e deverá ser fortemente suspeitado em uma criança pequena com a combinação de febre alta por mais de 4 dias, alterações nas mucosas orofaríngeas, conjuntivite, alterações nas extremidades, exantema e adenopatia cervical.
▶ Mesmo crianças sem todos os critérios diagnósticos ("SK atípica") podem desenvolver anomalias das artérias coronárias.
▶ A complicação mais importante da SK é a doença arterial coronariana. Em geral, um cardiologista pediátrico deverá estar envolvido no cuidado dessas crianças.
▶ O reconhecimento e a instituição precoces do tratamento da SK são as chaves para a prevenção de complicações coronarianas potenciais.

REFERÊNCIAS

American Academy of Pediatrics. Kawasaki disease. In: Pickering LK, Baker CJ, Kimberlin DW, Long SS, eds. *Red Book: 2009 Report of the Committee on Infectious Diseases*. 28th ed. Elk Grove Village, IL: American Academy of Pediatrics; 2009:413-418.

Fishman DS. Gallstones and gallbladder disease. In: Rudolph CD, Rudolph AM, Lister GE, First LR, Gershon AA, eds. *Rudolph's Pediatrics*. 22nd ed. New York, NY: McGraw-Hill; 2011:1533-1534.

Newburger JW, Takahashi M, Gerber MA, et al. Diagnosis, treatment, and long-term management of Kawasaki disease: a statement for health professionals from the Committee on Rheumatic Fever, Endocarditis and Kawasaki Disease, Council on Cardiovascular Disease in the Young, American Heart Association. *Pediatrics*. 2004; 114:1708-1733.

Son MB, Newburger JW. Kawasaki disease. In: Rudolph CD, Rudolph AM, Lister GE, First LR, Gershon AA, eds. *Rudolph's Pediatrics*. 22nd ed. New York, NY: McGraw-Hill; 2011:1855-1858.

Son MBF, Newburger JW. Kawasaki disease. In: Kliegman RM, Stanton BF, St. Geme III J, Schor N, Behrman R, eds. *Nelson Textbook of Pediatrics*. 19th ed. Philadelphia, PA: WB Saunders; 2011:862-867.

Suchy FJ. Metabolic and genetic disorders of the liver. In: Rudolph CD, Rudolph AM, Lister GE, First LR, Gershon AA, eds. *Rudolph's Pediatrics*. 22nd ed. New York, NY: McGraw-Hill; 2011:1506-1507.

SEÇÃO III

Lista de casos

Lista pelo número do caso
Lista por distúrbio (em ordem alfabética)

LISTA PELO NÚMERO DO CASO

CASO	TÓPICO	PÁGINA
1	Retardo do crescimento e do desenvolvimento	18
2	Abuso de substâncias por adolescente	28
3	Síndrome de Down	36
4	Imunodeficiência	44
5	Síndrome de Klinefelter	52
6	Anemia megaloblástica	60
7	Raquitismo	68
8	Cetoacidose diabética	78
9	Doença falciforme com provável AVE	84
10	Pneumonia	90
11	Intoxicação por organofosforados	98
12	Sangramento retal	104
13	Otite média aguda	110
14	Reanimação neonatal	118
15	Paralisia cerebral	124
16	Fibrose cística	132
17	Leucemia linfoblástica aguda	140
18	Filho de mãe diabética	148
19	Síndrome de Gilbert	154
20	Exacerbação de asma	162
21	Deficiência em hormônio do crescimento	171
22	Infecção por estreptococos do grupo B	178
23	Síndrome de morte súbita do lactente	186
24	Comunicação interventricular	192
25	Transposição das grandes artérias	202
26	Artrite idiopática juvenil	210
27	Anemia macrocítica (megaloblástica) secundária à deficiência de vitamina B_{12}	216
28	Intoxicação por chumbo	222
29	Glomerulonefrite pós-estreptocócica aguda	230
30	Puberdade precoce	238
31	Genitália ambígua	246
32	Sífilis primária	254
33	Pitiríase rósea	262
34	Meningite bacteriana	270
35	Enterite bacteriana	278
36	Apendicite	286
37	Infecção aguda pelo vírus Epstein-Barr (mononucleose infecciosa)	294

38	Oxiuríase	300
39	Hematoma subdural	308
40	Sangramento uterino disfuncional	316
41	Convulsão febril simples	324
42	Distrofia muscular	332
43	Herpes neonatal	338
44	Dermatite atópica	344
45	Neuroblastoma	354
46	Abscesso retrofaríngeo	360
47	Atresia de esôfago	368
48	Taquipneia transitória do recém-nascido	374
49	Má rotação intestinal	380
50	Acne vulgar (ou juvenil)	386
51	Válvula de uretra posterior	394
52	Transtorno do déficit de atenção/hiperatividade	400
53	Doença de Osgood-Schlatter	406
54	Torcicolo do recém-nascido	412
55	Catarata congênita	418
56	Déficit auditivo grave	424
57	Púrpura trombocitopênica idiopática	430
58	Abuso infantil	436
59	Aspiração de corpo estranho	444
60	Síndrome de Kawasaki	452

LISTA POR DISTÚRBIO (EM ORDEM ALFABÉTICA)

CASO	TÓPICO	PÁGINA
46	Abscesso retrofaríngeo	360
2	Abuso de substâncias por adolescente	28
58	Abuso infantil	436
50	Acne vulgar (ou juvenil)	386
27	Anemia macrocítica (megaloblástica) secundária à deficiência de vitamina B_{12}	216
6	Anemia megaloblástica	60
36	Apendicite	286
26	Artrite idiopática juvenil	210
59	Aspiração de corpo estranho	444
47	Atresia de esôfago	368
55	Catarata congênita	418
8	Cetoacidose diabética	78
24	Comunicação interventricular	192

41	Convulsão febril simples	324
21	Deficiência em hormônio do crescimento	171
56	Déficit auditivo grave	424
44	Dermatite atópica	344
42	Distrofia muscular	332
53	Doença de Osgood-Schlatter	406
9	Doença falciforme com provável AVE	84
35	Enterite bacteriana	278
20	Exacerbação de asma	162
16	Fibrose cística	132
18	Filho de mãe diabética	148
31	Genitália ambígua	246
29	Glomerulonefrite pós-estreptocócica aguda	230
39	Hematoma subdural	308
43	Herpes congênito	338
4	Imunodeficiência	44
37	Infecção aguda pelo vírus Epstein-Barr (mononucleose infecciosa)	294
22	Infecção por estreptococos do grupo B	178
28	Intoxicação por chumbo	222
11	Intoxicação por organofosforados	98
17	Leucemia linfoblástica aguda	140
49	Má rotação intestinal	380
34	Meningite bacteriana	270
45	Neuroblastoma	354
13	Otite média aguda	110
38	Oxiuríase	300
15	Paralisia cerebral	124
33	Pitiríase rósea	262
10	Pneumonia	90
30	Puberdade precoce	238
57	Púrpura trombocitopênica idiopática	430
7	Raquitismo	68
14	Reanimação neonatal	118
1	Retardo do crescimento e do desenvolvimento	18
12	Sangramento retal	104
40	Sangramento uterino disfuncional	316
32	Sífilis primária	254
3	Síndrome de Down	36
19	Síndrome de Gilbert	154
60	Síndrome de Kawasaki	452
5	Síndrome de Klinefelter	52
23	Síndrome de morte súbita do lactente	186

48	Taquipneia transitória do recém-nascido	374
54	Torcicolo do recém-nascido	412
25	Transposição das grandes artérias	202
52	Transtorno do déficit de atenção/hiperatividade	400
51	Válvula de uretra posterior	394

ÍNDICE

Os números de páginas seguidos de *f* ou *q* indicam figuras ou quadros, respectivamente.

A

ABC (Regras Básicas da Reanimação), 118-119
Abscesso
　dentário, 375-376
　intra-abdominal, 291-292
　intracraniano, 274-275
　peritonsilar, 361-362
　retrofaríngeo, 274-275, 413-415
　　abordagem clínica, 361-363
　　apresentação clínica, 359-362
　　dicas clínicas, 365-366
　　exames diagnósticos, 274-275, 360-361
Absorção do anticorpo treponêmico por imunofluorescência (FTA-ABS), 255-256
Abuso infantil. *Ver também* Abuso sexual
　apresentação clínica, 435-437
　diagnóstico, 74-75, 328-329, 437-439
　dicas clínicas, 440-441
　formas, 437-438, 440-441
　incidência, 437-438
　notificação de maus-tratos, 437-438
　padrões de lesões no, 437-439
Abuso sexual, herpes genital e, 341-342
Abuso. *Ver* Abuso infantil; Abuso sexual
Acantose nigricans, 81-82
Accutane. *Ver* Isotretinoína
Acidose tubular renal
　retardo no crescimento e, 23-26
　tipo II, 72*q*
Acne vulgar
　apresentação clínica, 385-386
　dicas clínicas, 390-391
　fisiopatologia, 387-388
　tratamento, 387-398, 388*q*
Adapaleno, 388*q*, 387-398

Adolescente(s), com sífilis primária, 253-258
Adrenarca prematura, 239-240
Afacia, 418-419
Aglutinação de partículas do *Treponema pallidum* (TP-PA), 255-256
Agonista do hormônio liberador da gonadotrofina, 241-242
Agonistas β-adrenérgicos, para asma, 164-165
Albendazol, 301, 304-306
Albuterol, 164-165
Álcool, uso abusivo de, 31*q*. *Ver também* Uso abusivo de substâncias
Aleitamento, 61-62, 65-66
Alergia alimentar, dermatite atópica e, 348-349
Alimentos formulados, 61-62
Alport, síndrome de, 236
Altura para idade, 172-173
Ambiguidade sexual. *Ver* Genitália ambígua
Ambliopia, 418-420
Ambliopia ametrópica, 419-420
Ambliopia anisometrópica, 419-420
Ambliopia de deprivação, 419-420
Ambliopia estrabísmica, 419-420
Amoxicilina, 110-112
Análise do líquido sinovial, na artrite idiopática juvenil, 214
Ancilostomose, 302*q*
Anemia
　deficiência em ferro, 64-65, 219-220
　no sangramento uterino disfuncional, 317, 318*f*
　perniciosa juvenil, 211-212, 219-220
Anemia aplástica, 141-142
Anemia macrocítica, 217-223

Anemia megaloblástica, 60
Anemia perniciosa juvenil, 219-221
Anemia por deficiência em ferro, 64-65, 219-220
Aneurisma coronariano, fator de risco, 456-457
Antibióticos
   interações com contraceptivos orais, 390-391
   para acne, 387-398
   para dermatite atópica, 348-349
   para infecções retrofaríngeas, 362-363
   para meningite bacteriana, 272-273
   para pneumonia, 92-93
   para profilaxia da endocardite, 200
   para sepse neonatal, 191
   profilaxia intraparto, 179-180
Anticolinérgicos, para asma, 164-165
Anticonvulsivantes, deficiência em cálcio e, 71q
Anticorpos anti-DNase B, 233-234
Anticorpos HIV-Elisa, 45-46
Anti-histamínicos, para dermatite atópica, 347-349
Anti-inflamatórios, para asma, 71q
Antirretrovirais, para infecção por HIV, 46-48
Apendicite,
   apresentação clínica, 285-286, 291-292
   diagnóstico, 287-289
   diagnóstico diferencial, 288-289, 289q
   dicas clínicas, 291-292
   imagem, 288-290
   incidência, 287-289
   tratamento, 286
Apgar, índice de, 119-120, 119q, 128-129
Apneia, 189-190
Áreas flexurais, 345-346
Arsênico, ingestão de, 101-102, 229
Artralgia, 213-214
Artrite, 213-214. *Ver também* Artrite idiopática juvenil
Artrite idiopática juvenil (AIJ)
   apresentação clínica, 211-214
   dicas clínicas, 216

   exames diagnósticos, 212-214
   início sistêmico, 213-214
   oligoarticular, 213-214
   poliarticular, 213-214
   tratamento e acompanhamento, 212-214
Artrite séptica, 408-409
Asbestos, 101-102
Ascaridíase, 302q, 305
Ascórbico, ácido, deficiência/excesso, 62q-63q
ASLO, anticorpos enzimáticos, 233-234
Asma, 163-164
   dicas clínicas, 166-167
   exacerbação, 161-164, 166-167
   fatores de risco, 163-164
   fisiopatologia, 163-164
   tratamento, 163-165
Aspergillus, 93-94
Associação, 368-369
Atelectasia, 445-446
Atomoxetina, 401-402
Atopia, 345-346
Atresia biliar, 68
Atresia coanal, 121-122
Atresia de esôfago
   abordagem clínica, 368-370
   apresentação clínica, 367-369
   dicas clínicas, 371-372
Atresia duodenal, 38-39
Atresia intestinal, 38-39
Atresia pulmonar, 205-208
Atresia tricúspide
   achados radiográficos, 207-*208*
   apresentação clínica, 207-208
   circulação na, 205-*206*
Atropina, 99-100

B

Baqueteamento, 132
Barbitúricos, uso abusivo de, 31q. *Ver também* Uso abusivo de substâncias
Becker, distrofia muscular de, 333-334, 336
Beckwith-Wiedemann, síndrome de, 397-398

"Bico de ave", padrão, do duodeno, 381-382
Bifenil policlorinatados (BPCs), 229
Bilirrubina conjugada, 155-156
Bilirrubina não conjugada, 155-156
Biotina, 62q-63q
Boca e garganta, exame físico da, 5-6
Brânquio-otorrenal, síndrome, 425-426
Braquidactilia, 37-38
Bronquiectasia, na fibrose cística, 133-134
Bronquiolite, 166-167
Brudzinski, sinal de, 270-271, 325-326

C

Cabeça, exame físico da, 4-5
Cancro, 254-255, 256f
Cancroide, 254-257
Cardiopatia congênita
    achados radiográficos, 207-208
    acianótica, 193-195, 197-200
    cianótica, 203-208, 210
    circulação na, 205-206
    classificação, 196-197
    dicas clínicas, 201, 210
    ducto-dependente, 6, 210
    na síndrome de Down, 37-41, 200
Catarata, 418-419
Catarata congênita
    abordagem clínica, 418-420
    apresentação clínica, 417-419
    avaliação, 419-420
    dicas clínicas, 421-422
    incidência, 418-420
    remoção cirúrgica, 419-420
    tratamento, 419-420
Cefalosporina, 272-273
Célula CD4 (T auxiliar), 45-46
Celulite perianal, 305
Cetoacidose, 78. Ver também Cetoacidose diabética
Cetoacidose diabética
    apresentação clínica, 77-78, 81-82, 289q
    complicações, 79-82
    diagnóstico, 79-80

    dicas clínicas, 81-82
    tratamento, 79-80
Child Protective Service (CPS), 436-437
Chlamydia trachomatis, na pneumonia neonatal, 92-93, 95-96
Choque hipovolêmico, 298
Cianose, na cardiopatia congênita, 203-208
Cilindros hemáticos, 233-234
Cintilografia, 8-9
Cintilografia para divertículo de Meckel, 107-108
Circulação fetal, 195f
Cisto, 386
Cisto do ducto tiroglossal, 362-365
Cisto do segundo ramo do plexo braquial, 362-363
Cisto ovariano, 289q
Citomegalovírus (CMV)
    infecção congênita, 23-24, 425-426
    na pneumonia, 93-94
Clinodactillia, 37-38
Clostridium difficile, 282-283
CMV. *Ver* Citomegalovírus
Cobalamina, deficiência/excesso de, 61-62, 62q-63q, 219-220, 222-223
Cocaína, uso abusivo de, 31q. *Ver também* Uso abusivo de substâncias
Coccidioides immitis, 93-94
Colecistite, 289q, 381q
Colite, 278-279
Comedões, 386
Concussão, 308-309, 312-313
Conjuntivite, neonatal, 182
Conjuntivite por *Chlamydia*, 182
Conjuntivite química, 182
Constipação, 289q
Contagem de reticulócitos, 218-219
Contraceptivos orais, 387-398
Convulsão, 324-325
    na hemorragia intracraniana, 328-329
    na meningite, 272-273
    no hematoma subdural, 309-310
    pequeno mal, 403-404
Convulsão febril

abordagem clínica, 325-329
apresentação clínica, 323-325
classificação, 325-326
diagnóstico, 325-326
dicas clínicas, 329-330
fatores de risco, 325-326
incidência, 325-326
prognóstico, 326-329
recorrência, 329-330
tratamento, 325-326, 328f
Coombs, exame de, 156-157
Corpo estranho, aspiração de, 166-167, 443-447, 449
Corticosteroides
para a artrite idiopática juvenil, 214
para a púrpura trombocitopênica idiopática, 431-432
para asma, 164-165
para dermatite atópica, 347-348
Cotovelo de babá (subluxação da cabeça do rádio), 438-441
Coxiella brunetti, 93-94
Creatina quinase (CK), na distrofia muscular, 332-336
Crigler-Najjar, síndrome de, 158-159
Crise falciforme, 289q
Crises de ausência, 403-404
Cromolina, 164-165
Crupe, 445-446, 448-449
Crupe espasmódico, 446-449
Curva/taxa de crescimento, 170f, 172-173

D

Defeito do septo atrial (DSA), 198-199
Defeito do septo atrioventricular, 37-39, 40-41, 198-200
Defeito do septo ventricular, 197-*198*
apresentação clínica, 193-197
tratamento, 196-197
Deficiência em ácido fólico, 62q-63q
Deficiência em cálcio, 71q
Deficiência em fósforo, 71-72q
Deficiência em uridil transferase, 64-65
Deficiência intelectual
abordagem clínica, 53-54
definição, 52

etiologia, 53-54, 56-57
tratamento, 53-55
Deficiência na adesão leucocitária (LAD), 49-50
Deficiência/excesso de piridoxina, 62q-63q
Deficiência/excesso em niacina, 62q-63q
Deficiência/excesso em riboflavina, 62q-63q
Deficiência/excesso em tiamina, 62q-63q
Déficit auditivo
apresentação clínica, 423-425
categorias, 424-425
condutivo, 424-425, 426-427
diagnóstico, 425-428
dicas clínicas, 428
fatores de risco, 427-428
na meningite bacteriana, 272-273
neurossensorial, 424-426
retrococlear, 424-425
tratamento, 426-427
Déficit neurológico, 125-126
Denys-Drash, síndrome de, 236
Dependência de substâncias, 29-30
Derivado proteico purificado (PPD), 93-94
Dermatite atópica 266-267, 344
abordagem clínica, 345-349
apresentação clínica, 343-344
concepções errôneas, 346-347
diagnóstico, 346-348, 347q
diagnóstico diferencial, 346-348
dicas clínicas, 351-352
tratamento, 347-349
Dermatite de contato, 344
Dermatite numular, 262-265
Dermatite por níquel, 266-267
Dermatite seborreica, 247-249, 252
Desenvolvimento da linguagem, 428
Deslocamento da epífise da cabeça femoral, 407-409
Determinação do gênero, 246-247. *Ver também* Genitália ambígua
17-hidroxiprogesterona, 248-251
Dextroanfetamina, 401-402
Diabetes, 381q

candidíase cutânea na, 48-49
controle da glicose na, 81-82
na gravidez, 148-150
necessidades de insulina na, 81-82
tipo I, 78
tipo II, 79-82
Diarreia, 279-280
Diarreia sanguinolenta, 278-279. *Ver também* Enterite bacteriana
Dietilamida ácido lisérgico (LSD), 32-33
Differin. *Ver* Adapalene
DiGeorge, síndrome de, 49-50, 370-371
DIP. *Ver* Doença inflamatória pélvica
Diphyllobothrium latum, 219-220, 222-223
Diplegia, 125-126, 128-129
Disenteria, 279-280
Disfagia, 361-362
Disgenesia gonadal mista, 247-248
Dismórfica, criança, 315
Dispneia, 445-446
Distensão abdominal, 383-384
Distonia, induzida por fármacos, 415
Distrofia muscular
  abordagem clínica, 333-335
  apresentação clínica, 331-333
  diagnóstico, 333-334
  dicas clínicas, 336
  fatores genéticos, 332-333
  incidência, 333-334
  tratamento, 333-334
Distrofia muscular miotônica, 334-336
Distúrbios de depósito, 128-129
Divertículo de Meckel, 107-108
Doença de Hirschprung, 107-108
Doença falciforme, 83-89, 271-272
Doença inflamatória intestinal, 289q
Doença inflamatória pélvica (DIP)
  diagnóstico diferencial, 289q
  glicosúria na, 81-82
  tratamento, 320-321
Doença sexualmente transmissível (DST), 255-256, 258-260
Doenças hepáticas, na fibrose cística, 133-134
Dor abdominal
  diagnóstico diferencial, 289q, 357, 383-384
  etiologias, 381q
  exame físico, 288-290
  na apendicite, 285-286
  na intussuscepção, 282-283
  na pneumonia, 291-292
Dor no joelho, 406-408
Dor no quadril, 216
Down, síndrome de
  abordagem clínica, 37-39
  apresentação clínica, 35-37, 40-41
  condições associadas à, 38-39, 200
  diagnóstico, 38-39
  participação esportiva na, 40-41
  risco de leucemia na, 144-145
Duchenne, distrofia muscular de, 332-333, 335-336. *Ver também* Distrofia muscular
Ducto arterioso, 204-205
Ducto arterioso patente, 197-199, 200
Dumbbells, forma mnemônica em inglês, 99-100

E

E. coli (O157:H7) entero-hemorrágica, 280-281
Ecstasy, 31q
Eczema, 345-346
Edwards, síndrome de (trissomia do 18-19), 39-41
Efusão pleural, 91-92
Eisenmenger, síndrome de, 194-197
Emoliente, 345-346
Empiema, 91-92
Encefalite, 270-271, 341-342
Encefalopatia, 225-226
Endocardite, profilaxia antibiótica para, 200
Enterecolite bacteriana, 381q
Enterite, 279-280. *Ver também* Enterite bacteriana
Enterite bacteriana
  apresentação clínica, 277-279
  complicações, 279-280
  diagnóstico diferencial, 289q

dicas clínicas, 282-283
exames diagnósticos, 279-280
Salmonella, 279-280
Shigella, 279-281
tratamento, 278-281
Enterobius vermicularis, infecção, 300f, 302q
   abordagem clínica, 301, 306, 304-305
   apresentação clínica, 299-300
   diagnóstico, 306
   dicas clínicas, 306
Enterocolite necrosante, 107-108, 137-138
Enurese noturna, 397-398
Enxaqueca abdominal, 381q
Enzimaimunoensaio (Elisa), 45-46
Epiglotite, 361-364, 445-446, 448-449
Epilepsia, 324-325
Epstein, anomalia de, 207-208
Epstein-Barr, vírus, 297, 300. *Ver também* Mononucleose infecciosa
Eritroblastose fetal, 155-156
Eritromicina, efeitos adversos, 182
Esfregaço pleural, 90-91
Espaço parafaríngeo (lateral), 360-361
Espaço peritonsilar, 360-361
Espaço retrofaríngeo, 360-361
Espirometria, 163-164
Esplenectomia, 431-432
Esplenomegalia, na mononucleose infecciosa, 297-298
Estadiamento de Tanner, 240f, 241f
Estado intersexo, 247-248
Estatura baixa, 172-173, 175-176
Estatura baixa familiar, 172-173, 175-176
Estatura baixa idiopática, 172-173, 175-176
Estenose de válvula pulmonar, 206-207
Estenose pilórica, 384
Estenose pulmonar, 209
Estreptococo β-hemolítico do grupo A (EBHGA), 233-234, 291-292
Estreptococos do grupo B (GBS)
   colonização, 178-179

exames diagnósticos, 179-180
na sepse neonatal, 177-182, 184
profilaxia intraparto, 180-182
Estridor, 361-362, 444-445
Evento aparente de ameaça à vida (ALTE), 189-190
Exacerbações paroxísticas de cianose, 207-208
Exame abdominal, 5-7, 288-290
Exame cardiovascular, 5-6
Exame físico, 4-7
Exame neurológico, 6-7
Exantema polimórfico, 453-454
Extramedular, 140-141
Extremidades, exame físico das, 6-7

F

Fallot, tetralogia de
   achados radiológicos, 207-208
   apresentação clínica, 207-208, 210
   circulação na, 205-*206*, 209
Fanconi, síndrome de, 72q
Faringite, estreptocócica, 289q, 291-292, 381q. *Ver também* Estreptococo-hemolítico do grupo A (EBHGA)
Faringoamigdalite por estreptococo, 10
Fator intrínseco, 218-219
Febre de origem indeterminada (FOI), 212-213
Feminização testicular, 250-251
Fenciclidina (PCP), 31q, 32-33
Fenobarbital, ingestão materna, 158-159
Fezes em geleia de groselha, 383-384
Fibrose cística
   apresentação clínica, 131-134, 135q
   complicações, 133-134
   diagnóstico, 133-135, 135q
   dicas clínicas, 138
   exames de rastreamento, 134, 136, 136f
   má-absorção de nutrientes na, 64-65, 137-138
   mutações genéticas na, 134, 136
   suplementos vitamínicos na, 74-75, 137-138

tratamento, 134-137
Fístula traqueoesofágica, 367-370, 369f
Fístula traqueoesofágica em H, 369-371
Fitz-Hugh-Curtis, síndrome de, 258-259
Forame oval, 204-205
Fórmulas lácteas, 61-62, 64-65
Fototerapia, 156-158
Fratura craniana, hemorragia subdural e, 310-311, 313-314

G

Galactosemia, 64-65
Gastrenterite, 279-280, 289q
Genitália, exame físico da, 6-7
Genitália ambígua
    apresentação clínica, 245-247
    avaliação, 247-249
    dicas clínicas, 251
    tipos, 247-248
    tratamento, 248-250
Genitoplastia feminizante, 248-249
Geno valgo, 68
Geno varo, 68
Gilbert, síndrome de, 153-156, 158-159
Glasgow, escala de coma de, 309-310, 310q
Glaucoma, infantil, 421-422
Glomerulonefrite pós-estreptocócica aguda (GNPEA)
    apresentação clínica, 231-233
    dicas clínicas, 236
    etiologia, 233-234
    exames diagnósticos, 233-234
    tratamento, 233-234
Glomerulonefrite. Ver Glomerulonefrite pós-estreptocócica aguda
GNAPE. Ver Glomerulonefrite aguda pós-estreptocócica
Goodpasture, síndrome de, 236
Gower, sinal de, 332-334, 336
Granulocitopenia, 140-141
Gravidez, 319-320
    ectópica, 289q, 319-320
    infecção por herpes na, 339-340

H

Hematoma/hemorragia epidural, 308-309, 309f, 310-313
Hematoma/hemorragia subdural
    abordagem clínica, 309-314
    apresentação clínica, 307-309
    crônica, 310-311
    dicas clínicas, 313-314
    fratura do crânio e, 310-311
    imagens, 310-311
Hematoquezia, 104, 108
Hematúria, 232-233, 235
Hemiplegia, 125-126
Hemocultura, na sepse, 179-180
Hemoglobina, dosagem do nível de, no sangramento disfuncional uterino, 317, 318f
Hemograma completo (CBC), na sepse, 179-180
Hemólise, 155-156
Hemolítico-urêmica, síndrome (SHU), 280-283, 289q, 430-431, 433-434
Hemorragia intraventricular, 128-129
Hemorragias na retina, 436-437
Henoch-Schönlein, púrpura de, 232-233, 289q, 381q, 430-431, 433-434
Hepatite, 289q, 381q
Hepatomegalia, 394q
Hermafroditismo, 246-247
Hermafroditismo verdadeiro, 247-248, 250-251
Hérnia de diafragma, 121-122, 374-377
Hérnia diafragmática congênita, 121-122, 374-377
Hérnia incarcerada, 381q
Hérnia inguinal, 381q
Herpes genital, 339-340
Herpes simples (HSV), vírus
    abordagem clínica, 339-341
    apresentação clínica, 337-338
    complicações, 338
    dermatite atópica e, 351-352
    dicas clínicas, 342
    encefalite causada por, 341-342

incidência, 339-340
  na gravidez, 339-342
  no neonato, 337-341
  testes diagnósticos, 338
  tratamento, 340-341
Hidrocortisona, 248-249
Hidronefrose, 357
Hiperbilirrubinemia
  no lactente filho de mãe diabética, 151
  tratamento, 156-159
Hipercetonemia, 79-80
Hiperglicemia, 79-80
Hiperplasia suprarrenal congênta
  (HSRC), 244, 246-251
Hipocalcemia, 150
Hipofosfatemia
  familiar, 69, 71q, 74-75
  oncogênica, 72q
Hipoglicemia, 149-150
Hipospádias, 248-249
Hipotireoidismo, adquirido, 175-176
Hipoxia perinatal, 118-119
Histoplasma capsulatum, 93-94
História, paciente, 2-5
HIV. *Ver* Vírus da imunodeficiência humana
HIV-DNA, reação em cadeia da polimerase, 44-45
Homens XYY, 55-57
Homovanílico ácido, 355-356
Hormônio do crescimento (HC), deficiência em
  apresentação clínica, 167, 171, 175-176
  diagnóstico, 173-174
Horner, síndrome de, 354

I

Icterícia
  diagnóstico diferencial, 155-156
  dicas clínicas, 159
  fatores de risco para, 154
  fisiológica, 154, 156-157, 159
  leite materno, 156-157
  não fisiológica, 154, 156-157, 159
Icterícia não fisiológica, 154, 156-157, 159

Icterícia neonatal fisiológica, 154, 156-157, 159
Icterícia por leite materno, 156-157
Idade materna avançada, 36-37
Idade óssea, 171, 241-242
Íleo meconial, 137-138
Imagem, procedimentos por, 7-9
Imunização, 3-4, 144-145
Imunodeficiência
  apresentação clínica, 43-45
  dicas clínicas, 49-50
  primária, 45-46
  secundária, 45-46
Imunodeficiência humana (HIV), infecção por vírus da
  dicas clínicas, 49-50
  no recém-nascido, 45-47, 183
  tratamento, 46-48
Imunoensaio com fita reativa para teste rápido, 361-362
Imunoglobulina intravenosa, 431-432, 454-457
Índice de massa corporal (IMC), 218-219
Indometacina, 200
Infeção das vias aéreas inferiores, 91-93
Infecção do trato urinário
  apresentação clínica, 289q, 381q
  diagnóstico, 397-398
Infecção parafaríngea, 361-362
Infecções congênitas
  citomegalovírus, 23-24, 425-426
Influenza, vacina, 456-457
Ingestão de etanol, por crianças pequenas, 229
Ingestão de mercúrio, 101-102
Inibidor da transcriptase reversa nucleosídeo, 46-48
Inibidores da protease, 46-48
Insuficiência pancreática, na fibrose cística, 133-134
Intoxicação, 97-102
Intoxicação por chumbo
  apresentação clínica, 223, 225-226
  dicas clínicas, 229
  fontes, 225-226

incidência, 225-226
rastreamento, 227-228
tratamento, 225-229
Intoxicação por organofosforados
  apresentação clínica, 97-99
  dicas clínicas, 101-102
  sinais e sintomas, 99-100
  tratamento, 99-100
Intussuscepção, 107-108, 380, 381*q*
  apresentação clínica, 282-283, 383-384
  na púrpura de Henoch-Schönlein, 433-434
Isotretinoína, 14, 387-390

J

Joelho de saltador, 407-408

K

Kasai, procedimento de, 69
Kawasaki, síndrome de
  apresentação clínica, 451-453
  complicações, 453-455, 457
  critérios diagnósticos, 452-455, 454*q*, 457
  dicas clínicas, 457
  incidência, 453-454
  tratamento, 452-455
Kernicterus, 155-157, 159
Kerning, sinais de, 270-271, 325-326
Klinefelter, síndrome de, 52, 54*f*, 55-56
  abordagem clínica, 53-54
  apresentação clínica, 51-52, 56-57, 175-176
  tratamento, 244
Klippel-Feil, síndrome de, 412-414

L

Lactente filho de mãe diabética
  apresentação clínica, 147-148
  complicações, 150
  dicas clínicas, 151-152
  fisiopatologia, 149-150
Lactente(s)
  necessidades nutricionais, 21-22. *Ver também* Retardo no crescimento
  opções de nutrição, 61-62, 65-66
  sibilação no, 166-167
Lactentes pré-termo
  complicações, 128-129
  padrão de crescimento, 23-24
Lactovegetariano, 60
Laringotraqueobronquite (crupe), 445-446, 448-449
Larva migrans ocular, 303*q*
Larva migrans visceral, 303*q*
Legionella pneumophila, 93-94
Leite de cabra, 61-62, 219-221
Leite materno, 61-62
Lesões ducto-dependentes, 206-207
Leucemia, 141-142. *Ver também* Leucemia linfoblástica aguda (LLA)
Leucemia linfoblástica aguda (LLA)
  apresentação clínica, 139-142
  diagnóstico, 141-143
  diagnóstico diferencial, 141-142
  dicas clínicas, 144-145
  fatores genéticos, 144-145
  imunizações em, 144-145
  incidência, 141-142
  prognóstico, 142-143
  tratamento, 142-143
Linfadenite cervial, 413-414
Linfadenite mesentérica, 357
Linfadenopatia, 364-365
Linfoblastos, 140-141
Língua de morango, 453-454
Líquen simples crônico, 266-267
Liquenificação, 345-346
Listeriose, 183
LLA. *Ver* Leucemia linfoblástica aguda
Lúpus eritematoso sistêmico (LES), 235, 408-409

M

Má rotação intestinal
  apresentação clínica, 379-380, 381*q*, 383-384
  fisiopatologia, 380-382
  tratamento, 383-384
Maconha, 90-*91*. *Ver também* Uso abusivo de substâncias

Macrossomia, 149-150
Marcha cambaleante, 332-333
Marcha de Trendelenburg, 332-333
Massa retroperitoneal, 394*q*
Massas abdominais, 355-356, 394*q*
Massas suprarrenais, 394*q*
Massas gastrintestinais, 349*q*
Massas pélvicas, 394*q*
Massas renais, 394*q*
Mastoidite, 144-145
McBurney, ponto de, 287-288, 287*f*
Mebendazol, 301, 304-306
Mecônio, 120-121
Medalhão (*herald patch*), 262-263, 263*f*
Melena, 104
Membrana timpânica, 112*f*. *Ver também* Otite média aguda
Meningite, 271-272. *Ver também* Meningite bacteriana
Meningite bacteriana
    apresentação clínica, 269-271
    complicações, 270-273
    dicas clínicas, 275-276
    etiologia, 271-272
    exames diagnósticos, 272-273
    fatores de risco, 271-272
    incidência, 271-272
    neonatal, 271-272, 274-275
    sinais e sintomas, 271-272
    tratamento, 271-273
Meningococemia, 274-275
Menometrorragia, 316
Menorragia, 316
Metanfetamina, abuso, 31*q*. *Ver também* Uso abusivo de substâncias
Metilfenidato, 29-30, 401-402
Metilmercúrio, 229
Metoclopramida, 415
Metrorragia, 316
Micoplasma, 92-93, 95-96
Microfalo, 247-248
Miringotomia, 110-112
Mittelschmerz, 289*q*
Modificadores leucotrienes, 164-165
Mononucleose infecciosa,
    apresentação clínica, 297
    complicações, 297-298
    diagnóstico diferencial, 295-297
    dicas clínicas, 300
    exames diagnósticos, 297-298
    fisiopatologia, 297
    tratamento, 297-298, 300
Monoteste, teste de anticorpos heterófilos, 297, 300, 361-362
Munchausen, síndrome de, por procuração, 436-438
Murmúrio cardíaco
    benigno, 209
    no defeito de septo atrial, 198-199
    no defeito de septo atrioventricular, 198-199
    no defeito de septo ventricular, 196-197
    no ducto arterioso patente, 197-198, 200
Murmúrio pulmonar, 209
Músculo esternocleidomastóideo, 413-414

N

Naloxona, 119-120
Narcose, 118-122
Nariz, exame físico do, 5-6
Nedocromil, 164-165
Nefrite lúpica, 232-233
Nefrolitíase, 289*q*, 381*q*
Nefropatia por IgA, 232-233, 235
Neisseria gonorrhoeae
    artrite causada por, 408-409
    na conjuntivite neonatal, 182
Neisseria meningitidis, 271-272
Nematoide, 303*q*, 305
Nematoides (nematelmintos), 301, 306, 304-303*q*
Neonato
    acne no, 390-391
    icterícia no, 155*q*, 156-158
    infecção pelo vírus herpes simples, 337-341
    infecção por estreptococos do grupo B, 177-182
    meningite no, 271-272, 274-275

reanimação, 117-120
sepse no, 177-182
transmissão do HIV para o, 46-47, 183
Neuroblastoma, 353-358
Nódulo, 386

O

Obstrução do intestino delgado, 381*q*
Obstrução do trato urinário, 395-396
Odinofagia, 361-362
"Olho do redemoinho", padrão do duodeno, 381-382
Olhos, exame físico dos, 4-5
Olhos de guaxinim, 355-356
Omnívoro, 60
Opioides, uso abusivo de, 31*q*. *Ver também* Uso abusivo de substâncias
Orelanina, 229
Orelha
  anatomia, 110-111, 111*f*
  exame físico, 4-5
  infecções, 110-111, 114-115. *Ver também* Otite média aguda
Osgood-Schlatter, doença de, 410
  abordagem clínica, 406-408
  apresentação clínica, 405-407
  diagnóstico, 406-408
  diagnóstico diferencial, 407-408
  dicas clínicas, 409-410
  tratamento, 407-408
Osteodistrofia renal, 71*q*
Osteogênese imperfeita, 440-441
Otite externa, 113-114
Otite média aguda,
  apresentação clínica, 109-111
  complicações, 112-115
  dicas clínicas, 114-115
  etiologia, 110-112
  tratamento, 110-112, 114-115
Otite média com efusão, 110-112. *Ver também* Otite média aguda
Otoscopia, 110-112, 427-428
Otoscopia pneumática, 110-112
Ovovegetariano, 60
Oxigenação extracorpórea por membrana (ECMO), 374-375

Oximetria de pulso, 91-92, 206-207
Oxiúros. *Ver Enterobius vermicularis*, infecção por

P

Paciente, abordagem ao
  avaliação laboratorial, 7-8
  exame físico, 4-7
  história, 2-5
  procedimentos de imagens, 7-9
Pamoato de pirantel, 301, 304-306
Pancitopenia, 140-141
Pancreatite, 289*q*, 381*q*
Pantotênico, ácido, 62*q*-63*q*
Papilomavírus humano, vacina, 320-321
Paralisia cerebral
  apresentação clínica, 123-125
  classificação, 125-127
  diagnóstico, 125-126
  dicas clínicas, 128-129
  etiologia, 125-126
  prevalência, 125-126
  tratamento, 126-127
Paraplegia, 125-126
Parvovírus B19, infecção por, 215
Patau, síndrome de (trissomia do 14), 40-41
PCB (bifenil policlorinado), 229
PCR. *Ver* Reação em cadeia da polimerase
Pele, exame físico da, 4-5
Pequeno mal, convulsões tipo, 403-404
Pericardite, na artrite idiopática juvenil, 216
Peróxido de benzoíla, 387-388, 388*q*
Pescoço, exame físico do, 5-6
Pica, 224
Pimecrolimo,, 347-348
Pitiríase alba, 266-267
Pitiríase liquenoide crônica, 262-265
Pitiríase rósea, 350-351
  abordagem clínica, 263-265, 263*f*
  apresentação clínica, 261-263, 265-266
  diagnóstico diferencial, 263-265
  dicas clínicas, 267
  tratamento, 263-264
Plumbismo, 244. *Ver também* Intoxicação por chumbo

Pneumonia
  achados radiológicos, 91-92
  apresentação clínica, 89-92, 95-96, 289q, 291-292
  causada por microrganismos, 92-94
  dicas clínicas, 96
  fisiopatologia, 91-92
  na fibrose cística, 133-134
  no paciente intubado, 92-93
  tratamento inicial, 90-91
  viral, 92-93
Pneumotórax, 377-378
Policitemia, 149-150, 155-156
Polidrâmnios, 368-369
Potássio, para a cetoacidose diabética, 79-80
Potter, doença de, 37-38
Prader-Willi, síndrome de, 250-251
Pralidoxima, para intoxicação por organofosforados, 99-100
Pressão do pulso com diferencial aumentado, 196-197
Proctocolite alérgica, 107-108
Propinato de fluticasona, 347-348
Propionibacterium acnes, 387-388
Prostaglandina E_1, 206-207, 210
Proteína C-reativa, na sepse, 179-180
Prurido perianal, 301, 306
Pseudo-hermafroditismo, 247-248
Pseudo-hermafroditismo feminino, 247-248
Pseudo-hermafroditismo masculino, 247-248
Pseudopuberdade precoce, 239-240
Puberdade
  estadiamento de Tanner, 240f, 241f
  retardada, 238
Puberdade precoce
  apresentação clínica, 237-238
  diagnóstico, 241-242
  dicas clínicas, 244
  etiologia, 239-240
  exame físico, 240-242
  história, 239-241
  padrões, 239-240
  tratamento, 241-242
Puberdade precoce verdadeira (central), 239-240, 244. *Ver também* Puberdade precoce
Pulso paradoxal, 163-164
Punção lombar
  na convulsão febril, 325-326
  na meningite, 271-273
Púrpura trombocitopênica idiopática
  apresentação clínica, 429-431, 433-434
  complicações, 431-432
  diagnóstico, 431-432
  dicas clínicas, 434
  fisiopatologia, 431-432
  incidência, 431-432
  tratamento, 431-432
Pústula, 386

Q

Quadriplegia espástica, 125-126
Quelação, 225-226, 229
Quelantes, agentes, 223-226
Quimioterapia, para leucemia linfocítica aguda, 142-143, 145
Quociente motor, 125-127

R

Radiografia de tórax
  de infecção por estreptococo do grupo B, 177f
  na bronquiolite, 166-167
  na leucemia linfocítica aguda, 142-143
Radiografias simples, 7-8
Rales, 90-91
Raquitismo, 67-74-75
Rastreamento laboratorial, 7-8
Rastreamento para drogas na urina, 29-31, 31q, 32-33
Rastreamento para trissomia sérica, 37-38
Rastreamento pré-natal
  para fibrose cística, 134, 136, 136f
  trissomia sérica, 37-38
Reação em cadeia da polimerase (PCR), 44-45
Reações leucemoides, 141-142
Reanimação, neonatal, 117-120

Refluxo gastresofágico, 415
Refluxo vesicouretral, 395-396
Regressão caudal, síndrome, 149-150
Respiração de Kussmaul, 79-80
Ressonância magnética (RM), 8-9
Retardo do crescimento
    apresentação clínica, 17-19
    definição, 19-20
    diagnóstico, 19-22
    dicas clínicas, 25-26
    distúrbios na imunodeficiência, 45-46
    etiologia, 20-21, 20*q*, 23-24
    não orgânico, 19-20
    orgânico, 19-20
    tratamento e acompanhamento, 21-22
Retardo do crescimento constitucional, 172-173, 175-176
Retardo no desenvolvimento, 124-125
Retin-A, 387-388
Retinoide, 387-388, 388*q*
Retorno venoso pulmonar anômalo total, 207-*208*
Reye, síndrome de, 456-457
Ruptura esplênica, 298

S

Salmonella, 279-283
Sandifer, síndrome de, 412-413, 415
Sangramento retal, 103-108
Sangramento uterino disfuncional
    abordagem clínica, 317, 318*f*
    apresentação clínica, 315-316
    dicas clínicas, 320-321
    tratamento, 317, 318*f*, 320-321
Sangria, 439*f*, 440-441
Sepse, neonatal
    dicas clínicas, 184
    patogênese, 180-181
    sinais e sintomas, 179-180
    tratamento, 181-182
Sepse de início precoce, síndrome da, 178-181, 184
Sepse de início tardio, síndrome da, 179-181, 184
Septostomia atrial, 206-207
Shigella, 279-281

Shunt direita-esquerda, 206-207
Shunt esquerda-direita, 194-197, 201
Sibilo, 166-167, 444-445
Sífilis primária na adolescência, 253-258
Sífilis secundária, 255-256
Sífilis terciária, 255-257
Sífilis. *Ver* Sífilis primária, na adolescência; Sífilis secundária; Sífilis terciária
Sinal de Rovsing, 287-288
Sinal do obturador, 287-288
Sinal do polegar, 362-364
Sinal do psoas, 287-288
Síndrome da aspiração do mecônio, 374-375, 377-378
Síndrome da fricção da banda iliotibial, 407-408
Síndrome da rubéola congênita, 420-421
Síndrome da morte súbita do lactente (SMSL), 189-190
    apresentação clínica, 187-189
    diagnóstico, 189-190
    dicas clínicas, 191
    etiologia, 189-190
    fatores de risco, 189-191
    incidência, 189-190
    monitoramento da, 191
Síndrome do bebê sacudido, 436-437
Síndrome do coração esquerdo hipoplástico, 207-*208*
Síndrome do desconforto respiratório, 151, 374-376
Síndrome do estresse patelofemoral, 407-408
Síndrome do impacto por sacudida, 436-437
Síndrome opsoclonia-mioclonia, 354
Síndrome paraneoplásica, 354
Sintomas da nicotina, 98-99
Sintomas muscarínicos, 98-99
SMSL. *Ver* Síndrome da morte súbita do lactente
Solução do problema clínico
    obtenção da história na, 2-5
    exame físico na, 4-7
    avaliação laboratorial na, 7-8

procedimentos para exames de imagens na, 7-9
passos na, 8-10
pela aplicação da leitura, 11-14
Somogyi, fenômeno de, 81-82
Sprengel, deformidade de, 412-413
Strattera. *Ver* Atomoxetina
Strongyloides, 302*q*, 305

T

Tacrolimo, 347-348
Taquipneia, 445-446
Taquipneia transitória de recém-nascido, 2-3-4, 183, 373-378
Tarozac. *Ver* Tazarotene
Tazarotene, 387-398
TC. *Ver* Tomografia computadorizada
TDAH. *Ver* Transtorno do déficit de atenção/hiperatividade
Telarca prematura, 239-240, 244
Tendinite patelar, 407-408
Tênia do peixe, 219-220, 222-223
Teste Apt, 107-108
Teste do suor, 134-135, 135*q*
Teste para sangue oculto nas fezes, 104
Tetraciclina, 387-398
Timpanocentese, 110-112
Tinea barbae, 394
Tinea corporis, 265-267
Tomografia computadorizada (TC)
  na apendicite, 288-290
  no hematoma subdural, 309-310
Tonsilite, estreptocócica, 364-365
Tórax, exame físico do, 5-6
Torção testicular, 381*q*
Torcicolo, 411-415
Torcicolo muscular, 412-413, 415
Toxinas ambientais, 101-102
Transfusão exsanguínea, 157-158
Transposição das grandes artérias (TGA), 203-205
  achados radiográficos, 207-*208*
  circulação na, 205-*206*
  tratamento, 206-207
Transtorno do déficit de atenção/hiperatividade (TDAH), 400-401

apresentação clínica, 399-401
critérios DSM-IV, 400-401
diagnóstico, 401-404
dicas clínicas, 403-404
sequelas a longo prazo, 401-402
tipos, 401-402
tratamento, 401-402
Traqueíte bacteriana, 445-446
Traumatismo craniano abusivo, 436-437
Tretinoína, 387-398, 388*q*
Trimetoprim/sulfametoxazol, 46-47, 397-398, 433-434
Trismo, 361-362
Trissomia do 13 (Síndrome de Patau), 40-41
Trissomia do 18 (Síndrome de Edwards), 40-41
Trissomia do 21. *Ver* Síndrome de Down
Trombocitopenia, 140-141, 431-434
Trombocitose, 453-454
Trombose das veias renais, 151-152
Tronco arterioso
  achados radiográficos, 207-*208*
  circulação no, 205-*206*
Tuberculose, 93-96
Tubos de equalização de pressão, 110-112
Turner, síndrome de, 56-57, 175-176, 244

U

Ultrassonografia, 7-8
  fetal, 395-396
  na apendicite, 288-290
  renal, 394
Uretrite química, 259-260
Uretrocistrografia miccional, 395-396
Uso abusivo de substâncias
  abordagem clínica, 29-30, 32
  apresentação clínica, 27-28
  características clínicas, 31*q*
  definição, 29-30
  dicas clínicas, 32-33
Uveíte, na artrite idiopatica juvenil, 213-215

V

Vaginite por *Candida*, 81-82

Válvula de uretra posterior,
  abordagem clínica, 395-397
  acompanhamento, 396-397
  apresentação clínica, 393-394
  dicas clínicas, 398
  incidência, 395-396
  tratamento, 395-398
Vancomicina, 272-273
Vanililmandélico, ácido, 355-356
Varicela-zóster, na pneumonia, 92-94
VATER, associação, 37-38, 369-371
Vegetariana, dieta, 60-62, 65-66
Ventilação com pressão positiva (VPP), 118-119
Virilização, 247-248
Vírus sincicial respiratório (VSR),
  bronquiolite por, 163-164, 166-167
Vitamina A, deficiência/excesso, $62q$-$63q$
Vitamina B_1, deficiência/excesso, $62q$-$63q$
Vitamina B_{12}, deficiência, 61-62, $62q$-$63q$, 219-220, 222-223
Vitamina B_2, deficiência/excesso, $62q$-$63q$
Vitamina B_6, deficiência/excesso, $62q$-$63q$
Vitamina C, deficiência/excesso, $62q$-$63q$
Vitamina D
  deficiência, $62q$-$63q$, $71q$
  excesso, $62q$-$63q$
  má absorção, $71q$
  metabolismo, $70f$
Vitamina E, deficiência/excesso, $62q$-$63q$
Vitamina K, deficiência/excesso, $62q$-$63q$, 64-65
Volvo, 380. *Ver também* Má rotação intestinal
VUP. *Ver* Válvula de uretra posterior

W

Waardenburg, síndrome de, 425-428
Western blot, 45-46
Wilms, tumor de, 355-357
Wiskott-Aldrich, síndrome de, 266-267, 351-352

X

X frágil, síndrome do, 56-57

Z

Zidovudina, 46-47